普通外科疾病
临床诊疗新思维

主 编 符 洋 王道明 吕振周 周小兵 单体刚

PUTONG WAIKE JIBING
LINCHUANG ZHENLIAO XINSIWEI

U0194006

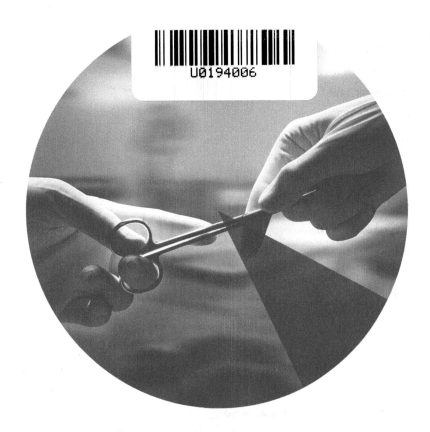

科学技术文献出版社
SCIENTIFIC AND TECHNICAL DOCUMENTATION PRESS
·北 京·

图书在版编目（CIP）数据

普通外科疾病临床诊疗新思维 / 符洋等主编. — 北京：科学技术文献出版社，2017.7
ISBN 978-7-5189-3091-3

Ⅰ. ①普… Ⅱ. ①符… Ⅲ. ①外科 – 疾病 – 诊疗 Ⅳ. ①R6

中国版本图书馆CIP数据核字(2017)第173567号

普通外科疾病临床诊疗新思维

策划编辑：曹沧晔　　责任编辑：曹沧晔　　责任校对：赵　瑷　　责任出版：张志平

出 版 者　科学技术文献出版社
地　　址　北京市复兴路15号　邮编 100038
编 务 部　(010) 58882938，58882087（传真）
发 行 部　(010) 58882868，58882874（传真）
邮 购 部　(010) 58882873
官方网址　www.stdp.com.cn
发 行 者　科学技术文献出版社发行
印 刷 者　北京洛平龙业有限公司
版　　次　2017年7月第1版　2017年7月第1次印刷
开　　本　880×1230　1/16
字　　数　469千
印　　张　15
书　　号　ISBN 978-7-5189-3091-3
定　　价　148.00元

前　言

　　普外科是临床医学中与各科联系最密切的一个学科，涉及面广，医学整体性强，是临床各科的基础。随着医学科学和医学教育事业的发展，有关普外科方面的基础理论研究及临床诊治都有了迅速发展，新概念、新理论、新观点、新药物、新技术、新疗法不断涌现。作为一名合格的普外科医师，必须不断学习和掌握相关疾病的知识才能与时俱进。编者们根据自身多年丰富的临床经验并参考大量国内外文献，编写了此书。

　　本书系统地介绍了无菌术与灭菌术、外科感染、外科休克、甲状腺外科、乳腺外科、胃肠外科、肝胆外科、血管外科等普外科常见疾病的诊疗方法和策略等内容，针对普外科疾病的微创治疗也做了相关介绍，取材新颖、图文并茂，具有科学性、广泛性、多样性等特点，适用于广大医护工作者及医学教研者参考。

　　本书编委均是高学历、高年资、精干的专业医务工作者，对各位同道的辛勤笔耕和认真校对深表感谢！鉴于本书涉及诸多专业，编写人员多，在各章内容的深度与广度上可能不太一致，且编写时间有限，书中可能存在不妥之处，望读者不吝指正，以便再版时修正。

编　者
2017 年 7 月

目 录

第一章

无菌术和灭菌术

第一节　外科灭菌和消毒法

一、热力灭菌和消毒法

（一）热力杀灭微生物的机制

热力是最古老、也是最有效的消毒灭菌法，可以杀灭各种微生物，但不同种类的微生物对热的耐受力不尽相同。如细菌繁殖体、真菌和酵母菌在湿热80℃历时5~10min可被杀死，而真菌孢子比其菌丝体耐热力强，于100℃历时30min才能杀灭。细菌芽孢的抗热力要比繁殖体强得多，如炭疽杆菌的繁殖体在80℃只能耐受2~3min，而其芽孢在湿热120℃历时10min才能杀灭。为了达到热力灭菌的目的，必须对不同抵抗力微生物的热力致死温度和时间有所了解。

热力杀灭微生物的基本原理是破坏微生物的蛋白质、核酸、细胞壁和细胞膜，从而导致其死亡。其中干热和湿热破坏蛋白质的机制是不同的，干热主要是通过氧化作用灭活微生物，而湿热是使微生物的蛋白质凝固以致其死亡。在干热灭菌时，干燥的细胞不具备生命的功能，缺水更使酶无活力和内源性分解代谢停止，微生物死亡时仍无蛋白凝固的发生，死亡是由于氧化作用所致。湿热使蛋白质分子运动加速，互相撞击，肽链断裂，暴露于分子表面的疏水基结合成为较大的聚合体而发生凝固和沉淀。蛋白质凝固变性所需的温度随其含水量而异，含水量越多，凝固所需的温度越低。

影响热力灭活微生物的外界因素很多。研究证明，溶液的类型、pH、缓冲成分、氯化钠和阳离子等对热力消毒均有一定的影响。如pH < 6.0或 > 8.0时，某些微生物对热的抵抗力降低；磷酸盐缓冲能降低芽孢对湿热的抵抗力；微生物在高浓度的氯化钠内加热，其抗热力降低；灭菌环境的相对湿度可决定微生物的含水量，相对湿度越高，微生物的灭活率越大。此外，气压直接影响着水及蒸汽的温度，气压越高，水的沸点越高，当然微生物的灭活率越大。

（二）干热消毒和灭菌

1. 火焰烧灼　可以直接灭菌，其温度很高，效果可靠，外科手术器械急用时可予烧灼灭菌，但器械易遭破坏。

2. 干烤　干烤灭菌是在烤箱内进行的，适用于玻璃制品、金属制品、陶瓷制品以及不能用高压蒸汽灭菌的明胶海绵和油剂等物品，因为这些物品在高温下不会损坏、变质和蒸发，但不适用于纤维织物和塑料制品等灭菌。对导热性差的物品，适当延长高温的维持时间；对有机物品，温度不宜过高，因为超过170℃就会炭化。

使用烤箱灭菌时，器械应先洗净，待完全干燥后再干烤。灭菌时间应从烤箱内达到所要求的温度时算起。物品包装不宜过大，粉剂和油剂不宜太厚，以利热力穿透；物品之间留有空隙，以利于热空气对流。打开烤箱前待温度降至40℃以下，以防炸裂。

3. 红外线辐射灭菌　红外线有较好的热效应，以1~10μm波长者最强，其灭菌所需温度和时间与用干热烤箱相同，可用于医疗器械的灭菌，但目前更多应用于注射器和安瓿的灭菌。

（三）湿热消毒和灭菌

1. 煮沸消毒　实用、简便而经济。适用于金属器械、玻璃、搪瓷以及橡胶类等物品的消毒。橡皮、丝线及电木类物品可待水沸后放入，煮沸 10min；金属及搪瓷类物品在水沸后放入，煮沸 15min；玻璃类物品可先放入冷水或温水，待水沸后煮沸 20min。上述物品在水中煮沸至 100℃，维持 10～20min，一般的细菌可被杀灭，但其芽孢至少需煮沸 1h，而有的甚至需数小时才能将其杀灭。煮沸消毒时，在水中加入增效剂可以提高煮沸消毒的效果。如在煮沸金属器械时加入碳酸氢钠，使之成为 1% 碱性溶液，可提高沸点至 105℃，消毒时间缩短至 10min，还可防止器械生锈。同样，0.2% 甲醛、0.01% 升汞和 0.5% 肥皂水（指加入后的浓度）均可作为煮沸消毒的增效剂，选用时应注意其对物品的腐蚀性。

锐利刀剪煮沸后，其锋利性易受损害，最好采用干热烤箱灭菌。疑有芽孢菌污染的器械，改用高压蒸汽灭菌。

煮沸消毒时注意事项：①先洗净物品，易损坏的物品用纱布包好，放入水中，以免沸腾时互相碰撞。水面应高于物品，加盖。自水沸腾时开始计算时间。如中途加入其他物品，重新计算时间；②消毒注射器时，应拔出内芯，针筒和内芯分别用纱布包好；③接触肝炎患者的刀剪器械，应煮沸 30min；④高原地区气压低，沸点也低，一般海拔高度每增高 300m，应延长消毒时间 2min。故可改用压力锅〔其蒸汽压力可达 12.75N/cm²（1.21×10²kPa）〕进行煮沸消毒，其中最高温度可达 124℃ 左右，10min 后即可达到消毒目的。

2. 低温蒸汽消毒　目前国外已广泛用于怕高热器材的消毒，如各种内镜、塑料制品、橡胶制品、麻醉面罩和毛毡等。其原理是将蒸汽输入预先抽真空的高压锅内，温度的高低则取决于气压的大小。因此，可以通过控制高压锅内的压力来精确地控制高压锅内蒸汽的温度。

低气压和低温度的蒸汽比相同温度的水有更大的消毒作用，这是因为蒸汽在凝结时释放出潜热，加强了消毒作用，而同样温度的水则没有潜热。例如 80℃ 的低温蒸汽，可以迅速杀灭非芽孢微生物，但对怕热物品无明显损害。如在通入蒸汽之前加入甲醛，更可用以杀灭芽孢。

3. 高压蒸汽灭菌　高压灭菌器有两大类：一种是较为先进的程控预真空压力蒸汽灭菌器，国外发达国家多已采用。灭菌器装有抽气机，用以通入蒸汽前先抽真空，便于蒸汽穿透。它具有灭菌时间短和损害物品轻微的优点，在物品安放拥挤和重叠情况下仍能达到灭菌，甚至有盖容器内的物品也可灭菌。整个灭菌过程采用程序控制，既节省人力又稳定可靠。国内生产 JWZK-12A 型程控预真空压力蒸汽灭菌柜，性能良好。灭菌时最低真空度为 8.0kPa（60mmHg），最高温度为 132～136℃。

另一种是我们目前广泛使用的下排气式高压灭菌器，其下部设有排气孔，用以排出内部的冷空气。分有手提式、立式和卧式等类型。手提式是小型灭菌器，全重 12kg 左右。立式是老式高压锅，使用时需加水 16L 左右。至于卧式高压灭菌器可处理大量物品，最为常用。结构上有单扉式和双扉式两种。后者有前、后两个门，分别供放入和取出物品之用。灭菌室由两层壁组成，中有夹套，蒸汽进入灭菌室内，积聚而产生压力。蒸汽的压力增高，温度电随之增高。蒸汽压达 1.40～13.73N/cm² 时，温度上升至 121～126℃，维持 30min，能杀灭包括耐热的细菌芽孢在内的一切微生物，达到灭菌目的。

（1）适用范围：适用于各种布类、敷料、被服、金属器械和搪瓷用品的灭菌。对注射器及易破碎的玻璃用品，宜用干热灭菌。油脂、蜡、凡士林、软膏和滑石粉等不易被蒸汽穿透的物品灭菌效果差，以用干热灭菌为妥。一切不能耐受高温、高压和潮气的物品，如明胶海绵、塑料制品、橡胶和精密仪器等，可用环氧乙烷等消毒。

（2）使用方法：灭菌物品均须适当包装，以防取出后污染。物品包装不宜过大，每件不宜超过 30cm×30cm×50cm，各包件之间留有空隙，以利于蒸汽流通。瓶、罐、器皿应去盖后侧放。灭菌开始时，先关闭器门，使蒸汽进入夹套，在达到所需的控制压力后，旋开冷凝阀少许，使冷凝水和空气从灭菌室内排出。再开放总阀，使蒸汽进入灭菌室。

到达灭菌所需时间后，应即熄火或关闭进气阀，逐渐开放排气阀，缓缓放出蒸汽，使室内压力下降至 0。灭菌物品为敷料包、器械、金属用具等，可采用快速排气法。如灭菌物品是瓶装药液，不宜减压过快，以免药液沸腾或喷出瓶外。将门打开，再等 10～15min 后取出已灭菌的物品，利用余热和蒸发作用来烤干物品包裹。

（3）高压蒸汽灭菌效果的测定

1）热电偶测试法：使用时将热电偶的热敏电极插入物品包内，通过电流的变化反应测出作用温度，可从温度记录仪描出的记录纸上观察整个灭菌过程中的温度曲线。新式高压蒸汽灭菌器都带有热电偶和温度记录仪的装置。

2）留点温度计测试法：留点温度计的最高温度指示为160℃，使用时先将其水银柱甩到50℃以下，放在灭菌物品内，灭菌完毕后方可取出观察温度计数，是其缺点。

3）化学指示剂测试法：将一些熔点接近于高压灭菌所需温度的化学物质晶体粉末装入小玻璃管内，在火上封闭管口，做成指示管。灭菌时将指示管放入物品内，灭菌完毕取出指示管，如其中化学物质已经熔化，说明灭菌室内的温度达到了指示管所指示的温度。常用化学物质的熔点为：安息香酸酚，110℃；安替比林，111～113℃；乙酰苯胺，113～115℃；琥珀酸酐，118～120℃；苯甲酸，121～123℃；芪（二苯乙烯），124℃；硫黄粉的熔点为121℃，但国内多数医院所用的硫黄熔点为114～116℃，最低者仅111.2℃，可见硫黄熔点法判断高压灭菌的效果是不可靠的。

4）微生物学测试法：国际通用的热力灭菌试验代表菌株为脂肪嗜热杆菌芽孢，煮沸100℃致死时间为300min；高压蒸汽121℃致死时间是12min，132℃为2min；干热160℃致死时间为30min，180℃为5min。制成菌片，套入小封套，置入灭菌物品内部。灭菌完毕后，取出菌片，接种于溴甲酚紫蛋白胨液体培养管内，56℃下培养24～48h，观察结果。培养后颜色不变，液体不浑浊，说明芽孢已被杀灭，达到了灭菌要求。若变成黄色，液体浑浊，说明芽孢未被杀灭，灭菌失败。

5）纸片测试法：现多采用Attest™生物指示剂。高压蒸汽灭菌所用生物指示剂是以脂肪嗜热杆菌芽孢制备，干热灭菌和环氧乙烷灭菌所用生物指示剂则是以枯草杆菌黑色变种芽孢制备。

二、紫外线辐射消毒法

紫外线属电磁波辐射，其波长范围为328～210nm，其最大杀菌作用为240～280nm。现代水银蒸汽灯发射的紫外线90%以上的波长在253.7nm。紫外线所释放的能量是低的，所以它的穿透能力较弱，杀菌力不及其他辐射。具有灭菌作用的紫外线主要作用于微生物的DNA，使1条DNA链上的相邻胸腺嘧啶键结合成二聚体而成为一种特殊的连接，使微生物DNA失去转化能力而死亡。

临床上采用紫外线灯对空气进行消毒。在室内有人的情况下，为防止损害人的健康，灯的功率平均每立方米不超过1W。一般在每10～15m²面积的室内安装30W紫外线灯管1支，每日照射3～4次，每次照射2h，间隔1h，并通风，以减少臭氧，经照射，空气中微生物可减少50%～70%。在无人的室内，灯的功率可增加到每立方米为2～2.5W，照射1h以上。紫外线强度和杀菌效能主要有四种方法：硅锌矿石荧光法，紫外线辐射仪测定，紫外线摄谱仪法和平皿培养对比法。

紫外线用于污染表面的消毒时，灯管距污染表面不宜超过1m，所需时间为30min左右，消毒有效区为灯管周围1.5～2.0cm处。

三、微波灭菌法

研究表明微波灭菌与其热效应和非热效应相关，后者包括电磁场效应、量子效应和超电导作用。微波的热效应是指当微波通过介质时，使极性分子旋转摆动，离子及带电粒子也做来回运动产热，从而使细胞内分子结构发生变化而死亡。但其热效应的消毒作用必须在一定含水量条件才能显示出来。微波灭菌作用迅速、所需温度低（100℃）、物品表面受热均匀，为灭菌提供了新的途径，有着广泛的应用前景，现已用于食品、注射用水和安瓿及口腔科器械的灭菌。

四、电离辐射灭菌法

利用γ射线、伦琴射线或电子辐射能穿透物品，杀灭微生物的低温灭菌方法，称之为电离辐射灭菌。电离辐射灭菌的辐射源分两类：放射性核素⁶⁰钴γ辐射装置源和粒子加速器。电离辐射灭菌法的灭菌作用除与射线激发电子直接作用于微生物 DNA 外，尚与射线引起细胞内水解离产生的自由基 OH 间接作用于 DNA 有关，灭菌彻底，无残留毒性，保留时间长、破坏性小。适用于不耐热物品的灭菌，如手术缝线、器械、敷料、一次性塑料制品、人造血管和人工瓣膜及药物的灭菌。电离辐射灭菌是 20 世纪 90 年代后工业发达国家中最为常用的灭菌方法。

五、化学药品消毒法

（一）醛类消毒剂

1. 甲醛　通过阻抑细菌核蛋白的合成而抑制细胞分裂，并通过竞争反应阻止甲硫氨酸的合成导致微生物的死亡，且能破坏细菌的毒素。含 37% ~40% 甲醛水溶液又称福尔马林，能杀灭细菌、病毒、真菌和芽孢。10% 甲醛溶液可用作外科器械的消毒，浸泡 1~2h 后，用水充分冲洗。

甲醛气体熏蒸有两种用途：一是在一般性密封的情况下消毒病室，用量为福尔马林18~20mL/m³，加热水 10mL/m³，用氧化剂（高锰酸钾 9~10g/m³ 或漂白粉 12~16g/m³）使气化。福尔马林的用量可依室内物品多少作适当调整。密闭消毒 4~6h 后，通风换气。二是用密闭的甲醛气体消毒间（或消毒箱）处理怕热、怕湿和易腐蚀的受污染物品。福尔马林的用量为 80mL/m³，加热水 40mL/m³、高锰酸钾 40g/m³ 或漂白粉 60g/m³。密封消毒 4~6h，如为芽孢菌，延长为 12~24h。

2. 戊二醛　杀菌谱广，高效，快速，刺激性和腐蚀性小，被誉为继甲醛、环氧乙烷之后的第三代消毒剂。其杀菌作用主要依赖其分子结构中的两个自由丙醛作用于微生物的蛋白质及其他成分，适用于各种医疗器械的消毒，包括橡胶、塑料、人造纤维、玻璃、皮革、金属及锋利刀剪。由于价格昂贵，目前仅用于不耐温、怕腐蚀、灭菌要求高的医疗仪器和内镜的消毒。

市售品为 25% ~50% 酸性溶液，性质稳定。用时加水稀释成 2% 溶液。如加碳酸氢钠配成碱性溶液（pH7.5~8.5），则杀菌力增强，但稳定性差，贮存不超过 3d，宜现用现配。常用 2% 碱性戊二醛浸泡 10~30min（一般病菌和真菌为 5min，结核菌和病毒为 10min，芽孢菌为 30min），可达到消毒目的。

（二）烷基化气体消毒剂

烷基化气体消毒剂是一类主要通过对微生物的蛋白质、DNA 和 RNA 的烷基化作用而将微生物灭活的消毒剂，杀菌谱广，杀菌力强，其杀灭细菌繁殖体和芽孢所需的时间非常接近。环氧乙烷是其中一个代表，环氧乙烷穿透力强，不损坏物品，消毒后迅速挥发，不留毒性。适用于怕热、怕潮的精密器械和电子仪器，以及照相机、软片、书籍的消毒。

环氧乙烷为易挥发和易燃液体，遇明火燃烧爆炸，如与二氧化碳或氟利昂混合，则失去爆炸性。本品须装在密封容器或药瓶中。先将物品放入丁基橡胶尼龙布袋（84cm×52cm）中，挤出空气，扎紧袋口，将袋底部胶管与药瓶接通，开放通气阀，并将药瓶置于温水盆中，促其气化。待尼龙布袋鼓足气体后，关闭阀门，隔 10min 再加药一次，两次共加药50~60mL。取下药瓶，用塑料塞塞住通气胶管口，在室温放置8h，打开尼龙布袋，取出消毒物品，通风1h，让环氧乙烷挥发后即可使用。

环氧乙烷用量一般为 1.5mL/L（1 335mg/L），在 15℃消毒 16~24h，在 25~30℃消毒 2h。

本品应放阴凉、通风、无火电源处，轻取轻放，贮存温度不可超过 35℃。本品对皮肤、黏膜刺激性强，吸入可损害呼吸道。

（三）含氯消毒剂

含氯消毒剂的杀菌机制包括次氯酸的氧化作用、新生氧作用和氯化作用，其中以次氯酸的氧化作用最为重要。漂白粉是此类消毒剂的杰出代表。适用于食具、便器、痰盂、粪、尿及生活污水等的消毒。通常加水配成 20% 澄清液备用。临用时再稀释成 0.2% ~0.5% 澄清液。加入硼酸、碳酸氢钠配制成达金溶液（daking solution）、优索儿（eusol）可用于切口冲洗，尤其是已化脓切口。

（四）过氧化物类消毒剂

本类消毒剂杀菌能力较强，易溶于水，使用方便，可分解成无毒成分。其中过氧乙酸（过醋酸）杀菌谱广、高效、快速。市售品为 20% 或 40% 溶液，消毒皮肤及手时用 0.1% ~0.2% 溶液，浸泡 1~

2min；黏膜消毒用0.02%溶液；物品消毒用0.042%～0.2%溶液，浸泡20～30min；杀芽孢菌用1%溶液，浸泡30min。空气消毒用20%溶液（0.75g/m³），在密闭室内加热蒸发1h，保持室温18℃以上、相对湿度70%～90%。污水消毒用100mg/L，1h后排放。

高浓度过氧乙酸（＞20%）有毒性，易燃易爆，并有腐蚀性。

（五）醇类消毒剂

醇类消毒剂的杀菌作用机制主要为变性作用，干扰微生物代谢和溶解作用。醇类可作为增效剂，协同其他化学消毒剂杀菌。乙醇能迅速杀灭多种细菌及真菌，对芽孢菌无效，对病毒作用甚差。皮肤消毒用70%乙醇擦拭。本品不宜用作外科手术器械的消毒。

（六）酚类消毒剂

酚作为原生质的毒素，能穿透和破坏细胞壁，进而凝集沉淀微生物蛋白质而致死亡，而低浓度的酚和高分子酚的衍生物则能灭活细菌的主要酶系统而致细菌死亡。

1. 石炭酸　由于对组织的强力腐蚀性和刺激性，石炭酸已很少用作消毒剂，仅供术中破坏囊壁上皮和涂抹阑尾残端之用。

2. 煤酚皂溶液　能杀大多种细菌，包括绿脓杆菌及结核杆菌，但对芽孢菌作用弱。擦抹家具、门窗及地面用2%～5%溶液；消毒器械用2%～3%溶液，浸泡15～30min，用水洗净后再使用。因酚类可污染水源，已逐被其他消毒剂所替代。

酚类消毒剂被卤化后能增强杀菌作用，其中六氯酚是国外医院中用得较多的一种皮肤消毒剂。

（七）季铵盐类消毒剂

是一类人工合成的表面活性剂或洗净剂，可改变细胞的渗透性，使菌体破裂；又具有良好的表面活性作用，聚集于菌体表面，影响其新陈代谢；还可灭活细菌体内多种酶系统。本类包括新洁尔灭、度米芬和消毒净等品种，以前两者使用较多。能杀灭多种细菌及真菌，但对革兰阴性杆菌及肠道病毒作用弱，且对结核杆菌及芽孢菌无效。性质稳定，无刺激性。

新洁尔灭和度米芬消毒创面及黏膜用0.01%～0.05%溶液，消毒皮肤用0.02%～0.1%溶液；消毒手用0.1%溶液，浸泡5min；冲洗阴道、膀胱用1:10 000～1:20 000的水溶液。消毒刀片、剪刀、缝针用0.01%溶液，如在1 000mL新洁尔灭溶液中加医用亚硝酸钠5g，配成"防锈新洁尔灭溶液"，更有防止金属器械生锈的作用。药液宜每周更换一次，注意勿与肥皂溶液混合，以免减弱消毒效果。

（八）碘及其他含碘消毒剂

碘元素可直接卤化菌体蛋白，产生沉淀，使微生物死亡，结合碘由于其渗透性能加强了含碘消毒剂的杀菌效果。

1. 碘酊　常用为2%～2.5%碘酊。用于消毒皮肤，待干后再用70%酒精擦除。会阴、阴囊和口腔黏膜处禁用。

2. 聚维酮碘（iodophor）　是碘与表面活性剂的不定型结合物，表面活性剂起载体与助溶的作用，聚维酮碘在溶液中逐渐释出碘，其中有效碘含量为0.3%～0.5%，以保持较长时间的杀菌作用，一般可持续4h。

聚乙烯吡咯酮碘（PVP碘）是通过聚乙烯吡咯酮与碘结合而制成，具有一般碘制剂的杀菌能力，易溶于水。含有效碘1%的水溶液可用于皮肤的消毒，含有效碘0.05%～0.15%的水溶液用作黏膜的消毒。用含有效碘0.75%的肥皂制剂可用作术者手臂以及手术区皮肤的消毒。

近期已用固相法制成固体聚维酮碘，含有效碘20%，加入稳定剂和增效剂，大大加强其杀菌能力，且便于储存和运输。

（九）其他制剂

1. 器械溶液　由石炭酸20g、甘油226mL、95%酒精26mL、碳酸氢钠10g，加蒸馏水至1 000mL配成，用作消毒锐利手术器械，浸泡15min。

2. 洗必泰（氯己定）　是广谱消毒剂，能迅速吸附于细胞表面，破坏细胞膜，并能抑制细菌脱氢酶的活性，杀灭革兰阳性和阴性细菌繁殖体和真菌，但对结核杆菌和芽孢菌仅有抑制作用。本品为白色粉末，难溶于水，多制成盐酸盐、醋酸盐与葡萄糖酸盐使用。病房喷雾消毒用 0.1% 溶液，每日 2 ~ 3 次，每次约数分钟。外科洗手及皮肤消毒用 0.5% 洗必泰乙醇擦洗，创面及黏膜冲洗用 0.05% 水溶液。金属器械的消毒用 0.1% 水溶液，浸泡 30min，如加入 0.5% 亚硝酸钠也有防锈作用。

3. 诗乐氏（swashes） 由氯己定（1%）、戊二醛等制成的一种高效复合刷手液，具有迅速、持久的杀菌效应。可迅速杀灭甲、乙型肝炎病毒，对金黄色葡萄球菌、大肠杆菌、绿脓杆菌和真菌均有极强的杀灭作用。pH 为 6.8 ~ 7.2，无刺激，无毒，可用于手术者手臂消毒，亦可用于手术器械消毒。急用时直接用原液浸泡 2min，平时可稀释至 5 倍，浸泡 5min，用无菌水冲净。

（符 洋）

第二节　手术室的灭菌和消毒

手术室的灭菌和消毒是一个很重要的问题。从手术室的建筑要求、布局以及一些管理制度都要有利于灭菌的实施和巩固。如手术室内要划分无菌区和沾污区，并分别建立感染手术室、无菌手术室和五官科手术室。应采用牢固和耐洗的材料建造室顶和墙壁，以便于清洁；墙角做成弧形，以免灰尘堆积；地面有一定的倾斜度，低处留有排水孔，以便尽快排出冲洗地面的水。限制参观手术人员的数目。凡患有急性感染和上呼吸道感者，不得进入手术室。凡进入手术室的人员，必须换上手术室专用的清洁衣裤、鞋帽和口罩。定期清洁和彻底大扫除制度极为重要。

（一）空气消毒

消除空气中的微生物，可应用紫外线照射、化学药品蒸熏和过滤等方法。

1. 紫外线辐射消毒　见前节有关内容。

2. 药物蒸熏消毒　具体如下。

（1）乳酸消毒法：在一般清洁手术后，开窗通风 1h，按 100m³ 空间，用 80% 乳酸 120mL 倒入锅内，加等量的水，置于三角脚架上，架下点一酒精灯，待蒸发完后熄火，紧闭门窗 30min 后再打开通风。在绿脓杆菌感染手术后，先用乳酸进行空气消毒，1 ~ 2h 后进行扫除，用 1 : 1 000 新洁尔灭溶液擦洗室内物品，开窗通风 1h。

（2）甲醛消毒法：用于破伤风、气性坏疽手术后。按每立方米空间用 40% 甲醛溶液 2mL 和高锰酸钾 1g 计算，将甲醛溶液倒入高锰酸钾内，即产生蒸汽，12h 后开窗通风。

3. 过滤除菌法　空气滤器通常用纤维素酯、玻璃棉、玻璃棉纤维的混合物、含树脂的氟化碳、丙烯酸黏合剂等制成。装有空气调节设备者，空调机的滤过装置要定期做细菌学检查。目前广泛运用各种净化装置，其结构包括污染空气的进入、前置过滤、高效过滤、净化空间和气流排出等程序。净化气流的方向有垂直层流式和水平层流式两种。凡达至 100 级的洁净技术，即允许含尘量为 3.5 颗/L，粒径为 0.5μm，才符合空气消毒的要求。

（二）手术器械、用品的消毒和灭菌

见前节有关内容。

（符 洋）

第三节　手术人员的准备

一、洗手法

1. 准备工作　具体如下。

（1）先更换洗手衣、裤、鞋。要脱去衬衫，内衣的衣领和衣袖要卷入洗手衣内。

（2）戴好无菌口罩和帽子。口罩需遮住鼻孔。帽子要盖住全部头发，不使外露。

（3）修剪指甲。

（4）手臂皮肤有化脓性感染者，不能参加手术。

2. 刷洗手、臂　具体如下。

（1）用肥皂洗去手、臂的污垢和油脂。

（2）如用乙醇浸泡消毒者，取无菌刷蘸肥皂按下列顺序依次刷洗手、臂3遍，共约10min；先刷指尖甲缝、手指、指蹼，然后刷手掌、手背、腕、前臂直至肘上10cm处。刷洗时，双手稍抬高。两侧交替刷洗，一侧刷洗完毕后，取手指朝上、肘部朝下的姿势，用清水冲掉手臂上的肥皂沫。

（3）全部刷洗完毕后，用无菌小毛巾的一面依次擦干一侧的手、腕、前臂和肘部，取其另一面擦干另一侧的手臂。擦过肘部的毛巾不能再擦手部。

3. 消毒手、臂　具体如下。

（1）乙醇浸泡法：将手臂浸泡在70%乙醇内5min，浸泡范围至肘上6cm处。浸泡毕，取手指朝上、肘部朝下的姿势（如拱手姿势）沥干乙醇，也可取无菌毛巾擦干。

（2）新洁尔灭浸泡法：仅需刷手、臂一遍。按上述同样方法将手臂浸泡在0.1%新洁尔灭溶液内5min，并取小毛巾轻轻擦洗皮肤。浸泡完毕，取出手臂，也呈拱手姿势，令其自然干燥。

（3）聚维酮碘洗手法：用含有效碘1%的吡咯烷酮碘刷手、臂3min，流水冲净，再取少许刷手、臂7min，流水冲净后即可穿戴无菌手术衣和手套。

（4）诗乐液洗手法：手术前用清水冲洗手臂，勿用肥皂，然后取诗乐洗手液3～5mL刷洗手臂，3min后用流水冲净，取无菌毛巾擦干手臂，再取0.5～1mL揉搓双手、腕部和前臂，晾干2min后穿戴手术衣和手套。

4. 接连进行手术时的洗手法　具体如下。

（1）在施行无菌手术后，需接连进行另一手术时，由他人解开衣带，将手术衣翻转脱下。脱衣袖时，顺带将手套上部翻转于上。戴手套的右手伸入左手套反折部（不能接触皮肤），脱下左手套；未戴手套的左手拿右手套的贴皮肤面（不能接触手套的外面），脱下去手套。重刷手、臂一遍，按同法进行浸泡或取聚维酮碘、诗乐洗手液擦手一遍。

（2）在施行污染手术后，需接连进行另一手术时，重新刷洗手消毒。

二、戴手套

1. 戴干手套　先穿手术衣，后戴手套。双手可沾滑石粉少许，按图1-1所示戴上手套。注意在未戴手套前，手不能接触手套的外面；已戴干套后，手不能接触皮肤。最后，用无菌盐水冲净手套上的滑石粉。

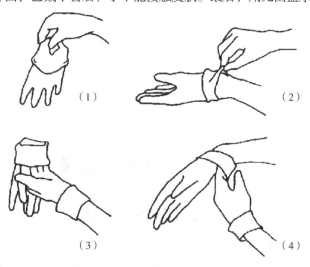

（1）　　　（2）

（3）　　　（4）

图1-1　戴干手套法

2. 戴湿手套　先戴手套，后穿手术衣。戴手套方法如图 1-2 所示。注意戴好手套后，要抬手使手套内积水顺腕部流出。

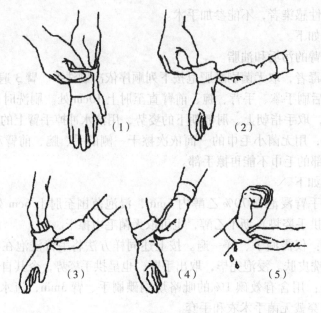

(1)　　　　　　　　(2)

(3)　　　　　(4)　　　　　(5)

图 1-2　戴湿手套法

三、穿手术衣

穿手术衣的方法如图 1-3 所示。注意将手术衣袖折压于手套腕部之内。

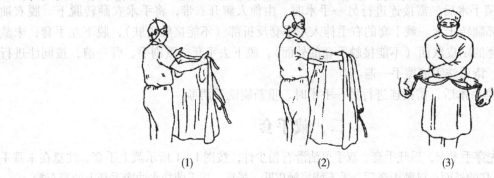

(1)　　　　　　　(2)　　　　　　　(3)

图 1-3　穿手术衣步骤

（1）手提在领两端抖开全衣。

（2）二手伸入衣袖中。

（3）提出腰带，由他人系带。

（符　洋）

第四节　手术区的准备

一、手术区皮肤消毒

手术区域皮肤准备，除急症外，需于手术前完成。颅脑手术者须于当日早晨或手术前一日下午剃光头发。手术区皮肤消毒的用药：均先用乙醚或汽油拭净皮肤上的油脂或胶布粘贴的残迹。

1. 碘酊　用 2.5% ~ 3% 碘酊涂搽皮肤，待碘酊干后，以 70% 乙醇将碘酊擦净两次。

2. 新洁尔灭酊或洗必泰酊　适用于婴儿面部皮肤、口腔黏膜、肛门和外生殖器等处的消毒。用0.1%新洁尔灭酊或洗必泰酊涂擦两次。

3. PVP碘　用0.75%吡咯烷酮碘涂擦两次。

4. 碘尔康　有多种商品名，均为聚维酮碘制剂。涂擦手术区域皮肤两次，不用酒精。

涂擦上述药液时，应由手术区中心部向四周涂擦。如为感染伤口或肛门等处手术时，应自手术区外周涂向感染伤口或会阴肛门处。皮肤消毒范围要包括手术切口周围15cm的区域。

二、铺盖无菌巾单

小手术仅盖一块孔巾。对较大手术，须铺盖无菌巾、单等。除手术野外，至少要铺盖两层布单。铺中单的方法以腹部手术为例，用4块无菌巾，依次盖住切口下方、切口靠操作者的对侧、切口上方、切口靠操作者的近侧。用巾钳固定或用无菌手术薄膜粘贴后，铺剖腹单。

（符　洋）

第五节　手术进行中的无菌规则

为了保证达到手术进行中的无菌要求，参加手术的人员应自觉遵守下列规则。任何人发现或被指出违反无菌技术时，必须立即纠正，不得强辩。

（1）严格遵守前述的无菌规则，包括戴口罩和帽子的要求。

（2）手术衣的背部、肩部和脐平面以下区域均为有菌区，故不得在术者身后或脐平面以下传递器械。

（3）虽经刷洗和消毒的手，在未戴上手套之前不得接触手术衣和器械桌上任何灭菌物品。

（4）于术台边缘以下的无菌单，也是有菌区，不得用手接触。

（5）术中发现手套破损，应及时更换。本类品一经潮湿即可以有细菌通过，必须另加无菌巾覆盖。如衣袖为汗水浸湿或污染时，应另加无菌袖套。

（6）放置在器械桌上的灭菌敷料和器械，虽未使用或无污染，不能放回无菌容器中，须重新灭菌处理后再使用。

（7）术中已污染的器械，须另放于弯盘内，不得重新用于无菌区。

（8）在手术过程中，同侧手术人员如需调换位置时，应先退一步，转过身，背对背地转到另一位置，以防污染。

（9）术中应避免强力呼气、咳嗽、喷嚏，不得已时须旋转头部，背向无菌区。更不应大声嬉谈。

（10）参观手术人员不得太靠近手术人员，不要随意走动。

（符　洋）

第二章

外科基本操作

第一节 吸痰术

一、适应证

吸除气道内沉积的分泌物；获取痰标本，以利培养或涂片确定肺炎或其他肺部感染，或送痰液行细胞病理学检查；维持人工气道通畅；对不能有效咳嗽导致精神变化的患者，通过吸痰刺激患者咳嗽，或吸除痰液，缓解痰液刺激诱导的咳嗽；因气道分泌物潴积导致肺不张或实变者，吸痰可促进肺复张。

二、禁忌证

气管内吸痰术对人工气道患者是必要的常规操作，无绝对禁忌证。

三、主要器械

（1）必要器械：负压源，集痰器，连接管，无菌手套，无菌水和杯，无菌生理盐水，护目镜、面罩和其他保护装置，氧源，带活瓣和氧源的人工气囊，听诊器，心电监护仪，脉氧监测仪，无菌痰标本收集装置等。

（2）吸痰管：吸痰管直径不超过气管插管内径的1/2。

四、吸痰操作

（1）患者准备：如条件允许，吸痰前应先予100% O_2 大于30秒钟（最好吸纯氧2分钟）；可适当增加呼吸频率和（或）潮气量，使患者稍微过度通气，吸痰前可调节呼吸机"叹息"（sigh）呼吸1~2次，或用呼吸球囊通气数次（3~5次）；机械通气患者最好在不中断通气的情况下吸痰或密闭式吸痰；吸痰前后最好有脉搏氧饱和度监测，以观察患者有无缺氧；吸痰时可向气道内注入少许生理盐水以稀释痰液或促使气内道的痰液移动，以利吸除。

（2）吸引负压：吸引管负压一般按新生儿8~10.7kPa，婴儿10.7~13.3kPa，儿童13.3~16kPa，成人16~20kPa。吸引负压不超过20kPa，否则可能因吸引导致气道损伤、低氧血症和肺膨胀不全等。

（3）吸痰目的：至少达到下列目的之一：①呼吸音改善；②机械通气患者的吸气峰压（PIP）与平台压间距缩小，气道阻力下降或顺应性增加，压力控制型通气患者的潮气量增加；③PaO_2或经皮氧饱和度（SPO_2）改善；④吸除了肺内分泌物；⑤患者症状改善，如咳嗽减少或消失等。

（4）吸痰前、中、后应做好以下监测：呼吸音变化，血氧饱和度或经皮氧饱和度，肤色变化，呼吸频率和模式，血流动力学参数如脉搏、血压、心电，痰液特征如颜色、量、黏稠度、气味，咳嗽有无及强度，颅内压（必要时），通气机参数如PIP、平台压、潮气量、FiO_2，动脉血气，以及吸痰前后气管导管位置有无移动等。

（5）吸痰：吸痰时遵守无菌操作原则，术者戴无菌手套，如有需要可戴防护眼镜、隔离衣等。吸痰管经人工气道插入气管/支气管时应关闭负压源，待吸痰管插入气管/支气管深部后，再开放负压吸引，边吸引边退出吸痰管，吸痰管宜旋转式返出，而非反复抽插式吸痰。每次吸痰的吸引时间约 10～15 秒钟，如痰液较多，可在一次吸引后通气/吸氧至少 10 秒钟（最好能吸氧 1 分钟左右）再吸引，避免连续吸引，以防产生低氧血症和肺膨胀不全等。吸痰完成后，应继续给予纯氧约 2 分钟，待血氧饱和度恢复正常或超过 94% 后，再将吸氧浓度调至吸痰前水平。目前不少多功能呼吸机有专用的吸纯氧键，按压该键后，会自动提供纯氧约 2 分钟（具体时间因厂品不同而异）。吸除气道内的痰后，再吸除患者口鼻中的分泌物（特别是经口气管插管或吞咽功能受影响者）。

五、并发症

气管内吸引主要并发症包括低氧血症或缺氧；气管/支气管黏膜组织损伤；心搏骤停；呼吸骤停；心律失常；肺膨胀不全；支气管收缩/痉挛；感染；支气管/肺出血；引起颅内压增高；影响机械通气疗效；高血压；低血压。这些并发症大多是吸引不当所致，规范的操作，可大大降低有关并发症的风险。

（符　洋）

第二节　洗胃术

洗胃（gastric lavage）是一种清除胃内物方法，主要是消除胃内摄入过多的药物或毒物。

一、适应证

洗胃主要是在摄入过量药物或毒物后 1～2 小时内，在无禁忌的情况下清除胃内容物，已知或疑有胃排空延迟如摄入抗胆碱能药或鸦片类摄入时或毒物为片剂尚未完全溶解或排空时，超过 2 小时仍可考虑洗胃。

具体来说，洗胃主要适于以下情况。

（1）农药中毒：有机磷酸酯类、有机氯类或氨基甲酸酯类农药等，这仍是我国最常见的毒物中毒。

（2）明显或高危病死率的药物：β-阻滞剂、钙通道阻滞剂、氯喹、秋水仙碱、氰化物、重金属、杂环类抗抑郁药、铁、百草枯、水杨酸盐、亚硒酸。

（3）活性炭难吸收的物质：重金属、铁、锂、有毒醇类。

（4）形成凝结块：肠溶制剂、铁、酚噻嗪类、水杨酸盐。

（5）无抗毒剂或治疗无效者：钙通道阻滞剂、秋水仙碱、百草枯、亚硒酸。

（6）其他：不明原因摄入中毒又无洗胃禁忌者。

二、禁忌证

意识进行性恶化且无气道保护性反射者是绝对禁忌证，如必须洗胃者，应在洗胃前先行气管插管做好气道保护和通气，而后再考虑洗胃。腐蚀性物质摄入者禁忌洗胃；局部黏膜损害可能引起插管穿孔，应权衡利弊后进行；较大片剂、大块异物、有锐利边缘的异物禁忌洗胃；烃类如苯、氮己烷、杀虫剂等摄入是洗胃的相对禁忌；少数情况下有严重上气道或上胃肠道异常如狭窄、畸形或新近完成移植等限制进行插胃管。呕吐可排出胃内毒物，反复呕吐已排出大量毒物者，洗胃应权衡利弊；其他相对禁忌包括凝血功能障碍者、摄入无毒或低毒物质者等。

三、主要器械

洗胃器械包括：脉氧监测仪、心电监护仪、无创血压监测仪、防毒服装、开口器或牙垫、经口气道、呕吐盆、吸引源、吸引管、大注射器（50～100mL）、清水或生理盐水、球形吸引装置或自动洗胃机、水溶性润滑剂、经口洗胃管、必要的复苏装置和药物。

1. 胃管插入深度估算方法　包括以下两种方法。

（1）根据不同身高估算经鼻或经口胃管插入的长度（cm）方法见图2-1。

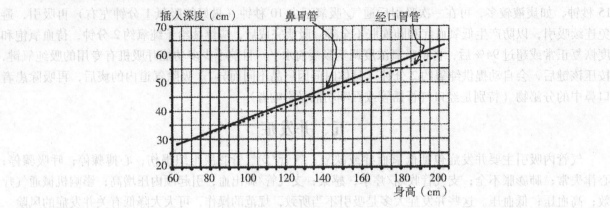

图2-1　身高-胃管插入深度估算

（2）根据体表标志估算胃管插入深度：①传统的也是临床上最常用的估算方法采用图2-2中A的方法，即经鼻插入胃管的深度为"耳垂经鼻翼至剑突的距离"；②或按照图2-2中B的方法，即经鼻插入胃管的深度为"左口角或鼻翼经耳郭至肋缘的距离"；③按照耳垂经剑突至脐的距离来估算。

通常经口插入胃管的深度比经鼻胃管插入更短些，插入深度具体估算方法可参照上述四种方法，并根据不同患者的实际情况和临床医生个人经验综合确定，不宜完全教条。

2. 胃管选择　成人一般选择法氏30～50号胃管，青少年选择法氏30～34号胃管，儿童可选择法氏24号胃管，新生儿和婴儿一般禁忌洗胃或充分权衡利弊后请儿科专家指导处理。值得注意的是，如拟洗出胃内容物，应经口插入大口径胃管，经鼻插入胃管仅适于向胃内灌溶液或吸出稀薄胃内容物，很难吸出胃内残渣类物质，更不可能吸出未溶解的药片或药丸等。

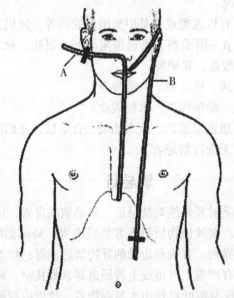

A.耳垂经鼻翼至剑突的距离；B.左口角或鼻翼经耳郭至肋缘的距离

图2-2　体表标志估算胃管插入深度

3. 洗胃液　通常用清水或生理盐水洗胃，但儿童避免使用清水洗胃，否则易导致电解质紊乱。某些特殊物质可能需要特定的洗胃液，如氟化物摄入宜用15～30mg/L的葡萄糖酸钙溶液（可产生不溶性的氟化钙而起解毒作用）；甲醛摄入宜用10mg/L的醋酸铵水溶液；铁剂摄入宜用2%的碳酸氢钠生理盐水溶液（可产生碳酸亚铁）；草酸摄入宜用5～30g/L的葡萄糖酸钙溶液（可产生不溶性的草酸钙）；碘摄入宜用 75g/L 的淀粉溶液等。但无特殊洗胃液时，仍考虑使用清水或生理盐水进行洗胃。

四、洗胃操作

（1）胃管插入：患者取 Trendelenburg 位（垂头仰卧位），头低约 15°~20°，这种体位有利于最大限度地排出胃内容物，仰卧位或侧卧位增加误吸风险。胃管插入和确认方法参见"经鼻胃管插入"。插入胃管后应常规地抽吸有无胃内容物，而后再注入 50mL 气体听诊左上腹部有无吹气音或气过水声，只有完全确认胃管在位后才可开始洗胃。虽然 X 线是最可靠的确认方法，但由于条件限制，有时无法在洗胃时拍摄 X 线片。另外，插管和洗胃时最好行心电监护、脉氧监测和无创血压监测。

（2）洗胃：灌洗液温度最好与体温相当，但临床上很难做到，灌洗液温度与室温一样是合适的。洗胃前应尽量抽空胃内容物，再向胃内灌入洗胃液。每次最大灌入液量为 300mL 左右（儿童可按 10~15mL/kg 计算，最大也不超过 300mL）。灌入量过大会导致呕吐、误吸，促进胃内容物向下进入十二指肠或空肠，加快毒物进一步吸收。至洗出液澄清、无颗粒物或无明显药物气味方可停止洗胃，洗胃液总量一般需数升，有时需 10 000mL 或更多。必要时洗胃后可向胃管内灌入活性炭（30g + 240mL 生理盐水或清水）。

五、并发症

从插胃管开始直至洗胃后 6~8 小时均应监测有无并发症。一般很少发生严重并发症，但如未经认真确认或插管者操作不熟练，并发症的发生风险大大增加。

洗胃相关性并发症包括：心律失常、电解质异常、脓胸、食管撕裂或穿孔、胃穿孔、低体温、喉痉挛、鼻或口或咽喉损伤、气胸、误吸、梨状隐窝穿孔、误插入气管内、胃管阻塞等。

为防误吸，洗胃液量不宜过大，通常每次不超过 300mL；由于经口胃管较粗且弹性差，插管时不应过大用力插入或粗暴插管。一旦发现严重并发症如气管内插管、穿孔等应立即拔管并给予机械通气或请外科专家会诊处理。

（符 洋）

第三节 导尿术

一、适应证

导尿是临床上最常用的泌尿外科和非泌尿道疾病的诊断和治疗措施之一。其适应证包括：外科手术、急诊和危重患者，常需导尿观察尿量变化；急慢性阻塞性尿潴留或神经性膀胱，需导尿缓解症状；膀胱功能不全者，导尿用作排尿后残余尿量评估；导尿留取非污染尿标本检查作为泌尿系感染的重要诊断手段（多为女性患者）；其他如利用导尿作为逆行性膀胱造影和尿动力学检查的方法。

二、禁忌证

导尿唯一的绝对禁忌证是确定性或疑似下尿道损伤或断裂者，主要见于骨盆骨折或盆腔创伤者，多表现为会阴部血肿、尿道口出血或前列腺高位骑跨（high - riding）。只有尿道连续性得到确认后，方可进行导尿术，非创伤者镜下或肉眼血尿并非导尿的禁忌证。相对禁忌证如尿道狭窄、近期尿道或膀胱手术、狂躁或不合作者等。

三、主要器械

导尿术的器械包括：消毒剂如聚维酮碘，水溶性润滑剂如甘油，无菌巾，无菌棉球及纱布，无菌手套，连接管，无菌盐水，10mL 注射器，尿量计，接尿器（或接尿袋），固定胶带等。

四、导尿管选择

成人常用 Foley-16 或 18 号导尿管，儿童多用 5~8 号导尿管。尿道狭窄者宜选择较小导尿管如 Foley-12 或 14 号，而有血尿者应选择相对较大的导尿管如 Foley-20 至 24 号，以免导尿管被血块阻塞。多数导尿管为乳胶管，如条件允许，对乳胶过高敏或过敏者可选用硅胶管，有高危感染风险者，可选用银合金涂层的抗菌导尿管。

五、操作前准备

操作前先向患者进行适当解释，消除顾虑，取得其充分合作。患者多取仰卧位或半卧位，双大腿可略外展。男性包茎者应翻开包皮暴露尿道口，清除包皮垢。然后用浸有消毒液的棉球或海绵块消毒，注意，在消毒时，应以尿道口为中心向外消毒。消毒后常规铺无菌巾或洞巾，导尿管外涂润滑剂备用。

六、导尿操作

（一）男性患者导尿术

术者戴无菌手套，消毒铺巾后，一手握阴茎，使之垂直向上，另一手持带有滑润剂的导尿管，自尿道口插入，导尿管至少插入大部分或见尿液流出，见有尿液自导尿管流出后仍应继续推入导尿管数厘米，而后将导尿管外端接上接尿袋，用 10mL 注射器抽取无菌生理盐水注入球囊管，再将向外牵拉导尿管，直到遇到阻力，固定导尿管于一侧大腿上，完成导尿（图 2-3）。

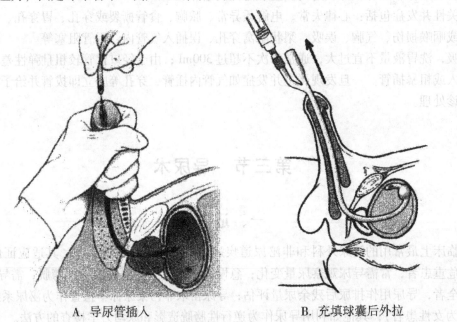

A. 导尿管插入　　　　　　　　　　　B. 充填球囊后外拉

图 2-3　男性患者导尿管插入方法示意

有时导尿管插入阻力较大，可能是在前列腺膜部狭窄或尿导尿管硬度较大，致使导管前端阻于前列腺膜部前方的尿道后皱襞处，此时可用手指在前列腺下方轻托尿道或适当旋转导尿管方向，便于导尿管前端顺利进入尿道前列腺部（图 2-4）。

（二）女性患者导尿术

患者取仰卧位，双大腿略向外展或呈膀胱截石位，用手指撑开阴唇后自尿道口向周围消毒并常规铺无菌巾。术者用一手拇、示指分别撑开两侧小阴唇，另一手持导尿管自尿道口插入导尿管（图 2-5），见尿液处导尿管外流时，继续向内插入导尿管数厘米，用注射器抽取 10mL 无菌生理盐水，向球囊导管内注入生理盐水，而后向外牵拉导尿管，直到遇到阻力即可，而后固定导尿管于一侧大腿根部即完成导尿。

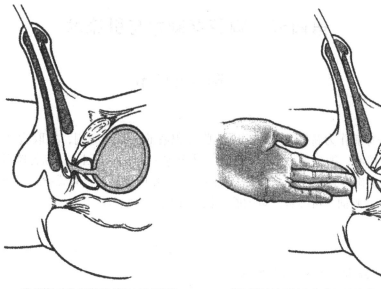

A.前端阻于前列腺膜部的后皱襞处　　　　　B.用手指轻托前列腺膜部后皱襞

图2-4　男性患者导尿管插入遇阻解决方法示意

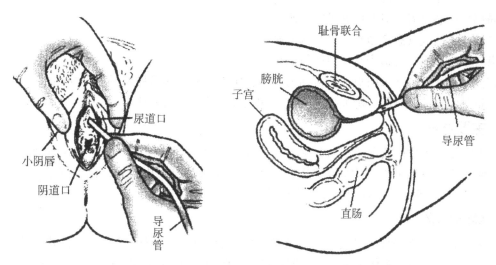

拇、示指分别撑开两侧小阴唇,自尿道口插入导尿管

图2-5　女性患者导尿方法示意

七、并发症

  导尿的主要并发症包括造成假通道,尿道穿孔,出血,感染。尿道炎是最常见的并发症,发生率在3%～10%。每个导尿管留置口,特别多见于尿道狭窄或前列腺肥大者,主要是无症状性菌尿;附睾炎,膀胱炎和肾盂肾炎是少见并发症,多见于长期留置导尿管合并感染者。减少感染的最有效方法是尽可能减少导尿管的留置时间,严格无菌操作。导尿者无须常规预防性使用抗生素,但感染高危风险者如免疫功能受抑、经尿道前列腺切除术、肾移植者等,需要预防性使用抗生素。医源性创伤可导致尿道狭窄,出血和血尿,少量出血大多是自限性的,无须特殊处理,但出血较多者,应给予止血药如立止血1 000U肌内注射或静脉注射,凝血功能障碍者应处理原发病。包茎者导尿后包皮未复原易致包皮嵌顿。

(符 洋)

第四节　胸腔穿刺术与引流术

一、胸腔穿刺术

（一）适应证

（1）诊断：胸腔穿刺作为新发或不明原因性胸腔积液的诊断性穿刺，抽取胸液分析是渗出液抑或漏出液，胸液涂片、培养、细菌学和生化学检查有助于进一步判断病因，诊断性胸腔穿刺抽液一般抽取 $50 \sim 100 \mathrm{mL}$ 即可，但明确为充血性心力衰竭所致的少量胸腔积液如不合并感染，可不行胸腔穿刺抽液。

（2）治疗：胸腔穿刺抽液可缓解大量胸腔积液产生的压迫症状。

（3）气胸抽气。

（二）禁忌证

胸腔穿刺无绝对禁忌证。相对禁忌证包括：

（1）严重凝血障碍，如血小板小于 $5 \times 10^9 / \mathrm{L}$、凝血酶原时间（PT）或部分凝血酶原时间（APTT）延长大于 2 倍正常值上限者，如必须穿刺，操作前宜给予适当纠正措施，如输注血小板、新鲜血浆等，穿刺后应密切观察有无出血表现；

（2）局部皮肤感染者，避开此处进行穿刺；

（3）机械或人工通气患者慎重考虑穿刺的必要性；

（4）患者不合作者，可适当给予镇静等处理后再行穿刺；

（5）其他如病情垂危、大咯血或血流动力学不稳定者，应待病情稳定后再行穿刺；

（6）严重肺结核或肺气肿、肺大疱等也作为胸腔穿刺的相对禁忌证。

（三）主要器械

胸腔穿刺的器械包括：消毒液、无菌洞巾，胸腔穿刺针（25 号、22 号），无菌纱布或敷料，大注射器（ $35 \sim 60 \mathrm{mL}$ ），麻药（ $1\% \sim 2\%$ 利多卡因），$5 \sim 10 \mathrm{mL}$ 注射器，引流管，标本试管（至少 1 支真空试管），装废液广口容器等。备好肾上腺素等抢救药品。

（四）穿刺步骤

（1）患者体位：患者坐位，可反坐在靠背椅上，椅背垫枕头，双前臂平置于椅背上缘，头伏于枕头上；或让患者坐于床边，头伏于床上。病重者可取半卧位（床头抬高 $\geqslant 30^\circ$ ），拟穿刺侧的手臂上举，置于枕后，无力支撑手臂者，可由助手协助托起患者手臂。

（2）穿刺定位：胸腔积液的穿刺部位应取叩诊实音处，一般于肩胛下第 $7 \sim 8$ 肋间、腋中线第 $6 \sim 7$ 肋间、腋前线第 5 肋间进针，或超声定位标志处。包裹性积液应经超声检查决定穿刺部位。气胸应取患侧锁骨中线第 2 肋间（床头抬高 $\geqslant 30^\circ$ ）。

（五）操作过程

（1）消毒与麻醉：术者戴口罩及无菌手套，常规消毒皮肤，铺无菌洞巾，以利多卡因行局部浸润性麻醉直达壁层胸膜，抽到胸液或气体者不必再注入麻醉药。麻醉进针应与胸壁垂直，进针时应固定皮肤，以免皮肤滑动移位，麻醉穿刺时注意进针深度。

（2）穿刺抽液：沿麻醉进针方向应沿肋间隙下缘或肋骨上缘缓慢刺入，进针时注射器应抽吸成负压状态，边抽吸边进针；如用带乳胶管的穿刺针穿刺时，乳胶管应先用钳子夹闭。当穿过壁层胸膜时，多有突空感。穿刺成功后，接上注射器或三通管及引流袋，再放开钳子，进行抽液或引流。断开注射器前，应确保乳胶管夹闭或关闭三通管，以防空气进入胸腔形成液气胸。抽液完毕，拔出穿刺针，以无菌纱布外敷，胶布固定，如有凝血功能障碍，拔针后应压迫数分钟，直至针眼无出血再行固定。嘱患者卧床休息。目前，不少单位使用静脉穿刺导管，更加方便引流，但成本增加，积液黏稠者易致堵管。

（3）穿刺抽气：一般取病侧锁骨中线第二肋间，麻醉及进针同抽液。注意，在更换注射器过程中，防止气体进入胸腔。如一侧胸腔已抽出4L气体，抽吸时仍无明显阻力，表明肺与胸膜腔的破口仍未闭合，此类患者应行胸腔闭式引流。张力性气胸者，胸腔穿刺排气减压只能作为临时措施，在快速完成减压后，应行胸腔闭式引流。

（4）拔针与观察：闭合性气胸穿刺完毕拔针后应拍摄胸片，了解肺复张情况，至少观察4~6小时后，再复查胸片，如肺复张且气体不再增加者，可考虑离院；张力性气胸者经胸腔闭式引流肺持续复张24~48小时后可考虑夹管观察至少6~12小时，以评估患者是否有症状再现，并应复查胸片，如经至少6~12小时观察胸腔内仍无新的积气，可考虑拔管。拔管后应备有重新插管所需的各种器械，以便病情反复随时插管。拔管观察至少12小时且经胸片证实无新发气胸者，可考虑出院随访，并告之如发生新的变化及时就诊。注意，短期内应避免重体力劳动或剧烈活动，保持大便通畅以避免增加腹压导致再次发生气胸。

（六）并发症

最常见的并发症是损伤脏层胸膜引起气胸或加重气胸，甚至造成张力性气胸，如胸腔穿刺抽液过程中吸出气体，表明已造成气胸，应动态观察，必要时行胸腔引流。通常穿刺后应拍摄胸片，既有利于了解胸腔积液减少情况，又可及时发现气胸等并发症。如抽到气体，或出现胸痛、呼吸困难、低氧血症，或多部位穿刺，或危重患者，或机械通气患者，穿刺后必须拍摄胸片。

其他并发症包括胸痛、咳嗽、局部感染（小于2%），严重并发症如血胸、损伤腹腔脏器如肝或脾、气体栓塞、复张性肺水肿（小于1%）。一般每次抽液不超过1 500mL者极少出现复张性肺水肿；如为急性气胸，全部抽气也很少发生复张性肺水肿，但发病时间不明的慢性大量气胸，如一次抽尽，可能会出现复张性肺水肿。复张性肺水肿的处理以对症为主，必要时给予机械通气支持。另外，穿刺时出现头晕、出汗、咳嗽、心悸、面色苍白、胸部压迫感或剧痛等，可能是胸膜反应，轻者可暂停观察数分钟，症状缓解后继续操作；重者宜立即拔针终止操作，让患者平躺，必要时可给予肾上腺素0.5mg皮下注射，可择期再行穿刺。壁层胸膜充分麻醉，可大大减少胸膜反应的发生。

二、胸腔引流术

（一）适应证

气胸（任何通气的患者、张力性气胸针刺抽气缓解后、简单抽吸后持续或反复气胸、50岁以上者继发大量自发性气胸）；反复胸腔积液；恶性胸腔积液；脓胸和肺炎旁胸腔积液；血胸；创伤性血气胸；乳糜胸；胸膜剥脱术；手术后引流（如开胸术后、食管手术后或心脏手术后引流）。

（二）禁忌证

需要开胸手术治疗者、肺与胸廓紧密粘连者是胸腔引流的绝对禁忌证。创伤特别是钝性创伤后少量气胸（小于20%），如不伴血胸者可不必引流，但应密切观察，并在3~6小时后复查胸片，以排除气胸扩大或迟发性血胸。相对禁忌证包括凝血功能障碍，肺大疱，肺粘连，分房性胸腔积液，结核和既往有胸腔引流术史者，这类患者应在CT或超声引导下行胸腔引流。肺切除术后的空隙行胸腔引流应先请胸心外科医生会诊或咨询。有凝血功能障碍者如不必紧急胸腔引流，宜先纠正凝血状况，再行引流。引流前充分鉴别包裹性气胸还是大疱性疾病，如COPD伴随的肺大疱；还应鉴别胸片提示的单侧"大白肺"是肺炎还是胸腔积液，超声检查可鉴别。另外，院前胸腔引流虽有报道，但尚未得到广泛认可。

（三）主要器械

胸腔引流的器械包括：无菌手套和手术衣；皮肤消毒剂如碘酒或聚维酮碘；无菌巾；无菌纱布；21~25号注射器；局麻药如1%~2%的利多卡因；手术刀柄及刀片；缝线如"1"号线；钝性分离器具虹弯钳；带扩张器的导丝（如用小引流管）；胸腔引流管；连接管；密闭引流系统（或一次性引流瓶）；敷料。一些医院现已包装成胸腔引流专用包。

（四）操作步骤

（1）患者体位：引流术前应取得患者或家属认可，告之手术操作的器官损害风险、感染、其他可能的并发症等。一般情况下患者可采取仰卧位或半卧位，拟引流侧上臂向上举起或手放在颈下，以充分暴露手术视野。

（2）手术部位：第5肋间腋中线至腋前线是引流的最佳部位，因为呼吸时膈肌可升达乳头水平，第5肋间腋中线至腋前线处不会损伤膈肌和腹腔脏器，同时此处肌肉最少，最容易进入胸膜腔。如为气胸，一般选择锁骨中线第2肋间。由于肋间血管和神经多靠近肋骨下缘或肋间隙上缘，一般手术切开选择肋骨上缘或肋间隙下缘。2003年英国胸科协会推荐胸腔引流的穿刺部位是"安全三角区"，分别以腋窝、腋前线、腋中线和乳头水平线为边界构成的类似三角形区域，作为引流的入口（图2-6）。

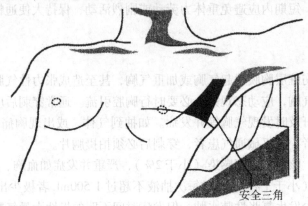

安全三角

图2-6 胸腔引流"安全三角"示意

安全三角边界分别是：上界为腋窝，前为腋前线，后为腋中线，下为乳头水平线，在安全三角进行穿刺引流相对安全。

（五）操作过程

完成定位后，术者穿手术衣，戴帽子和口罩，用碘酒或聚维碘酮常规消毒、铺无菌巾，再用1%～2%利多卡因局部浸润麻醉，直至壁层胸膜。

麻醉成功后，用10号手术刀片在肋间隙下缘沿患者横轴行一长度在3～5cm的切口，深达皮肤全层，而后用止血钳行钝性分离肌肉，分离肌肉长径约1cm，直至胸膜，见胸膜后用止血钳尖端刺破胸膜，插管胸腔，但钳子尖端不应插入过深，以免伤及肺脏，插入胸腔后可有气体或液体会向外溢出或喷出（减压引流时），而后用止血钳扩大胸膜开口，并用手指探查肺和壁层胸膜有无粘连，如广泛粘连，应另选引流部位。

完成胸腔探查后，以止血钳夹住预先准备好的带侧孔的引流管前端，将引流管送入胸腔，插入深度为胸腔引流口距离引流管的侧口在4～5cm［引流管后端（接引流瓶端）预先用另一止血钳夹闭］，引流管就位后，拔出止血钳，用0号或1号缝线缝合切口并固定引流管于合适的深度。缝合结束后，用消毒液（碘酒或聚维碘酮）消毒切口及周围皮肤，无菌凡士林纱布包绕引流管入口处，再用无菌纱布外敷手术切口，胶带固定。引流管的另一端与引流瓶相连接后方可放开夹管的止血钳，可见胸液引出或气体溢出。注意固定时避免直接将胶带粘在乳头上，如确要经过乳头，应用小纱布片盖住乳头后粘上胶带。完成引流手术后听诊两肺呼吸音并拍摄胸片，以了解引流管的位置，发现有无气胸、手术相关性皮下气肿等并发症。简要操作步骤见（图2-7）。

（1）引流管选择：一般血胸或血气胸者应选用大口径导管（大于24F），以免血块堵塞引流管；如为脓胸或较稠厚的胸腔积液，可选择中号导管（16～24F）；如为气胸、普通胸腔积液或分房性脓胸，可选用小口径导管（8～14F）。注意引流管应有侧孔以防阻塞。

（2）引流管的拔除：胸腔放置引流管后，应定时观察水柱波动，如肺复张持续24～48小时，可考虑夹闭引流管观察至少6～12小时，夹管后要密切观察有无新的临床症状发生，如持续6～12小时无新的气胸或肺持续张开，可考虑拔除引流管。拔管后至少应观察12小时，经胸片复查确定无新发气胸者可考虑离院。

近年来，不少临床医生特别是内科性胸腔积液行胸腔引流时，选用深静脉穿刺导管作为引流管，穿刺方法与静脉导管相似，即在完成定位、消毒、铺无菌巾和局部浸润麻醉后，用穿刺针完成胸腔穿刺，而后沿穿刺针孔插入导丝，导丝插入胸腔后退出穿刺针，再将扩孔针沿导丝插入，扩开胸腔入口处皮肤、皮下组织和壁层胸膜后，退出扩孔针，最后将深静脉穿刺导管沿导丝插入胸腔内，插入胸腔内的导管深度一般在5~10cm（过短易滑出，过长易打结，酌情确定），穿刺导管插入后退出导丝，消毒胸腔入口后固定导管，引流导管远端接引流袋完成操作。此法多适于胸腔积液，且积液稀薄者较好。优点是患者痛苦少，操作简便易学，可持续引流，无须外科手术，导管易于固定，操作后患者舒适度好，微创易愈，穿刺孔不易感染。缺点是导管价格仍较贵，导管口径较细，易堵塞，不适合血胸或脓胸等胸液黏稠的胸腔积液。

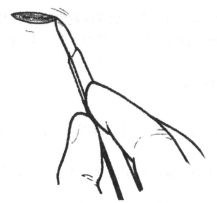
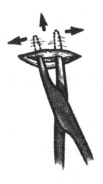

A.在肋骨上缘处沿患者横轴作一直径3~5cm的皮肤切口

B.钝性分离，扩张皮肤及皮下组织至直径约1cm，并用Kelly钳穿过壁层胸膜

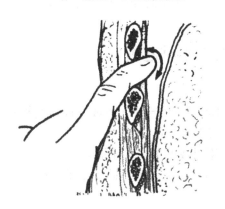
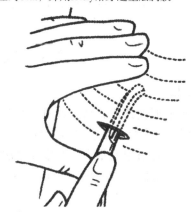

C.用手指探查有无肺-胸膜粘连

D.以Kelly钳持引流管沿切口送入胸腔内，引流管所有侧孔均需进入胸膜腔内，再行固定

图2-7 胸腔引流管插入操作示意

（六）并发症

胸腔引流操作相对简单，但如操作不慎，也可能发生严重并发症，包括损伤肺脏和（或）腹部脏器，已有发生死亡的报告。如果损伤迷走神经，会刺激发生心动过缓；如左前胸腔引流可能损伤心脏和大血管；止血钳插入过深过猛也会损伤或刺破肺脏，因此插入止血钳时应控制深度。如用套管针行引流，更易引起严重的肺损伤。其他并发症包括气胸再发、气体残留、胸腔感染、出血、疼痛和复张后肺水肿等。

（符 洋）

第五节　心脏起搏

心脏起搏分为临时性和永久性两种，危重症患者的抢救以临时心脏起搏为主，包括经静脉心内膜起搏、心外膜起搏、经食管心脏起搏和经胸壁心外起搏等多种类型。本节主要介绍临床应用最广、疗效最好的经静脉临时人工心脏起搏。

一、体外心脏起搏

体外心脏起搏是一种非介入性临时人工心脏起搏的方法，此方法具有使用方便、快捷、无创伤等优点，使用时机选择得当则效果肯定。

（一）适应证

（1）各种原因［包括器质性心脏病（如心肌梗死）和药物中毒，如洋地黄中毒等］引起的缓慢性心律失常（包括Ⅱ度以上房室传导阻滞、窦性停搏、窦性心动过缓、心脏骤停等），且导致了血流动力学障碍者。

（2）高危心血管患者需行外科手术者，可作为备用对象。

（二）操作方法

（1）电极位置：圆形电极（FRONT）置于相当于心尖部，方形电极（BACK）置于左肩胛下约第6肋水平，安置电极前应用酒精棉球擦洗皮肤。

（2）将电极与导线连接好，起搏电流一般选40～80mA，起搏频率选60～80次/分，将工作旋钮置于起搏方式（PACE ON）即可。

（3）注意每一起搏是否能激动心室，外周动脉有无搏动，若不能激动心室，动脉无搏动，应调大起搏输出电流（可选范围0～140mA），若仍无效，应争取立即安装经静脉临时心脏起搏，同时行心外按摩。

二、经静脉临时人工心脏起搏

（一）适应证

（1）急性下壁心肌梗死伴有高度或Ⅲ度房室传导阻滞、药物治疗无效或急性前壁心肌梗死伴Ⅱ度以上的房室传导阻滞；急性心肌梗死伴窦性停搏、窦－房阻滞引起晕厥者。

（2）急性心肌炎症引起的Ⅲ度、Ⅱ度Ⅱ型房室传导阻滞或严重窦缓伴晕厥者。

（3）慢性房室传导阻滞和病窦综合征症状加重，出现晕厥或阿－斯综合征者在安装永久性起搏器前。

（4）心肺复苏成功后出现完全性或Ⅱ度Ⅱ型房室传导阻滞、双束支或三束支阻滞、窦缓（小于40次/分）、由于心动过缓而引起频发室性早搏或室速须用抗心律失常药物治疗时，以及心室率过缓造成组织灌注不足者。

（5）心脏外伤或心脏手术后引起的Ⅲ度房室阻滞、逸搏心律（小于40次/分）者。

（6）药物中毒（如洋地黄、奎尼丁、锑剂等）以及电解质紊乱（如高血钾）引起的严重窦缓和高度房室传导阻滞伴晕厥者。

（7）具有心律失常潜在危险的患者施行大手术、心血管造影检查和电击复律时。

（8）超速起搏抑制以治疗其他方法不能终止的折返性室上性或室性心律失常。

（二）操作方法

临时心脏起搏的起搏器为体外佩戴式，其电极导管经静脉植入。常用的静脉有颈内静脉、锁骨下静脉和股静脉。目前全部采用经皮静脉穿刺法进行，穿刺用具包括穿刺针、短导引钢丝、扩张管和导引鞘管。

穿刺前先用肝素液冲洗穿刺用具。常规消毒、铺巾。以1%奴夫卡因或利多卡因局麻。在穿刺处，先用刀尖切一0.2cm小口。以止血钳轻扩皮下组织，右手持针与皮肤呈一定角度进针，当有"阻力消失感"，回抽针尾的注射器或撤出穿刺针芯后有静脉血涌出时，即由穿刺针尾送入导引钢丝至血管内，退出穿刺针，顺导引钢丝送入扩张导管及外鞘管，最后将扩张管与导丝一同撤出，仅将外鞘管留于静脉内，将起搏导管由外鞘管尾孔送入静脉，经右心房、三尖瓣送达右心室心尖部。

关于颈内静脉、锁骨下静脉和股静脉的解剖与定位此处不再赘述。值得一提的是，经股静脉起搏穿刺部位距会阴部较近，导管走行长，易并发感染或血栓形成，仅用于上肢血管穿刺失败时。

一般情况下，临时起搏多用于危重患者的床旁急救，导管的推送过程无X线指导，可利用心内心电图作为电极定位的参考。具体方法是：将起搏电极的负极（端电极）与心电图机 V_1 导联连接，观察并记录心内膜心电图。电极头端进入右心房时，P波振幅高而QRS波振幅低。电极进入右心室时，P波振幅减小，QRS波振幅增大。当电极接触到心内膜时，心电图上ST段高抬可达数毫米到十几毫米。此时可进行起搏阈值、心内膜R波振幅等起搏参数的测定，并立即开始起搏。常用的起搏电压5V，脉宽0.5ms，起搏频率70次/分左右。如果心内膜心电图引导插管不成功，则应在X线引导下插管。

临时起搏期间应注意起搏器的起搏功能和感知功能是否良好、有无电极脱位或电极穿孔、穿刺处有无感染等，并注意有无自身节律的恢复，如果自身节律恢复，应根据自身节律逐渐增加相应地减低起搏频率，以至完全撤除临时起搏。临时起搏的持续时间以2周内为宜，最长不应超过3周，否则因临时起搏电极较硬，易造成手术切口感染、血栓形成或心肌穿孔。如果3周内自身心律仍无恢复正常的可能，应尽早更换永久起搏器。

三、永久性人工心脏起搏

各种原因引起的不可逆性心脏自搏或传导功能障碍者须酌情安装永久性人工心脏起搏器。

（符　洋）

第三章

外科感染

第一节　概述

外科感染（surgical infection）是指需要外科治疗的感染，包括创伤、手术、烧伤等并发的感染。感染是由病原体的入侵、滞留和繁殖所引起的炎症反应，病原体包括病毒、细菌、真菌和寄生虫等。

一、分类

（一）按致病菌种类和病变性质分类

1. 非特异性感染（nonspecific infection）　亦称化脓性或一般性感染，常见如疖、痈、急性淋巴结炎、急性阑尾炎等。手术后感染也多属于此类。通常先有急性炎症反应，表现为红、肿、热、痛，继而进展为局限化脓。常见致病菌有金黄色葡萄球菌、溶血性链球菌、大肠埃希菌、变形杆菌、铜绿假单胞菌（俗称绿脓杆菌）等。感染可由单一病原体所致，也可由多种病原体所致形成混合感染，非特异性感染占外科感染的大多数。

2. 特异性感染（specific infection）　如结核、破伤风、气性坏疽、炭疽、念珠菌病等。其致病菌如结核杆菌、破伤风梭菌、产气荚膜梭菌、炭疽杆菌、白色念珠菌等各有不同于一般性感染的致病作用，可引起较为独特的病变。

（二）按病程区分

1. 急性感染　病变以急性炎症为主，进展较快，一般发病在 3 周以内。大多数非特异性感染属于此类。

2. 慢性感染　病变持续达 2 个月或更久的感染。部分急性感染迁延日久可转为慢性感染，但在某种条件下又可急性发作。

3. 亚急性感染　病程介于急性与慢性感染之间。一部分由急性感染迁延形成；另一部分是由于致病菌的毒力虽稍弱，但有相当的耐药性，或宿主的抵抗力较低所致。

（三）按病原体的来源与侵入时间区分

伤口直接污染造成的称原发性感染；在愈合过程中出现新的病原体感染称继发感染。病原体由体表或外环境侵入造成的为外源性感染；由原存体内的病原体，经空腔脏器如肠道、胆道、肺或阑尾造成的感染为内源性感染。

感染亦可按发生条件归类，如条件性（机会性）感染、二重感染（菌群交替症）、医院内感染等。

二、病原体致病因素与宿主防御机制

（一）病原体的致病因素

外科感染的发生，取决于病原体的致病能力与宿主防御能力的相互作用。一旦有大量毒力较强的病原体侵入组织内繁殖，或者宿主防御能力受到破坏、抗感染能力低下，就都会发生感染。病原体的致病能力指病原体的数量和毒力。所谓毒力是指病原体侵入机体、穿透、繁殖和产生毒素或胞外酶的能力。

（1）病原体可产生黏附因子，能附着于人体组织细胞以利入侵；许多细菌有荚膜或微荚膜，能抗拒吞噬细胞的吞噬或杀菌作用而在组织内生存繁殖；或在吞噬后抵御杀灭仍能在细胞内繁殖，导致组织细胞损伤、病变。

（2）侵入组织的病原体数量与繁殖速率也是导致感染发生的重要因素之一。在健康个体，伤口污染的细菌数超过 10^5 个，常可引起感染，低于此数量则较少发生感染。

（3）病原体的作用更与其胞外酶、外毒素、内毒素等有关。①胞外酶：病菌所释出的蛋白酶类、磷脂酶、胶原酶等，可侵蚀组织细胞；玻璃质酸酶可分解组织内玻璃质酸，使感染容易扩散。此外，某些致病菌产生的酶可以使创面分泌物（脓液）具有某些特殊性状，如臭味、脓栓、含气等；②外毒素：在菌体内产生后释出或菌体崩解后游离出的毒素。其毒性各不相同，如多种致病菌的溶血素可破坏血细胞，肠毒素可损害肠黏膜；破伤风痉挛毒素作用于神经引起肌痉挛；③内毒素：病菌细胞壁的脂多糖成分，在菌体崩解后作用于机体可引起发热、白细胞增多或减少、休克等全身反应。

（二）宿主的抗感染免疫

机体抗感染的防御机制由先天性免疫与获得性免疫共同参与。机体对于不同类型的病原体产生的免疫应答不尽相同，感染所引起的损伤不仅来自病原体本身，还来自机体的免疫应答失当。

1. 先天性免疫 包括以下几方面。

（1）宿主屏障：完整的皮肤和黏膜及其分泌的多种有抑菌作用的物质构成体表抵御病原体入侵的物理与化学屏障。寄居口腔、肠道等处的正常菌群，能够阻止病原体在上皮表面的黏附和生长，发挥细菌屏障作用。

（2）吞噬细胞与自然杀伤（NK）细胞：吞噬细胞与 NK 细胞能够识别多种病原体的共同成分，吞噬、杀伤病原体或受病原体感染的细胞。

（3）补体：病原体进入机体首先遇到体液中补体的攻击。在抗体未形成的感染早期，补体通过替代途径激活，形成膜攻击复合物，发挥溶细胞作用。补体激活时生成的活性片段可趋化吸引吞噬细胞，并通过调理作用提高吞噬细胞的杀菌能力。一旦抗体形成后补体可增强抗体溶解靶细胞的作用。

（4）细胞因子：病原体入侵促使免疫细胞活化，产生大量细胞因子，如白细胞介素（IL）、肿瘤坏死因子（TNF）、干扰素（IFN）等，这些细胞因子有利于抑制或清除细菌。

2. 获得性免疫 感染早期如病原体未被消灭，炎症促使淋巴细胞聚集，启动特异性免疫反应。巨噬细胞吞噬病原体后，病原体被水解成抗原分子。抗原分子释出细胞外，直接活化 B 细胞；或经抗原递呈细胞（APC）传递给 T 细胞，使 T 细胞活化。经过特异性克隆增殖，分化为效应细胞发挥作用。

（1）B 细胞免疫应答：B 细胞表面受体可直接识别抗原并与之结合，B 细胞活化后，经克隆扩增转变为浆细胞，分泌抗体与细胞因子。抗体能中和抗原使之失去毒性；抗体与抗原结合形成抗原 - 抗体复合物，使补体活化杀伤病原体，或发挥调理作用，使病原体易被吞噬清除；黏膜下浆细胞分泌的分泌型 IgA 可阻止病原体在黏膜表面黏附与入侵，防止呼吸道与消化道发生感染。

（2）T 细胞免疫应答：T 细胞只能识别与 MHC 分子结合在一起的抗原肽，经由 APC 和 T 细胞表面分子结合提供刺激信号，使 T 细胞激活。在细胞因子的作用下成熟为细胞毒性 T 细胞、Th1、Th2 等效应 T 细胞。细胞毒性 T 细胞对病原体感染细胞具有杀伤作用。Th1 诱发以单核 - 巨噬细胞浸润为主的局部炎症，介导抗病毒和抗胞内菌感染的细胞免疫。Th2 的功能是促进抗体形成，介导以体液免疫为主的抗胞外菌和抗寄生虫免疫。

（3）免疫记忆：获得性免疫产生的记忆性 T、B 细胞可发挥远期保护作用，当相同病原体再次入侵时，免疫应答比初次感染更快捷、强烈和持久。促进 T、B 细胞增殖和分泌抗体类型的转换，使细胞、体液免疫功能得到进一步提高。

（三）人体易感染的因素

1. 局部情况 ①皮肤或黏膜的病变或缺损，如开放性创伤、烧伤、手术、穿刺等使宿主屏障破坏，病菌易于入侵；②管道阻塞使内容物淤积，使其中细菌繁殖侵袭组织，如乳腺导管阻塞、乳汁淤积后发生急性乳腺炎；阑尾有粪石后发生急性阑尾炎；③局部组织血流障碍或缺血，丧失抗菌和修复组织的能力，如褥疮、闭塞性脉管炎发生趾坏死、下肢静脉曲张发生溃疡，均可继发感染；④留置血管或体腔内的导管处理不当为病菌入侵提供了开放的通道；⑤异物与坏死组织的存在使得吞噬细胞不能有效发挥作用。

2. 全身性抗感染能力降低　①严重的损伤或休克、糖尿病、尿毒症、肝功能不良等；②使用免疫抑制剂、多量肾上腺皮质激素、接受抗癌药物或放射治疗；③严重的营养不良、低蛋白血症、白血病或白细胞过少、贫血等；④先天性或获得性免疫缺陷（艾滋病）因免疫障碍更易发生各种感染；⑤高龄老人与婴幼儿抵抗力差，属易感人群。

3. 条件性或机会性感染　在人体局部或全身的抗感染能力降低的条件下，本来栖居于人体但未致病的菌群可以成为致病微生物，所引起的感染称为条件性或机会性感染。如正常时在肠道内的大肠埃希菌、拟杆菌等，可污染到伤口、腹腔、泌尿道等，造成感染。另外，条件性感染称为二重感染或菌群交替症，它除了与人体抵抗力低下有关外，还与病菌的抗（耐）药相关。在应用广谱抗生素或联合使用抗菌药物治疗感染过程中，原来的病菌被抑制，但耐药的细菌如金黄色葡萄球菌或白色念珠菌等大量繁殖，引发新的感染，使病情加重。

三、预防

（一）防止病原体侵入

（1）加强卫生宣教，注意个人清洁和公共卫生，减少体表、体内病原体滞留。

（2）及时正确处理各种新鲜的伤口创面，清除污染的细菌和异物，去除血块与无活力组织，避免过多使用电灼等以减少组织创伤，正确使用引流有助于防止与减少创口感染。

（二）增强机体的抗感染能力

（1）改善患者的营养状态，纠正贫血与低蛋白血症等。

（2）积极治疗糖尿病、尿毒症等降低抗感染能力的病症。使用皮质激素类应严格掌握指征，尽量缩短疗程，必要时加用抗菌药物或改用其他药物。在恶性肿瘤的化疗、放疗期间，辅用免疫增强剂，并注意白细胞数过少时暂停化疗、放疗。

（3）及时使用有效的特异性免疫疗法，例如，防破伤风可用类毒素和抗毒素，防狂犬病可接种疫苗和免疫球蛋白。

（三）切断病原菌传播环节

这对预防医院内感染尤为重要。医院内感染包括医院内患者之间的交叉感染，以及诊疗工作不当所造成的医源性感染，其病菌一般比医院外的同类菌有较强的毒力和耐药性。

（1）认真实施医院卫生管理，包括环境卫生、房舍和空间清洁、污物处理、饮食和用水卫生以及人员安全防护。

（2）对诊疗器械、用品、药物等严格进行消毒灭菌，杜绝微生物沾染。

（3）贯彻无菌原则，在诊疗工作中，特别是施行手术、注射和其他介入性操作时，防止病菌进入患者的体内。

四、病理

（一）非特异性感染

此类感染实质上是致病菌入侵而引起的急性炎症反应。致病菌侵入组织并繁殖，产生多种酶与毒素，可以激活凝血、补体、激肽系统，以及血小板和巨噬细胞等，导致炎症介质诸如补体活化成分、缓激肽、肿瘤坏死因子（TNF－α）、白细胞介素－1、血小板活化因子（PAF）、血栓素（TXA$_2$）等的生成，引起血管通透性增加及血管扩张，病变区域的血流增加，白细胞和吞噬细胞进入感染部位，中性粒细胞主要发挥吞噬作用，单核－巨噬细胞通过释放促炎细胞因子协助炎症及吞噬过程。上述局部炎症反应的作用是使入侵致病菌局限化并最终被清除，同时引发相应的效应症状，出现炎症的特征性表现：红、肿、热、痛等。部分炎症介质、细胞因子和病菌毒素等进入血流，引起全身性反应。病变的演变取决于致病菌的毒力、机体的抵抗力、感染的部位及治疗措施是否得当，可能有下列结果。

（1）炎症好转：经有效药物的治疗，吞噬细胞和免疫成分能较快地制止致病菌，清除组织细胞崩解产物，炎症消退，感染治愈。

（2）局部化脓：致病菌繁殖较多，炎症反应较重，组织细胞崩解产物和渗液可形成脓性物质，出现在创面或积聚于组织间，或形成脓肿。在有效的治疗下，致病菌被消灭、脓液被吸收或引流后感染好转，肉芽组织生长，形成瘢痕愈合。

（3）炎症扩展：致病菌毒性大、数量多或宿主抵抗力明显不足，感染迅速扩展。致病菌可定植于血液中成为菌血症；还可引起全身炎症反应综合征（SIRS）成为脓毒症，对宿主有很大的危害性。

（4）转为慢性炎症：致病菌大部分被消灭，但尚有少量残存。组织炎症持续存在，变为慢性炎症。在机体抵抗力降低时，致病菌可再次繁殖，感染可重新急性发作。

（二）特异性感染

此类感染的病原体各有特别的致病作用，其病理变化亦各有其特点。

（1）结核病的局部病变，由于致病因素是菌体的磷脂、糖脂、结核菌素等，不激发急性炎症而形成比较独特的浸润、结节、肉芽肿、干酪样坏死等。结核菌素可诱发变态反应。部分病变液化后形成无局部疼痛、发热表现的冷脓肿；当有化脓性感染病菌混合感染时，则可呈一般性脓肿的表现。

（2）破伤风和气性坏疽都呈急性过程，但两者的病变完全不同。破伤风梭菌的致病因素主要是痉挛毒素，引起肌强直痉挛。此病菌不造成明显的局部炎症，甚至可能不影响伤口愈合。气性坏疽的产气荚膜杆菌则释出多种毒素，可使血细胞、肌细胞等迅速崩解，组织水肿并有气泡，病变迅速扩展，全身中毒严重。

（3）外科的真菌感染一般发生在患者的抵抗力低下时，常为二重感染，真菌侵及黏膜和深部组织。它有局部炎症，可形成肉芽肿、溃疡、脓肿或空洞。在严重时病变分布较广，并有全身性反应。

五、诊断

（一）临床表现

1. 局部表现　急性炎症有红、肿、热、痛和功能障碍的典型表现。体表与浅处的化脓性感染均有局部疼痛和触痛，皮肤肿胀、色红、温度增高，还可以发现肿块或硬结；慢性炎症感染也有局部肿胀或硬结肿块，但疼痛大多不明显；体表脓肿形成时，触诊可有波动感。如病变的位置深，则局部症状不明显。

2. 全身状态　感染较轻时可无全身症状，感染重时常有发热、呼吸心跳加快、头痛乏力、全身不适、食欲减退等表现。严重脓毒症时可有尿少、神志不清、乳酸血症等器官灌注不足的表现，甚至出现休克和多器官功能障碍。

3. 器官－系统功能障碍　感染侵及某一器官时，该器官或系统可出现功能异常，例如，腹内器官急性感染时常有恶心、呕吐等；泌尿系统发生感染时常有尿频、尿急等；严重脓毒症可出现肺、肾、脑、心等的功能障碍。

4. 特异性表现　某些感染可有特殊的临床表现，例如，破伤风表现随意肌强直痉挛；气性坏疽和其他产气菌蜂窝织炎可出现皮下捻发音（气泡）；皮肤炭疽有发痒性黑色脓疱等。

（二）实验室检查

最常用的检测是白细胞计数及分类，总数大于 $12 \times 10^9 /L$ 或小于 $4 \times 10^9 /L$ ，或发现未成熟白细胞，提示重症感染。其他化验项目如血常规、血浆蛋白、肝功能等，可根据初诊结果选择；泌尿系感染者需检查尿常规、肌酐、尿素氮等；疑有免疫功能缺陷者需检查淋巴细胞、免疫球蛋白等。

病原体的鉴定：①脓液或病灶渗液涂片染色后，在显微镜下观察，可以分辨致病菌的革兰染色性和菌体形态；②脓液、血、尿或痰进行细菌培养和药物敏感试验，必要时重复培养；③采用其他特殊检测手段明确病因，如结核、包虫病、巨细胞病毒感染等。

（三）影像学检查

影像学检查有超声波检查、X 线透视、造影或摄片，必要时行 CT、MRI 等检查。影像学检查主要用于内在感染的诊断。

六、治疗

治疗应局部治疗与全身性治疗并重。总的治疗目标是制止致病菌生长，促使机体的组织修复。

（一）局部处理

（1）保护感染部位，适当制动或固定，避免再损伤或感染扩展。

（2）浅部的急性病变，未成脓阶段可选用湿敷、热敷、药物贴敷、超短波或红外线辐射、封闭疗法等，促使病变消退或局限化。已成脓后应及时引流。感染的伤口创面及时换药。

（3）深在的病变，应视其所在的组织器官以及进展程度，参考全身情况，决定是否手术处理。手术处理包括切除或切开病变、留置引流物，或在超声、X 线、CT 等引导下穿刺引流。非手术疗法包括抗菌药物应用、补充体液和营养，并密切观察病情变化，一旦有感染扩展、出现手术指征者，即行手术。

（二）抗菌药物的应用

较轻或局限的感染可不用或口服抗菌药物，范围较大或有扩展趋势的感染，需全身用药。应根据细菌培养与药敏试验选用有效药物，在培养与药敏尚无明确结果时，可根据感染部位、临床表现、脓液性状等估计病原菌种类，选用适当抗菌药物（有抗生素类、合成抗菌药物类以及其他灭菌药）。外用的灭菌药、抗感染的中药等亦可与手术疗法配合使用。

（三）对症和支持治疗

目的是改善患者的全身状况。

（1）体温过高时物理降温，必要时适当使用解热药。体温过低时需保暖。

（2）维持体液平衡和营养代谢，纠正脱水、电解质、酸碱平衡紊乱，补充体内消耗过多的蛋白质与能量。

（3）严重的贫血、低蛋白血症或白细胞减少者，需适当输血或补充血液成分。

（4）积极治疗各种易于诱发感染的病症，如调控糖尿病患者的血糖和纠正酮症。

（5）按中医辨证施治原则选用方剂，以减轻症状、增加抵抗力和改善生活质量。

（6）并发感染性休克或多器官功能不全综合征（MODS）时，更应加强监护治疗，改善组织灌注与器官功能。

（王道明）

第二节 浅部组织的化脓性感染

一、疖

（一）病因和病理

疖（furuncle）是单个毛囊及其周围组织的急性化脓性感染。病原菌以金黄色葡萄球菌为主，偶可由表皮葡萄球菌或其他病菌致病。感染发生与皮肤不洁、擦伤、环境温度较高或机体抗感染能力较低相关。因金黄色葡萄球菌的毒素含凝固酶，脓栓形成是其感染的一个特征。

（二）临床表现

局部皮肤红、肿、痛，直径不超过2cm。化脓后其中心处呈白色，触之稍有波动；继而破溃流脓，并出现黄白色的脓栓。脓栓脱落、脓液流尽后，即可愈合，有的疖无脓栓（所谓无头疖），自溃稍迟，需设法促使其脓液排出。

面疖常较严重，特别是鼻、上唇及周围（称"危险三角区"）的疖，病变加重或被挤碰时，病菌可经内眦静脉、眼静脉进入颅内，引起颅内化脓性感染，可有发热、头痛、呕吐、意识障碍等。

不同部位同时发生几处疖，或者在一段时间内反复发生疖，称为疖病。疖病可能与患者的抗感染能力较低（如有糖尿病）或皮肤不洁且常受擦伤相关。

（三）诊断

本病的表现明显，易于诊断。如有发热等全身反应，应行白细胞或血常规检查；对疖病还应检查血糖和尿糖，行脓液或血的细菌培养及药物敏感试验；并注意与痤疮伴有轻度感染、皮脂囊肿（俗称粉瘤）并发感染、痈等相鉴别。

（四）预防

经常保持皮肤清洁，暑天和其他炎热环境中生活工作时，应避免汗渍过多、及时更换内衣，避免表皮受伤。

（五）治疗

1. 早期促使炎症消退　红肿阶段可选用热敷或透热、超短波、红外线等理疗，也可敷贴中药金黄散（加油类调成糊状）、玉露散（芙蓉叶碎末加油成糊状）或西药鱼石脂软膏。

2. 局部化脓时及早排脓　见脓点或有波动感时用苯酚点涂脓点或用针头、刀尖将脓栓剔除。出脓后敷以呋喃西林、依沙吖啶（利凡诺）湿纱条或玉红膏、黄连膏等化腐生肌的中药膏，直至病变消退。禁忌挤压。

3. 抗菌治疗　若有如恶寒、发热、头痛、全身不适等，可选用青霉素等抗菌药治疗，或用中药仙方活命饮、普济消毒饮等。

4. 疖病　除上述处理外，在疖消隐期间，可用中药防风通圣散或三黄丸。有糖尿病者更需相应的治疗。

二、痈

（一）病因和病理

痈（carbuncle）指邻近的多个毛囊及其周围组织的急性化脓性感染，也可由多个疖融合而成。其病因与疖相似。病原菌以金黄色葡萄球菌为主。感染与皮肤不洁、擦伤、机体抵抗力不足相关。

由于有多个毛囊同时发生感染，痈的急性炎症浸润范围大，病变可累及深层皮下结缔组织，使其表面皮肤血运障碍甚至坏死；自行破溃较慢，致炎症沿皮下组织向外周扩展（不容易局限），全身反应较重。随着时间迁延，还可能有其他病菌进入病灶形成混合感染，甚至发展为全身感染、脓毒症。

（二）临床表现和诊断

患者年龄一般在中年以上，老年者居多；一部分患者原有糖尿病。

常发生在皮肤较厚的部位，如项部和背部（俗称"对口疖"和"搭背"）。初起，有一小片皮肤肿硬、色暗红，其中有几个凸出点或脓点，疼痛常较轻（与项背部皮肤的感觉能力有关），但有畏寒、发热和全身不适。继而，皮肤肿硬范围增大，脓点增大且增多，中心处可破溃出脓、坏死脱落，使疮口呈蜂窝状；其间皮肤可因组织坏死呈紫褐色。但少见有肉芽增生，难以自行愈合。病变继续扩大加重，出现严重的全身反应。

本病诊断一般不难。化验检查应测血常规和尿常规；为选择抗菌药物可行脓、血的细菌培养与药物敏感试验。注意患者有无糖尿病、心脑血管病、低蛋白血症等全身性病症。

（三）预防

预防应注意个人卫生，保持皮肤清洁；及时治疗疖，以防扩散；及时治疗糖尿病。

（四）治疗

治疗要及早应用抗菌药物，可先选用青霉素或复方新诺明，以后根据细菌培养和药物敏感试验结果选药，或者连用 5~7 日后更换品种。中药应辨证处方，选用清热解毒方剂及其他对症药物。有糖尿病者，可给予胰岛素及控制饮食。

局部处理：初期仅有红肿时，可用鱼石脂软膏、金黄散等敷贴，或涂布聚维酮碘（原液稀释 10 倍），每日 3~4 次。同时全身用药，争取缩小病变范围。已出现多个脓点、表面紫褐色或已破溃流脓，必须及时在静脉麻醉下行"＋"或"＋＋"形切口切开引流，切口线应超出病变边缘皮肤，尽量清除已化脓与尚未成脓却已失活的组织；然后填塞生理盐水纱条，外加干纱布绷带包扎。术后注意创面渗出和出血情况，必要时更新包扎。术后 24 小时更换敷料，改呋喃西林、依沙吖啶或玉红膏的纱条贴于创面，促使肉芽组织生长。以后每日更换敷料，促进创面收缩、瘢痕愈合。较大的创面需行植皮术修复。

三、皮下急性蜂窝织炎

（一）病因和病理

急性蜂窝织炎（acute cellulitis）是指疏松结缔组织的急性感染，可发生在皮下、筋膜下、肌肉间隙或是深层疏松结缔组织，多与皮肤、黏膜受伤或有其他病变有关。致病菌多为溶血性链球菌、金黄色葡萄球菌及大肠埃希菌或其他型链球菌等。因病菌释放毒性强的溶血素、透明质酸酶、链激酶等，加以受侵组织质地较疏松，故病变扩展较快。病变附近的淋巴结常受侵及，常有明显的毒血症。

（二）临床表现

由于患者机体条件、感染原因、部位和致病菌毒力的差异，临床上可分为以下几种类型。

1. 一般性皮下蜂窝织炎　致病菌以溶血性链球菌、金黄色葡萄球菌为主。患者可先有皮肤损伤或手、足等的化脓性感染。发病时患处肿胀、疼痛，表皮发红、指压后可稍褪色，红肿边缘界限不清楚。病变部位近侧的淋巴结常有肿痛。病变加重扩大时，皮肤可起水疱，一部分变成褐色或破溃出脓。常有恶寒、发热和全身不适；严重时患者体温增高或过低，甚至有意识改变等表现。

2. 新生儿皮下坏疽　新生儿的皮肤柔嫩，护理疏忽致皮肤沾污、擦伤，病菌侵入皮下组织致病。病变多在背、臀部等经常受压处。初起时皮肤发红、质地稍变硬。继而，病变范围扩大，中心部分变暗变软，触之有浮动感，有的可起水疱；皮肤坏死时呈灰褐色或黑色，并可破溃。患儿发热、不进乳、不安或昏睡，全身情况不良。

3. 老年人皮下坏疽　以男性居多。长时间热水浸浴擦身后易发。背部或侧卧时肢体着床部分有大片皮肤红、肿、疼痛。继而，皮肤变为暗灰色，知觉迟钝，触之有波动感，穿刺可吸出脓性物。患者寒战、发热，全身乏力不适。严重者可有气急、心悸、头痛、烦躁、谵妄、昏睡等。

4. 颌下急性蜂窝织炎　感染可起源于口腔或面部。口腔起病者多为小儿；因迅速波及咽喉而阻碍通气（类似急性咽喉炎），甚为危急。患儿有高热，不能正常进食，呼吸急迫；颌下肿胀明显，表皮仅有轻度红、热、口底肿胀。起源于面部者，局部表现红、肿、痛、热，常向下方蔓延，全身反应较重；感染累及颈阔肌内结缔组织后，也可阻碍通气和吞咽。

5. 产气性皮下蜂窝织炎　致病菌是厌氧菌，如肠球菌、兼性大肠埃希菌、拟杆菌、兼性变形杆菌或产气荚膜梭菌。炎症主要在皮下结缔组织，未侵及肌肉层，不同于气性坏疽（产气荚膜梭菌肌炎为主）。初期表现类似一般性蜂窝织炎，特点是扩展快且可触知皮下捻发音，破溃后可有臭味，全身状态较快恶化。

（三）诊断

根据病史、体征，诊断多不困难。血常规检查白细胞计数增多。有脓性物时涂片检查细菌类型。病情较重时，应取血和脓行细菌培养和药物敏感试验。

（四）鉴别诊断

鉴别诊断包括：①新生儿皮下坏疽有皮肤质地变硬时，应与硬皮病区别，后者皮肤不发红，体温不增高；②小儿颌下蜂窝织炎引起呼吸急促、不能进食时，应与急性咽喉炎区别，后者的颌下肿胀稍轻，而口咽内红肿明显；③产气性皮下蜂窝织炎应与气性坏疽区别，后者发病前创伤常伤及肌肉，伤肢或身躯已难运动；发病后伤口常有某种腥味，脓液涂片检查可大致区分病菌形态，行细菌培养更可确认菌种。

（五）预防

预防应重视皮肤日常清洁卫生，防止损伤，受伤后要及早处理。婴儿和老年人的抗感染能力较弱，要重视生活护理。

（六）治疗

抗菌药物一般先用青霉素类或头孢菌素类，疑有肠道菌类感染时加甲硝唑。然后根据临床疗效或细菌培养与药敏结果调整药物。

局部处理：一般性蜂窝织炎的早期，可用金黄散、玉露散等敷贴；但若病变进展，或是其他各型皮下蜂窝织炎，都应及时切开引流，以缓解皮下炎症扩展和减少皮肤坏死。可行多个较小的切口，用药液湿纱条引流。同时要改善患者全身状态，高热时行头颈部冷敷；进食困难者输液维持体液平衡和营养；呼吸急促时给氧或辅助通气等。对产气性皮下蜂窝织炎，伤口应以 3% 过氧化氢溶液冲洗、湿敷，并采取隔离治疗措施。

四、丹毒

（一）病因和病理

丹毒（erysipelas）是皮内淋巴管网受乙型溶血性链球菌侵袭所致。患者常先有皮肤或黏膜的某种病损，如皮肤损伤、足癣、口腔溃疡、鼻窦炎等。发病后该皮内淋巴管网分布区域皮肤出现炎症反应，其淋巴引流区的淋巴结也常累及，同时有全身性炎症反应，但很少有组织坏死或化脓。治愈后容易复发。

（二）临床表现

丹毒临床表现为起病急，开始时即可有恶寒、发热、头痛、全身不适等。病变多见于下肢、面部。皮肤发红、灼热、疼痛、稍微隆起，境界较清楚。病变范围扩展较快，有的可起水疱，其中心处红色稍褪，隆起也稍平复。近侧的淋巴结常肿大、有触痛，但皮肤和淋巴结的病变少见化脓破溃。病情加重时全身性脓毒症状加重。此外，丹毒经治疗好转后，可因病变反复发作，导致淋巴管阻塞、淋巴淤滞，在含高蛋白淋巴液刺激下局部皮肤粗厚、肢体肿胀，形成下肢淋巴水肿（象皮肿）。

（三）治疗

治疗应卧床休息，抬高患肢。局部可以 50% 硫酸镁湿敷。全身应用抗菌药物，如青霉素静脉滴注等。局部及全身症状消失后，继续用药 3~5 日，以防复发。

与丹毒相关的足癣、口腔溃疡或鼻窦炎等，均应积极治疗以免丹毒复发。

五、浅部急性淋巴管炎和淋巴结炎

（一）病因和病理

致病菌侵入淋巴流导致淋巴管与淋巴结的急性炎症。浅部急性淋巴管炎（acute lymphatitis）在皮下结缔组织层内，沿集合淋巴管蔓延。浅部急性淋巴结炎（acute lymphadenitis）的好发部位多在颈部、腋窝和腹股沟，有的可在肘内侧或腘窝。致病菌有乙型溶血性链球菌、金黄色葡萄球菌等，可能来源于口咽炎症、足癣、皮肤损伤以及各种皮肤、皮下化脓性感染。

（二）临床表现

急性淋巴管炎分为网状淋巴管炎与管状淋巴管炎。丹毒即为网状淋巴管炎。管状淋巴管炎多见于四肢，下肢更常见。淋巴管炎可使管内淋巴回流障碍，同时使淋巴管周围组织有炎症变化。皮下浅层急性淋巴管炎在表皮下可见红色线条（中医学称红丝疗），有轻度触痛，扩展时红线向近心端延伸。皮下深层的淋巴管炎无表皮红线，而有条形触痛区。至于全身性反应的变化，取决于病菌的毒力和感染程度，常与原发感染有密切关系。

急性淋巴结炎发病时先有局部淋巴结肿大、疼痛和触痛，可与周围软组织分辨，表面皮肤正常。炎症加重时可向周围组织扩展形成肿块（不能分辨淋巴结个数），疼痛和触痛加重，表面皮肤可发红、发热，并可出现发热、白细胞增加等全身反应。淋巴结炎可发展为脓肿，少数可破溃出脓。

（三）诊断和治疗

本病诊断一般不难。深部淋巴管炎需与急性静脉炎相鉴别，后者也有皮肤下索条状触痛，沿静脉走行分布，常与血管内留置导管处理不当或输注刺激性药物有关。

急性淋巴管炎应着重治疗原发感染。发现皮肤有红线条时，可用呋喃西林等湿温敷；如果红线条向近侧延长较快，可在皮肤消毒后用较粗的针头，在红线的几个点垂直刺入皮下，再加以药液湿敷。

急性淋巴结炎未成脓时，如有原发感染如疖、痈、急性蜂窝织炎、丹毒等，应按原发感染治疗，淋巴结炎暂不行局部处理。若已有脓肿形成时，除了应用抗菌药物，必须引流出脓液。先试行穿刺吸脓，以鉴别血管瘤或血肿，测知脓肿表面组织厚度；然后在麻醉下切开引流，注意防止损伤邻近的血管。如果忽视原发病变的治疗，急性淋巴结炎常可转变为慢性淋巴结炎。

（王道明）

第三节　手部急性化脓性感染

手部急性化脓性感染包括甲沟炎（paronychia）、脓性指头炎（felon）、手掌侧化脓性腱鞘炎（tenovaginitis）、滑囊炎（bursitis）和掌深间隙感染，这类感染临床上较常见。致病菌主要是常存于皮肤表面的金黄色葡萄球菌。感染可发生在手受各种轻伤后，如刺伤、擦伤、小切割伤、剪指甲过深、逆剥新皮倒刺等。为了预防，应当普及卫生常识，注意生产、生活中的操作安全，重视并及时处理手的各种伤口，使其顺利愈合。

手是灵活的运动器官，感觉敏锐，有相应的解剖结构。手部感染的病理过程和临床表现与其解剖生理密切相关。手部感染有以下若干特点。

（1）掌面皮肤的表皮层较厚且角化明显，故皮下感染化脓后可穿透真皮在表皮角质层下形成"哑铃状脓肿"，治疗时仅切开表皮难以达到引流。

（2）手掌面真皮与深层的骨膜（末节指骨）、腱鞘（中、近指节处）、掌深筋膜之间有垂直的纤维条索连接，将皮下组织分隔成若干相对封闭的腔隙，感染时不易向周围扩散，故皮下组织内压较高而致剧烈疼痛，出现明显全身症状，并在局部化脓前就可以侵及深层组织如末节指骨、屈指肌腱鞘或掌部的滑液囊乃至掌深间隙，引起骨髓炎、腱鞘、滑液囊及掌深间隙感染。

（3）因掌面皮肤致密，手背皮肤松弛，且手部淋巴均经手背淋巴管回流，故手掌面感染时手背可能肿胀更为明显。

（4）手掌面腱鞘、滑液囊、掌深间隙等解剖结构，其相互间及与前臂肌间隙间的联系也有一定特点，因而掌面感染可以一定的规律向深部、向近侧蔓延。

一、甲沟炎和脓性指头炎

（一）临床表现

甲沟炎常先发生在一侧甲沟皮下，出现红、肿、疼痛。若病变发展，则疼痛加剧并出现发热等全身症状，红肿区内有波动感，出现白色脓点，但不易破溃出脓。炎症可蔓延至甲根或扩展到另一侧甲沟，因指甲阻碍排脓，感染可向深层蔓延而形成指头炎。

指头炎是指末节的皮下化脓性感染。甲沟炎加重后，以及指尖或指末节皮肤受伤后均可致病。发病初，指头轻度肿胀、发红、刺痛。继而指头肿胀加重、有剧烈的跳痛，并有恶寒、发热、全身不适等症状。感染加重时，指头疼痛反而减轻，皮色由红转白，反映局部组织趋于坏死；皮肤破溃溢脓后，用一般的换药法难以使其好转，多因末节指骨有骨髓炎病变。

（二）治疗

甲沟炎初起未成脓时，局部可选用鱼石脂软膏、金黄散糊等敷贴或超短波、红外线等理疗，并口服头孢拉定等抗菌药物。已成脓时，除了用抗菌药物，应行手术处理，在甲沟旁切开引流。甲根处的脓肿，需要分离拔除一部分甚至全片指甲，手术时需注意避免甲床损伤，以便指甲再生。麻醉应在手指近端以利多卡因阻滞指神经，不可在病变邻近处行浸润麻醉。

指头炎初发时，应平置患手和前臂，避免下垂以减轻疼痛。给予抗菌药物，以金黄散糊剂敷贴患指。若患指剧烈疼痛、明显肿胀、伴有全身症状，需及时切开引流，以免感染侵入指骨。在指神经阻滞麻醉下，末节指侧面行纵切口，切口远端不超过甲沟1/2，近端不超过指节横纹；分离切断皮下纤维素，剪去突出的脂肪使脓液引流通畅；必要时对侧切口行对口引流。

二、急性化脓性腱鞘炎、滑囊炎和深间隙感染

手掌深部的化脓性感染，多因掌面被刺伤后金黄色葡萄球菌侵袭所致。在手指内发生屈指肌腱鞘炎。拇指和小指的腱鞘炎，可分别蔓延到桡侧和尺侧的滑液囊；两侧滑液囊在腕部相通，感染可互相传播。示指、中指和无名指的腱鞘炎则可分别向鱼际间隙和掌中间隙蔓延。滑囊炎或深间隙感染也可能在掌部受伤后直接发生。

（一）临床表现

1. 化脓性腱鞘炎 患指中、近指节呈均匀性肿胀，皮肤极度紧张，常有剧烈疼痛。沿患指整个肌腱均有压痛，指关节轻度弯曲，勉强伸直则疼痛难忍，触及肌腱处也加剧疼痛。若不及时治疗，病变向掌深部间隙蔓延，且肌腱可能坏死导致手指失去功能。

2. 化脓性滑囊炎 桡侧滑囊炎并有拇指腱鞘炎，拇指肿胀、微屈、不能伸直和外展，拇指中节和大鱼际有触痛。尺侧滑囊炎多与小指腱鞘炎有关，小指肿胀、连同无名指呈半屈状，小指和小鱼际有触痛，炎症加剧时肿胀向腕部扩展。

3. 掌深间隙感染 鱼际间隙感染可因示指腱鞘炎加重或局部掌面受伤后感染所致。大鱼际、拇指与示指间指蹼有肿胀、疼痛和触痛，示指与拇指微屈、伸直时剧痛。

掌中间隙感染可因中指、无名指腱鞘炎加重或局部掌面受伤后感染所致。掌心肿胀使原有的凹陷变平，并有皮色发白、疼痛和触痛，掌背和指蹼的肿胀较掌心更为明显。中指、无名指和小指均屈曲、伸直时剧痛。

以上化脓性腱鞘炎、滑囊炎、掌深间隙感染的病变组织内压均较高，常有恶寒、发热、全身不适等症状，还可能继发肘内或腋窝的淋巴结肿大、触痛。

（二）治疗

以上三种手部感染的治疗均需用抗菌药物，如青霉素、头孢菌素类等。同时应平置患侧前臂和手。发病初期均可用金黄散糊剂外敷患指，或超短波辐射、红外线等理疗。

肿痛较明显者，应及时切开引流。

1. 化脓性腱鞘炎 切口纵行于中、近两指节侧面，不可在指掌面中线切开以免损及肌腱；分离皮下时认清腱鞘，不可伤及神经和血管。切口内置入乳胶片引流或对口灌洗引流。

2. 化脓性滑囊炎 桡侧滑囊炎在拇指中节侧面以及大鱼际掌面各行约1cm的切口，分离皮下后插入细塑料管并行对口引流。尺侧滑囊炎切口在小鱼际掌面和小指侧面。

3. 掌深间隙感染　鱼际间隙感染的切口在大鱼际最肿胀和波动最明显处（一般在屈拇肌与掌腱膜之间）。掌中间隙感染的纵向切口在中指、无名指的指蹼掌面，不超过掌远侧横纹（以免损伤掌浅动脉弓）。切开后置入乳胶片引流。手掌深部脓肿常表现为手背肿胀，切开引流应当在掌面进行，不可在手背侧切开。

（王道明）

第四节　全身性外科感染

随着分子生物学的发展，对感染病理生理的进一步认识，感染的用词已有变化，当前国际通用的是脓毒症（sepsis）和菌血症（bacteremia）。

1. 脓毒症　由感染引起的全身性炎症反应，体温、循环、呼吸有明显改变，与一般非侵入性局部感染不同。

2. 菌血症　菌血症是脓毒症的一种，即血培养检出病原菌者。但其不限于以往多偏向于一过性菌血症的概念，如拔牙、内镜检查时，细菌在血液中短时间停留，目前多指临床有明显症状的菌血症。

全身性感染不仅因为病原菌，还因其产物内毒素、外毒素等，以及它们介导的多种炎症介质对机体的损害。在感染过程中，细菌繁殖和裂解所游离、释放的毒素除其本身的毒性外，能刺激机体产生多种炎症介质，包括如肿瘤坏死因子、白细胞介素及氧自由基、一氧化氮等，这些炎症介质适量时起防御作用，过量时就可造成组织损害。感染如得不到控制，可因炎症介质失控，并可互相介导，发生级联或网络反应，导致因感染所致的全身炎症反应综合征、脏器受损和功能障碍，严重者可致感染性休克、多器官功能不全综合征（MODS）。

3. 全身炎症反应综合征（systemic inflammatory response syndrome，SIRS）　严重感染引起的全身反应包括体温、呼吸、心率及白细胞计数的改变。这些反应并非感染所特有，亦可见于创伤、休克、胰腺炎等情况，实质上是各种严重侵袭造成体内炎症介质大量释放而引起的全身效应，是机体失去控制、过度放大且造成自身损害的炎症反应。表现为播散性炎症细胞激活、炎症介质释放入血，由此引起远隔部位的炎症反应。

一、病因

导致全身性外科感染的原因是致病菌数量多、毒力强或机体抗感染能力低下。它常继发于严重创伤后的感染和各种化脓性感染，如大面积烧伤创面感染、开放性骨折合并感染、急性弥漫性腹膜炎、急性梗阻性化脓性胆管炎等。

1. 容易引发全身性外科感染的因素　包括以下几方面。

（1）人体抵抗力的削弱，如糖尿病、尿毒症等慢性病、老年、幼儿、营养不良、贫血、低蛋白血症等。

（2）长期或大量使用糖皮质激素、免疫抑制剂、抗癌药等导致正常免疫功能改变；或使用广谱抗生素改变了原有共生菌状态，非致病菌或条件致病菌得以大量繁殖，转为致病菌引发感染，如全身性真菌感染。

（3）局部病灶处理不当，脓肿未及时引流，清创不彻底，伤口存有异物、无效腔、引流不畅等。

（4）导管相关性感染（catheter-related infection）：长期留置静脉导管尤其是中心静脉置管，很易成为病原菌直接侵入血液的途径。如形成感染灶，可成为不断播散病菌或毒素的来源，激发全身炎症反应。

（5）肠源性感染（gut derived infection）：肠道是人体中最大的"储菌所"和"内毒素库"。在严重创伤等危重的患者，肠黏膜屏障功能受损或衰竭，肠内致病菌和内毒素可经肠道移位而导致肠源性感染。

2. 全身性感染的常见致病菌　包括以下几方面。

（1）革兰染色阴性杆菌：常见为大肠埃希菌、拟杆菌、铜绿假单胞菌、变形杆菌，其次为克雷伯菌、肠杆菌等。此类细菌常驻于肠道内，腹腔、泌尿生殖系统与会阴等邻近部位感染常难免受其污染，且创伤所致的坏死组织亦利于此类细菌繁殖。其主要毒性为内毒素。多数抗生素虽能杀菌，但对内毒素及其介导的多种炎症介质无能为力，因此，其所致的脓毒症一般比较严重，可出现三低现象（低温、低白细胞、低血压），发生感染性休克者也较多。

（2）革兰染色阳性球菌：较常见的有三种。①金黄色葡萄球菌感染常年不减，是因出现多重耐药性的菌株，包括对β-内酰胺类、氨基糖苷类抗生素耐药的，这类菌株还倾向于血液播散，可在体内形成转移性脓肿。有些菌株局部感染也可引起高热、皮疹，甚至休克；②表皮葡萄球菌曾被划归"非致病菌"。由于易黏附在医用塑料制品如静脉导管等，细菌包埋于黏质中，可逃避机体的防御与抗生素的作用。近年的感染率明显增加；③肠球菌是人体肠道中的常驻菌，可参与各部位的多菌感染，有的肠球菌脓毒症不易找到原发灶。

（3）无芽孢厌氧菌：因普通细菌培养无法检出，常被忽略。由于厌氧培养技术的提高，发现腹腔脓肿、阑尾脓肿、肛旁脓肿、脓胸、脑脓肿、吸入性肺炎、口腔颌面部坏死性炎症、会阴部感染等多含有厌氧菌。厌氧菌常与需氧菌形成混合感染。两类细菌有协同作用，能使坏死组织增多，易于形成脓肿。脓液可有粪臭样恶臭。常见的无芽孢厌氧菌是拟杆菌、梭状杆菌、厌氧葡萄球菌和厌氧链球菌。

（4）真菌：白念珠菌感染多见，属于条件性感染。①在持续应用抗生素情况下，特别是应用广谱抗生素，真菌得以过度生长，成为一般细菌感染后的二重感染；②基础疾病重，加上应用免疫抑制剂、激素等，使免疫功能进一步削弱；③长期留置静脉导管，真菌可经血行播散。一般血液培养不易发现，但在多个内脏可形成肉芽肿或坏死灶。深部血行播散性真菌病常继发于细菌感染之后，或与细菌感染混合存在，临床不易区别，容易漏诊、误诊。

尽管感染在引起脓毒症上起重要作用，然而病程的演变及严重程度与宿主对感染的反应程度密切相关。

二、临床表现

脓毒症主要表现为：①骤起寒战，继以高热可达40～41℃，或低温，起病急，病情重，发展迅速；②头痛、头晕、恶心、呕吐、腹胀、面色苍白或潮红、出冷汗、神志淡漠或烦躁、谵妄和昏迷；③心率加快、脉搏细速、呼吸急促或困难；④肝脾可肿大，严重者出现黄疸或皮下出血瘀斑等。

实验室检查：①白细胞计数明显增高，可高达（20～30）×10^9/L，或降低，中性粒细胞比例增高、核左移、幼稚型增多，出现毒性颗粒；②可有不同程度的酸中毒、氮质血症、溶血、蛋白尿、血尿、酮尿等代谢失衡和肝、肾受损征象；③寒战、发热时抽血进行细菌培养，较易发现细菌。

如病情发展，感染未能控制，可出现感染性休克，发展为多器官功能不全乃至衰竭。

不同致病菌引起的脓毒症临床表现各有特点。应根据原发感染灶的性质及其脓液性状，结合一些特征性的临床表现和实验室检查结果综合分析，加以鉴别。

1. 革兰染色阳性菌脓毒症　常见于严重的痈、蜂窝织炎、骨关节化脓性感染。发热呈稽留热或弛张热，寒战少见。常有皮疹及转移性脓肿，易并发心肌炎。休克出现晚，以高血流动力学类型的暖休克为多见。

2. 革兰染色阴性菌脓毒症　多见于胆道、尿路、肠道和大面积烧伤感染。致病菌毒素可以引起外周血管收缩，管壁通透性增加，微循环淤滞，并形成微血栓，细胞缺血、缺氧。一般以突发寒战起病，呈间歇热，可有体温不升。白细胞计数增加不明显或反见减少。休克出现早，持续时间长，表现为四肢厥冷、发绀、少尿或无尿，以外周血管阻力显著增加的冷休克多见。转移性脓肿少见。

3. 真菌性脓毒症　往往在使用广谱抗生素治疗原有细菌感染基础上发生，表现为骤起寒战、高热（39.5～40℃），一般情况迅速恶化，出现神志淡漠、嗜睡、休克。少数患者尚有消化道出血。外周血可呈白血病样反应，白细胞计数可达25×10^9/L，出现晚幼粒细胞和中幼粒细胞。导管相关的真菌播散性感染，可以出现视网膜灶性棉絮样斑、结膜瘀斑等栓塞表现，有诊断价值。

4. 厌氧菌脓毒症　常与需氧菌掺杂形成混合感染，多见于腹腔、盆腔的严重感染。有寒战、高热、大汗；休克发生率较高；可以出现黄疸及高胆红素血症；局部感染灶组织坏死明显，有特殊腐臭味；可引起血栓性静脉炎及转移性脓肿。

三、诊断

脓毒症是在原发感染基础上引起的全身反应，诊断并不困难。

原发感染病灶比较隐蔽或临床表现不典型的患者，有时诊断可发生困难。对临床表现如寒战、发热、脉搏细速、低血压、腹胀、黏膜、皮肤瘀斑或神志改变，不能用原发感染病来解释时，即应提高警惕，密切观察和进一步检查，以免误诊和漏诊。

临床症状、体征严重的脓毒症患者应考虑混合感染的可能性。

血标本行厌氧、需氧、真菌培养，对确诊与治疗有很大帮助。血培养应在使用抗生素前，在有寒战、高热时采血送检，采血量最好为 5~10mL。以脓液、穿刺液、瘀点标本进行培养或涂片行革兰染色也有检出病原菌的机会。分离出的病原菌应进行抗生素药敏测定，供选用抗菌药物时参考。

四、治疗

治疗主要是处理原发感染灶、抑制和杀灭致病菌和全身支持疗法。

1. 原发感染灶的处理　及早彻底处理原发感染病灶及迁徙病灶，包括清除坏死组织和异物、消灭无效腔、脓肿引流等，还要解除相关的病因，如血流障碍、梗阻等因素。特别应注意一些潜在的感染源和感染途径，并予以解决，如静脉导管感染时，拔除导管应属首要措施；疑为肠源性感染时，应及时纠正休克，尽快恢复肠黏膜的血流灌注；通过早期肠道营养促使肠黏膜的尽快修复，恢复肠道正常菌群等。

2. 抗菌药物的应用　可先根据原发感染灶的性质及早、联合、足量应用估计有效的两种抗生素，再根据治疗效果、病情演变、细菌培养及抗生素敏感试验结果，调整选用针对性抗菌药物。通常在体温下降、白细胞计数正常、病情好转、局部病灶控制后停药。对真菌性脓毒症，应停用广谱抗生素，改用对原发感染有效的窄谱抗生素，并全身应用抗真菌药物。

3. 支持疗法　补充血容量、纠正水、电解质及酸碱代谢失衡。输注新鲜血、纠正贫血、低蛋白血症等。原有疾病，如糖尿病、肝硬化等给予相应处理。

4. 加强监护　注意生命体征、神志、尿量、动脉血气等；需要控制高热；有血容量不足的表现应扩充血容量，必要时给予多巴胺、多巴酚丁胺以维持组织灌流；还应对心、肺、肝、肾等重要脏器功能进行监测和保护。

（王道明）

第五节　外科应用抗菌药的原则

抗生素、磺胺药的应用对防治感染起到不可磨灭的作用，在医学史上曾有划时代意义。但滥用抗生素的种种不良反应已日见严重。外科感染常需外科处理，抗菌药物不能取代外科处理，更不可依赖药物而忽视无菌操作，这是必须重视的一条外科原则。

一、适应证

不是所有的外科感染都需应用抗菌药物。化脓性感染中，有应用指征的是较严重的急性病变，如急性蜂窝织炎、丹毒、急性手部感染、急性骨髓炎、急性腹膜炎、急性胆道感染等，至于一些表浅、局限的感染，如毛囊炎、疖、伤口表面感染等，则不需应用。对多种特异性感染如破伤风、气性坏疽等，则应选用有效抗菌药物。

必须重视正确的预防性用药。需要预防性用药者，包括潜在继发感染率高者，如严重污染的软组织创伤、开放性骨折、火器伤、腹腔脏器破裂、结直肠手术；或一旦继发感染后果严重者，如风湿病或先天性心脏病手术前后、人工材料体内移植术等。

手术的预防性抗菌药物应用（围手术期用药），应根据手术的局部感染或污染的程度，选择用药的时机并缩短用药时间。有效及合理的用药应在术前 1 小时或麻醉开始时自静脉滴入；如肌内注射，则应在术前 2 小时给予。如手术时间较长，术中还可追加一次剂量，一般均在术后 24 小时内停药。

二、药物的选择和使用

理想的方法是及时收集有关的体液、分泌物，进行微生物检查和药物敏感试验，据此选择或调整抗菌药物品种。

微生物检验需要一定的设备和时间，而药物的最佳疗效在感染的早期。为此还需要"经验性用药"，特别对一些危重患者，不能错失时机。下列情况可作为经验性用药的参考。①感染部位：临床医生应熟悉身体不同部位和其邻近组织的常驻菌，例如，皮肤、皮下组织的感染，以革兰阳性球菌居多，如链球菌、葡萄球菌等；腹腔、会阴、大腿根部感染时，常见肠道菌群，包括厌氧菌；②局部情况：如链球菌感染，炎症反应较明显，炎症扩散快，易形成创周蜂窝织炎、淋巴管炎等，脓液较稀薄，有时为血性。葡萄球菌感染，化脓性反应较明显，脓液稠厚，易有灶性破坏。铜绿假单胞菌感染，敷料可见绿染，与坏死组织共存时有霉腥味。厌氧菌感染时因蛋白分解、发酵，常有硫化氢、氨等特殊粪臭味，有些厌氧菌有产气作用而出现表皮下气肿；③病情发展：病情急剧，较快发展为低温、低白细胞、低血压、休克者以革兰阴性杆菌感染居多。病情发展相对较缓，以高热为主、有转移性脓肿者，以金黄色葡萄球菌为多。病程迁延，持续发热，口腔黏膜出现霉斑，对一般抗生素治疗反应差时，应考虑真菌感染。

除选用敏感抗生素外，还应根据药物在有关组织的分布情况进行选择。例如，由于血脑屏障，脑脊液中的药物浓度往往明显低于血清中的浓度。不同种类的抗菌药物穿透血脑屏障的能力，更有明显的区别：庆大霉素、卡那霉素、多黏菌素 B 即使在体外试验中对颅内感染的致病菌高度敏感，但是药物基本不能穿透至脑脊液中，相比之下，氯霉素、四环素、磺胺嘧啶、氨苄西林、头孢菌素等则较好。胆道感染时，临床习惯用氨苄西林，因此药可进行肝肠循环，在胆道无阻塞的情况下，胆汁浓度可达到血清浓度的数倍。头孢菌素在骨与软组织感染时，疗效较好，也与其对上述组织的弥散作用较好有关。

药物剂量一般按体重计算，还要结合年龄、肾功能、感染部位而综合考虑。如未满月的婴儿，肾小管功能发育未臻完善，老年人肾功能趋向衰退，使用一般药物量，都有过量的危险。对有肾功能障碍的患者，更要注意减量或延长两次用药的间隔时间。感染灶如在颅内，除选用较易穿透血脑屏障的药物外，如所选药物的毒性不大，应予增量。浆膜腔、滑液囊等部位，抗生素浓度一般只为血清浓度的一半，亦应适当增大剂量。至于尿路感染，因多数抗菌药物均自肾排泄，在尿液中的浓度常数倍于血中的浓度，以较小剂量就可满足需要，只在透析疗法期间，用药剂量可予加大。

对危重、暴发的全身性感染，给药途径应选静脉。因外科感染常为多数菌感染，危重情况下可联合用药，较好的组合是第三代头孢菌素加氨基糖苷类抗生素，必要时加用抗厌氧菌的甲硝唑。一般情况下，可单用者不联合；可用窄谱者不用广谱。还应考虑药源充足，价格低廉有效者。抗菌药物一经使用，就应注意其毒副作用，如过敏性休克、剥脱性皮炎、造血系统及肝和肾功能的障碍，特别要注意长期应用抗生素可引起菌群失调，应根据病情及时停药。

（王道明）

第四章

外科休克

第一节　概述

休克（shock）是机体由于各种致病因素（感染性、创伤性、低血容量性、心源性及过敏等）引起有效血容量不足，心排血量降低，使生命重要器官的微循环灌流量急剧减少所引起的一系列代谢紊乱、细胞受损、脏器功能障碍为特征的综合征。临床主要表现为循环功能不全，低血压，心动过速，脉搏细弱，皮肤潮冷、苍白或发绀，尿量减少，烦躁不安，反应迟钝，神志模糊，昏迷及代谢性酸中毒，甚或死亡。

一、病因

1. 心源性休克　心跳出量减少，见于急性心肌梗死、心力衰竭及严重心律失常等。

2. 低血容量性休克　回心血流量减少，见于出血、烧伤、失水而未补充、腹泻、呕吐、肠梗阻等。

3. 过敏性休克　多因Ⅰ型变态反应而发病，其过敏原有抗生素、生物制品、昆虫、食物及花粉等。

4. 感染性休克　尤其是革兰阴性杆菌败血症释放的内毒素，致血管扩张，回心血流减少，心排出量减少。

5. 血流阻塞性休克　系由于血循环严重受阻，致有效循环血量显著减少，血压下降。见于心包填塞、肺栓塞、心房黏液瘤、夹层动脉瘤、肥厚型心肌病等。

6. 神经源性休克　由于血管收缩机制减退所致，见于麻醉药、降压药过量，脊髓外伤，剧痛，直立性低血压等。

7. 内分泌性休克　见于肾上腺危象、甲状腺危象、垂体前叶功能减退症、低血糖等。

二、分类

近来主张以血流动力学分类代替以往的病因、病理或病程等分类法，分为以下四类。

1. 低血容量性休克　包括失血、失液、烧伤、过敏、毒素、炎性渗出等。

2. 心源性休克　包括急性心肌梗死、心力衰竭、心律失常、室间隔破裂等。

3. 血流分布性休克　包括感染性、神经性等。

4. 阻塞性休克　包括腔静脉压迫、心脏压塞、心房黏液瘤、大块肺梗死、肥厚型心肌病等。

上述分类较为简明，但由于休克病因不同，可同时具有数种血流动力学的变化，如严重创伤的失血和剧烈疼痛，可同时引起血流分布性及低血容量性休克，且在休克进一步发展时很难确切鉴别其类型。

三、发病机制

根据血流动力学和微循环变化规律，休克的发展过程一般可分为3期。

1. 休克早期　又称缺血缺氧期，此期实际上是机体的代偿期。微循环受休克动因的刺激使儿茶酚胺、血管紧张素、加压素、TXA$_2$等体液因子大量释放，导致末梢小动脉、微动脉、毛细血管前括约肌、微静脉持续痉挛，使毛细血管前阻力增加，大量真毛细血管关闭，故循环中灌流量急剧减少。上述变化使血液重新分布，以保证心脑等重要脏器的血供，故具有代偿的意义。随着病情的发展，某些器官中的微循环动静脉吻合支开放，使部分微动脉血液直接进入微静脉（直接通路）以增加回心血量。此期患者表现为精神紧张、烦躁不安、皮肤苍白、多汗、呼吸急促、心率增速、血压正常或偏高，如立即采取有效措施，容易恢复，若被忽视，则病情很快恶化。

2. 休克期　又称瘀血缺氧期或失代偿期。此期系小血管持续收缩，组织明显缺氧，经无氧代谢后大量乳酸堆积，毛细血管前括约肌开放，大量血液进入毛细血管网，造成微循环瘀血，血管通透性增加，大量血浆外渗。此外，白细胞在微血管上黏附，微血栓形成，使回心血量明显减少，故血压下降，组织细胞缺氧及器官受损加重。除儿茶酚胺、血管加压素等体液因子外，白三烯（LTS）、纤维连接素（Fn）、肿瘤坏死因子（TNF）、白介素（IL）、氧自由基等体液因子均造成细胞损害，也为各种原因休克的共同规律，被称为"最后共同通路"。临床表现为表情淡漠、皮肤黏膜发绀、中心静脉压降低、少尿或无尿及一些脏器功能障碍的症状。

3. 休克晚期　又称 DIC 期。此期指在毛细血管瘀血的基础上细胞缺氧更甚，血管内皮损伤后胶原暴露，血小板聚集，促发内凝及外凝系统，在微血管形成广泛的微血栓，细胞经持久缺氧后胞膜损伤，溶酶体释放，细胞坏死自溶，并因凝血因子的消耗而弥漫性出血。同时因胰腺、肝、肠缺血后分别产生心肌抑制因子（MDF）、血管抑制物质（VDM）及肠因子等有害物质，最终导致重要脏器发生严重损害、功能衰竭。此为休克的不可逆阶段，使治疗更为棘手。

以上指休克的一般规律，按临床所见，可因病因不同而各具特点。除低血容量性休克等有上述典型的微循环各期变化外，流脑败血症时 DIC 可很早发生，由脊髓损伤或麻醉引起交感神经发放冲动突然减少的血流分布性休克或大出血引起的低血容量性休克，一开始即可因回心血量突然减少而血压骤降。部分感染性休克由于儿茶酚胺等作用于微循环吻合支上的 β 受体而造成吻合支开放，早期可表现为高排低阻型（暖休克），以后则因 α 受体兴奋为主，表现为低排高阻型（冷休克）。

心源性休克一开始即因心衰竭而血压明显降低，虽心源性休克也可有类似低血容量性休克的代偿期，但时间极短，故病情发展很快。此外，已受损的心肌通过交感兴奋、心率增快、收缩力增强，心肌代谢及氧耗也相应增高，而冠状动脉血流无明显增加，易使心肌损害的范围进一步扩大。除心律失常易于纠正外，心肌损害往往是不可逆的，特别是心肌梗死范围超过 40% 者，很多均死于心源性休克。

四、临床表现

休克是临床危急状态，在处理过程中首先必须严密观察病情变化。有生命中枢功能监测设备最为理想。定时测量体温、脉搏、呼吸、血压与出入液量，并准确做好记录，直至这些数据基本稳定在正常范围，才逐步延长测量时距。

一般认为，血压原来正常的成人，肱动脉收缩压下降到 ≤10.67kPa 时，指示有休克状态存在。但也不能一概而论，如有些全身情况较差或恢复期的患者（尤其是女性），收缩压可保持在 10.67kPa 左右，而并无休克的临床表现。另一方面，有些休克前期的患者，机体代偿功能尚好，收缩压仍可保持在 12kPa 左右，而有面色苍白、表情紧张、焦虑不安、呻吟、呼吸浅速、脉搏细数、脉压缩小、四肢厥冷、尿量减少等休克症状，根据血压再结合临床上有引起休克原发病存在，可诊断为休克。休克前期症状主要为交感神经活动增强的表现，应有所认识。

实验室检查方面须做尿常规、血常规、血型鉴定、血浆 CO_2CP 测定与血非蛋白氮测定、红细胞压积测定等。严重病例宜做 CVP 监测和放置停留尿管，定时测量尿量与比重，作为治疗的指南。补液过程中还须做血钾、血钠与血氯化物测定。如有需要，做心电图描记与血气分析。

五、治疗

1. 一般治疗　应就地、就近抢救，避免远距离搬运。在无呼吸困难情况下，应让患者取平卧位，下肢轻度抬高，立即供氧。可采用鼻导管法，氧流量以 2~4L/min 为宜，缺氧或发绀明显者可适当增加氧流量，必要时可采用面罩或正压供氧，亦可用高频喷射通气供氧。休克时肺属最易受害的器官，休克伴有呼吸衰竭者死亡率特别高，故应迅速保持呼吸道通畅，必要时采用气管插管、气管切开或以机械呼吸供氧及加强呼吸监护，一旦气道通畅，即以 5 ~ 10L/min 的流量供氧。在 ARDS 早期，往往通过有效供氧即可纠正动脉氧分压降低状态。血中乳酸含量的监测常可提示供氧是否合适或有效。对有剧痛者可用吗啡稀释后缓慢静脉注射，每次 2 ~ 4mg，必要时可重复。若注射后出现血压进一步下降、心动过缓、恶心、呕吐等不良反应时，可立即注射阿托品。应尽快建立静脉通道补充血容量，视病情应用血管活性药物。

2. 补充血容量及维持酸碱平衡　及时补充血容量恢复组织灌注是抢救休克的关键。无论何种休克均有血容量不足，故立即给患者补液以纠正低血容量十分重要。一般在头 30 ~ 60min 内快速输入液体 500 ~ 1 000mL（心源性休克、高龄和心肺功能不全者酌减），以提供有效循环血量及填充开放了的毛细血管容量。心源性休克的补液，除参考 CVP 外，还应以 PCWP 为准。若 PCWP < 2kPa，可在 10 ~ 15min 内给液体 100mL，输液后若组织血流灌注改善及（或）血压回升，且 PCWP 仍 < 2kPa，则按上述方法重复输液，直至使 PCWP 达 2 ~ 2.4kPa；若病情不改善且 PCWP 超过 2.67kPa，或出现肺瘀血征象，则停止补液，并给予强心剂。其他类型的休克，只要 CVP < 0.59kPa，即应补液，直至动脉压和组织血流灌注改善，CVP 升至正常为止。一般情况下，头 12h 可输液 1 500 ~ 2 000mL，24h 达 2 500 ~ 3 500mL。患者有呕吐、腹泻、大汗、高热及失血等，可酌情增加补液量，直至血容量基本补足，休克纠正。

酸中毒可致心肌收缩力降低和周围血管扩张，因而使心排血量和血压降低，并影响血管活性药物的疗效，还可诱发严重心律失常。因此，当动脉血 pH < 7.30，且能排除呼吸性酸中毒时，应立即予以补碱，一般视临床情况可先静滴 4% ~ 5% 碳酸氢钠液 200 ~ 300mL 以后根据复查结果（pH 或 CO_2CP）决定是否再继续应用，但治疗中应防止矫枉过正。根据血电解质测定结果，调整各电解质浓度。关于补液的种类、胶体与晶体的比例，各家尚有争论。低分子右旋糖酐的作用众所周知；平衡液与输血为抗休克的良好补液组合，除严重代谢性酸中毒外，适当补液本身即可纠正休克及酸中毒；过量给予碳酸氢钠可损害组织的氧合作用并引起其他代谢和电解质失衡；极化液为急性心肌梗死常用药，能量补充对休克有帮助。

3. 血管活性药物的应用　在纠正血容量和酸中毒，并进行适当的病因治疗后血压等仍未稳定时，应及时采用肌变应力药物。血流分布性休克属低排高阻型时宜选用扩血管药物，神经性、过敏性休克时为保证心、脑等主要脏器的供血则以缩血管药物较妥，目前常两者同时合用。血管扩张剂适用于急性心肌梗死并发左心衰竭而无休克时，若已出现低血压或休克，则不能单独使用。对使用大剂量去甲肾上腺素、间羟胺的患者，尽管血压回升，但由于该类药物使外周血管收缩而影响组织血流灌注，事实上休克并无改善，此时并用血管扩张剂可望使病情改善。在使用血管扩张剂之前，须先纠正酸中毒和电解质紊乱；并且确认血容量已补足，以免由于血管扩张使心室充盈压降低而减少心排血量而加重休克。使用血管扩张剂后，若血压降低超过 2.67kPa；宜减慢滴速或暂停使用。血管收缩剂应在血容量补足而休克征象尚未改善甚或恶化时再考虑使用，剂量不宜过大，以免血管剧烈收缩，加重肾缺血和微循环障碍。血压不宜上升太高，原无高血压者，收缩压维持在 12 ~ 13.3kPa，高血压者维持在 13.3 ~ 16kPa，脉压 2.67 ~ 4kPa 为宜，切忌血压大幅度波动和骤升、骤降。

休克治疗在纠正心律失常、扩容、利尿的同时，应选用扩血管及正性肌力药物以减轻心脏前后负荷，常用者为多巴胺或多巴酚丁胺。后者主要兴奋 β_1 受体，提高心肌收缩力，增加心排量；也部分兴奋血管 β_2 受体使血管平滑肌舒张，若同时合并酚妥拉明效果更好。临床上常以间羟胺与多巴胺或多巴酚丁胺联用，间羟胺一般剂量为 20 ~ 100mg 加于 5% 葡萄糖液 100 ~ 500mL 内静滴；多巴胺一般剂量为 20 ~ 80mg 加于 100 ~ 500mL 液体内，以 5 ~ 15μg/（kg·min）静滴；多巴酚丁胺一般剂量为 250mg 加于 250 ~ 500mL 液体内，以 2.5 ~ 10μg/（kg·min）静滴。

4. 改善心功能　心功能障碍可引起休克，而休克亦可引起继发性心功能障碍，有时其因果关系较难分清。因此，对有心脏病、高龄或有心功能不全征象者，CVP、PCWP 升高，可酌情使用洋地黄类药物，但急性心肌梗死并心源性休克头 24h 内一般不宜用洋地黄。近年发现的非洋地黄非儿茶酚胺类的磷酸酯酶抑制剂可通过细胞内 CAMP 积聚及增加细胞质内钙离子而加强心肌收缩，故具有正性肌力和弛张血管平滑肌作用，且无增加心肌氧耗之弊，为抗心源性休克的理想药物。此类药以氨力农（氨双吡酮，氨吡酮，amrinone）为代表，国内已生产使用。此外，尚有作用更强的同类药如米力农（米利酮，milrinone）为代表，国内已生产及使用。此外尚有、依诺昔酮（enoximone）、匹罗昔酮（piroximone）、伊马唑旦（imazodan）等。

5. 抗菌药物 除感染性休克及开放性骨折、广泛软组织损伤、内脏穿孔等应给予抗生素外，一般不作常规应用。但上述疾病在未查明病原前，可根据临床表现以判断其最可能的病原菌而采用有效的广谱抗生素，其种类、剂量、投药方法必须按患者年龄、肝肾功能等而个别化。

6. 肾上腺皮质激素 主要用于感染性、心源性及难治性休克。激素可稳定细胞膜，使溶酶体膜的稳定性增加而不易破裂，从而防止具有活性的水解酶释入血流，严重扰乱代谢，造成不可逆性休克。大剂量激素有扩血管作用，可改善微循环，增加心排出量；能降低血细胞和血小板的黏附性；改善肺、肾功能等作用。一般宜大剂量短疗程应用，如地塞米松20~60mg/d，分次静脉推注，疗程1~3d。

7. β 内啡肽阻滞剂 该药于20世纪80年代起应用于临床，目前国内已能生产。曾有人报道，纳洛酮有降低周围血管阻力、提高左心室收缩压及增高血压作用，从而可提高休克存活率，然而 De Maria 等认为迄今无肯定效果。

8. 其他抗休克药物 由于微循环衰竭及细胞受损受多种因素的影响，1，6-二磷酸果糖（FDP）能增加心排量，改善细胞代谢，在提高抗休克能力方面已取得较好效果。此外，在抗休克治疗中除采取有效方法迅速恢复组织灌流外，正在寻找对某些介质（因子）的免疫干预或阻断特殊介质等方法，其中如磷脂酶抑制剂、环氧化酶抑制剂、TXA_2 合成酶抑制剂、氧自由基清除剂、Fn 替代制剂、抗 TNF 抗体、钙离子拮抗剂等，此类药物有的已用于临床。

9. 外科治疗 对引起休克的外科疾病，可紧急手术治疗。但术前须先纠正缺氧及水、电解质与酸碱平衡失调，以确保麻醉和手术安全。主动脉内气囊反搏术适用于急性心肌梗死、乳头肌断裂或室间隔穿破等所致的休克，可起到暂时稳定病情的作用，以便赢得时间做紧急冠状动脉造影等检查和手术治疗。

10. 病因治疗 及时而有效的病因治疗是休克抢救能否成功的关键。如感染性休克应积极治疗基础疾病和使用有效的抗生素；出血性休克应止血、输血和治疗原发疾病；心肌梗死并发休克应积极治疗心梗；DIC 休克应用肝素；过敏性休克应脱离过敏源并使用抗过敏药物；心包填塞并发休克应立即行心包穿刺抽液等。

11. 防治并发症 休克最常见和最重要的并发症有急性肾衰竭、ARDS、心力衰竭及中枢神经系统损害，及时识别上述并发症，并及早进行防治是休克治疗成败的关键之一。

（吕振周）

第二节 感染性休克

感染性休克（infectious shock）亦称中毒性休克或败血症性休克，是由病原微生物（包括细菌、病毒、立克次体、原虫与真菌等）及其代谢产物（包括内毒素、外毒素、抗原抗体复合物）在机体内引起的一种微循环障碍及细胞与器官代谢、功能损害综合征。

一、病因

感染性休克常见于革兰阴性杆菌感染（败血症、腹膜炎、坏死性胆管炎、绞窄性肠梗阻等）、中毒性菌痢、中毒性肺炎、暴发型流行性脑脊髓膜炎、革兰阳性球菌败血症、暴发型肝炎、流行性出血热、厌氧菌败血症（多发生于免疫功能抑制的慢性病患者，如肝硬化、糖尿病和恶性肿瘤等以及免疫功能缺陷的患者）和感染性流产等。

二、发病机制

感染性休克发病机制尚不十分明确，病原微生物及其毒素等产物作为动因，可激活宿主一系列体液和细胞介导系统，产生各种生物活性物质，后者相互作用，相互影响，引起微循环障碍和（或）细胞与器官代谢、功能损害。

1. 微循环障碍的发生与发展　微生物及其毒素等产物（主要为内毒素）可激活补体、激肽、凝血、纤溶等体液系统，导致血管扩张、循环血容量不足和低血压；后者通过压力感受器激活神经内分泌－交感肾上腺髓质系统（在应激状态下亦可直接被激活），分泌大量儿茶酚胺，使微血管张力发生明显改变，最后导致 DIC 和继发性纤溶，引起出血，心排血量进行性降低、低血压，形成恶性循环，使休克向纵深发展。

感染性休克依血流动力学改变不同可分为两种类型：①暖休克或高动力型（高排低阻型）。其特点是外周血管扩张，四肢末端温暖干燥，心排血量增加或正常，一般发生于早期或轻型患者。此型如不及时纠正，最终发展为冷休克。②冷休克或低动力型（低排高阻型）。最常见，其特点是心排血量降低，外周阻力增高，动脉血压下降，静脉瘀血。它的发生与内毒素直接使交感－肾上腺髓质系统兴奋，内毒素使血小板、白细胞等释放生物活性物质，损伤血管内皮，激活凝血因子ⅩⅡ，从而促进激肽形成与 DIC 形成等有关。

2. 细胞损害和器官功能衰竭　细胞损害可继发于微循环灌注不足所引起的组织细胞缺血缺氧；但亦可为原发性，既可是休克动因如内毒素直接引起细胞损伤，使细胞膜通透性增加，细胞内 K^+ 逸出，而细胞外 Na^+ 和水进入细胞，从而使 $Na^+ - K^+ - ATP$ 酶活性增加，功能增强，大量消耗 ATP 终至耗竭并导致 Na^+、水在细胞内潴留，引起细胞肿胀和线粒体肿胀，ATP 生成减少，更加重钠、水在细胞内潴留，形成恶性循环；又多是由内毒素激活白细胞所产生的活性氧（氧自由基）、单核－巨噬细胞被激活所产生的肿瘤坏死因子（TNF）、白细胞介素 1（IL-1）以及抗原抗体复合物激活补体等诱致 TNF 与 IL-1 二者可相互诱生，也可自身诱生。细胞损害常先累及胞膜，胞膜磷脂在磷脂酶 A_2 的激发下形成花生四烯酸，后者经环氧化酶或脂氧化酶的代谢途径分别产生前列腺素类，包括血栓素（TXA_2）、前列环素（PGI_2）、PGE_2、白三烯（LT）等。上述产物可影响血管张力、微血管通透性，激活血细胞，造成细胞和组织损伤，在休克的发生发展中起重要作用。细胞损伤后释放的溶酶体酶、心肌抑制因子（MDF）等毒性肽与其他介质是使休克恶化的重要原因。

垂体在微生物及其毒素如内毒素激发下分泌 ACTH，同时亦激活内啡肽系统，β－内啡肽释放增加，它能抑制交感神经活动，使血压降低；而脑内的促甲状腺激素释放激素系统则和内啡肽系统起生理性拮抗作用。

在全身微循环障碍的基础上，各器官组织的功能和结构均可发生相似的病理生理改变，但在不同病例可有所侧重，从而导致 ARDS、急性肾衰竭、心功能不全、肝功能损害、脑水肿、胃肠道出血与功能紊乱等。

3. 休克时的代谢、电解质和酸碱平衡变化　在休克应激情况下，糖和脂肪分解代谢亢进，初期血糖、脂肪酸、硝酸甘油等均见增加，随休克进展、糖源耗竭而转为血糖降低、胰岛素分泌减少，在缺血缺氧情况下 ATP 生成减少，影响胞膜钠泵功能，致细胞内外离子分布失常，Na^+ 与水进入细胞内，K^+ 则流向细胞外；细胞或胞膜受损时，发生 Ca^{2+} 内流，胞液内钙超载可产生许多有害作用，如活化磷脂酶 A_2，激活花生四烯酸代谢，导致低血糖，参与血小板凝集，触发再灌注损伤，增加心肌耗氧量等，直至造成细胞死亡。休克初期可因细菌毒素对呼吸中枢的直接影响或有效循环血量降低的反射性刺激而引起呼吸增快、换气过度，导致呼吸性碱中毒；继而因脏器氧合血液灌注不足，生物氧化过程发生障碍，三羧酸循环受抑制，ATP 生成减少，乳酸形成增多，导致代谢性酸中毒；休克晚期，常因中枢神经系统或肺功能损害而导致混合性酸中毒。可出现呼吸幅度与节律的改变。

三、临床表现

感染性休克必须具备感染和休克两方面的表现。

1. 休克早期 突然出现寒战、高热，或高热患者体温骤降或不升；继而出现烦躁不安、过度换气伴呼吸性碱中毒和精神状态改变。面色苍白、口唇和四肢轻度发绀、湿冷；可出现胃肠道表现如恶心、呕吐；血压可正常或稍低或稍高，脉压变小；呼吸、脉搏增快；尿量减少。眼底检查可见动脉痉挛现象，此期为低排高阻型休克（冷休克）。少数可表现为皮肤温暖、肢端色泽稍红、浅静脉充盈、心率无明显增快，血压虽偏低但脉压稍大，神志清楚，临床上称之为暖休克。

2. 休克发展期 患者意识不清，出现谵妄，躁动，甚至昏迷，呼吸浅速，心音低钝，脉搏细数，按压稍重即消失，收缩压降至 10.67kPa 以下，甚至测不出，脉压小。皮肤湿冷、发绀，常有花斑纹，尿少甚至无尿。

3. 休克晚期 可出现 DIC 和重要脏器功能衰竭。DIC 表现为顽固性低血压广泛出血（皮肤黏膜和内脏）。急性肾衰竭表现为尿量明显减少或无尿，血尿素氮和血钾升高。急性心功能不全者呼吸增快、发绀、心率加速，心音低钝，可有奔马律、心律失常；亦有心率不快或相对缓脉，出现面色灰暗、肢端发绀，中心静脉压和肺动脉楔压升高，分别提示右心和左心功能不全；心电图示心肌损害，心律失常改变。ARDS 表现为进行性呼吸困难和发绀，吸氧不能使之缓解，呼吸频数，肺底可闻及细湿啰音或呼吸音减低。X 线胸片示散在小片状浸润影，逐渐扩展、融合，形成大片实变；血气分析 $PaO_2 < 5.26kPa$。脑功能障碍引起昏迷，一过性抽搐、肢体瘫痪及瞳孔、呼吸改变等。肝功能衰竭引起肝昏迷、黄疸等。

四、辅助检查

1. 血象 白细胞计数大多增多，伴核右移现象，但白细胞也可正常，甚至减少。可见到中毒性颗粒及中性粒细胞中胞质空泡形成。血红蛋白和红细胞压积增高，提示血液有浓缩现象。血小板常减少。

2. 病原体检查 为明确病因诊断，尽可能在应用抗生素前常规进行血或其他体液、渗出液及脓液培养（包括厌氧菌培养），并做药敏试验，鲎溶解物试验（LCT）有助于内毒素的检测。

3. 尿常规和肾功能检查 测定尿比重、血尿素氮、肌酐等，以便及时了解肾功能。

4. 血液生化检查 常测者为二氧化碳结合力，有条件时应做血气分析，以及时了解酸碱平衡情况。血乳酸含量测定有预后意义，严重病例多明显升高。可有电解质紊乱，血钠多偏低，血钾高低不一。

5. 血清酶的测定 血清转氨酶、肌酸磷酸激酶、乳酸脱氢酶及其同工酶等，反映脏器、组织损害情况。酶值明显升高，预后不良。

6. 有关 DIC 检查 血小板计数、纤维蛋白原、凝血酶原和凝血酶时间等测定及血浆鱼精蛋白副凝（3P）试验等。

五、治疗

感染性休克必须早期诊断及时治疗，争取在短时间内使微循环得到改善，保证重要器官功能迅速恢复，尽快脱离休克状态。在积极治疗感染的同时，应采取如下综合措施。

1. 使气道通畅和给氧 感染性休克患者，即使无发绀，亦应吸氧，可用鼻导管或面罩加压输入，如分泌物较多、严重缺氧时需气管插管给氧。必要时可考虑气管切开或采用人工呼吸机给氧。

2. 控制感染 感染性休克应积极控制感染，发现脓肿应及时引流。使用抗生素前应进行细胞学检查，在未明确致病菌前，只能从临床经验判断不同脏器感染的常见致病菌。选用抗生素以静脉给药为宜，剂量需较大。为了更好地控制感染，抗生素可以联合应用，但一般二联已足，严重感染亦可三联及四联，并根据致病菌选用抗菌谱较广的药物。待细菌培养得到结果后再进行调整。抗菌药物的应用原则是：正确选择、恰当组合、剂量要大、静脉滴注、集中给药、注意肝肾功能。根据患者的年龄、体重、肝肾功能、药物的抗菌性，适当调整抗菌药物的种类及剂量。抗生素选择情况见表 4 -1。

表 4-1 感染性休克时抗生素选用参考

细菌	革兰染色	首选药物
葡萄球菌	+	青霉素 G
耐青霉素金黄色葡萄球菌	+	新青霉素 Ⅱ、Ⅲ
溶血性链球菌	+	青霉素 G
肠球菌	+	青霉素 G + 链霉素
肺炎双球菌	+	青霉素 G
肺炎杆菌	-	庆大霉素或卡那霉素
产气荚膜杆菌	+	青霉素 G
炭疽杆菌	+	青霉素 G
结核杆菌	-	链霉素或异烟肼
脑膜炎双球菌	-	磺胺嘧啶或青霉素 G
淋病双球菌	-	青霉素 G
流感杆菌	-	氯霉素
大肠杆菌	-	卡那霉素或庆大霉素或磺苄西林
绿脓杆菌	-	脱氧卡那霉素
		庆大霉素 + 呋布西林、磺苄西林
肺炎产气杆菌	-	多黏菌素或庆大霉素
痢疾杆菌	-	磺胺药 + TMP、氯霉素
沙门菌	-	氯霉素
奇异变形杆菌	-	卡那霉素
其他变形杆菌	-	卡那霉素

感染性休克患者应用抗生素时必须注意肾功能情况，当肾功能减退时经肾排出的抗生素其半衰期明显延长，使其血中浓度增高，不仅加重肾脏负担引起肾衰竭，还可损害各脏器和神经系统，故应选用适当的抗生素和调整抗生素的剂量。对轻度肾功能损害者，应用原量的 1/2，中度损害者给 1/5～1/2 量，重度损害者给 1/10～1/5 量。

3. 补充血容量　补充血容量是治疗感染性休克的重要措施，只有补足血容量才能保证氧和血液对组织器官的有效灌注，改善微循环及心输出量，纠正休克。补液时应在中心静脉压监测下，于开始 2h 输液 1 000～2 000mL，应双管滴入，争取在 1～2h 获效。如血压在 10.6kPa 左右，先输液 1 000mL，严重患者 24h 输液量常需 3 000～4 000mL，并根据心、肾功能调节输液速度，依据电解质及酸碱平衡情况配合使用液体。

（1）低分子右旋糖酐：是一种合成的胶体溶液，有吸收血管外液的作用，是休克早期扩容的良好溶液。可以第 1h 快速输入 100～150mL，以后缓慢输液，24h 维持总量在 10～15mL/kg，最好不超过 1 000mL/d。该药主要通过提高血浆渗透压而达到增加血容量的目的，作用维持 8h，它能降低血液黏稠度、红细胞压积，减少血小板吸附和聚集，改善微循环的淤滞，增加静脉回流。但需注意过敏反应，对有心脏病、肾功能不全、严重失水状态或血小板减少者慎用，以免加重病情。

（2）血浆代用液：以羟甲淀粉（706）临床常用，为支链淀粉衍生物，有较好的扩容效果，使用时有过敏反应，需做过敏试验。

（3）平衡盐液：可使用林格液、碳酸氢钠溶液（林格液与等渗碳酸氢钠 2∶1），或生理盐水、碳酸钠溶液，5% 葡萄糖盐水溶液等。

（4）血浆或清蛋白：对于患者体力、抗病力基础较差者适当输血浆或清蛋白，特别是严重贫血及低血容量者，尤应考虑使用。

4. 纠正酸中毒　感染性休克常有明显的酸中毒，纠正酸中毒可改善微循环，防止弥散性血管内凝血的发生和发展，并可增强心肌收缩力，提高血管活性药物的效应。如休克状态持续 2h，血 pH < 7.2，或静脉滴注血管活性药物而升压反应不佳，均应考虑伴有代谢性酸中毒的可能，应立即测定血浆二氧化碳结合力，根据临床表现静脉滴注碱性药物。一般轻度酸中毒在 24h 内需 5% 碳酸氢钠 250～400mL，

重症酸中毒患者需600~800mL，不宜>1 000mL，可分为2~3次用；儿童患者用5%碳酸氢钠5mL/kg，若用后仍未纠正，在4~6h后再输碱性溶液一次，用量为上述剂量的一半。乳酸钠溶液不宜用于乳酸性酸中毒和感染性休克病例。三羟甲基氨基甲烷（THAM）大量快滴引起呼吸抑制和低血压，亦可导致低血糖和高血钾，所以较少采用。

5. 应用血管活性药物　休克患者血容量补足而血压仍未回升，组织灌注仍无改善甚或恶化者，即需采用血管活性药物。此类药物的正性肌力作用能升高心跳血量，选择性扩张血管，重新分配血液到受损器官内。缩血管药物的作用使血压升高，缺血区灌注改善。常用有价值的药物如下。

（1）α受体阻滞剂：通过解除小动脉及小静脉的痉挛，减少外周阻力，增加血管床容量，减少中心静脉血液，减轻肺水肿和肾脏并发症。适用于重症或晚期休克病例。

1）酚苄明：用量0.5~2.0mg/kg，加入10%葡萄糖液250~500mL静滴，1~2h滴完，作用持续48h。

2）苄胺唑啉：它能对抗休克时伴发的血管收缩作用，促使血管扩张及增加组织灌流量，但必须在补充血容量后应用。剂量为0.2~1.0mg/min，即3~20μg/（kg·min）。

（2）β受体兴奋剂

1）异丙肾上腺素：具有扩张血管作用，舒张微循环小动脉及小静脉括约肌，使周围血管阻力减低；加强心肌收缩力，使心跳出量增加。用量为0.2~1.0mg，加入500mL葡萄糖溶液中，2~4μg/min静滴。在充分补充血容量及纠正酸中毒的条件下，对低排高阻型休克有较好的疗效。

2）多巴胺：广泛用于治疗休克，对心脏直接兴奋β-受体，对周围血管有轻度收缩作用，对心脏血管及冠状动脉有扩张作用，用药后心肌收缩力增强，心跳出量增多，肾血流量和尿量增加。平均剂量10~20μg/（kg·min）。

3）多巴酚丁胺：作用于心肌β₁受体，使心输出量增加，且与剂量成正比，外周动脉收缩作用极微弱。用法：一般用量10μg/（kg·min）。血管活性药物的应用原则是温暖型休克使用血管收缩剂，冷湿型休克使用血管扩张剂，在特定条件下可联合使用。如多巴胺与间羟胺、酚妥拉明与去甲肾上腺素或间羟胺合用。

（3）莨菪类药物：莨菪类药物在国内已广泛应用于感染性休克的急救治疗。该药能阻断M和α受体在应激状态下的全部不利效应，减少细胞耗氧量，节约能量，供给β受体更多的ATP，充分发挥β-受体效应使血管平滑肌舒张，有助于改善微循环和内脏功能。常用药物为阿托品及东莨菪碱，剂量应根据病情酌情调整。

6. 纳洛酮的应用　该药是20世纪80年代推出的试用抗休克的新型药物，主要用于常规综合治疗无效的难治性休克所引起的持久性低血压，可获得显著疗效，特别适用于基层医院。对休克一时不能确定病因又没有更多的治疗措施时，应用纳洛酮可升高患者的血压，增加心肌收缩力，提高患者的生存率。成人初次剂量为10μg/kg，必要时2~3min重复一次，半衰期30~40min，故应重复或持续给药。

7. 肾上腺皮质激素　感染性休克患者应用激素可改善肺、肾功能，对微循环有稳定作用，且能稳定溶酶体膜，保持细胞完整性，亦有抗炎、抗过敏作用，从而提高患者生存率。一般常用氢化可的松0.2~0.6g/24h或地塞米松20~40mg/24h。皮质激素可引起电解质紊乱、感染扩散、双重感染和溃疡病等，故疗程不宜超过3~5d，休克纠正后应尽早停用。

8. 增加心肌收缩力和心跳量　发现有急性肺水肿或心衰征象时，可选用快速作用的毛花苷C 0.4mg置于20~40mL葡萄糖溶液中静注，同时应用呋塞米20~40mg静注，并减慢输液速度。

9. 自由基清除剂　腺苷脱氨酶抑制剂（EHNA）、别嘌呤醇、甘露醇、辅酶Q₁₀、维生素C和维生素E等均有一定清除自由基的作用，值得注意的是，在中药丹参、川芎、赤芍、红参、山莨菪碱等中发现有清除自由基、保护细胞代谢的作用。

10. 防治DIC　除积极治疗原发病和解除微循环障碍，改善毛细血管灌注量外，应及早应用肝素。一般成人首剂50mg加于5%葡萄糖液100~250mL中静滴，4h滴完，间隔2h再重复应用1次，肝素一般在4~6h内排泄完。肝素与双嘧达莫合用可取得协同作用，双嘧达莫剂量成人为50~150mg，每6h

一次，静脉缓注。当有继发性纤溶发生严重出血时，在使用肝素后可静脉滴入 6 - 氨基己酸每次 4~6g，6~8h 一次，或用对羧基苄胺每次 100~200mg 静推。

（吕振周）

第三节　心源性休克

心源性休克（cardiogenic shock）系指由于严重的心脏泵功能衰竭或心功能不全导致心排血量减少，各重要器官和周围组织灌注不足发生的一系列代谢和功能障碍综合征。

一、病因

急性心肌梗死（AMI）为最常见的病因，据报道 AMI 患者中 15% 发生心源性休克。其他少见的原因有严重心律失常、急性心包填塞及肺梗死、心肌炎或心肌病、心房黏液瘤、心脏瓣膜病和恶性高血压等。

二、发病机制

1. 心室肌广泛破坏　使心室搏血功能急性衰减，心输出量和血压随之下降，引起：①冠状动脉灌注压下降。②心率加快，心脏舒张期缩短，冠状动脉灌注时间缩短。因此，冠状动脉灌注量相应降低，严重者梗死区缺血加重，整个心脏供血亦减少，心肌代谢全面恶化导致心肌无力，心输出量进一步下降。据病理学研究，左室心肌体积 40%~50% 破坏或广泛心内膜下梗死均可发生心源性休克。

2. 心输出量减少　左室残留血量增多，则左心室舒张期压力和容积均增加，左心室壁张力因而增高，导致冠状动脉灌注阻力增加；心肌耗氧量增多。在二者作用下，心肌缺血加重，心肌收缩力进一步减弱，心输出量更趋减少。

3. 兴奋交感-肾上腺髓质系统　血中儿茶酚胺水平增高，全身（除脑和心外）小动脉、微动脉、后微动脉和前毛细血管均处于紧缩状态，以维持一定的血压水平，保证心、脑的血供。但随着休克的发展，全身组织毛细血管灌注减少，缺氧代谢产物积聚，以及肥大细胞在缺氧时释出组胺，使前毛细血管及后微动脉转为舒张，但微静脉与小静脉对缺氧及酸中毒的耐受性较强，始终处于紧缩状态，因而出现毛细血管前阻力降低，毛细血管后阻力增高，血液"灌"而不"流"，滞留于真毛细管网内。这样一方面血管容量大大增加，回心血量因而减少；另一方面全身器官组织发生滞留性缺氧，毛细血管内静水压增高，加上缺氧的毛细血管通透性增加，血浆渗出于组织间隙，回心血量更为减少，有效循环血量不足，心输出量乃进一步下降。

4. 肺血管栓塞　当大块栓子堵塞肺动脉主干及其分支，肺血管发生反射性痉挛，使肺动脉阻力和肺循环压力急剧增高，导致右心室无法排出从体循环回流的血液，产生右心室扩张和右心功能不全，继而使心排量急剧下降。由于动脉血氧分压降低，冠状动脉反射性痉挛和右心腔压力增高影响冠脉血流，加重心肌缺血缺氧，进一步加剧心功能不全，导致泵衰竭。一部分伴有左心衰竭的患者，在心输出量下降、左心室舒张末期压力升高后，左心房压力继而升高，肺部瘀血，甚至肺水肿，可以严重影响肺部气体交换，导致全身严重缺氧，其结果将加重心肌缺氧、无力，心输出量又将下降。近年来一些学者发现，各类型休克晚期患者，由于缺氧、酸中毒、溶酶体裂解，血浆中出现大量心肌抑制因子和溶酶水解酶。这些物质（尤其是前者）是很强的心肌毒素，各类型休克晚期患者出现心力衰竭，可能与此有关。

在上述一系列的变化中，心肌的缺氧损伤，全身缺氧及因此而引起的酸中毒，心房、心室的扩大和张力增高，血中脂肪酸、儿茶酚胺及其他血管活性物质的增多，水与电解质平衡紊乱等，都可引起心律失常。其中严重的心律失常如果不是迅速致命的话，也往往使输出量进一步下降及心肌耗氧量显著增加，使病情恶化。临床上，一些患者在发病初期一般情况尚好，但是由于上述恶性循环的影响，冠状动脉血供每况愈下，梗死区逐渐扩大，终于导致心源性休克，或者在心源性休克形成后，由于恶性循环，病情不断恶化，终至休克不可逆。

三、临床表现

心源性休克是临床上较为严重的病症，主要表现为动脉血压下降而导致各组织器官血流灌注不足，从而产生相应的症状和体征。临床上，在有原发性心脏病变的基础上，特别是在心肌梗死急性期，出现以下情况，应考虑有心源性休克。

1. 低血压 收缩压 < 10.7kPa，或至少比原值低 4.0kPa，原有高血压者，其收缩压要下降 10.7kPa 以上。

2. 组织器官血流量低灌注表现 ①尿量减少，< 20mL/h。②意识状态改变，如烦躁、淡漠、反应迟钝等。③皮肤湿冷、苍白。④脉搏细数。以上症状，尤其是低血压，应注意排除其他可引起血压降低的情况，如失血、脱水、血管迷走神经反射、药物反应等。这些情况纠正后，血压很快即可恢复正常。

四、治疗

1. 一般治疗 具体如下。

（1）吸氧与对症治疗：病情严重者，应使气道畅通，一般给予鼻导管或面罩吸氧。适当给予镇静剂，疼痛者可给吗啡或哌替啶止痛。消除恶心、呕吐，保持大便通畅，发热者应予物理或药物降温。尽快建立静脉输液通道。

（2）低血压的治疗：严重低血压可迅速引起脑、心肌的不可逆性损害。治疗首先要恢复灌注压，患者取平卧位，稍抬高下肢，同时用多巴胺或去甲肾上腺素等药物迅速增加全身阻力，加强心肌收缩力，提高中心灌注压。

（3）纠正酸碱平衡失调：休克时组织灌注不足和缺氧、无氧代谢，使乳酸堆积引起酸中毒，严重者（pH < 7.2）可抑制心肌收缩力，使血管对升压药物不敏感，易诱发心律失常。此时宜用碳酸氢钠纠正，并反复测定动脉血 pH，如有严重的呼吸性碱中毒可用镇静剂。

（4）心律失常的处理：心律失常是心源性休克的附加因素之一，快速性心律失常可使心功能恶化，加重心肌缺血性损害。当血流动力学急剧恶化时宜电击复律，一般可先用抗心律失常药。显著心动过缓伴低血压及低心排出量大多由迷走神经张力增高引起，可用阿托品 1.5 ~ 2.0mg 静注，如无反应或出现高度房室传导阻滞伴起搏点较低时，应安置起搏器。

2. 补充血容量 心源性休克患者因微循环障碍、血流淤滞及血浆渗出等，可继发血容量不足，故应予适量补液。补液种类可酌情选用血浆、全血、低分子右旋糖酐。逐步小量地增加液体输入量，对估价容量疗法的效果极为有益，开始在 5 ~ 10min 内输入液体 50 ~ 100mL，在持续血流动力学监测下，观察组织灌注的改善情况（一般获得最大心排出量须使其 PCWP 在 1.9 ~ 2.4kPa），若有效，又无肺水肿迹象方可继续输液。另外，应同时测定血浆胶体渗透压，对调节输液量极有价值，因为肺水肿的发生不单决定于肺静脉压，且与胶体渗透压有密切关系，故一般 PCWP 达到或超过胶体渗透压即可能发生肺水肿，一般输液后 CVP 保持在 0.78 ~ 1.18kPa，则可停止补液。

3. 血管活性药物的应用 应在补足血容量的基础上，使用血管活性药物，以维持动脉收缩压在 12kPa 或平均压在 10.6kPa 左右。

（1）先用血管升压药：首选多巴胺从 1μg/（kg·min）静脉滴注开始，以后每 5 ~ 10min 增加 1μg/（kg·min），直至升压满意或达 10μg/（kg·min）。多巴胺具有选择性收缩周围（如皮肤、骨骼肌等）血管和扩张重要内脏（如脑、肾、冠状动脉等）血管的作用。本药小剂量 ［5 ~ 10μg/（kg·min）］ 应用时，主要兴奋 β 肾上腺素能受体，有正性肌力作用，使心排血量增加和心室充盈压降低，平均每分钟可用 300 ~ 600μg；大剂量 ［> 20μg/（kg·min）］ 应用时，主要兴奋 α 肾上腺素能受体，可加强血管收缩和提高灌注压。如多巴胺不能维持足够的灌注压，可给予间羟胺 8 ~ 15μg/（kg·min）静脉滴注，或多巴胺与间羟胺并用，如仍无效可给小剂量去甲肾上腺素 1 ~ 5μg/min 治疗。去甲肾上腺素小剂量应用时能增加心排血量伴以轻度血管收缩，但较大剂量时，外周阻力明显增加，心排血量减少。多巴酚丁胺是一种具有 α 和 β 肾上腺素能作用的拟交感神经药，对心脏的正性肌力作用较多巴胺强。该药

10~40μg/（kg·min）静滴，能增加心排血量和收缩压，降低肺动脉楔嵌压而不伴有室性早搏或心脏损伤，一般用量5~15μg/（kg·min）。氨力农（氨吡酮）为新型正性肌力药物，具有正性肌力作用及负性扩张血管作用。该药首剂用0.75~1.5mg/kg，3~5min后加量0.75mg/kg。24h最大量达18mg/kg，与多巴胺联用对心源性休克有良效。

（2）扩血管药物：临床出现肺水肿及微循环血管痉挛，左室舒张终末压（前负荷）升高及心室后负荷恶化，心肌耗氧剧增时，应用血管扩张药是有效的。常用于治疗心源性休克的扩血管药物有：①硝酸甘油、异山梨酯扩张小静脉，降低前负荷，对急性肺水肿可获速效，以5~10mg加入5%葡萄糖液250mL中静脉缓慢滴注。②酚妥拉明、酚苄明扩张小动脉，降低后负荷，酚妥拉明以30~50mg加入5%葡萄糖液100mL中静滴，滴速为0.1~1.0mg/min。③硝普钠、哌唑嗪降低心脏的前后负荷，均衡地扩张动静脉。硝普钠：以5~10mg加入5%葡萄糖液100mL中静滴，滴速20~100μg/min。应注意避光静滴。

血管升压药和扩血管药物的选择及配伍原则可概括如下：①一般病例，收缩压≥10.67kPa者，首选多巴胺（轻症亦可试用美芬丁胺），视血压反应再考虑加用去甲肾上腺素或间羟胺。②血压急剧下降至10.67kPa以下时，应首选去甲肾上腺素或间羟胺，使收缩压提升至12.0kPa左右。③有左心衰竭或（及）外周血管阻力明显增高者，应加用苄胺唑啉或硝普钠。扩血管药物亦可与洋地黄及利尿剂同时联用。但必须注意，前述药物特别是硝酸甘油、硝普钠可使血压骤降，需与多巴胺联用。亦有报道单独用酚妥拉明后发生猝死者。使用时，必须在血流动力学严密监测下进行，并在泵衰竭及心源性休克给予一般治疗无效时方予采用，不作首选。

4. 洋地黄类药物的应用　用于心源性休克不仅无益，可能有害。洋地黄静注可使外周血管及冠状动脉发生暂时性收缩，使后负荷增加，冠状动脉供血减少，对急性心肌梗死后头24h，应用洋地黄导致严重心律失常的潜在危险性较大，可能出现冠状动脉及全身小动脉收缩，血压急剧上升，病情迅速恶化。

有肺水肿而无心律失常者，一般主张用毒毛花苷K，首剂0.25mg，加在50%葡萄糖液20~40mL中缓慢静脉注射，每隔2~4h可再用0.125mg，第一天总剂量不宜超过0.5mg。合并阵发性室上性心动过速或房性早搏，多主张用毛花苷C，首剂0.4mg，每4~6h可再用0.2mg，第一天总量不宜超过0.8mg。有人认为，要扭转心肌梗死并发的室上性阵速，洋地黄用量往往较大，故主张先用电转复，再用洋地黄维持量控制发作，用洋地黄后再做电转复则属禁忌。

5. 高血糖素的应用　高血糖素具有增强心肌收缩力、加快心率的作用，虽然这种作用不很强，但它不增加心肌应激性，不诱发心律失常，在洋地黄中毒时仍可应用，β受体阻断剂过量者，高血糖素最适宜。因此，心肌应激性增高及洋地黄中毒时亦可用之。高血糖素对肾小管有直接作用，能利尿及利钠，同时给予氨茶碱可增强强心利尿作用，应补充钾盐以防止低血钾。不良反应为恶心、呕吐。用法：高血糖素10mg加5%葡萄糖液100mL静脉滴注，速度4mg/h，如效果欠佳，可临时静脉注射5mg，或增大滴注浓度，最大量为20mg/h。

6. 肾上腺皮质激素　激素通过稳定溶酶体膜及轻度α受体阻滞作用而缩小心肌梗死面积，改善血流动力学异常，并可改善微循环及心脏传导功能，增加心排出量，在严重休克患者可短期大剂量应用。如地塞米松10~20mg或氢化可的松200~300mg静滴，连用3d。

7. 心肌保护药　能量合剂和极化液对心肌具有营养支持和防止严重快速心律失常作用，而1,6-二磷酸果糖（FDP）在心源性休克中具有较好的外源性心肌保护作用。剂量可加大，且无明显不良反应。

8. 辅助循环装置　具体如下。

（1）主动脉内气囊反搏术：在心源性休克应用最多。该方法将一带气囊的导管经股动脉送至降主动脉，气囊与泵相连，用体外控制系统和心电图同步装置控制气囊的启闭，于心脏舒张期向气囊内充气30~40mL，左室射血前放出气体。气囊充气时提高舒张期灌注压，增加冠状动脉血流量；气囊放气时降低后负荷，增加心排出量。目前认为，该方法可获得暂时的血流动力效应，但对患者的长期存活影响甚微。

（2）体外反搏：最大优点是非侵入性，但一般认为其疗效较主动脉内气囊反搏差，目前国内较少应用。

（3）转流术：全心肺转流用于治疗心源性休克，但细胞破坏和非搏动性血流灌注，限制了该法的应用；部分转流术包括左房－动脉转流和左室－动脉转流。但因技术复杂，并发症多和价格昂贵而未广泛开展。

9. 急症外科手术 外科手术包括心肌血管的重建、左室室壁瘤的切除、二尖瓣置换以及室间隔穿孔的修补。其目的在于纠治心脏的机械性损害，增加缺血心肌的血流量。

（吕振周）

第四节 神经源性休克

神经源性休克是中枢神经系统功能障碍所致的低血压。常见于创伤后的患者，可伴有低血容量、张力性气胸或心脏压塞等其他问题。主要机制是交感神经系统功能障碍，结果血管广泛扩张，血容量相对不足。

一、病因

常见病因有脊髓麻醉、脊髓损伤、过敏性休克和晕厥（血管－迷走神经反应）。严重大脑、脑干或脊髓的损伤，是血管扩张与收缩之间的平衡障碍引起的低血压。与低血容量性休克不同，神经源性休克者血容量正常。

二、临床表现

皮肤色泽和温度几乎无变化，毛细血管再充盈正常，精神状态表现不一，但一般正常。

三、治疗

要排除其他原因所致的休克。必要时补充容量，用血管收缩剂。一般不需手术处理。可将患者置于Trendelenburg体位，补液，给予拟交感药物。

（吕振周）

第五节 低血容量性休克

低血容量性休克（hypovolemic shock）是指体内或血管内大量丢失血液、血浆或细胞外液，引起血容量减少，血流动力学失衡，组织灌注不足而发生的休克。

一、病因

低血容量性休克多为大量出血（内出血或外出血）、失水（如呕吐、腹泻、糖尿病、尿崩症、肾上腺皮质功能不全、肠梗阻、胃肠瘘管）、失血浆（如大面积烧伤、腹膜炎、创伤及炎症）等原因使血容量突然减少所致。此时静脉压降低，回心血量减少，心排血量降低，周围血管呈收缩状态。

二、发病机制

低血容量性休克，由于有大量出血和血浆丢失，使血容量丧失，组织破坏，分解产物释放和吸收，损伤部位出血、水肿和渗出，使有效血循环量大为减少。这种从血管内渗到组织间隙的体液，虽然在体内，并不能参加到有效循环中去，等于血容量的损失。同时，受伤组织逐渐坏死和分解，代谢产物产生，使儿茶酚胺、肾素－血管紧张素、组胺、激肽及各种蛋白酶的释放增多，引起微血管扩张和管壁通透性增加，使有效血容量进一步减少，组织更加缺血、缺氧，从而产生更多代谢性血管抑制物质，如乳酸、丙酮酸等，形成恶性循环，而加重休克的发展。

三、临床表现

按休克的严重程度，一般可分以下三种，但其间无明确分界线。

1. 轻度休克　表现为苍白，皮肤冷湿，先自四肢开始，然后遍及全身，口唇和指甲床略带青紫。患者发冷和口渴，尿少而浓，收缩压偏低，脉压减小。这主要是皮肤、脂肪、骨骼肌等非生命器官和组织灌注减少所致，相当于10%～20%的血容量丢失。

2. 中度休克　上述情况加重，血压下降，收缩压可为8～10.6kPa，脉压小，尿量<0.5mL/（kg·h），提示患者有显著肾血流量不足。此时肝、肾、胃肠道等生命器官血流灌注减少，相当于20%～40%的血容量丢失。

3. 重度休克　病情更重，血压显著下降，收缩压<8kPa，无尿，此时由于心、脑灌注减少，出现烦躁不安、易激动，以后可昏迷、呼吸急促、心律失常，以至心脏骤停，相当于40%～50%以上的血容量丢失。

四、治疗

低血容量性休克的关键治疗是充分补液，输液的快慢、多少直接影响治疗效果及成败。同时根据输液对象年龄，即青年、成年或老年，是否有潜在性心、肝、肺、肾等疾患，决定补充血液、血浆扩张剂及电解质。

1. 补液　具体如下。

（1）输血：低血容量性休克，以失血性休克最常见，输血前应先估计失血量。可先触摸颈动脉搏动，如能触及，则收缩压不低于8kPa，股动脉搏动为9.33kPa，肱动脉为10.66kPa，动脉压为12kPa及脉率>120～140次/min，则提示有较大量出血。血红蛋白<60g/L时，要尽可能迅速充分输血，以利止血和纠正休克。大量失血者尽量输全血，常需1 000mL或更多。严重失血经输血无效或动脉失血者，可先动脉输血，输血量在2 500mL以内，可采用血库储存的枸橼酸血，每输完1 000mL，静注10%葡萄糖酸钙10mL和枸橼酸，超过2 500mL时，应改用新鲜肝素血。

（2）补晶体溶液：低血容量性休克多数提倡用晶体溶液如生理盐水、复方氯化钠溶液、5%葡萄糖盐水或盐平衡液。使用晶体液不仅补充血容量，且补充组织间液的缺失。近年来多应用高张盐液作容量复苏或补充急性创伤和术中出血，一般可用7.5%盐液或以6%右旋糖酐-70制备的7.5%盐液3～4mL/kg，有良好的效果。

但补液时要根据病情注意以下情况：①高热>39℃持续24h无汗者，大量水分从肺呼出，水分丧失达2 000mL，而无电解质丧失，适当补充葡萄糖液即可。②患者出大汗时，24h盐类损失约相当于500mL生理盐水的盐量，应加10%氯化钾5mL。③患者呕吐时，平均每吐出1 000mL呕吐物补充5%葡萄糖液、生理盐水各500mL，另加10%氯化钾20mL。④患者腹泻时，平均每排出1 000mL，补10%氯化钾20mL。

（3）补多糖类血浆代用品：早期扩容、快速输入、容量补充是治疗低血容量性休克的重要环节。在紧急情况下，如暂无血源，可迅速选用以下液体。

1）低分子右旋糖酐：是休克早期扩容的良好溶液。可第一小时快速输入100～150mL，以后缓慢输注，24h维持总量在10～15mL/kg，最好不超过1 000mL/d。

2）血浆代用品：以706羟甲淀粉为临床常用，409、403、404羟甲淀粉及海藻酸钠均有扩容作用，对出血性及创伤性休克疗效均较好。但应用时需做过敏试验。

3）人血胶体物质及水解蛋白：血浆、冻干血浆、人血清蛋白等是生理胶体液，能提高血浆渗透压而起到扩容作用，能有效和相当持久地维持血容量，又能补充蛋白质，故适用于各型休克、血浆蛋白过低及营养不良者。另外，对休克患者禁食已超过3d，休克基本缓解，用水解蛋白每日从静脉输入500～

1 000mL，可供蛋白代谢，并在体内参与氨基酸代谢，直接产生能量。

2. 补充电解质及纠正酸中毒 由于输液量过大致电解质紊乱时，应根据实验检查输入钾、钠、氯、镁及氯化物等。若测定二氧化碳结合力较低，出现酸中毒时，可同时输入5%的碳酸氢钠，其原则是少量多次给予。

3. 血管活性药物的应用 如血容量已补足，血压不回升，特别是出现少尿或无尿时，可选用多巴胺或异丙肾上腺素静脉滴注，以加强心肌收缩力，降低外周阻力，增加心排血量和微循环血流量。但对于低血容量性休克早期不宜使用血管活性药物。

4. 纠治诱发因素 应及时治疗导致低血容量性休克的诱发因素，根据不同的病因，作出相应的处理。

（1）抗休克裤：抗休克裤目前广泛应用于创伤、出血性休克的急救转运。通常认为对头、胸部外伤引起的出血性休克不宜使用，对心包填塞和张力性气胸等则禁忌使用。

（2）氧自由基清除剂：休克时组织缺氧可产生大量氧自由基（OFR），它作用于细胞膜的类脂，使其过氧化而改变细胞膜的功能，并能使中性清细胞凝聚造成微血管的损害。血管内皮细胞、线粒体膜的损害以及溶酶体膜的溶解都与OFR有关。在实验性休克中使用的OFR清除剂有：超氧化物歧化酶（SOD）、过氧化氢酶（CAT）、维生素C和维生素E、谷胱甘肽等。

（3）激素：肾上腺上皮质激素可改善微循环，保护亚细胞结构，增强溶酶体膜的稳定性，并有抗心肌抑制因子的作用。对重度休克可静滴氢化可的松50～100mL/kg或地塞米松1～3mg/kg。

（4）ATP – MgC/Z：应用ATP – MgC/Z能提高实验动物的生存率。其抗休克作用在于直接为细胞提供能量。两者合用可防止ATP被血中二价离子螯合，降低ATP降解速率而防止单独应用ATP引起的降压反应。

（5）其他：前列环素（PGI_2）具有扩张血管和抑制血小板凝集作用，故可用来辅助抗休克。内源性鸦片物质如内啡肽有降血压作用，纳洛酮有拮抗作用，也可用于抗休克，剂量0.06mg/kg，可增加心排血量30%。

必须强调指出，上述一些综合治疗的原则，应根据具体情况灵活运用，一些客观检查的结果，需正确地加以解释，做到治疗及时、正确而有效。

（吕振周）

第五章

颈动脉外科常见疾病

第一节　颅外颈动脉狭窄症

颈动脉狭窄病因 90% 为动脉硬化闭塞症，其余 10% 包括纤维肌性发育不良、头臂型多发性大动脉炎、外部压迫、创伤性闭塞、炎性血管病、放射性血管炎及淀粉样变性等。颈动脉狭窄可以导致严重的脑缺血症状，甚至缺血性脑卒中，使患者生活严重受限，甚至日常生活均不能自理，致残和死亡率很高。如同时合并锁骨下动脉窃血综合征和（或）椎动脉病变，更将加重病情。因此，改善患者脑部血供对延长患者寿命及提高生活质量甚为重要。

一、病因和病理

颈动脉狭窄病因多为动脉硬化闭塞症，其次为头臂型多发性大动脉炎。

动脉硬化闭塞症性颈动脉狭窄，好发部位为颈总动脉分叉处，特别是颈动脉球，其次为颈总动脉起始段；斑块可分为纤维性斑块和复合性斑块两类。

头臂型多发性大动脉炎病变可以累及颈动脉全程，常呈节段性病变。病变可造成管腔狭窄以至完全闭塞，并可继发血栓形成。如合并锁骨下动脉窃血综合征和（或）椎动脉病变，更将加重病情。

颅外段颈动脉硬化病变引起脑缺血症状主要通过下述两种机制：斑块或血栓脱落形成栓子致颅内动脉栓塞；狭窄造成远端脑组织血流低灌注。近年来研究表明，颈动脉管腔狭窄引起缺血及低灌注导致脑卒中的发生率极低，绝大多数脑缺血病变为斑块成分脱落引起脑栓塞。

二、临床表现

动脉硬化闭塞症性颈动脉狭窄多见于中、老年人，头臂型多发性大动脉炎临床上青少年发病率较高，尤其以女性多见。

（一）症状

（1）脑部缺血症状：可有耳鸣、视物模糊、头晕、头痛、记忆力减退、嗜睡或失眠、多梦等。也可有短暂性脑缺血性发作如眩晕、黑蒙，重者可有发作性昏厥甚至偏瘫、失语、昏迷，少数患者有视力下降、偏盲、复视甚至突发性失明。颈动脉狭窄以后可引起眼部的缺血表现，如角膜白斑、白内障、虹膜萎缩、视网膜萎缩或色素沉着、视盘萎缩、静脉出血等。患者失明多因白内障引起。

（2）斑块或血栓脱落可导致短暂性脑缺血（TIA）和脑梗死：常见于动脉硬化闭塞性颈动脉狭窄和重症的头臂型多发性大动脉炎。临床症状持续时间在 24 小时以内。发作后能完全消退。

（3）多发性大动脉炎活动期可有全身不适症状：发热、易疲劳、食欲不振、体重下降、多汗、月经不调等症状。有时可有不典型表现如无原因发热或心包积液等。皮肤表现有感染性皮肤结节、结节性红斑、坏疽性脓皮病。有些患者可有结核、风湿热。亦有与克罗恩病并发。轻者可无明显临床症状，严重时出现局部症状。

（二）体征

颈动脉搏动减弱或消失。听诊颈根部和颈动脉行径可以听到杂音。神经系统检查可以有阳性体征，有助于了解脑缺血的程度和部位。眼底检查可在眼底动脉分叉处见到微栓，多为胆固醇结晶。

三、辅助检查

1. 数字减影血管造影（DSA） 是主要的检查手段。可以详细了解病变的部位、范围及程度，以及侧支形成情况。动脉造影为手术和介入治疗提供最有价值的影像学依据。动脉造影时，常可发现病变动脉段闭塞或狭窄，侧支血管的影像，动脉硬化斑块的情况，以及对侧颈动脉、椎动脉和颅内 Willis 环的完整性、颅内动脉及交通建立的情况等。病变位于颈动脉分叉时，需要加照斜位像，以避免颈内、外动脉影像重叠。

头臂型大动脉炎造影时，锁骨下动脉、无名动脉、颈动脉造影的延期像有特别重要的诊断意义。在延期片上，仔细寻找通过侧支血管再通的颈总动脉或颈内动脉的影像，是争取动脉重建的最可靠的依据。此外，应注意发现锁骨下动脉窃血的征象。但 DSA 检查为有创检查，可能引起相应的并发症，如医源性血管损伤、造影剂肾毒性反应，以及脑血管意外等。

2. 彩超－多普勒双功仪（Duplex scanning）检查 为目前最佳颈动脉无创检查仪，可以准确地显示颈动脉的通畅情况，还能够显示有无继发血栓形成和血流速、血流方向、阻力指数和狭窄率等。诊断颈动脉的通畅程度的准确性在 95% 以上。彩超检查还可以判断动脉硬化斑块的性质，为治疗方案的制订和判断预后提供比较可靠的资料。同时也是疾病筛查和随访的有效手段。

3. 经颅多普勒（TCD）检查 可以了解颅内动脉的血流速度、血流方向和频谱，以判断颅内动脉有无狭窄，同时可以评价前、后交通建立的情况等。双功经颅彩色多普勒超声（TCCD）是常规 TCD 的改进，它将二维图像与彩色多普勒血流频谱有机结合起来，能提供直观的脑血管影像。应用超声增强剂进行双功能超声检查（ECCD），可检出常规 TCCD 无法探及的高度狭窄区细小的血流信号，从而增加了检出率。

4. 磁共振显像（MRA）和 CTA 是无创性的血管成像技术，能极清晰地显示颈动脉及其分支的三维形态、结构，并且能够重建头臂动脉和颅内动脉影像。可以确切地显示动脉的走行、通畅情况、斑块、有无夹层形成，以及颅内动脉的情况等。对于动脉内膜和管壁的早期病变参考价值较大，对诊断和确定治疗方案极有帮助。CTA 在诊断动脉管壁的钙化方面具有优势，但在诊断狭窄程度上欠准确。MRA 对狭窄程度有夸大的倾向。

5. 血管内超声 提供较传统超声更佳的影像，在评价斑块方面更为准确，但是费用昂贵，临床应用较少。

6. 眼底检查 包括常规眼底检查、荧光素血管检查、电子视网膜照相检查。颈动脉重度狭窄或闭塞者可致眼部缺血，眼底检查可发现视网膜缺血性变性或萎缩等病变。荧光素血管检查可见视网膜静脉扩张、动静脉短路、新生血管及缺血管区。有报道约 35% 的患者出现无症状性视力功能损害。因此有学者建议行常规眼底检查。

7. X 线平片检查 一些动脉硬化性病例有时可在 X 线平片上发现钙化斑块。

8. 其他 对于大动脉炎患者还需行红细胞沉降率、C 反应蛋白、组织因子、vWF 因子、血栓素、组织型纤溶酶原激活因子、ICAM－1、VCAM－1、PECAM－1、E－选择素、免疫球蛋白等检查，但需指出的是，目前尚无一项血清学指标能确切反映病变活动。对动脉硬化闭塞症的患者需行血液流变学、血脂、血糖等检查。

四、诊断

通过临床表现和辅助检查，多可诊断颈动脉狭窄，并可以初步完成病因学诊断。以往认为动脉造影是必不可少的确诊和制订治疗方案的依据，目前颈动脉 CTA 检查多可以替代动脉造影。明确的病因学诊断亦需病理诊断。

五、治疗

颈动脉狭窄的治疗目的在于改善脑供血，纠正或缓解脑缺血的症状；防止脑卒中的发生。治疗方法有保守治疗、手术治疗和介入治疗。

（一）保守治疗

对于颈动脉狭窄性病变，严格的抗血小板和他汀类药物治疗是目前公认的有效的治疗方法。可以延缓病变的进展，降低脑卒中的发生率。

对没有禁忌证的患者无论手术与否都应给予抗血小板药物治疗。目前常用的抗血小板聚集药物包括阿司匹林和氯吡格雷。与单用阿司匹林相比，阿司匹林联合氯吡格雷虽能更有效地抗血小板聚集，但有增加出血的风险，是否需要双抗治疗需要严格评估。推荐用法、用量：阿司匹林50～325mg/d；氯吡格雷75mg/d。

他汀类药物可起到降低血脂水平、恢复内皮功能和稳定斑块的作用。对无禁忌证患者应常规给予他汀类药物，注意同时进行肝功能的监测。

同时注意高血压、糖尿病、高脂血症、吸烟、酗酒、肥胖等危险因素的控制，每日应该进行中等强度的体育锻炼。

其他药物治疗包括：罂粟碱和尼莫地平等扩张血管治疗、前列腺素 E_1 和降纤酶类药物、能量合剂和高压氧舱的应用，以及针对病因的药物治疗等。

对于大动脉炎活动期患者，应用皮质激素或免疫抑制剂等药物控制病情发展。更重要的是，保守治疗是手术和介入治疗颈动脉狭窄不可缺少的辅助手段，通过保守治疗，患者脑缺血的症状均可以得到不同程度的缓解，使其能够耐受手术的打击，提高手术或介入治疗的安全性，使重症患者获得进一步治疗的机会。少数患者临床症状基本消失，不需要手术治疗，但对这样的病例要严密随访。药物治疗也是术后巩固疗效，防止复发的主要方法。

（二）手术治疗

1. 手术指征　包括绝对指征和相对指征。

（1）绝对指征：①6个月内1次或多次短暂性脑缺血发作，且颈动脉狭窄度≥70%；②6个月内1次或多次轻度非致残性卒中发作，症状或体征持续超过24小时且颈动脉狭窄度≥70%。

（2）相对指征：①无症状性颈动脉狭窄度≥70%；②有症状性狭窄度范同是50%～69%；③无症状性颈动脉狭窄度小于70%，但血管造影或其他检查提示狭窄病变处于不稳定状态；同时要求术者有症状患者围手术期总卒中发生率和死亡率小于6%；无症状患者围手术期总卒中发生率和死亡率小于3%；患者预期寿命大于5年。

2. 手术禁忌证　包括：①颅内血管畸形；②急性、亚急性脑梗死；③全身情况差，无法耐受手术打击者；④颈动脉完全长段闭塞者不推荐手术；⑤颈内动脉颅外段完全闭塞者。

3. 手术时机选择　①急性脑梗死多建议在发病6周后手术较为安全，但是对于近期出现症状发作，影像学检查提示为不稳定斑块时，可推荐选择于2周内手术；②如为双侧病变，多建议两侧手术间隔至少2周，狭窄严重和（或）有症状侧优先手术。

4. 手术方法　有以下几种。

（1）颈动脉内膜剥脱术（CEA）：手术适用于病因为动脉硬化闭塞症的患者，且病变范围为颈总动脉分叉部和（或）颈内动脉起始段，颈总动脉通畅、远端颈内动脉通畅者。

术前颈动脉压迫试验（Matas试验）可以帮助判断颅内侧支循环建立充分与否，还可以反复施行以帮助颅内交通的建立。有学者认为此试验有导致斑块脱落的危险。在我们的临床经验中并无颈动脉压迫试验导致有症状的脑梗死或TIA发生；在患者能够耐受压迫试验20～30分钟后行颈动脉内膜剥脱术，术中、术后并无因脑缺血而导致有症状的神经系统并发症出现，但尚无大宗的远期随访来证实其优越性和安全性，也没有辅助检查的量化指标来验证其可靠性。在施行颈动脉压迫试验前应常规行颈动脉彩色超声检查，对颈总动脉近段无明显动脉硬化斑块者，酌情行颈动脉压迫试验，不建议常规应用。

仰卧位，肩下垫高，头偏向对侧。全身麻醉、颈丛阻滞或局部麻醉，头枕冰帽。有文献报道局部麻醉下行颈动脉内膜剥脱术，可以在术中持续监测患者神经系统的功能；可能会降低内转流管的使用率；在保持血压稳定的同时，减少抗高血压药物的应用；减少手术时间和缩短住院时间。其主要缺点是患者痛苦较大，并且尤其要考虑到患者情绪紧张的因素。目前临床上多采取全身麻醉。

多取胸锁乳突肌前缘斜切口；少有采用下颌骨下2横指环绕下颌角切口。游离、显露并控制颈总和颈内、外动脉，注意保护舌下、迷走神经和颈襻等。经静脉全身肝素化（肝素0.5~1mg/kg）后，ACT保持200秒钟以上，分别阻断上述动脉。沿颈总动脉行纵向切口，延至颈内动脉病变部位以远，完全暴露斑块。以剥离子于动脉中膜和内膜间，完整剥除血栓内膜。肝素盐水确切冲净碎屑，远端的内膜以Prolene线固定，6-0 Prolene线连续外翻缝合动脉切口，注意确切排气。切口放置引流，关闭切口。

术中注意事项包括以下几方面。

1）分离颈动脉时手法要轻柔，以免斑块脱落导致脑梗死。

2）阻断颈动脉前要确保全身肝素化，并适当提高血压。

3）术中酌情应用颈动脉内转流管，保证颅内供血。

术中颈动脉内转流管的应用可能会增加栓塞、术后颈动脉血栓形成和再狭窄的发生率，也有文献报道其远期神经系统并发症的发生率可能较高。因此不主张常规应用内转流管。术中测量颈内动脉反流压力，文献报道多建议反流压力小于50mmHg者应用内转流管；有报道反流压力低于40mmHg者建议应用内转流管；也有报道反流压力大于30mmHg者不应用内转流管手术的成功经验。

4）动脉远端内膜要确切固定，以避免其翻转或形成夹层。

5）如估计颈动脉切口缝合后会有明显狭窄，则需要补片成形。

术中补片的应用可以扩大局部颈动脉管径，明显降低局部再狭窄的发生率；但其会延长颈动脉阻断时间，有少数报道其增加了局部血栓形成甚至颅内缺血的风险。

6）颈动脉开放前要确切排气，先松颈外动脉阻断，再恢复颈内动脉血流。

7）颈动脉开放前应用皮质激素、甘露醇等脱水药物，开放后适当降低血压是预防或降低脑水肿的有效措施。术后应酌情应用甘露醇和控制血压。

8）切口引流必不可少，可以避免术后血肿压迫动脉或气管。

（2）外翻式颈动脉内膜切除术（EEA）（图5-1）。

此术式在1959年由DeBakey等首先报道。

于颈动脉分叉处斜行切断颈内动脉，用剥离子将增厚的内膜与动脉外膜及中层分离，助手夹住增厚的内膜，术者用无损伤镊夹住动脉外、中膜向上翻起至内膜薄弱处，将增生的内膜切除，同样剥离颈总动脉及颈外动脉增厚的内膜，仔细修整切除边缘及剥离面，冲洗残留碎屑，6-0 Prolene线连续缝合吻合原切口，依次开放颈总动脉、颈外动脉及其分支，最后开放颈内动脉排气。

EEA的优点：内膜剥脱操作方便，因仅需环形吻合血管切口，故缩短了颈动脉阻断时间；吻合口位于颈动脉分叉膨大处，且为端-端吻合，不易产生狭窄；可同时处理迂曲延长的颈内动脉；有文献报道其具有较低的颅内微栓发生率。

EEA的缺点：对于斑块狭窄范围较大，或斑块距切口较远者，采用EEA处理颈总动脉和颈外动脉狭窄斑块操作不便。亦有报道行EEA环行切断颈动脉分叉处，破坏了颈动脉体对血压的调节功能，可能引起术后高血压。

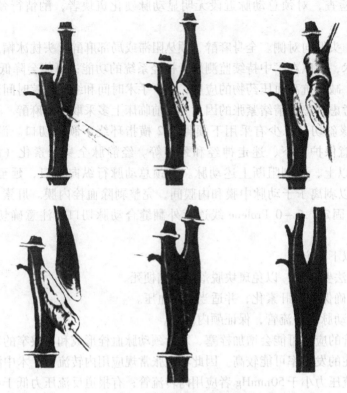

图 5-1　外翻式颈动脉内膜剥脱术示意

（3）锁骨下动脉-颈动脉转流术：适用于颈总动脉起始段闭塞，远端颅外段颈内动脉及以远动脉通畅者，血流经锁骨下动脉人工血管再灌注到颈动脉。

体位为仰卧位，头偏向对侧。选择全身麻醉，头部置冰帽。转流血管可采用自体大隐静脉或直径8mm 的带支撑环人工血管。

手术取锁骨上横切口。于胸锁乳突肌锁骨头在锁骨的附着处切断之，向上翻起。分离脂肪组织，显露前斜角肌和膈神经。酌情切断前斜角肌，牵开膈神经，多不需要切断中斜角肌，显露并游离锁骨下动脉，套带控制。将颈内静脉向牵开，显露并控制颈总动脉。全身肝素化后，Satinsky 钳阻断颈总动脉，取转流血管与其行端-侧吻合，确切排气后将阻断钳移到转流血管上，松颈总动脉阻断。完全阻断锁骨下动脉，取转流血管另一端与其行端-侧吻合。切口放置引流。

术中酌情应用颈动脉内转流管来保证颅内动脉供血。阻断颈动脉前需要全身肝素化，并适当提高血压。手术过程中手法要仔细、轻柔，以避免颈动脉硬化斑块脱落造成脑梗死。术中要注意避免出血和损伤胸导管、膈神经或导致气胸。

同类手术还包括：左侧颈总动脉-锁骨下动脉侧-侧吻合术、颈总动脉-颈总动脉转流术、锁骨下动脉-对侧颈动脉转流术。

（4）主动脉-颈动脉（无名动脉）转流术：此术式适用于单侧或双侧颈总动脉完全闭塞或长段重度狭窄的病变，且远端颈内动脉流出道通畅者；能够耐受开胸手术的患者，可同行行至单、双侧锁骨下动脉转流术。此术式多用于头臂型多发性大动脉炎的病例。

体位为仰卧位，头偏向健侧。选择全身麻醉，头部置冰帽。转流血管可采用直径6mm、8mm 直型带支撑环人工血管。

手术取正中劈开胸骨的方法显露升主动脉，再根据情况向上延至颈部，或在颈部另行切口。人工血管走行于胸骨后前纵隔，牵开胸骨，切开心包，充分显露升主动脉。少有采用右侧第4 肋间开胸的方法显露升主动脉，人工血管从第1 肋间出胸，经皮下、锁骨前进入颈部。用3-0 或4-0 无创线将人工血管与升主动脉行端-侧吻合术，人工血管另一端与头臂动脉行端-侧吻合。术中升主动脉采用无创阻断钳侧壁钳夹部分阻断法。

如用口径较细的6mm、8mm直型人工血管，应选择正中劈开胸骨的方法，行人工血管与升主动脉吻合较易，且人工血管的走行更符合血流动力学的要求。如用口径较粗的"Y"形人工血管可以选择右侧第4肋间开胸的方法，以避免胸骨柄的压迫。直径6～8mm的人工血管均可与颈动脉相吻合，从临床症状改善情况比较，二者无明显差异，但是应用6mm直型人工血管，临床观察可以明显减少或避免术中、术后脑水肿的发生。对于有严重脑缺血的患者，只改善一侧颈动脉供血（用直径6mm人工血管）就足以改善脑缺血症状，并能较好地避免或减少脑水肿的发生。

（5）升主动脉双颈动脉转流术：双侧颈动脉病变可以行此术式。手术采用直径16mm×8mm及14mm×7mm"Y"形人工血管。多采用右侧第4肋间开胸的方法显露升主动脉，人工血管从第1肋间出胸，经皮下、锁骨前进入颈部。手术方法和注意事项同上述。此种术式术后容易出现严重的脑水肿，而导致患者死亡。临床上发现双侧颈动脉病变的患者，多只行升主动脉－单侧颈动脉转流术，就可以取得满意的疗效。因此许多外科医师已经放弃了升主动脉－双颈动脉转流术式。

（三）介入治疗

近年来国内外腔内治疗已广泛地应用于治疗颈动脉狭窄。其具有微创及可多次反复应用的特点。有不少学者将腔内列为首选的治疗方法。对于危重病例，一般状况差，无法耐受外科手术的打击，此时腔内治疗应作为首选；对于有气管切开、颈部瘢痕、接受体外放疗、既往有脑神经损伤史的症状性的颈动脉狭窄病例，CAS（颈动脉血管成形和支架置入术）较CEA更具有优势；对于病变累及双侧颈动脉，甚至椎动脉和（或）颅内动脉者，患者可能难以耐受外科手术时的颅内缺血（即使是术中内转流管的情况下），CAS较CEA可能更具有优势。

头臂型大动脉炎的病例多为长段的动脉狭窄或闭塞，不适于腔内治疗；且其再狭窄率远较动脉硬化为高。因此CAS多建议应用于病因为动脉硬化者。

相对禁忌证：①颅内血管畸形；②急性、亚急性脑梗死；③血管造影禁忌证（严重的造影剂反应、慢性肾衰竭）；④严重钙化性病变，扩张困难者；⑤环稳定斑块者。

绝对禁忌证：①颈动脉内附壁血栓形成；②腔内方法无法到达的病变（主动脉弓分支严重扭曲、无合适导入动脉、主动脉弓解剖特殊、病变段颈动脉严重的狭窄）；③颈动脉瘤附近的病变。

腔内治疗过程中栓子的脱落是限制其广泛应用于治疗颈动脉狭窄的主要原因，无保护的腔内治疗围手术期神经系统并发症高，为5%～10%。因此，对于介入治疗术中的脑保护是十分必要的。

脑保护的措施包括：术前应用抗血小板药物，术中有效的预扩张，以及更为重要的术中血管腔内脑保护装置的应用。

目前临床上应用的血管腔内脑保护方式有两种：病变近端脑保护和病变远端脑保护（图5-2、图5-3）。

1. 近端脑保护系统　是在颈总动脉（病变近端）以球囊阻断颈动脉正向血流，从而造成颈内动脉血流逆流，以防止颈动脉栓子进入颈内动脉。临床上以MoMa系统多用：将MoMa脑保护装置引入体内，将颈外动脉球囊置于颈外动脉起始段，并缓慢打起颈外动脉球囊，推注造影剂证实颈外动脉及其起始段的分支动脉（甲状颈干）已被完全阻断；缓慢打起颈总动脉球囊，推注造影剂证实颈总动脉血流已被阻断。此时，颈内动脉血流方向为逆向。此时从MoMa脑保护装置工作通道行颈动脉球囊扩张和支架置入术。操作完成后，充分抽吸潴留于颈总动脉阻断球囊以远动脉内的血液，以排除可能存在的碎屑。撤除颈外动脉阻断球囊及颈总动脉阻断球囊，造影后，撤出脑保护装置系统。

2. 远端脑保护系统　是基于导丝的一种滤器保护系统，远端为自膨镍钛伞臂支撑的伞形结构，外被带微孔的伞膜作为滤网。在行脑保护的同时能够保持颈动脉的正向血流灌注。交换导丝用于引导球囊扩张导管及支架释放。闭合的滤器是置于一释放鞘内，用于通过病灶。在病灶远端颈内动脉内后撤外鞘即可打开滤器。注意在选择滤器时应选用外径大于血管内径的滤器，保证滤器充分贴合于动脉壁，以确保滤过效果。手术完毕后沿导丝送入回收鞘管，将滤网和滤网内的栓子一起拉出体外。

在PROFI临床试验中，MRI-DWI成像证实近端球囊阻断与应用滤器比较可有效减少新发脑缺血损伤（45.2% vs 87.1%），并且缺血灶数量及面积均小。但有限的经验发现，在局麻下行腔内治疗，国人对于近端阻断球囊导致的颅内缺血耐受情况较差。

目前临床上应用的颈动脉支架多为激光切割的自膨式支架，具有良好的支撑力和顺应性。支架的设计多为开环式，以增加支架的顺应性；也有闭环式支架，多适用于病变局部钙化较重者。

介入治疗过程中，应给予足够的预扩张；放置支架后扩张酌情施行。每次扩张持续时间均尽量缩短，扩张间隔适当延长，以保障颅内的血供；行球囊扩张时应严密监测患者的心率、血压，如有降低应立刻停止扩张并迅速给予升压药物和阿托品。在进行腔内治疗时可酌情应用小剂量硝酸甘油或尼莫地平等血管扩张药物，以缓解手术操作造成的脑血管痉挛。

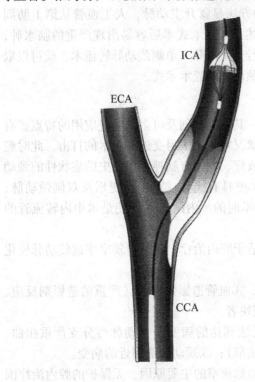 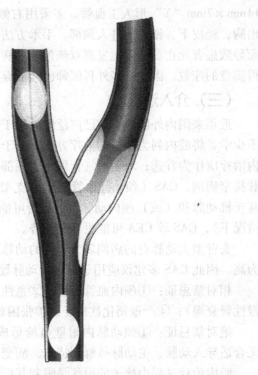

图 5-2 颈动脉腔内治疗脑保护装置：近端脑保护　　图 5-3 颈动脉腔内治疗脑保护装置：远端脑保护

（四）CEA 与 CAS

CEA 与 CAS 孰优孰劣是目前争论的焦点。

术中应用脑保护装置的颈动脉腔内治疗可以作为颈动脉狭窄患者的一项有效治疗措施，但目前还没有确定的证据表明 CAS 比手术治疗更好地避免脑卒中的发生。

对于症状性颈动脉狭窄患者的指南推荐见表 5-1，无症状性颈动脉狭窄患者的指南推荐见表5-2。

表 5-1　症状性颈动脉狭窄患者的指南推荐

指南	建议
2011 ACC/AHA	·对于无创影像学检查证实 ICA 管腔直径狭窄率超过 70%，或造影证实超过 50% 的症状性颈动脉狭窄患者，CAS 可作为除 CEA 外的另一治疗选择，预计围手术期卒中率或死亡率小于 6% ［Ⅰ/B 类证据］ ·对于症状性 ICA 重度狭窄（狭窄率≥70%）且手术困难的患者、有合并症使手术风险大大增加的患者，或有其他特殊情况如放射线诱发的狭窄、CEA 术后再狭窄的患者，可以考虑进行 CAS 术 ［Ⅱb/B 类证据］ ·能够证实围手术期死亡率和并发症发生率在 4%～6% 的术者（数据接近 CEA 及 CAS 相关临床试验结果），可以在上述特定情况下选择实施 CAS 术 ［Ⅱa/B 类证据］

指南	建议
2011 修订后的 SVS	·对于大部分有干预适应证的颈动脉狭窄患者，从降低全因死亡率和围手术期死亡率考虑，CEA 优于 CAS［Ⅰ/B 类证据］ ·对于狭窄率≥50%的患者，在下列情况下 CAS 优于 CEA：气管切开、由于既往同侧手术史或体外放疗使局部组织瘢痕化或纤维化、既往脑神经损伤史，或者病变近及锁骨、远及椎体［Ⅱ/B 类证据］ ·对于狭窄率≥50%的患者，若伴有无法纠正的冠心病、充血性心衰或慢性阻塞性肺疾病，CAS 优于 CEA［Ⅱ/C 类证据］
ESC 2011	·对于 ICA 狭窄率在 70%～99%有症状患者，基于预防再发卒中考虑，推荐行 CEA 手术［Ⅰ/A 类证据］ ·对于需要恢复血运的高外科手术风险的症状性颈动脉狭窄患者，CAS 可作为 CEA 的备选术式［Ⅱa/B 类证据］ ·对于需要恢复颈动脉血运的症状性颈动脉狭窄患者，在病源丰富且有资料证明死亡率或卒中率小于6%的中心，CAS 可作为 CEA 的备选术式［Ⅱb/B 类证据］

表 5-2　无症状性颈动脉狭窄患者的指南推荐

指南	建议
2011 ACC/AHA	·对于经过严格筛选的无症状性颈动脉狭窄患者（造影证实狭窄率≥60%、多普勒超声证实≥70%），可以考虑行预防性 CAS 手术，但此情况下 CAS 手术是否优于单纯药物治疗尚未被证实［Ⅱb/B 类证据］
2011 修订后的 SVS	·直径狭窄率≥60%的无症状患者，如果估计生存期为 3～5 年且围手术期卒中/死亡率可控制在≤3%，为了降低远期卒中的发生风险，应采用 CEA 术［Ⅰ/A 类证据］ ·对于直径狭窄率在 70%～99%的无症状性颈动脉狭窄患者采用 CAS 作为首选治疗方式证据不足。对于经过筛选的无症状患者，当介入操作者有相当经验且其术后的综合卒中率和死亡率小于3%时，CAS 与 CEA 相当［Ⅱ/B 类证据］
ESC 2011	·对于颈动脉狭窄率≥60%的无症状患者，只要手术团队的围手术期卒中率和死亡率小于3%，且患者预期寿命超过 5 年，推荐行 CEA 手术［Ⅱa/A 类证据］ ·对于有指征恢复颈动脉血运的无症状患者，在病源丰富且有资料证明死亡率或卒中率小于3%的中心，CAS 可作为 CEA 的备选术式［Ⅱb/B 类证据］

近期，有症状的颈动脉狭窄患者术中应用脑保护行支架血管成形术与颈动脉内膜切除术比较的随机试验（stent-protected angioplasty versus carotidendartectomy，SPACE）和症状性严重颈动脉狭窄患者内膜切除与血管成形临床试验（endarterectomy versus stunting inpatientswith symptomatic severe carotid stenosis，EVA-3S）初步得出结论：对于有症状的高度颈动脉狭窄患者，在相同风险时，应更倾向于手术治疗。到目前为止的所有临床试验的一致结论：CEA 手术围手术期脑梗死发生率和死亡率低于 CAS。

对于无症状的颈动脉狭窄患者，ACC/AHA 指南提出 CAS 可以是一种治疗选择［Ⅱb/B］。而 SVS 指南则提出将 CAS 术用于无症状性颈动脉狭窄，证据不足。对无症状性颈动脉狭窄，ESC 指南对 CEA 给出的是Ⅱa 类推荐，而 CAS 为Ⅱb 类推荐，并且即使要行 CAS 也必须在规模较大的中心由有经验的医师或团队（要求卒中率和死亡率小于3%）进行。

大型多中心研究（CREST 和 SAPPHIRE）发现，对于无症状患者 CAS 与 CEA 结果相近。但 CAS 比 CEA 花费高得多。

另一些研究指出，单纯的最合理药物治疗（BMT）对于无症状的颈动脉狭窄患者已经足够。

新的指南中只有 ACC/AHA 指南给出推荐：对于症状性颈动脉狭窄患者，CAS"alternative to"CEA。ACC/AHA 指南可能被 CREST 试验结果误导。CREST 试验纳入 2 502 名患者平均随访 2.5 年，发现主要终点事件的 4 年发生率 CAS 与 CEA 无显著性差异（7.2% vs 6.8%，$P=0.51$）。其主要终点事件包括卒中发生率、心肌梗死发生率和全因死亡率。分开来统计时，CAS 围手术期死亡率虽未及统计学显著性差异但是 CEA 的两倍多（9CAS vs 4CEA，$P=0.18$），CAS 围手术期卒中率接近 CEA 组两倍且达到统计学差异（52CAS vs 29CEA，P = 0.01），特别是同侧卒中发生率 CAS 显著高于 CEA（37CAS vs 17CEA，P = 0.009）。但 CAS 术后心肌梗死发生率显著低于 CEA（14CAS vs 28CEA，P = 0.03）。CAS 的低心肌梗死发生率平衡了卒中发生率的差异，因此在总体主要终点事件的分析中得到与 CEA 相当的结果。

（五）术后颅内血管并发症

不是所有的脑梗死都发生在手术部位，CAS 和 CEA 都会导致后循环/对侧/多部位脑缺血，并以 CAS 多见，可能原因为导管引起主动脉弓斑块脱落；CEA 原因不明，主动脉弓、对侧颈动脉、后循环不稳定斑块及异位栓子可能是其原因。术后轻微脑梗死出现较早，尤其是术后当日，均可以在术后当日或第 1 日通过仔细的查体发现。术后严重脑梗死多于术后数日出现，尽管机制不明，但是给了我们相对的机会去预防这类并发症的发生，如严密的血压监控可能减少脑出血和脑梗死的风险，而应用抗血小板药物、他汀类降脂药物和良好的血糖控制，均能减少以上风险。

术后脑出血在 CEA 更常见，不能将出血原因简单归咎于术后应用双抗血小板药物。从出血发生的时间来看，其主要原因是高灌注综合征引起，因此术后密切监控血压对预防术后脑出血尤为重要。

（六）术后再狭窄

对于术后颈动脉再狭窄或闭塞的处理，CREST 临床试验（Carotid Revascularization Endarterectomy versus Stunting Trial）将 1 086 例 CAS 与 1 105 例 CEA 进行对比，术后 2 年，CAS 支架再狭窄或闭塞发生率为 6.0%，CEA 再狭窄或闭塞发生率为 6.3%，而术后 4 年再狭窄或闭塞发生率分别为 6.7% 和 6.2%（病例脱落），并认为导致术后颈动脉再狭窄或闭塞的共同危险因素包括女性、糖尿病和高脂血症；而吸烟为 CEA 术后再狭窄或闭塞的单独危险因素。目前已发表的临床试验随访时间最长的为 CAVATAS（Carotid and Vertebral Artery Transluminal Angioplasty Study），共入组 263 例，其中 CAS 术后 5 年再狭窄或闭塞发生率为 16.6%，CEA 术后 5 年再狭窄或闭塞发生率为 10.5%。

CEA 再狭窄后可行二次外科手术或腔内治疗。

二次手术常见并发症为短暂脑神经麻痹（9.2%）、脑卒中甚至死亡（4.6%）。目前普遍观点认为二次外科手术难以避免因为操作困难导致脑神经损伤及出血，吻合口远端（近颅底）部位再狭窄病变，手术操作更加困难并导致高风险。

腔内治疗 CEA 术后再狭窄的优点包括：2 年内的 CEA 再狭窄多为光滑的新生内膜增生腔内治疗时颅内动脉栓塞的发生率可能更低；避开二次外科手术解剖困难。有报道首次手术二次腔内治疗与初次腔内治疗术后并发症发生率相当。

CAS 再狭窄以腔内治疗为主，包括球囊成形或切割球囊、支架，成功率颇高，但均为小宗病例报道，需要更多的研究来建立标准的治疗措施。对于钙化严重及次全闭病变不适于行二次腔内治疗者、支架内血栓形成等情况可考虑行外科手术治疗。

总之，颈动脉狭窄的病情复杂，并发症多，治疗风险大，治疗难度高。无论选用何种治疗方法都应仔细、慎重。新指南间的分歧或差异只能说明，症状性和非症状性颈动脉狭窄的最佳化治疗方式还是一个有争议的课题。指南间的不一致可能是在已有实验证据判读上存在偏倚导致的。需要更多的询证医学证据。

（周小兵）

第二节　颈动脉瘤

一、病因

颈动脉瘤病因大致与其他动脉瘤相同，最主要的原因是动脉硬化和创伤。其他病因包括各种类型的动脉炎性疾病、马方综合征、动脉中层囊性变性、动脉滋养血管的栓塞、梅毒或动脉感染等。医源性假性动脉瘤可见于血栓内膜剥离术以后，颈动脉壁薄弱导致颈动脉壁扩张；以及动脉移植术后的吻合口假性动脉瘤和动脉穿刺术后的假性动脉瘤。颈动脉瘤在周围动脉瘤内较为常见。病变部位包括颈总动脉、颈内动脉颅外段、颈外动脉及其分支的动脉瘤，其中颈外动脉瘤少见。颈动脉瘤发病部位的特殊性，可以导致严重的神经系统并发症，而危及生命，围手术期发生中枢并发症的风险较大，外科处理一定要慎重。

二、病理

颈动脉瘤病变一般发生在单侧。病变在颈总动脉及其分叉部的最多见，其次是颈内动脉，颈外动脉瘤少见。由于颈动脉壁薄弱所致的真性颈动脉瘤，一般呈椭圆形或圆球形，瘤体近、远心端动脉可迂曲，动脉瘤内常可有血栓存在。

三、临床表现

1. 症状　颈前部侧方膨胀性搏动性肿物，可以逐渐增大，一般为单个，椭圆形或圆球形多见。动脉瘤增大可产生压迫症状，压迫迷走神经及喉返神经可产生声音嘶哑，压迫交感神经可引起霍纳（Horner）综合征，压迫臂丛神经可引起同侧肢体麻木、疼痛、无力和感觉异常等，压迫气管产生呼吸困难，压迫食管产生吞咽困难。颈总及颈内动脉瘤可以影响颅内血供，出现发生头晕、头痛、眼花、复视、耳鸣，以及记忆力减退，甚至一过性体位性昏厥、失语和偏瘫等；瘤内血栓脱落或瘤内斑块脱落，可导致短暂性脑缺血（TIA）和脑梗死。偶有动脉瘤破裂引起出血和窒息而猝死。

2. 体征　沿颈部动脉走向可触及膨胀性、搏动性肿块，其范围自锁骨上胸锁乳突肌前缘向上至下颌角处。触诊时动脉瘤局部有时可触及震颤，尤其是当瘤体流出道有狭窄时更为明显。用力压迫颈总动脉起始部，暂时阻断血流，动脉搏动可减弱或消失，有时瘤体可缩小、变软，杂音和震颤也可减弱或消失。动脉瘤有时可闻及收缩期杂音，这是因为瘤内血流形成涡流所致，但如瘤内有血栓形成时，杂音可不明显。动脉瘤压迫气管时，气管可明显向健侧偏移；压迫咽喉部时，口腔检查可见局部有搏动性隆起肿块；压迫喉返神经时，声带检查可见一侧声带麻痹；压迫交感神经时，可产生同侧眼球下陷、眼睑下垂、眼裂狭窄、瞳孔缩小，同侧面部、颈部、上肢无汗、皮温升高等霍纳综合征的表现。瘤内血栓形成或动脉扭曲，可导致脑供血不全的体征，表现为视力低下、肢体肌力减退和共济失调等。

四、辅助检查

1. 彩色超声多普勒　为目前最佳颈动脉无创检查仪，它不但可显示颈动脉瘤的解剖图像，还显示瘤内血栓及血流量、流速、血流方向等。诊断颈动脉的通畅程度的准确性在95%以上。

2. 经颅多普勒超声　可描记颈动脉、椎动脉和颅内动脉的波形，从而可分析有无动脉狭窄或闭塞；同时可以提示有无颅内前、后交通的开放。条件许可的情况下，压迫患侧的颈动脉，行此项检查，可以更确切地显示前、后交通开放的情况。在术中阻断颈动脉时，可以应用此项检查监测患侧颅内供血的情况。

3. CTA、磁共振动脉成像（MRA）　是一种无创性的断层扫描计算机成像技术，能够三维成像，较为清晰地显示颈动脉瘤及其动脉分支的形态、结构（图5-4）。

可以帮助明确动脉瘤的性质、形态、直径、累及的范围、动脉通畅的情况、有无附壁血栓形成、动脉硬化斑块。目前，对于多数病例，CTA可以替代动脉造影作为确定手术方案的依据。如有必要，可以同时了解颅内动脉的情况。

4. 选择性颈动脉造影术　股动脉入路颈动脉选择性造影和颅内动

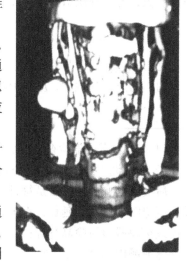

图5-4　螺旋CT三维血管成像
颈总动脉假性动脉瘤和颈动脉破口

脉造影可清楚显示动脉的轮廓，同样可以显示动脉瘤的性质、形态、直径、累及的范围、动脉通畅情况，但是对瘤体内血栓形成以及动脉硬化斑块的显示不如彩超和 CTA 检查（图 5-5）。

升主动脉造影显影效果不佳，仅适用于选择性造影时颅内动脉栓塞风险高危者。

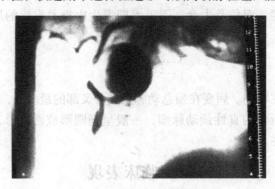

图 5-5　选择性颈动脉造影
可见圆球形颈内动脉瘤

5. 免疫学检查　对于病因怀疑为炎性动脉瘤者，应行相关免疫学检查。

6. 头颅 CT 或 MRI 检查　明确有无脑梗死、颅内出血等。

五、诊断和鉴别诊断

颈动脉瘤诊断比较容易，颈部膨胀性、搏动性肿物为其主要特点。彩色超声检查、CTA、MRA 和动脉造影可以明确诊断。

颈动脉体瘤位于颈动脉分叉部，动脉造影可见颈内、外动脉呈"杯口"样分离，肿物血运丰富，多为颈外动脉供血。颈部神经源性肿瘤包括神经鞘瘤和交感神经纤维瘤，肿物自深部将颈动脉分叉推向浅表，动脉造影也可显示颈内、外动脉分离，但肿物无明显血管染色。腮裂囊肿位于动脉浅部，多不影响动脉。颈动脉扩张症和颈动脉迂曲影像学检查可以明确诊断。海绵状血管瘤和动静脉瘘的动脉造影亦有特异的影像。扁桃体周围脓肿及淋巴结炎等有时也需要与颈动脉瘤相鉴别。

六、手术适应证

颈动脉瘤患者如不积极外科治疗，70% 可因瘤内血栓形成、栓塞造成脑供血不足和脑梗死，致残、致命；动脉瘤破裂可以导致大量出血和窒息，而导致患者死亡。因此，一经诊断需要尽早行干预治疗。瘤体巨大，有颈部压迫症状；瘤内有血栓；有颅内缺血或短暂性脑缺血症状者，更应及早手术治疗。

七、手术禁忌证

绝对禁忌证：全身情况差不能手术者、同时伴发颅内出血性疾病者。对于近期有大面积脑梗死，术后颅内出血风险高危者，应谨慎评估手术治疗时机。

八、术前准备

（1）完善影像学检查，以决定治疗方案和判断预后。

（2）颈动脉压迫试验（Matas 试验）：术前做此试验，目的在于了解和帮助脑侧支循环的建立，即前、后交通的开放。方法是每日多次压迫患侧颈总动脉根部，完全阻断颈总动脉，根据患者耐受的情况，压迫时间可逐日延长，直至压迫 20~30 分钟。对于颈总动脉瘤者；瘤体内血栓形成或动脉硬化重，血栓或斑块脱落风险高危者；炎性动脉瘤者；健侧颈内动脉或颅内动脉有狭窄或闭塞性病变者；患侧颈内动脉或颅内动脉狭窄严重者，不建议行颈动脉压迫试验。

由于颈动脉压迫试验有导致颅内缺血和栓塞的风险，以及出于对此方法有效性的怀疑，有学者对此方法持反对意见。我们的经验是对于无禁忌的患者，颈动脉压迫试验是安全的；即使在行颈动脉压迫时，不能确保全程有效地完全压迫颈动脉，但此方法对于前、后交通的建立是确实有效的，经颅超声多普勒可以明确之。

（3）若瘤体巨大，无法做颈动脉压迫试验时，可一期手术先游离颈总动脉根部，套止血带，逐步分期直至完全缩扎颈总动脉，目的为建立侧支循环，作为术前脑保护的方法之一。目前已极少应用。

九、体位和麻醉

仰卧位，肩部垫枕略抬高，头偏向健侧。全麻或静吸复合麻醉，术中注意头部降温脑保护，颈动脉阻断时应适当升高血压。

十、手术治疗

1. 颈动脉瘤切除和血管重建术　是手术治疗的首选方案。具体手术方法是根据瘤体部位，取环绕下颌角切口或胸锁乳突肌前切口，游离显露近、远端颈动脉及暴露瘤体，注意保护舌下神经、迷走神经和颈襻等。血管移植物首选大隐静脉，切取大隐静脉一段，分支逐一结扎，以肝素盐水轻轻加压注入大隐静脉内，使之适度扩张，置于肝素盐水内备用。经静脉全身肝素化（肝素 0.5 ~ 1mg/kg 体重），用小心耳钳部分钳夹近侧颈总动脉，不完全阻断患侧的颈动脉血流。以尖刀纵切动脉钳闭部长 8 ~ 10mm，行大隐静脉 – 颈总动脉端 – 侧吻合，吻合毕，用小无创钳钳夹移植静脉的另一端后，松开小心耳钳，移植静脉立即出现搏动。准备远侧吻合所需器械和缝线后，在靠近瘤体侧钳夹阻断颈内动脉近心端，然后以小心耳钳在尽量靠颅底处夹颈内动脉，将其切断，尽可能多地保留供吻合的颈内动脉段。用 6 – 0 Prolene线，取两点法，迅速完成大隐静脉 – 颈内动脉端 – 端吻合，恢复血运，证明通畅无漏血后，最后将动脉瘤和被累及的颈动脉一并切除，颈动脉断端以 5 – 0 Prolene 无创缝线进行连续缝合，完成手术。关于血管移植物，也可选用同侧甲状腺上动脉，若颈动脉蜿蜒屈曲时，常可行颈动脉对端吻合术（图 5 – 6 ~ 图 5 – 9）。6 ~ 8mm 的 PTFE 人造血管也可作为移植材料。

高位颈动脉瘤上极可达颅底，远心端颈内动脉由于瘤体的遮挡，极不容易显露。有学者曾采用控制近心端颈内动脉后，直接破瘤而入，再在瘤腔内向远端插入 3F 或 4F 的 Fogarty 球囊导管，球囊充水后成功地控制出血，然后可重建颈内动脉，直至最后结束动脉吻合后撤除 Fogarty 导管。直接破瘤而入，利用 Fogarty 导管控制出血的方法，可用于处理难以控制出血的复杂动脉瘤。破瘤前应准备有效进行快速输血的静脉通路，并准备充足的血源。

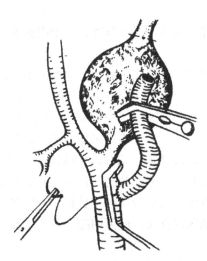

图 5 – 6　用小心耳钳部分钳夹近侧颈总动脉，行大隐静脉，颈总动脉端 – 侧吻合

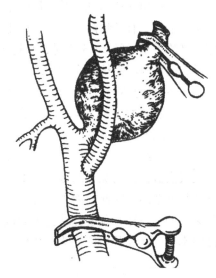

图 5 – 7　切断瘤体颈内动脉先完成大隐静脉 – 颈内动脉瘤端 – 端吻台，再切除瘤体

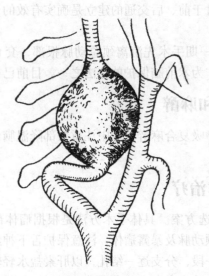
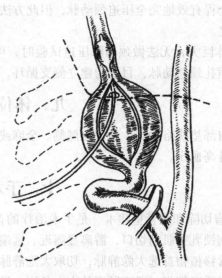

图 5-8　颈内动脉近心端常屈曲，瘤　　图 5-9　高位颈动脉瘤，腔内用 4F Fogarty
体切除后，可行颈内动脉对端吻合　　导管控制出血

颈动脉瘤切除和血管重建时必然要阻断一侧脑血流，造成暂时性脑缺血的过程。因此手术过程中保护脑组织免受缺氧的损害，是减少术后并发症，确保手术成功的关键。术中的脑保护方法有以下几种。

（1）术中采用全身性低温麻醉和暂时性转流术：据 Stone 研究证明，全身降温 28.3℃，可以减少脑部代谢率 60%~75%，这样比常温下阻断时间可延长 3~4 倍，由于对全身的影响较大，可能引起凝血机制障碍和严重的心律失常。此方法已少有应用。全麻下头部局部降温也能有效地延长阻断时间。

（2）近年来颈内动脉内转流管比较广泛地应用于颈动脉手术，术中将转流管一端插入颈总动脉，另一端越过动脉瘤瘤体插入颈动脉的远心端，建立一个暂时性的颈动脉血流通道，这样就可以比较从容地切除动脉瘤和尽量缩短脑缺血的时间。但其弊端是内转流管会影响局部手术操作；内转流管的阻断球囊有导致动脉内膜损伤的可能，而增加颅内动脉栓塞、局部血栓形成以及远期再狭窄的可能性。

（3）北京某医院首创应用了无低温、无转流的颈动脉重建手术的方法，只要经颈动脉压迫试验能耐受 20~30 分钟，颈内动脉造影见颈内动脉颅外段 1.5cm 以上的正常部分可供血管吻合，加上熟练的血管吻合技巧，便可采用此法。颈动脉瘤切除术中有学者采取冰帽头部降温和在颈动脉阻断时常规适当提高患者的血压等措施，有效地防止了术后严重并发症的发生。无低温、无转流的颈动脉重建的方法简化了手术程序，平均手术时间 2~3 小时，平均颈动脉阻断时间约 10 分钟，术中出血少，本组病例无手术死亡者，术后无明显神经系统并发症出现。

2. 颈动脉结扎　20 世纪 70 年代以前，由于技术、器械、血管代用品等多方面的限制，颈动脉结扎瘤体旷置术是治疗颈动脉瘤的主要方法，这种方法使得脑缺血损害带来的相应并发症发生概率大大增加。70 年代以后，颈动脉瘤切除后的动脉重建和脑血流的恢复逐渐成为颈动脉瘤治疗的一个重要步骤，单纯颈总动脉或颈内动脉结扎不再应用。但是在一些特殊病例的治疗中可采用此术式，如感染性的颈动脉瘤，动脉瘤破裂大出血紧急情况下的抢救手术等。Ehrenfeld 认为，当颈内动脉逆向压力大于 70mmHg 时，行颈动脉结扎是安全的。因此，如果考虑行颈动脉结扎术，术前颈动脉压迫试验和术中的颈内动脉逆向压力测定是必要的。另外，颈动脉结扎术的偏瘫常发生在术后数小时至数日，原因多为颈内动脉继发血栓形成，因而术后应常规肝素抗凝 7~10 日。颈外动脉可直接行瘤体切除，颈外动脉结扎，无须重建血管。

3. 动脉瘤缩缝术　即动脉瘤内缝合术，也称为 Matas 手术，手术既想恢复颈动脉的解剖原形，又从生理上使大脑处于正常供血状态。此法不能完全切除瘤体，而且缝合后动脉管壁的不完整和狭窄是难免的，易引起继发血栓及缝合处的出血和渗血，故此法一般已不再采用。但对颈内动脉入颅端的棱形动脉瘤，若术者估计操作困难时，以此法为安全，因为在颅底重建血管操作困难，易造成出血和延长脑缺血的时间。

4. 瘤体切除，局部修补或补片术　外伤性假性动脉瘤，瘤体切除后，动脉破口不大时，可行局部修补，即用无创线连续或间断缝合破口或用自体静脉或涤纶片修补破口。El - Sabrout和Cooley等主张在动脉瘤瘤体较大时行瘤体的部分切除、补片成形术，术中保留瘤体的后壁，减少了迷走神经、舌下神经、喉返神经损伤的概率。需要注意的是，此术式对于免疫性疾病引起的颈动脉瘤手术时应慎重，因会增加动脉瘤再次形成的可能性。

5. 介入治疗　随着腔内技术的不断发展，越来越多的医生也开始尝试腔内技术治疗颈动脉瘤，覆膜支架不但能完全隔绝动脉瘤防止破裂，也能隔绝可能的血栓形成或防止脱落形成脑梗死。

血管腔内技术的迅速发展，使之成为治疗颈动脉瘤的一种安全、可行的方法。主要包括应用覆膜支架隔绝动脉瘤；术中脑保护装置的应用有助于减少术中血栓脱落引起的颅内动脉栓塞的风险。尤其对于二次手术或者放射治疗等原因导致局部解剖困难，脑神经损伤概率大的病例有明显的优势。

介入技术治疗颈动脉瘤尚存在的问题有：颈部被盖组织少，颈部运动范围大，容易造成支架血管受外力的压迫，使支架血管变形，可导致动脉瘤复发或动脉阻塞；并且国人颈动脉的内径比较细，术后容易出现再狭窄或血栓形成。目前尚无大宗应用覆膜支架治疗颈动脉瘤的报道，无远期的随访结果，这些问题有待临床进一步的观察和研究。

十一、术后并发症的防治

（1）术后护理特别需注意有无因脑组织缺血缺氧所造成的脑损伤。全麻清醒后，应注意患者神志和有无偏瘫发生等。

（2）术后常规应用肝素抗凝治疗7～10日，以防移植血管、颈内及颅内动脉血栓形成。术前已应用抗血小板药物者，可以酌情不应用抗凝治疗。

（3）脑缺氧常可致脑水肿，可采用甘露醇脱水治疗。床头抬高，可以有助于缓解脑水肿的发生。

（4）术后仔细观察切口有无出血，避免血肿压迫呼吸道造成窒息或压迫移植血管造成血栓形成等。

（5）颈动脉瘤多数系动脉硬化所致，术后限制进食高胆固醇类动物性食物并戒烟，降脂和抗血小板药物治疗是必要的。

十二、小结

颈动脉瘤切除和颈动脉血管重建术目前仍是治疗颈动脉瘤的主要方法，术前颈动脉压迫试验有助于了解及帮助颅内前、后交通的建立，提高手术的安全性。术中脑保护、头部降温、颈动脉阻断时，适当升高血压等措施减少了术后并发症的发生。对于复杂的颈动脉瘤可以应用无低温、无转流的颈动脉重建的方法以及Fogarty导管控制远心端出血的外科手术方法。覆膜支架植入术对于治疗颈动脉瘤安全、操作较简便，近期通畅率令人满意，但远期效果尚待观察。

（周小兵）

第三节　颈动脉体瘤

颈动脉体瘤是一种较罕见的疾病，又称化学感受器肿瘤。1743年，Von Haller首次描述颈动脉体瘤。1880年，Reigners首次尝试切除颈动脉体瘤，术后患者未能幸存。1886年，Maydl第一次成功切除颈动脉体瘤，但术后并发失语和偏瘫。在美国，Scudder于1903年成功进行第1例颈动脉体瘤切除术，术中颈动脉得以保留且避免了重要神经损伤。迄今，文献报道的颈动脉体瘤仅约1 000例。

一、病因和发病率

颈动脉体瘤的发病年龄为20～80岁，好发年龄为50岁左右。由于颈动脉体瘤较为罕见，发病率难以准确统计。颈动脉体瘤可分为散发性和家族性两类，散发性的双侧发病率为5%，而家族性的双侧发病率可达 20%。1988 年，Hallett 报道 1935—1985 年在 Mayo 医疗中心治疗的 153 例颈动脉体瘤。尽管他们报道的例数超过其他任何医疗中心，但每年诊治仍不过三四例。关于发病率性别比例尚有争议，有文献报道男女发病率之比为 3∶1。

家族性颈动脉体瘤男女发病率相等，这支持了家族性颈动脉体瘤是常染色体遗传性疾病的观点。研究表明，家族性颈动脉体瘤患者的常染色体 11q23 上的 SDHD 基因（琥珀酸泛醌氧化还原酶亚单位 D 基因）发生突变，SDHD 基因编码了琥珀酸泛醌氧化还原酶的细胞色素 b 的小亚单位（cybS）。由于 cybS 是线粒体上的重要的电子呼吸链蛋白，而电子呼吸链又与氧的代谢密切相关，因此，SDHD 基因可能是家族性颈动脉体瘤的遗传基因。

高原地区长期慢性低氧刺激使颈动脉体组织增生，是促使颈动脉体瘤发病的重要因素，但是从组织增生到肿瘤形成的过程仍不明确。平原地区散发病例的发病原因也尚未明了。有学者提出肿瘤发病机制假说：一系列复杂步骤引起癌基因激活和肿瘤抑制基因灭活，这两种机制对肿瘤发生起协同作用。近年来发现癌基因 c-myc、bcl-2、c-erbB2、cerbB3 和 c-Jun 在颈动脉体瘤中异常表达，可能与颈动脉体瘤的发生有关。c-myc 影响细胞分化增殖，它与神经嵴来源肿瘤等多种肿瘤有关。bcl-2 的蛋白产物是线粒体内膜蛋白，它还在成神经细胞瘤和其他神经来源肿瘤细胞内表达。c-erbB2 和 cerbB3 是与表皮生长因子受体有关的受体，在嗜铬细胞瘤等多种肿瘤内发现 c-erbB2 和 cerbB3 的倍增和过度表达。c-Jun 与细胞生长有关，它的过度表达被认为与肿瘤发生直接相关。

二、解剖与生理

颈动脉体是一个扁椭圆形小体，体积约 5mm×3mm×2mm，位于颈动脉分叉后方，以纤细的 Meyer 韧带与颈动脉分叉处外膜相连。颈动脉体血供来源为颈外动脉至 Meyer 韧带内小动脉。颈动脉体来源于中胚层第三腮弓和外胚层神经嵴细胞。神经嵴细胞最终分化形成嗜铬细胞。光学显微镜观察发现，颈动脉体瘤组织学结构与正常颈动脉体相似。颈动脉体主要由上皮样细胞组成，细胞聚集成团，细胞团之间有丰富的毛细血管，因此，颈动脉体瘤血供极为丰富。上皮样细胞是 I 型细胞，又称主细胞或球细胞，体积较大，数量较多，多聚集成团，细胞质内含有微小嗜酸性颗粒。聚集成团的上皮样细胞之间是间质细胞，即 II 型细胞，细胞质内不含或只有少量颗粒。I 型细胞是化学感受器，可将化学刺激传入附着于表面神经末梢，再经舌咽神经传入纤维传导至延髓网状结构。借助细胞化学技术在 I 型细胞内发现了肾上腺素、去甲肾上腺素和 5-羟色胺。但是据报道仅有少数颈动脉体瘤发生高血压。因此，对于缺乏高血压症状的颈动脉体瘤患者，儿茶酚胺代谢产物的筛选检查没有意义。

副神经节瘤可分为嗜铬细胞瘤和非嗜铬细胞瘤，嗜铬细胞瘤能分泌儿茶酚胺。目前研究表明，I 型细胞内含有嗜铬颗粒，提示颈动脉体能够分泌儿茶酚胺。经统计最多有 5% 的颈动脉体瘤具有内分泌活性。鉴于很多颈动脉体瘤患者患有其他肿瘤，尤其是嗜铬细胞瘤。有人提出，颈动脉体瘤是神经嵴病变的一部分，神经嵴病变是多种病变并存的，例如 I 型和 II 型多内分泌瘤。I 型和 II 型多内分泌瘤累及组织是由胚胎神经嵴细胞分化而来的，例如颈动脉体和甲状腺髓质。

颈动脉体血流量和耗氧量极大，血流量可达 0.2L/（g·min），超过了甲状腺、脑和心脏血流量。颈动脉体对低氧血症刺激最敏感，高碳酸血症和酸中毒也可刺激颈动脉体。颈动脉体化学感受器兴奋时，可反射性引起呼吸运动加深加快，呼吸改变又反射性影响循环功能，因此使机体发生呼吸频率加快、潮气量增加、心率加快、心排血量增加、心脑血流量增加、腹腔内脏血流量减少等变化。

三、病理

肉眼观察颈动脉体瘤，边界清楚但没有真正的包膜，质地韧，呈红褐色。随着颈动脉体瘤逐渐增大，颈内动脉和颈外动脉之间被颈动脉体瘤撑开，使颈动脉分叉呈杯状增宽。颈动脉体瘤常用病理分级是 Shamblin 分级法。

I 级：颈动脉体瘤体积较小，与颈动脉粘连极少，手术切除无困难。

II 级：颈动脉体瘤体积较大，与颈动脉粘连较多，瘤体可被切除，但手术中需要临时的颈动脉腔内转流。

Ⅲ级：颈动脉体瘤体积巨大，瘤体将颈动脉完全包裹，手术可能需要颈动脉切除和血管移植。

光镜观察颈动脉体瘤，发现组织学结构与正常颈动脉体相似，也是由聚集成团的Ⅰ型细胞和填充其间的Ⅱ型细胞构成，滋养血管丰富。

多数颈动脉体瘤生长缓慢，表现出良性肿瘤特征，但据报道有2%~50%的颈动脉体瘤属于恶性。颈动脉体瘤的良、恶性鉴别，不能依靠病理学检查，即在光镜下观察细胞核形态和有丝分裂来确定，而应根据其是否具有恶性肿瘤生物学特性，即局部淋巴结和远处脏器转移而定。多数学者认为颈动脉体瘤转移率约5%，发生转移部位除了局部淋巴结，还有肾、甲状腺、胰腺、小脑、肺、骨、臂丛神经和乳房等。

四、临床表现

颈部增粗或下颌角下无痛性肿块常常是颈动脉体瘤的首发症状。其他非特异性症状包括颈部疼痛、肿块压痛、声音嘶哑，以及耳鸣、晕眩、视物模糊等脑组织血供障碍表现。首次发现颈部肿块与手术治疗之间往往相隔数年。未经手术的颈动脉体瘤很少发生脑神经病变，网舌咽神经、迷走神经、副神经、舌下神经和颈交感神经受瘤体侵犯，而出现的症状有吞咽困难、声音嘶哑、伸舌偏向患侧等。患者很少出现单侧中枢神经症状和体征，但头晕很常见。由于约5%的颈动脉体瘤具有神经内分泌活性，一些患者主诉头晕、面色潮红、心悸、心动过速、心律不齐、头痛、出汗和畏光。神经内分泌活性有显著的麻醉效果。

颈动脉体瘤最典型体征是Fontaine征：下颌角下肿块附着于颈动脉分叉，可垂直于颈动脉方向移动，但不可沿颈动脉方向移动。颈动脉体瘤与颈动脉紧密相连，因此常可扪及瘤体搏动。颈动脉可能被瘤体压迫狭窄而闻及血管杂音，但是由于颈动脉常有粥样硬化性狭窄，所以颈动脉杂音是非特异性体征。因迷走神经和舌下神经受到侵犯而出现神经体征者较为罕见，出现Horner综合征者更为罕见。颈动脉体瘤触诊多无压痛，质地韧，组织紧密。有些颈动脉体瘤可向口腔内生长，口腔检查可发现瘤体向咽部膨出。家族性颈动脉体瘤双侧发病率高达20%，散发性颈动脉体瘤也达到5%，因此，健侧颈部也应仔细触诊。

五、诊断

颈动脉体瘤应与其他颈部肿块鉴别，如淋巴瘤、颈部淋巴结恶性肿瘤转移、颈动脉瘤、甲状腺病变、下颌下腺瘤和腮裂囊肿。尽管病史和体格检查对颈动脉体瘤诊断有很大帮助，但最终确诊仍需借助多普勒超声、颈动脉造影、CTA和MRA等影像学诊断技术。

彩色多普勒超声准确、无损伤，是颈动脉体瘤首选检查手段。超声可发现颈动脉分叉处肿块血供极其丰富，肿块使颈动脉分叉增宽呈杯状。颈动脉体瘤的丰富血供显示为彩色血流图像，因此，超声可以此与上述其他颈部肿块鉴别。此外，超声还能发现伴发的颈动脉狭窄。

颈动脉造影仍然是诊断颈动脉体瘤的"金标准"。造影可以发现颈动脉分叉增宽呈杯状，瘤体内有丰富的细小滋养血管。正常颈动脉体的血供来源于颈外动脉，而增大的颈动脉体瘤血供来源除了颈外动脉，还有颈内动脉、椎动脉和甲状颈干。额外的血供增加了手术显露和止血的困难，因此，术前通过造影明确血供的来源至关重要。双侧颈动脉造影发现伴发的动脉粥样硬化、侧支循环具有重要意义。

CTA和MRA都能用于颈动脉体瘤的诊断。MRA较CTA优越之处在于可以清晰地显示颈动脉体瘤和周同组织间的关系。MRA对含水组织极为敏感，能轻易地区分血供丰富的颈动脉体瘤和其他颅底软组织。

[111]铟闪烁法不仅能发现颈动脉体瘤，还能发现全身转移灶，因此可作为颈动脉体瘤切除术后的随访手段。颈动脉体瘤有生长激素抑制素受体，而Penetetreotide具有生长激素抑制素相似的特性，经静脉注射后与颈动脉体瘤及其转移灶受体结合。与Penetetreotide分子结合的[111]铟可以被单光子发射计算机断层显像发现，从而清晰地显示颈动脉体瘤及其转移灶。

六、治疗原则

颈动脉体瘤的恶变率在 5% 以上，即使不发生恶变，逐渐增大的瘤体包绕颈动脉及其分支，使手术难度和危险性大大增加。因此治疗原则为，一旦诊断明确应立即完整切除瘤体。早期颈动脉体瘤体积较小且无明显症状，尽早手术可减少术中脑神经和颈动脉损伤。令人遗憾的是，多数颈动脉体瘤被发现时已达 Shamblin Ⅱ 级或 Ⅲ 级。颈动脉体瘤切除术中，灵活运用动脉造影和现代外科技术，使术后脑卒中发生率从 30% 降至 5%。但是脑神经损伤发生率仍然高达 20% ~ 40%。脑神经损伤风险太大，而多数颈动脉体瘤体积小，生长缓慢，因此，有学者对颈动脉体瘤手术切除的合理性提出质疑。然而，当瘤体较小时，外科手术风险相对较小，因此，应尽早手术切除以减少脑神经损伤。双侧颈动脉体瘤切除术后，常出现血压反射功能衰竭综合征。患者可出现间歇性高血压和血压剧烈波动，伴随头痛、头晕、心动过速、出汗和面色潮红。患者处于安静状态时，又会出现低血压和慢心率。患者全身循环状态很大程度上与大脑刺激相关，还可出现严重的情绪波动。血压反射功能衰竭综合征的原因可能是切除颈动脉体瘤时损伤舌咽神经、舌下神经或舌咽神经颈动脉窦支，破坏颈动脉窦的神经通路，中断血压反射弓。因此，应尽量避免双侧颈动脉体瘤切除。放射性核素治疗仅对残余病灶和防止术后复发有一定疗效，不能单独用于治疗颈动脉体。术前放疗会增加手术难度。化疗对颈动脉体瘤无效。

七、手术方法

虽然颈动脉体瘤切除术不断发展和完善，但术后神经损伤发生率并未明显下降。因此，术前应仔细评估脑神经功能。对于可能有内分泌活性的颈动脉体瘤，或者临床表现未显示有内分泌活性的双侧颈动脉体瘤，都应进行儿茶酚胺筛选检查。

颈动脉体瘤切除术前是否要行动脉栓塞术尚有争议。一些学者认为动脉栓塞可以减少颈动脉体瘤血供，减少术中失血量，降低手术难度，从而使手术更安全。但是经皮动脉栓塞导致颈内动脉或脑动脉栓塞的风险不容忽视。

术中出血量较大，可考虑使用自体血回输装置减少库存血用量。有学者认为，术中脑电图监测可以尽早发现脑组织缺血，及时采取补救措施，增加了手术安全性。为避免脑神经损伤，除仔细解剖瘤体周围结构之外，还可使用双极电凝器避免热传导灼伤神经。

颈动脉体瘤位置较高时，远端颈内动脉和近颅底部位显露较困难。Dossa 应用简易临时下颌骨半脱位术成功地解决了这一难题。简易临时下颌骨半脱位术具有简单易行、省时、损伤小、并发症少等优点。但是下颌骨半脱位术必须在术前完成，因此，需要事先对下颌骨半脱位术的必要性做出准确评估。

颈动脉体瘤切除术一般选择气管插管全身麻醉。如需行下颌骨关节半脱位术，则应经鼻气管插管。患者仰卧位，头部向对侧倾斜 45°，颈后垫薄枕。术中沿胸锁乳突肌前缘耳后行纵向切口，可使手术视野清晰可辨。如果颈动脉体瘤巨大，行改良 T 形颈部切口更便于切除瘤体。切口进行于耳前，将腮腺移开并保留面神经，这样便于显露远端颈内动脉。

针对 Shamblin 各级的颈动脉体瘤，应采用不同手术方法。Shamblin Ⅰ 级瘤体体积小，与颈动脉粘连少，应行颈动脉体瘤切除术。切除颈动脉体瘤应从下端开始，逐渐向头端解剖。解剖较困难的两个部位是颈动脉分叉和颈动脉体瘤后侧，瘤体后侧常包绕喉上神经。当颈动脉体瘤位置甚高时，应在二腹肌后腹进入乳突沟处分离之。当解剖远端颈内动脉时，应分离二腹肌以便于显露切除茎突下颌韧带。术中应仔细辨认保护舌下神经和迷走神经。颈动脉体瘤血供主要源于颈外动脉，因此，阻断颈外动脉可以减少瘤体出血和体积，颈外动脉还可以作为"把手"转动瘤体，便于解剖。瘤体切除不可沿脉中层而应沿动脉外膜、Gordon - Taylor 白线处进行，否则可能引起术中出血或术后颈动脉破裂。但是颈动脉体瘤没有真正的包膜，白线常常难以辨认，因此，要完整剥离瘤体而不损伤动脉壁并非易事。需要指出的是，不能因避免损伤动脉壁而残留瘤体组织，否则术后极易复发。

Shamblin Ⅱ 级瘤体体积较大，与颈动脉粘连较多，应行颈动脉体瘤切除、备颈动脉内转流术。术中使用转流管既可以减少出血，又可以避免脑组织缺血。Shamblin Ⅲ 级瘤体体积巨大，瘤体将颈动脉分叉完全包裹或者恶变可能较大，应行颈动脉体瘤切除、备自体血管移植术。自体血管通常取大隐静脉。大隐静脉近端与颈总动脉行端－侧吻合时，建议部分阻断颈总动脉，可以缩短脑缺血时间。大隐静脉远端与颈内动脉行端－端吻合。最后切断并结扎颈总、颈外动脉，将瘤体连同动脉一并切除。较大颈动脉体瘤切除后，颈动脉缺损不大或颈内动脉迂曲延长时，可考虑行颈总、颈内动脉吻合术，但前提是动脉吻合后不应有张力。

颈动脉体瘤体积极其巨大时，即使下颌骨半脱位术也无法显露或重建远端颈内动脉，必须结扎颈内动脉。但是结扎颈内动脉可能导致脑卒中，脑卒中发生率为 23% ~ 50%，死亡率为 14% ~ 64%。如术前考虑到可能结扎颈内动脉，则应行全脑血管造影检查评估大脑侧支循环，造影时用球囊导管阻断颈动脉评估患者耐受程度。此外，也可术中直接穿刺颈内动脉测量动脉反流压，低于 50mmHg 时，结扎颈内动脉可能威胁生命。

多数患者在治疗性颈动脉体瘤切除术后恢复良好。在相同性别年龄段的对照研究中，术后患者生存率与未手术者相同。仅有不到 2% 的颈动脉体瘤发生转移，颈动脉体瘤完整切除后，复发率不到 6%。颈动脉体瘤患者应定期随访，检查有无多中心病变或复发。接受血管移植的患者应定期行多普勒超声检查，了解移植血管是否发生狭窄。如怀疑颈动脉体瘤属家族性者，建议筛查患者亲属。

关于移植血管术采用何种材料，有经验表明，颈内动脉口径较细，为保证移植血管长期通畅，不宜采用人造血管。最理想的移植血管是自体颈外动脉，如瘤体不包绕颈外动脉而仅包绕颈内动脉，可将瘤体连同受累颈内动脉一并切除，颈外动脉切断后，其近端与颈内动脉残端吻合。由于只需行一个吻合口，颈内动脉阻断时间较短。然而符合这种条件的颈动脉体瘤很少，有学者所在医院 21 例中仅有 2 例（9.5%）。自体大隐静脉是最常用的移植血管，远期通畅率较高。自体颈外静脉可在同一切口内取材，但颈外静脉壁薄易发生瘤样扩张，故不宜采用。

由于术中常需阻断颈总动脉和颈内动脉，使同侧脑组织缺血，如颅内 Willis 环部分缺损，脑缺血无法从对侧代偿，就可能发生脑梗死。颈动脉血栓脱落是引起脑梗死的另一重要原因。有学者所在医院采用术中内转流病例发生脑梗死很可能是转流管内血栓形成脱落所致。预防脑梗死的措施应包括：①术前压迫阻断患侧颈总动脉，促进 Willis 环开放，即 Matas 试验；②术中避免低血压，保证一定脑灌注压；③采用全身麻醉降低脑组织代谢率，提高缺氧耐受能力；④阻断颈总动脉前，静脉注射 20 ~ 30mg 肝素，预防血栓形成。

神经麻痹是颈动脉体瘤手术最常见并发症，有学者所在医院神经麻痹发生率达 43.4%，受累神经有舌下神经，迷走神经主干，迷走神经分支如咽支、喉上神经，面神经下颌缘支及交感神经等。神经麻痹的原因包括术中牵拉切割、术后局部水肿或瘢痕粘连压迫等。舌下神经多横跨瘤体表面，剥离瘤体时如创面渗血较多，易损伤此神经，术后表现为伸舌偏斜、舌搅拌功能障碍等。迷走神经多位于瘤体后方，可被部分瘤体包绕，损伤后表现为声音嘶哑、心率增快等。咽支及喉上神经位于瘤体内侧，损伤后出现吞咽困难、呛咳、音调降低及发声费力。面神经下颌支沿下颌骨走行，偶可行走于下颌骨下方，瘤体较大直达颅底时，分离上极时可损伤此神经，表现为患侧鼻唇沟变浅、鼓腮漏气等。交感神经位于迷走神经内侧，损伤或压迫后出现 Horner 征。减少神经损伤的关键在于良好的手术显露，减少手术创面的渗血，熟悉颈部神经走向，术中注意识别和保护。

（周小兵）

第六章

甲状腺外科

第一节　甲状腺功能亢进症

甲状腺功能亢进症（以下简称甲亢）系指因甲状腺分泌过多而引起的一系列高功能状态，是仅次于糖尿病的常见内分泌疾病，有2%～4%的育龄妇女受累。其基本特征包括甲状腺肿大，基础代谢增加和自主神经系统的紊乱。根据其病因和发病机制的不同可分为以下几种类型：①弥漫性甲状腺肿伴甲亢：也称毒性弥漫性甲状腺肿或突眼性甲状腺肿，即Graves病，占甲亢的80%～90%。为自身免疫性疾病。②结节性甲状腺肿伴甲亢：又称毒性多结节甲状腺肿即Plummer病。患者在结节性甲状腺肿多年后出现甲亢，发病原因不明。近年来在甲亢的构成比上有增加的趋势，并有地区性。③自主性高功能甲状腺腺瘤或结节：约占甲亢的9%，病灶多为单发。呈自主性且不受促甲状腺素（TSH）调节，病因也不明确。④其他原因引起的甲亢：包括长期服用碘剂或乙胺碘呋酮等药物引起的碘源性甲亢；甲状腺滤泡性癌过多分泌甲状腺素而引起的甲亢；垂体瘤过多分泌TSH而引起的垂体性甲亢；肿瘤如绒毛癌、葡萄胎、支气管癌、直肠癌可分泌TSH所以称之为异源性TSH综合征，卵巢畸胎瘤（含甲状腺组织）属异位分泌过多甲状腺素；甲状腺炎初期因甲状腺破坏造成甲状腺激素释放过多可引起短阵甲亢表现；最后还有服用过多甲状腺素引起的药源性甲亢等。

在这些类型的甲亢中以前三者特别是Graves病比较常见且与外科关系密切，所以本节予以重点讨论。

一、弥漫性甲状腺肿伴甲亢

弥漫性甲状腺肿伴甲亢即Graves病简称GD，是由自身免疫紊乱而引起的多系统综合征，1835年Robert Graves首先描述了该综合征包括高代谢、弥漫性甲状腺肿、眼征等。

（一）病因及发病机制

该病以甲状腺素分泌过多为主要特征，但TSH不高反而降低，所以并非垂体分泌TSH过多引起。在患者的血清中常能检出针对甲状腺的自身抗体，该抗体可缓慢而持久地刺激甲状腺增生和分泌，以前曾称之为长效甲状腺刺激物（LATS），也有其他名称如人甲状腺刺激素（HTS）、甲状腺刺激蛋白（TSI）。这些物质对应的抗原是甲状腺细胞上的TSH受体，起到类似TSH的作用，可刺激TSH受体引起甲亢。进一步研究表明TSH受体抗体TRAb是一种多克隆抗体，可分为以下几种亚型：①甲状腺刺激抗体（TSAb）或称甲状腺刺激免疫球蛋白（TSI）主要是刺激甲状腺分泌；②甲状腺功能抑制抗体（TFIAb）或称甲状腺功能抑制免疫球蛋白（TFⅡ），又称甲状腺刺激阻断抗体（TSBAb）；③甲状腺生长刺激免疫球蛋白（TGSI），与甲状腺肿大有关；④甲状腺生长抑制免疫球蛋白（TGII）。这些克隆平衡一旦被打破，占主导地位的抗体就决定了临床特征。如GD患者治疗以前的TRAb阳性为60%～80%，而TSAb阳性率达90%～100%，如果该抗体阳性妊娠妇女的新生儿发生GD的可能性增加。故认为GD患者的主导抗体是TSAb，当然也有其他抗体存在。在主导抗体发生转变时，疾病也随之发生转变，如GD可转变为慢性甲状腺炎（HD），反之也一样。由于检测技术原因目前临床仅开展TRAb和

TSAb 的检测。

甲状腺自身免疫的病理基础目前尚不明了，可能与以下因素有关：

1. 遗传因素　在同卵双胎同时患 GD 的达 30%～60%，异卵双胎同时患 GD 的仅 3%～9%。在 GD 患者家属中 34% 可检出 TRAb 或 TSAb，而本人当时并无甲亢，但今后有可能发展为显性甲亢。目前认为一些基因与 GD 的高危因素有关，包括人类白细胞抗原（HLA）基因 DQ、DR 区，如带 HLA－DR3 抗原型的人群患 GD 的危险性为其他 HLA 抗原型人群的 6 倍。HLA－DQA1＊0501 阳性者对 GD 有遗传易感性。非 HLA 基因如肿瘤坏死因子 β（TNF－β）、细胞的 T 细胞抗原（CTLA4）、TSH 受体基因的突变和 T 细胞受体（TCR）等基因同 GD 遗传易感性之间的关系正引起人们的注意。但研究表明组织相容性复合体（MHC）系统可能只起辅助调节作用。

2. 环境因素　包括感染、外伤、精神刺激和药物等。在 GD 患者中可检出抗结肠炎耶尔森菌（Yersimia enterocolitica）抗体，耶尔森菌的质粒编码的蛋白与 TSH 受体有相似的抗原决定簇（"分子模拟学说"）。该抗原是一种强有力的 T 细胞刺激分子即超抗原，可引起 T 细胞大量活化。但其确切地位仍不明了，也有可能是继发于 GD 免疫功能紊乱的结果。

3. 淋巴细胞功能紊乱　GD 患者甲状腺内的抑制性环路很难启动与活化，不能发挥免疫抑制功能，导致自身抗体的产生。在甲状腺静脉血中 TSH 抗体的活性高于外周血，提示甲状腺是产生其器官特异自身抗体的主要场所。而且存在抑制性 T 细胞功能的缺陷，抗甲状腺药物如卡比马唑治疗后这种缺陷可以改善，但是直接还是间接反应有待研究。

总之 GD 可能是由多因素引起以自身免疫紊乱为特征的综合征，确切病因有待于进一步研究。

（二）病理解剖与病理生理

GD 患者的甲状腺呈弥漫性肿大，血管丰富、扩张。滤泡上皮细胞增生呈柱状，有弥漫性淋巴细胞浸润。浸润性突眼患者其球后结缔组织增加、眼外肌增粗水肿，含有较多黏多糖、透明质酸沉积和淋巴细胞及浆细胞浸润。骨骼肌和心肌也有类似表现。垂体无明显改变。少数患者下肢有胫前对称性黏液性水肿。

甲状腺激素有促进产热作用并与儿茶酚胺有相互作用，从而引起基础代谢率升高、营养物质和肌肉组织的消耗，加强对神经、心血管和胃肠道的兴奋。

（三）临床表现

GD 在女性更为多见，患者男女之比为 1:（5～7），但心脏情况、压迫症状、术中问题和术后反应在男性均较明显。高发年龄为 21～50 岁。在碘充足地区自身免疫性甲状腺疾病的发病率远高于碘缺乏地区。该病起病缓慢，典型者高代谢症群、眼症和甲状腺肿大表现明显。轻者易与神经症混淆，老年、儿童或仅表现为突眼、恶病质、肌病者诊断需谨慎。

1. 甲状腺肿　为 GD 的主要临床表现或就诊时的主诉。甲状腺呈弥漫、对称性肿大，质软，无明显结节感。少数（约 10%）肿大不明显，或不对称。在甲状腺上下特别是上部可扪及血管震颤并闻及血管杂音。这些构成 GD 的甲状腺特殊体征，在诊断上有重要意义。

2. 高代谢症群　患者怕热多汗，皮肤红润。可有低热，危象时可有高热。患者常有心动过速、心悸。食欲亢进但疲乏无力、体重下降，后者是较为客观的临床指标。

3. 神经系统　呈过度兴奋状态，表现为易激动、神经过敏、多言多语、焦虑烦躁、多猜疑、有时出现幻觉甚至亚躁狂。检查时可发现伸舌或两手平举时有细震颤，腱反射活跃。但老年淡漠型甲亢患者则表现为一种抑制状态。

4. 眼症　分为两种，多数表现为对称性非浸润性突眼也称良性突眼，主要是因交感神经兴奋使眼外肌和上睑肌张力增高，而球后组织改变不大。临床上可见到患者眼睑裂隙增宽，眼球聚合不佳，向下看时上眼睑不随眼球下降，眼向上看时前额皮肤不能皱起；另一种为少见而严重的恶性突眼，主要因为眼外肌、球后组织水肿、淋巴细胞浸润所致。但这类患者的甲亢可以不明显，或早于甲亢出现。

5. 循环系统　可表现为心悸、气促。窦性心动过速达 100～120 次/分，静息或睡眠时仍较快，脉压增大。这些是诊断、疗效观察的重要指标之一。心律失常可表现为期前收缩、房颤、房扑以及房室传导阻滞。心音、心脏搏动增强，心脏扩大甚至心力衰竭。老年淡漠型甲亢则心动过速较少见，不少可合并心绞痛甚至心肌梗死。

6. 其他　消化系统除食欲增加外，还有大便次数增多。而老年以食欲减退、消瘦为突出。血液系统中有外周血白细胞总数减少，淋巴细胞百分比和绝对数增多，血小板减少，偶见贫血。运动系统表现为软弱无力，少数为甲亢性肌病。生殖系统的表现在男性可表现为阳痿、乳房发育；女性为月经减少，周期延长甚至闭经。皮肤表现为对称性黏液性胫前水肿，皮肤粗糙，指端增厚，指甲质地变软与甲床部分松离。甲亢早期肾上腺皮质功能活跃，重症危象者则减退甚至不全。

（四）诊断与鉴别诊断

对于有上述临床症状与体征者应作进一步甲状腺功能检查，在此对一些常用的检查进行评价：

1. 摄^{131}I 率正常值　3h 为 5%～25%，24h 为 20%～45%。甲亢患者摄^{131}I 率增高且高峰提前至 3～6h。女子青春期、绝经期、妊娠 6 周以后或口服雌激素类避孕药也偶见摄^{131}I 率增高。摄^{131}I 率还因不同地区饮水、食物及食盐中碘的含量多少而有差异。甲亢患者治疗过程中不能仅依靠摄^{131}I 率来考核疗效。但对甲亢放射性^{131}I 治疗者摄^{131}I 率可作为估计用量的参考。缺碘性、单纯性甲状腺肿患者摄^{131}I 率可以增高，但无高峰提前。亚急性甲状腺炎者 T_4 可以升高但摄^{131}I 率下降呈分离现象。这些均有利于鉴别诊断。

2. T_3、T_4 测定　可分别测定 TT_3、TT_4、FT_3 和 FT_4，其正常值因各个单位采用的方法和药盒不同而有差异，应注意参照。TT_4 可作为甲状腺功能状态的最基本的一种体外筛选试验，它不受碘的影响，无辐射的危害，在药物治疗过程中可作为甲状腺功能的随访指标，若加服甲状腺片者测定前需停用该药。但是凡能影响甲状腺激素结合球蛋白（TBG）浓度的各种因素均能影响 TT_4 的结果。对 T_3 型甲亢需结合 TT_3 测定。TT_3 是诊断甲亢较灵敏的一种指标。甲亢时 TT_3 可高出正常人 4 倍，而 TT_4 只有 2 倍。TT_3 对甲亢是否复发也有重要意义，因为复发时 T_3 先升高。在功能性甲状腺腺瘤、结节性甲状腺肿或缺碘地区所发生的甲亢多属 T_3 型甲亢，也需进行 TT_3 测定。TBG 同样会影响 TT_3 的结果应予以注意。为此，还应进行 FT_4、FT_3 特别是 FT_3 的测定。FT_3 对甲亢最灵敏，在甲亢早期或复发先兆 FT_4 处于临界时 FT_3 已升高。

3. 基础代谢率（BMR）　目前多采用间接计算法（静息状态时：脉搏 + 脉压 − 111 = BMR），正常值在 −15%～+15% 之间。BMR 低于正常可排除甲亢。甲亢以及甲亢治疗的随访 BMR 有一定价值，因为药物治疗后 T_4 首先下降至正常，甲状腺素外周的转化仍增加，T_3 仍高故 BMR 仍高于正常。

4. TSH 测定　可采用高灵敏放免法（HS − TSH IRMA），优于 TSH 放免法（TSH RIA），因为前者降低时能帮助诊断甲亢，可减少 TRH 兴奋试验的使用。灵敏度和特异度优于 FT_4。

5. T_3 抑制试验　该试验仅用于一些鉴别诊断。如甲亢患者摄^{131}I 率增高且不被 T_3 抑制，由此可鉴别单纯性甲状腺肿。对突眼尤其是单侧突眼可以此进行鉴别，浸润性突眼 T_3 抑制试验提示不抑制。而且甲亢治疗后 T_3 能抑制者复发机会少。

6. TRH 兴奋试验　该试验也仅用于一些鉴别诊断。甲亢患者静脉给予 TRH 后 TSH 无反应；若增高可除外甲亢。该方法省时，无放射性，不需服用甲状腺制剂，所以对有冠心病的老年患者较适合。

7. TRAb 和 TSAb 的检测　可用于病因诊断和治疗后预后的评估，可与 T_3 抑制试验相互合用。前者反映抗体对甲状腺细胞膜的作用，后者反映甲状腺对抗体的实际反应性。

（五）治疗

甲亢的病因尚不完全明了。治疗上首先应减少精神紧张等不利因素，注意休息和营养物质的提供。然后通过以下三个方面，即消除甲状腺素的过度分泌，调整神经内分泌功能以及一些特殊症状和并发症的处理。消除甲状腺素过度分泌的治疗方法有三种：药物、手术和同位素治疗。

1. 抗甲状腺药物治疗　以硫脲类药物如甲基或丙硫氧嘧啶（PTU）、甲巯咪唑和卡比马唑为常用，其药理作用是通过阻止甲状腺内过氧化酶系抑制碘离子转化为活性碘而妨碍甲状腺素的合成，但对已合成的激素无效，故服药后需数日才起作用。丙硫氧嘧啶还有阻滞 T_4 转化为 T_3、改善免疫监护的功能。PTU 和甲巯咪唑的比较：①两者均能抑制甲状腺激素合成，但 PTU 还能抑制外周组织的细胞内 T_4 转化为 T_3，它的作用占 T_3 水平下降的 10% ~ 20%。甲巯咪唑没有这种效应。②甲巯咪唑的药效强度是 PTU 的 10 倍，5mg 甲巯咪唑的药效等于 50mgPTU。尤其是甲巯咪唑在甲状腺细胞内存留时间明显长于 PTU，甲巯咪唑 1 次/天，药效可达 24h。而 PTU 必须 6 ~ 8h 服药 1 次，才能维持充分疗效。故维持期治疗宁可选用甲巯咪唑，而不选用 PTU。

药物治疗的适应证为：症状轻，甲状腺轻 ~ 中度肿大；20 岁以下或老年患者；手术前准备或手术后复发而又不适合放射治疗者；辅助放射治疗；妊娠妇女，多采用丙硫氧嘧啶，该药相对通过胎盘的能力相对小些。而不用甲巯咪唑，因为甲巯咪唑与胎儿发育不全有关。希望最低药物剂量达到 FT_4、FT_3 在正常水平的上限以避免胎儿甲减和甲状腺肿大，通常丙硫氧嘧啶 100 ~ 200mg/d。这类药物也可通过乳汁分泌，所以必须服药者不能母乳喂养。如果症状轻又没有并发症，可于分娩前 4 周停药。

治疗总的疗程为 1.5 ~ 2 年。起初 1 ~ 3 个月予以甲巯咪唑 30 ~ 40mg/d，不超过 60mg/d。症状减轻，体重增加，心率降至 80 ~ 90 次/分，T_3、T_4 接近正常后可每 2 ~ 3 周降量 5mg 共 2 ~ 3 个月。最后 5mg/d 维持。避免不规则停药，酌情调整用量。

其他药物：β - 阻滞剂普萘洛尔 10 ~ 20mg Tid，可用于交感神经兴奋性高的 GD 患者，以改善心悸心动过速、精神紧张、震颤和多汗。也可作为术前准备的辅助用药或单独用药。对于甲亢危象、紧急甲状腺手术又不能服用抗甲状腺药物或抗甲状腺药物无法快速起效时可用大剂量普萘洛尔 40mg Qid 快速术前准备。对甲亢性眼病也有一定效果。但在患有支气管哮喘、房室传到阻滞、心衰的患者禁用，1 型糖尿病患者慎用。普萘洛尔对妊娠晚期可造成胎儿宫内发育迟缓、小胎盘、新生儿心动过缓和胎儿低血糖，增加子宫活动和延迟宫颈的扩张等不良反应，因此只能短期应用，一旦甲状腺功能正常立即停药。

在抗甲状腺药物减量期加用甲状腺片 40 ~ 60mg/d 或甲状腺素片 50 ~ 100μg/d 以稳定下丘脑 - 垂体 - 甲状腺轴，避免甲状腺肿和眼病的加重。妊娠甲亢患者在服用抗甲状腺药物也应加用甲状腺素片以防胎儿甲状腺肿和甲减。甲状腺素片还可以通过外源性 T_4 抑制 TSH 从而使 TSAb 的产生减少，减少免疫反应。T_4 还可使 HLA - DR 异常表达减弱。另外可直接作用于特异的 B 淋巴细胞而减少 TSAb 的产生，最终使 GD 得以长期缓解、减少复发。

2. 手术治疗　甲亢手术治疗的病死率几乎为零、并发症和复发率低，可迅速和持久达到甲状腺功能正常，并有避免放射性碘及抗甲状腺药物带来的长期并发症和获得病理组织学证据等独特优点，手术能快速有效地控制并治愈甲亢；但仍有一定的复发率和并发症，所以应掌握其适应证和禁忌证。

（1）手术适应证：甲状腺肿大明显或伴有压迫症状者；中 ~ 重度以上甲亢（有甲亢危象者可考虑紧急手术）；抗甲状腺药物无效、停药后复发、有不良反应而不能耐受或不能坚持长期服药者；胸骨后甲状腺肿伴甲亢；中期妊娠又不适合用抗甲状腺药物者。若甲状腺巨大、伴有结节的甲亢妊娠妇女常需大剂量抗甲状腺药物才有作用，所以宁可采用手术。

（2）手术禁忌证：青少年（<20 岁），轻度肿大，症状不明显者；严重突眼者手术后突眼可能加重手术应不予以考虑；年老体弱有严重心、肝和肾等并发症不能耐受手术者；术后复发因粘连而使再次手术并发症增加、切除腺体体积难以估计而不作首选。但对药物无效又不愿意接受放射治疗者有再次手术的报道，术前用超声检查了解两侧腺体残留的大小，此次手术腺叶各留 2g 左右。

（3）术前准备：术前除常规检查外，应进行间接喉镜检查以了解声带活动情况。颈部和胸部摄片了解气管和纵隔情况。查血钙、磷。为了减少术中出血、避免术后甲亢危象的发生，甲亢手术前必须进行特殊的准备。手术前准备常采用以下两种准备方法如下。

1）碘剂为主的准备：在服用抗甲状腺药物一段时间后患者的症状得以控制，心率在 80 ~ 90 次/分，睡眠和体重有所改善，基础代谢率在 20% 以下，即可开始服用复方碘溶液又称卢戈（Lugol）液。该药可抑制甲状腺的释放，使滤泡细胞退化，甲状腺的血运减少，腺体因而变硬变小，使手术易于进行并减少出血量。卢戈溶液的具体服法有两种：①第一天开始每日 3 次，每次 3 ~ 5 滴，逐日每次递增 1 滴，直到每次 15 滴，然后维持此剂量继续服用。②从第一天开始即为每次 10 滴，每日 3 次。共 2 周左右，直至甲状腺腺体缩小、变硬、杂音和震颤消失。局部控制不满意者可延长服用碘剂至4周。但因为碘剂只能抑制释放而不能抑制甲状腺的合成功能，所以超过4周后就无法再抑制其释放，反引起反跳。故应根据病情合理安排手术时间，特别对女性患者注意避开经期。开始服用碘剂后可停用甲状腺片。因为抗甲状腺药物会加重甲状腺充血，除病情特别严重者外，一般于术前1周停用抗甲状腺药物，单用碘剂直至手术。妊娠合并甲亢需手术时也可用碘剂准备，但碘化物能通过胎盘引起胎儿甲状腺肿和甲状腺功能减退，出生时可引起初生儿窒息。故只能短期碘剂快速准备，碘剂不超过10天。术后补充甲状腺素片以防流产。对于特殊原因需取消手术者，应该再服用抗甲状腺药物并逐步对碘剂进行减量。术后碘剂10滴 Tid 续服5~7天。

2）普萘洛尔准备：普萘洛尔除可作为碘准备的补充外，对于不能耐受抗甲状腺药物及碘剂者，或严重患者需紧急手术而抗甲状腺药物无法快速起效可单用普萘洛尔准备。普萘洛尔不仅起到抑制交感兴奋的作用，还能抑制 T_4 向 T_3 的转化。β－络克同样可以用于术前准备，但该药无抑制 T_4 向 T_3 转化的作用，所以 T_3 的好转情况不及普萘洛尔。普萘洛尔剂量是每次40~60mg，6h一次。一般在4~6天后心率即接近正常，甲亢症状得到控制，即可以进行手术。由于普萘洛尔在体内的有效半衰期不满8h，所以最后一次用药应于术前1~2h给予。术后继续用药5~7天。特别应该注意手术前后都不能使用阿托品，以免引起心动过速。单用普萘洛尔准备者麻醉同样安全、术中出血并未增加。严重患者可采用大剂量普萘洛尔准备但不主张单用（术后普萘洛尔剂量也应该相应地增大），并可加用倍他米松0.5mg Q6h 和碘番酸0.5Q6h。甲状腺功能可在24h开始下降，3天接近正常，5天完全达到正常水平。短期加用普萘洛尔的方法对妊娠妇女及小孩均安全。但前面已提及普萘洛尔的不良反应，所以应慎用。以往认为严重甲亢患者手术会引起甲状腺素的过度释放，但通过术中分析甲状腺静脉和外周静脉血的 FT_3、FT_4 并无明显差异，所以认为甲亢危重病例紧急手术是可取的。

（4）手术方法：常采用颈丛麻醉，术中可以了解发音情况，以减少喉返神经的损伤。对于巨大甲状腺有气管压迫、移位甚至怀疑将发生气管塌陷者，胸骨后甲状腺肿者以及精神紧张者应选用气管插管全麻。

（5）手术方式：切除甲状腺的范围即保留多少甲状腺体积尚无一致的看法。若行次全切除即每侧保留6~8g甲状腺组织，术后复发率为23.8%；而扩大切除即保留约4g的复发率为9.4%；近全切除即保留<2g者的复发率为0%。各组之间复发时间无差异。但切除范围越大发生甲状腺功能减退即术后需长期服用甲状腺片替代的概率越大。如甲状腺共保留7.3g或若双侧甲状腺下动脉均结扎者保留9.8g者可不需长期替代。考虑到甲状腺手术不仅可以迅速控制其功能，还能使自身抗体水平下降，而且甲减的治疗远比甲亢复发容易处理，所以建议切除范围适当扩大即次全切除还不够，每侧应保留5g以下（2~3g峡部全切除）。当然也应考虑甲亢的严重程度、甲状腺的体积和患者的年龄。巨大而严重的甲亢切除比例应该大一些，年轻患者考虑适当多保留甲状腺组织以适应发育期的需要。术中可以从所切除标本上取同保留的甲状腺相应大小体积的组织称重以估计保留腺体的重量。但仍有误差，所以有作者建议一侧行腺叶切除和另一侧行大部切除（保留6g）。但常用于病变不对称的结节性甲状腺肿伴甲亢者，病变严重侧行腺叶切除。但该侧发生喉返神经和甲状旁腺损伤的概率相对较保留后薄膜的高，所以也要慎重选择。对极少数或个别 Graves 病突眼显著者，选用甲状腺全切除术，其好处是可降低 TSH 受体自身抗体和其他甲状腺抗体，减轻眶后脂肪结缔组织浸润，防止眼病加剧以致牵拉视神经而导致萎缩，引起失明以及重度突眼，角膜长期显露而受损导致失明。当然也防止了甲亢复发，但需终身服用甲状腺素片。毕竟属于个别患者选用本手术，要详细向患者和家属说明，取得同意。术前检查血清抗甲状腺微粒体抗体，阳性者术后发生甲减的病例增多。因此，此类患者术中应适当多保留甲状腺组织。

（6）手术步骤：切口常采用颈前低位弧形切口，甲状腺肿大明显者应适当延长。颈阔肌下分离皮瓣，切开颈白线，离断颈前带状肌。先处理甲状腺中静脉，充分显露甲状腺。离断甲状腺悬韧带以利于处理上极。靠近甲状腺组织妥善处理甲状腺上动静脉。游离下极，离断峡部，将甲状腺向内侧翻起，辨认喉返神经后处理甲状腺下动静脉。按前所述保留一定的甲状腺组织，其余予以切除。创面严密止血后缝闭。另一侧同样处理。术中避免喉返神经损伤以外，还应避免损伤甲状旁腺。若被误切应将其切成

1mm 小片种植于胸锁乳突肌内。缝合前放置皮片引流或负压球引流。缝合带状肌、颈阔肌及皮肤。

内镜手术治疗甲亢难度较大，费用高，但术后颈部，甚至上胸部完全没有瘢痕，美容效果明显，受年轻女性，患者欢迎。与传统手术相比，内镜手术时间长，术后恢复时间也无明显优势。甲状腺体积大时不适合该方式。

术后观察与处理：严密观察患者的心率、呼吸、体温、神志以及伤口渗液和引流液。一般 2 天后可拔除引流，4 天拆线。

（7）术中意外和术后并发症的防治

1）大出血：甲状腺血供丰富，甲亢以及抗甲状腺药物会使甲状腺充血，若术前准备不充分，术中极易渗血。特别在分离甲状腺上动脉时牵拉过度，动作不仔细会造成甲状腺上动脉的撕脱。动脉的近侧端回缩，位置又深，止血极为困难。此时应先用手指压迫或以纱布填塞出血处，然后迅速分离上极，将其提出切口，充分显露出血的血管，直视下细心钳夹和缝扎止血。甲状腺下动脉出血时，盲目的止血动作很容易损伤喉返神经，必须特别小心。必要时可在外侧结扎甲状颈干。损伤甲状腺静脉干不仅会引起大出血，还可产生危险的空气栓塞。因此，应立即用手指或湿纱布压住出血处，倒入生理盐水充满伤口，将患者之上半身放低，然后再处理损伤的静脉。

2）呼吸障碍：术中发生呼吸障碍的主要原因除双侧喉返神经损伤外，多是由于较大的甲状腺肿长期压迫气管环，腺体切除后软化的气管壁塌陷所致。因此，如术前患者已感呼吸困难，或经 X 线摄片证明气管严重受压，应在气管插管麻醉下进行手术。如术中发现气管壁已软化，可用丝线将双侧甲状腺后包膜悬吊固定于双侧胸锁乳突肌的前缘处。在缝合切口前试行拔去气管插管，如出现或估计术后会发生呼吸困难，应即作气管造口术，放置较长的导管以支撑受损的气管环，待 2～4 周后气管腔复原后拔除。术后呼吸困难的原因有：血肿压迫、双侧喉返神经损伤、喉头水肿、气管迟发塌陷、严重低钙引起的喉肌或呼吸肌痉挛等，应注意鉴别及时处理。

3）喉上神经损伤：喉上神经之外支（运动支）与甲状腺上动脉平行且十分靠近，如在距上极较远处大块结扎甲状腺上血管时，就可能将其误扎或切断，引起环甲肌麻痹，声带松弛，声调降低。在分离上极时也有可能损伤喉上神经的内支（感觉支），使患者喉黏膜的感觉丧失，咳嗽反射消失，在进流质饮食时易误吸入气管，甚至发生吸入性肺炎。由于喉上神经外支损伤的临床症状不太明显，易漏诊，其发生率远比人们想象的要多，对此应引起更大的注意。熟悉神经的解剖关系，操作细致小心，在紧靠上极处结扎甲状腺上血管，是防止喉上神经损伤的重要措施。

4）喉返神经损伤：喉返神经损伤绝大多数为单侧性，主要症状为声音嘶哑。少数病例双侧损伤，除引起失声外，还可造成严重的呼吸困难，甚至窒息。术中喉返神经损伤可由切断、结扎、钳夹或牵拉引起。前两种损伤引起声带永久性麻痹；后几种损伤常引起暂时性麻痹，可望手术后 3～6 个月内恢复功能。术中最易损伤喉返神经的"危险地区"是：①甲状腺腺叶的后外侧面；②甲状腺下极；③环甲区（喉返神经进入处）。喉返神经解剖位置的多变性是造成损伤的客观原因。据统计，仅约 65% 的喉返神经位于气管食管沟内。有 4%～6% 病例的喉返神经行程非常特殊，为绕过甲状腺下动脉而向上返行，或在环状软骨水平直接从迷走神经分出而进入喉部（所谓"喉不返神经"）。还有一定数量的喉返神经属于喉外分支型，即在未进入喉部之前即已经分支，分支的部位高低和分支数目不定，即术者在明确辨认到一支喉返神经，仍有损伤分支或主干的可能性。预防喉返神经损伤的主要措施是：①熟悉喉返神经的解剖位置及其与甲状腺下动脉和甲状软骨的关系，警惕喉外分支，随时想到有损伤喉返神经的可能；②操作轻柔、细心，在切除甲状腺腺体时，尽可能保留部分后包膜；③缺少经验的外科医师以及手术比较困难的病例，最好常规显露喉返神经以免误伤。为了帮助寻找和显露喉返神经，Simon 提出一个三角形的解剖界标。三角的前边为喉返神经，后边为颈总动脉，底线为甲状腺下动脉。在显露颈总动脉和甲状腺下动脉后，就很容易找到三角的第三个边，即喉返神经。一般可自下向上地显露喉返神经的全过程。喉返神经损伤的治疗：如术中发现患者突然声音嘶哑，应立即停止牵拉或挤压甲状腺体；如发声仍无好转，应立即全程探查喉返神经。如已被切断，应予缝接。如被结扎，应松解线结。如手术后发现声音嘶哑，经间接喉镜检查证实声带完全麻痹，怀疑喉返神经有被切断或结扎的可能时，应考虑再次手术探查。否则可给予神经营养药、理疗、噤声以及短程皮质激素，严密观察，等待其功能恢复。如为双侧喉返神经损伤，应作气管造口术。修补喉返神经的方法可用 6 - 0 尼龙线行对端缝接法，将神经断端靠拢后，间断缝合两端之神经鞘数针。如损伤神经之近侧端无法找到，可在其远端水平以下相当距离处切断部分迷走神经纤维，然后将切断部分的近端上翻与喉返神经的远侧断端作吻合。如损伤神经之远侧端无法找到，可将喉返神经之近侧断端埋入后环状构状肌中。如两个断端之间缺损较大无法拉拢时，可考虑作肋间神经移植术或静脉套入术。

5）术后再出血：甲状腺血管结扎线脱落以及残留腺体切面严重渗血，是术后再出血的主要原因。一般发生于术后 24 ~ 48h 内，表现为引流口的大量渗血，颈部迅速肿大，呼吸困难甚至发生窒息。术后应常规在患者床旁放置拆线器械，一旦出现上述情况，应马上拆除切口缝线，去除血块，并立即送至手术室彻底止血。术后应放置引流管，并给予大量抗生素。分别双重结扎甲状腺的主要血管分支，残留腺体切面彻底止血并作缝合，在缝合切口前要求患者用力咳嗽几声，观察有无因结扎线松脱而产生的活跃出血，是预防术后再出血的主要措施。

6）手足抽搐：甲状旁腺功能不足（简称甲旁减）是甲状腺次全切除后的一个常见和严重并发症。无症状而血钙低于正常的亚临床甲旁减发生率为 47%，有症状且需服药的为 15%。但永久性甲旁减并不常见。多因素分析提示，甲亢明显、伴有甲状腺癌或胸骨后甲状腺肿等是高危因素。主要是由于术中误将甲状旁腺一并切除或使其血供受损所致。临床症状多在术后 2 ~ 3 天出现，轻重程度不一。轻者仅有面部或手足的针刺、麻木或强直感，重者发生面肌及手足抽搐，最严重的病例可发生喉痉挛以及膈肌和支气管痉挛，甚至窒息死亡。由于周围神经肌肉应激性增强，以手指轻扣患者面神经行径处，可引起颜面肌肉的短促痉挛（雪佛斯特征 Chvostek's sign）。用力压迫上臂神经，可引起手的抽搐（陶瑟征 Trousseau's sign）。急查血钙、磷有助诊断，但不一定等报告才开始治疗。治疗方面包括限制肉类和蛋类食物的摄入量，多进绿叶菜、豆制品和海味等高钙、低磷食品。口服钙片和维生素 D_2，后者能促进钙在肠道内的吸收和在组织内的蓄积。目前钙剂多为含维生素 D 的复合剂，如钙尔奇 D 片等。维生素 D_2 的作用在服用后两周始能出现，且有蓄积作用，故在使用期间应经常测定血钙浓度。只要求症状缓解、血钙接近正常即可，不一定要求血钙完全达到正常，因为轻度低钙可以刺激残留的甲状旁腺代偿。在抽搐发作时可即刻给予静脉注射 10% 葡萄糖酸钙溶液 10mL。对手足抽搐最有效的治疗是服用双氢速固醇（A.T.10）。此药乃麦角固醇经紫外线照射后的产物，有升高血钙含量的特殊作用，适用于较严重的病例。最初剂量为每天 3 ~ 10mL 口服，连眼 3 ~ 4 天后测定血钙浓度，一旦血钙含量正常，即应减量，以防止高钙血症所引起的严重损害。有人应用新鲜小牛骨皮质在 5% 碳酸氢钠 250mL 内煮沸消毒 20min 后，埋藏于腹直肌内，以治疗甲状旁腺功能减退，取得了一定的疗效，并可反复埋藏。同种异体甲状旁腺移植尚处于实验阶段。为了保护甲状旁腺，减少术后手足抽搐的发生，术中必须注意仔细寻找并加以保留。在切除甲状腺体时，尽可能保留其背面部分，并在紧靠甲状腺处结扎甲状腺血管，以保护甲状旁腺的血供。还可仔细检查已经切下的甲状腺标本，如发现有甲状旁腺作自体移植。

7）甲状腺危象：甲状腺危象乃指甲亢的病理生理发生了致命性加重，大量甲状腺素进入血液循环，增强了儿茶酚胺的作用，而机体却对这种变化缺乏适应能力。近年来由于强调充分做好手术前的准备工作，术后发生的甲状腺危象已大为减少。手术引起的甲状腺危象大多发生于术后 12 ~ 48h 内，典型的临床症状为 39 ~ 40℃ 以上的高热，心率快达 160 次/分、脉搏弱，大汗，躁动不安、谵妄以至昏迷，常伴有呕吐、水泻。如不积极治疗，患者往往迅速死亡。死亡原因多为高热虚脱、心力衰竭、肺水肿和水电解质紊乱。还有少数患者主要表现为神志淡漠、嗜睡、无力、体温低、心率慢，最后昏迷死亡，称为淡漠型甲状腺危象。此种严重并发症的发病机制迄今仍不很明确，但与术前准备不足，甲亢未能很好控制密切相关。治疗包括两个方面：①降低循环中的甲状腺素水平：可口服大剂量复方碘化钾溶液，首次 60 滴，以后每 4 ~ 6h 30 ~ 40 滴。情况紧急时可用碘化钠 0.25g 溶于 500mL 葡萄糖溶液中静脉滴注，Q6h。24h 内可用 2 ~ 3g。碘剂的作用是抑制甲状腺素的释放，且作用迅速。为了阻断甲状腺素的合成，可同时应用丙硫氧嘧啶 200 ~ 300mg，因为该药起效相对快，并有在外周抑制 T_4 向 T_3 转化的作用。如患者神志不清可鼻饲给药。如治疗仍不见效还可考虑采用等量换血和腹膜透析等方法，以清除循环中过高的甲状腺素。方法是每次放血 500mL，将其迅速离心，弃去含多量甲状腺素的血浆，而将细胞置入乳酸盐复方氯化钠溶液中再输入患者体内，可以 3~5h 重复 1 次。但现已经很少主张使用。②降低外周组织对儿茶酚胺的反应性：可口服或肌内注射利舍平 1~2mg，每 4~6h1 次；或用普萘洛尔 10~40mg 口服 Q4~6h 或 0.5~1mg 加入葡萄糖溶液 100mL 中缓慢静脉滴注，必要时可重复使用。哮喘和心衰患者不宜用普萘洛尔。甲亢危象对于患者来说是一个严重应激，而甲亢时皮质醇清除代谢增加，因此补充皮质醇是有益的。大量肾上腺皮质激素（氢化可的松 200~500mg/d）作静脉滴注的疗效良好。其他治疗包括吸氧、镇静剂与退热（可用氯丙嗪），补充水和电解质，纠正心力衰竭，大剂量维生素特别是 B 族维生素以及积极控制诱因，预防感染等。病情一般于 36~72h 开始好转，1 周左右恢复。

8）恶性突眼：甲亢手术后非浸润性突眼者 71% 会有改善，29% 无改善也无恶化。实际上在治疗甲亢的三种方法中，手术是引起眼病发生和加重概率最小的。但少数严重恶性突眼病例术后突眼症状加重，还可逐渐引起视神经萎缩并易导致失明。可能是因为甲亢控制过快又未合用甲状腺素片、手术时甲状腺受损抗原释放增多有关。治疗方法包括使用甲状腺制剂和泼尼松，放射线照射垂体、眼眶或在眼球后注射质酸酶，局部使用眼药水或药膏，必要时缝合眼睑。如仍无效可考虑行双侧眼眶减压术。

（8）甲亢手术的预后及随访

1）甲亢复发：抗甲状腺药物治疗的复发率 >60%。手术复发率为 10% 左右，近全切除者则更低。甲亢复发的原因多数为当时甲状腺显露不够，切除不足残留过多，甲状腺血供仍丰富。除甲亢程度与甲状腺体积外，药物、放射或手术治疗结束后 TRAb 或 TSAb 的状况也影响预后。无论何种治疗甲状腺激素水平改变比较快，TRAb 或 TSAb 改变比较慢，如果连续多次阴性说明预后好或可停用抗甲状腺药物；如再呈阳性提示 GD 复发的可能性增加，TSAb 阳性复发率为 93%，阴性则为 17%。该指标优于 TRH 兴奋试验。甲亢复发随时间延长而增多，可最迟在术后 10 年再出现。即使临床无甲亢复发，仍有部分患者 T_3 升高、TRH 兴奋试验和 T_3 抑制试验存在异常的亚临床病例。因此应该严密随访。适当扩大切除甲状腺并加用小剂量甲状腺素片可减少复发，达到长期缓解的目的。

2）再次手术时应注意：①上次手术未解剖喉返神经者，这次再手术就要仔细解剖出喉返神经予以保护；②术前可用 B 超和同位素扫描测量残留甲状腺大小，再手术时切除大的一侧，仅保留其后包膜；③如上次手术已损伤一侧喉返神经，则再次手术就选同侧，全切除残留的甲状腺，同时保留后包膜以保护甲状旁腺。当残留甲状腺周围组织广泛粘连，外层和内层的解剖间隙分离困难时，用剪刀在腺体前面的粘连组织中做锐性分离，尽可能找到内膜层表面，再沿甲状腺包膜小心分离。

甲状腺功能减退：术后甲减的发生率在 6%~20%，显然与残留体积有关。另外与分析方法也有关。因为除临床甲减患者外，还有相当一部分亚临床甲减即尚无甲减表现，但 TSH 已有升高，需用甲状腺素片替代。如儿童甲亢术后 45% 存在亚临床甲减。永久性甲减多发生在术后 1~2 年。

（9）放射性 131I 治疗：甲状腺具有高度选择性聚 131I 能力，131I 衰变时放出 γ 和 β 射线，其中 β 射线占 99%，β 射线在组织的射程仅 2mm，故在破坏甲状腺滤泡上皮细胞的同时不影响周围组织，可以达到治疗的目的。美国首选 131I 治疗的原因是：①快捷方便，不必每 1~3 个月定期根据甲状腺功能而调整药物。②抗甲状腺药物治疗所致白细胞减少和肝损害常引起医疗纠纷，医师不愿涉及。

适应证和禁忌证：目前放射性 131I（RAI）治疗 GD 是一种安全有效和可靠的方法，许多中心已将其作为一线首选治疗，特别是对老年患者。并认为 RAI 治疗成年 GD 患者年龄并无下限。已有报道 RAI 不增加致癌危险，对妇女不增加胎儿的致畸性。年轻患者，包括生育年龄的妇女，甚至儿童都可成为其治疗的对象。但毕竟存在放射性，必须强调其适应证：年龄在 25 岁以上，近放宽至 20 岁；对抗甲状腺药物过敏或无效者；手术后复发；不能耐受手术者；131I 在体内转换的有效半衰期不小于 3 天者；甲亢合并突眼者（但有少部分加重）。131I 治疗 Graves 甲亢的条件较之以前宽松得多。

放射碘治疗的禁忌证：①妊娠期甲亢属绝对禁忌，因为胎儿 10~12 周开始摄碘。②胸骨后甲状腺肿只宜手术治疗，放射性甲状腺炎可致甲状腺进一步肿大而压迫纵隔。③巨大甲状腺首选手术治疗。④青年人应尽量避免放射碘治疗，但非绝对禁忌。生育期患者接受 131I 治疗后的 6~12 个月禁忌妊娠。⑤其他如有严重肝肾疾病者；WBC 小于 3 000/mm³ 者；重度甲亢；结节性肿伴甲亢而扫描提示结节呈

"冷结节"者。

RAI 治疗的预后：RAI 治疗后 70% ~90% 有效，疗效出现在 3~4 周后，3~4 个月乃至 6 个月后可达正常水平。其中 2/3 的患者经一次治疗后即可痊愈，约 1/3 需 2 次或 3 次。甲减是 RAI 治疗的主要并发症，第一年发生甲减的可能性为 5% ~10%，以后每年增加 2%~3%，10 年后可达 30% ~70%。然而，现在不再认为甲低是 ^{131}I 治疗的并发症，而是 Graves 甲亢治疗中可接受的最终结果（acceptable endpoint）。

因为 RAI 治疗后甲状腺激素和自身抗原会大量释放，加用抗甲状腺药物并避免刺激与感染以防甲亢危象。RAI 是发生和加重眼病的危险因素，抗甲状腺药物如甲巯咪唑以及短期应用糖皮质激素 [0.5mg/（kg·d）] 2~3 个月可减少眼病的加重。15% 眼病加重者可进行眼眶照射和大剂量糖皮质激素。经 ^{131}I 治疗后出现甲低的患者中，其眼病恶化者的比例远低于那些持续甲亢而需要重复 ^{131}I 治疗者。此外，有人认为 Graves 眼病和甲亢的临床表现一样，都有一个初发－逐渐加重并稳定于一定水平－以后逐渐缓解的自然过程。^{131}I 治疗可使甲亢很快控制，而眼病继续按上述过程进展，因而被误认为是 ^{131}I 治疗所致。研究表明：^{131}I 治疗并不会引起新的眼病发生，但可使已存在的活动性突眼加重，对这类患者同时使用糖皮质激素可有效地预防其恶化。因此目前认为 Graves 甲亢伴有突眼者也不是 ^{131}I 治疗的禁忌证，同时使用糖皮质激素，及时纠正甲低等措施可有效地预防其对眼病的不利影响。

（10）血管栓塞：是近年应用于临床治疗 GD 的一种新方法。1994 年 Calkin 等进行了首例报道，我国 1997 年开始也在临床应用。方法是在数字减影 X 线电视监视下，采用 Seldinger 技术，经股动脉将导管送入甲状腺上动脉，缓慢注入与造影剂相混合的栓塞剂（聚乙烯醇、白芨粉或吸收性明胶海绵），直至血流基本停止，可放置螺圈以防复发；栓塞完毕后再注入造影剂，若造影剂明显受阻即表示栓塞成功。若甲状腺下动脉明显增粗，也一并栓塞。因此，该疗法的甲状腺栓塞体积可达 80% ~90%，与手术切除的甲状腺量相似。综合国内外初步的应用经验，栓塞治疗后其甲亢症状明显缓解，T_3、T_4 逐渐恢复正常，甲状腺也逐渐缩小，部分病例甚至可缩小至不可触及。

Graves 病介入栓塞治疗的病理研究：在栓塞后近期内主要表现为腺体急性缺血坏死。然后表现为慢性炎症持续地灶性变性坏死、纤维组织增生明显、血管网减少、滤泡减少萎缩、部分滤泡增生被纤维组织包裹不能形成完整的腺小叶结构，这是微循环栓塞治疗 Graves 病中远期疗效的病理基础。

二、结节性毒性甲状腺肿

本病又称 Plummer 病，属于继发性甲亢，先发生结节性甲状腺肿多年，然后逐渐出现功能亢进，其发病原因仍然不明。在 1970 年前无辅助诊断设备时，临床上容易将继发性甲亢与原发甲亢相混淆。随着科技发展，碘扫描及彩色多普勒超声对甲状腺诊断技术的应用，很多高功能甲状腺结节得以发现，提高了继发性甲亢的诊断率。

该病多发生于单纯性甲状腺肿流行地区，由结节性甲状腺肿继发而来。近 20 年来结节性甲状腺肿的检出率呈上升趋势，发现毒性甲状腺肿、结节性甲状腺肿检出率与饮用低碘水和碘盐供给时间明显相关，补碘后毒性甲状腺肿发病率升高。自主功能结节学说认为其发病机制是患者的甲状腺长期缺碘后形成自主性功能结节。"自主性"是指甲状腺细胞的功能活动对 TSH 的不依赖性，结节愈大摄入碘愈多者，愈易发生甲亢。另有学者认为之所以发生甲亢是免疫缺陷，其病理基础是结节性甲状腺肿的甲状腺细胞在补碘后逐渐突变为功能自主性细胞，累积到一定数量，就会导致甲亢。此外，部分结节性甲状腺肿伴发甲亢的患者原本就是 Graves 病，由于生活在严重缺碘地区，甲状腺激素合成的原料不足，合成激素水平低而缺乏特征性的临床症状，补以足量的碘以后，激素合成显著增加，才出现甲亢症状。所以，无论是功能自主性结节还是 Graves 病，都属于甲状腺自身免疫性疾病。还有学者从基因水平分析发现，其发病与 TSH 受体基因突变有关。因此其发病有一定的遗传因素。这些学说分别为临床治疗提供了相应的依据。

该病多见于中老年人，由于甲状腺素的分泌增多，加强了对腺垂体的反馈抑制作用，突眼罕见。症状较 GD 轻，但可突出于某一器官，尤其是心血管系统。消耗和乏力较明显，可伴有畏食如无力型甲亢。扪诊时甲状腺并不明显肿大，但可触及单个或多个结节。甲状腺功能检查诊断 Plummer 病的可靠性不如 Graves 病，甲状腺功能常在临界范围。TRH 兴奋试验在老年患者中较 T_3 抑制试验更为安全。同位素扫描提示摄碘不均且不浓聚于结节。

Plummer 病一般应采用手术治疗，多发结节的癌变率为 10.0%，因甲亢患者尚有 2.5%~7.0% 合并甲状腺癌。因此，应积极选择手术治疗。此外，放射性核素治疗并不能根除结节，尤其是巨大结节有压迫症状、怀疑恶变、不宜药物治疗者以及不愿接受放射治疗的患者更应手术治疗。须注意的是，对于巨大、多发性甲状腺结节（100g 以上）患者行放射碘治疗的放射剂量是 Graves 病的 4 倍。所以，手术治疗可作为结节性甲状腺肿继发甲亢的首选方法特别是疑有甲状腺癌可能的病例。对于切除范围，因为有的结节高功能，有的结节因有囊性变，为胶状体，功能就不一定相同，所以要全面考虑，对结节多的一侧行腺叶全切。

对伴有严重的心、肾或肺部疾患不能耐受手术的患者，亦可考虑作同位素治疗，也有作者将 RAI 治疗列为首选，但所需剂量较大，约为治疗 Graves 病的 5~10 倍。

三、毒性甲状腺腺瘤

毒性甲状腺腺瘤亦称高功能腺瘤，指甲状腺体内有单个（少见多发）的不受脑垂体控制的自主性高功能腺瘤，而其周围甲状腺组织则因 TSH 受反馈抑制呈相对萎缩状态。发病机制不明。发病年龄多为中年以后，甲亢症状一般较轻，某些仅有心动过速、消瘦、乏力和腹泻。不引起突眼。

早期摄 ^{131}I 率属正常或轻度升高，但 T_3 抑制试验提示摄 ^{131}I 率不受外源性 T_3 所抑制，TRH 兴奋试验无反应。T_3、T_4 测定对诊断有帮助，特别是 T_3。因为此病易表现为 T_3 型甲亢，TRAb、TSAb 多为阴性有助于与 GD 鉴别。同位素扫描可显示热结节，周围组织仅部分显示或不显示（给予外源性 TSH 10 国际单位后能重新显示，以鉴别先天性一叶甲状腺）。毒性甲状腺腺瘤也有恶性可能应行手术治疗，术前准备同 Graves 病，但腺体切除的范围可以缩小，作病变一侧的腺叶切除即可。RAI 治疗剂量应较大。

（单体刚）

第二节 甲状腺炎

甲状腺炎在临床上并不是单一的疾病，而是由多种病因引起的甲状腺炎症性疾病的统称，临床上并不少见。通常把甲状腺炎分为三大类，即急性甲状腺炎、亚急性甲状腺炎和慢性甲状腺炎。它们的病因各异，并具有不同的临床特征和病理变化。应当充分认识它们各自的特点，以防误诊、误治的发生。把慢性甲状腺炎当作肿瘤而行不必要的甲状腺切除手术是临床上常犯的错误。

一、急性化脓性甲状腺炎

由于甲状腺血流丰富，且自身含碘量丰富，因此具有很强的抵御感染的能力，临床上急性化脓性甲状腺炎相当罕见。然而一旦发生，往往病程非常凶险，甚至危及生命。儿童多于成人。其感染来源多数是由颈部的其他感染病灶直接扩展而来。持续存在的下咽部梨状窝瘘可使儿童甲状腺对感染的易感性增加，从而引起急性化脓性炎症。少数可能是细菌经由血行途径进入甲状腺而形成脓肿。致病菌一般为金黄色葡萄球菌、溶血性链球菌或肺炎球菌。感染可以发生在正常甲状腺，呈现出弥漫性的特征。也可以发生在甲状腺原有结节内，形成局限性炎症。炎症如未能控制而继续发展，可使组织坏死并形成脓肿。脓肿可穿破到周围组织中，一旦向后方破入纵隔或气管，可导致死亡。

本病起病急骤，全身表现为高热、寒战，局部可出现颈前区皮肤红肿、皮肤温度升高等炎症表现，并出现颈部疼痛，触痛明显。头部转动或后仰时疼痛加重。如果脓肿较大，可使气管受压，患者出现气急、吸气性呼吸困难。体检可扪及甲状腺肿大，压痛，血 WBC 和中性粒细胞升高。脓肿形成后，B 超检查可以显示甲状腺增大，内可见蜂窝状强回声区和无回声相混合的肿块，肿块内透声差，可见弱回声点漂浮。亦可见甲状腺内无回声区，内有絮状、点状回声，边界不清。甲状腺周围可见边界不清的低密度带。CT检查显示甲状腺肿大，其内有单发或者多发液性暗区，甲状腺外侧有广泛的低密度影。如果病灶较大，可使气管明显偏向健侧。核素扫描甲状腺区可出现放射性分布稀疏的图像或"冷结节"。甲状腺功能多数正常，感染严重者降低。

因该病罕见，临床上对其认识不足，故时有误诊。做出正确诊断的关键在于提高对本病的认识。本病需要与颈部其他炎症性病变鉴别，如急性咽喉炎、化脓性扁桃体炎、急性腮腺炎、颈椎前间隙脓肿等，还需与亚急性甲状腺炎作鉴别。B超引导下对甲状腺内的液性病灶进行穿刺，抽出脓液则可明确诊断。

对本病的治疗原则一是早期应用抗生素，有可能使炎症消退。二是如有脓肿形成，应及时切开排脓。手术应在全麻下进行。多采取颈前弧形切口，显露甲状腺后先穿刺抽脓，确定脓肿的位置后可用电刀切开表面的甲状腺组织，将脓液吸出。妥善止血后，置乳胶管引流。如果脓肿已经穿破到周围组织中，应将组织间隙的脓液清洗干净，伤口开放引流，待感染完全控制后行Ⅱ期伤口缝合。由梨状窝瘘引起的感染应在感染控制3个月后再次手术，切除瘘管，否则感染容易复发。

二、亚急性甲状腺炎

与急性化脓性甲状腺炎不同，亚急性甲状腺炎是一种非化脓性甲状腺炎性疾病，又称肉芽肿性、巨细胞性甲状腺炎。该症1904年首先由De Quervain描述，故又称为De Quervain病。多见于20～50岁女性，女性发病是男性的4倍以上。

(一) 病因

本病的发病原因至今尚未完全确定。因常继发于流行性感冒、扁桃体炎和病毒性腮腺炎，故一般认为其病因可能与病毒感染或变态反应有关。患者血中可检出病毒抗体，最常见的是柯萨奇病毒抗体，其次是腺病毒抗体、流感病毒及腮腺炎病毒抗体。一些合并流行性腮腺炎的亚急性甲状腺炎患者的甲状腺组织内可以培养出流行性腮腺炎病毒，说明某些亚急性甲状腺炎是由流行性腮腺炎病毒感染所致。另外，有报道认为亚急性甲状腺炎与人白细胞抗原HLA－Bw35有关，提示对病毒的易感染性具有遗传因素。

(二) 病理

巨检标本可见甲状腺明显肿大，组织充血和水肿，质地较实。双叶可不对称，常以一叶肿大为主。但以后往往会累及另一侧腺叶，故本病又称为"匍行性"甲状腺炎。感染使甲状腺滤泡破坏，释放出的胶体可引起甲状腺组织内的异物样反应。切面上可见透明的胶质，其中有散在的灰色病灶。显微镜下见甲状腺实质组织退化和纤维组织增生，有大量慢性炎症细胞、组织细胞和吞有胶性颗粒的巨细胞。在退化的甲状腺滤泡周围见有肉芽组织形成。这种病变与结核结节相似，故本病又称为巨细胞性或肉芽肿性和假结核性甲状腺炎。

(三) 临床表现

亚急性甲状腺炎按其自然病程可分为四期，即急性期（甲亢期）、缓解早期（甲状腺功能正常期）、缓解期（甲状腺功能减退期）、恢复期（甲状腺体功能正常期）。病程一般持续2～3个月。由于患者就诊时处于疾病的不同时期，临床表现可有很大不同，有些患者可有典型症状，而有些病例症状不明显，易被误诊。常见的临床表现包括下列几方面：

(1) 上呼吸道感染或流感症状：如咽痛、发热、肌肉酸痛等。

(2) 甲亢症状：可出现烦躁不安、心悸、多汗、怕热等症状。是由于甲状腺滤泡破坏，甲状腺激素释放入血而致。

(3) 甲状腺病变的局部表现：表现为颈前区肿痛，疼痛向颌下、耳后放射，咀嚼和吞咽时疼痛加剧。体检可发现甲状腺一侧叶或双侧叶肿大，质坚韧，压痛明显，表面高低不平，与周围组织无粘连，甲状腺可随吞咽而上下活动。周围淋巴结不肿大。

(4) 有些患者可以出现眼征，如眼眶疼痛，突眼，上眼睑收缩等。

（5）实验室检查可见血沉增快，基础代谢率升高，血清蛋白结合碘值升高，^{131}I 摄取率降低，T_3、T_4 值升高，TSH 降低。这种血清蛋白结合碘升高和^{131}I 吸收率降低的分离现象是亚急性甲状腺炎急性期的重要特征之一。

（6）B 超检查显示甲状腺体积增大，呈低回声改变，可无明显结节样回声，甲状腺边界模糊。血流信号改变可无变化；CT 与 MRI 可发现甲状腺肿大，增强后组织呈不均匀改变。

（7）甲状腺核素影像特征为甲状腺不显影，或轻度显影，而影像模糊不清，形态失常，放射性分布稀疏不均匀等；也可表现为"冷结节"，是由于局灶性放射性核素不吸收所致。有研究发现，核素扫描时唾液腺部位的放射性分布相对增强，唾液腺/甲状腺吸收率比值明显增高，该比值可作为一项有用的指标，对诊断有一定的意义。

当患者出现诸如上呼吸道感染和甲亢高代谢症状，甲状腺部位疼痛并向周围放射，触有结节、血清蛋白结合碘值升高而^{131}I 摄取率明显下降等典型症状和体征时，应考虑此病。少数病例临床表现不典型，可以仅表现为甲状腺肿大或结节形成，或仅有轻度甲亢症状，甲状腺不肿大或轻度肿大，也无疼痛。但如果血清蛋白结合碘值升高，^{131}I 摄取率降低，T_3、T_4 值升高，TSH 降低，也可诊断为此病。该病早期应与咽喉炎、扁桃体炎、上呼吸道感染、急性化脓性甲状腺炎鉴别；病程中期需与慢性淋巴细胞性甲状腺炎鉴别，后者一般没有发热，血清甲状腺过氧化物酶（TPO）、抗甲状腺球蛋白抗体（TGA）升高，细针穿刺可见大量淋巴细胞。病程后期应与甲状腺癌相鉴别，后者无甲亢表现，细针穿刺可见到恶性肿瘤细胞。

（四）治疗

本病有自限性，可自发地缓解消失，但多数仍需要药物治疗。主张采用类固醇药物和甲状腺制剂治疗。

（1）常用的类固醇药物为泼尼松，每日 20～40mg，分次口服，持续 2～4 周，症状缓解后减量维持 1～2 个月。亦可先用氢化可的松，每日 100～200mg，静脉滴注，1～2 天后改用口服泼尼松，2 周后逐渐减少药量，维持用药 1～2 个月。

（2）甲状腺片每日 40～120mg，或甲状腺素片每日 50～100μg，症状缓解后减量，维持 1～2 个月。

（3）本病多不需要手术治疗。对伴有甲状腺肿瘤者，需切除病变的甲状腺。

（4）本病本身并不需要抗生素治疗，但如果合并其他细菌性感染者，可根据情况选用敏感抗生素。

三、慢性甲状腺炎

慢性甲状腺炎主要有两种情况，一是慢性淋巴细胞性甲状腺炎，二是硬化性甲状腺炎，予以分别叙述。

（一）慢性淋巴细胞性甲状腺炎

慢性淋巴细胞性甲状腺炎由日本人桥本（Hashimoto）根据组织学特征首先报道，故又称为桥本甲状腺肿。

1. 病因　慢性淋巴细胞性甲状腺炎是一种自身免疫性疾病。在多数患者的血清和甲状腺组织内含有针对甲状腺抗原的抗体，如抗甲状腺球蛋白抗体（TGA）、抗甲状腺微粒体抗体（TMA－Ab）和抗甲状腺过氧化物酶抗体（TPO－Ab）等。其发病机制可能与机体的免疫耐受性遭受破坏有关，机体产生了针对自体甲状腺的免疫应答反应。遗传因素在本病的发病过程中也可能存在一定的作用，因为同一家族中发病的情况很多见。研究发现其遗传因子为人类白细胞抗原 HLA 基因复合体，位于第 6 号染色体短臂，编码产物为 HLA Ⅰ类分子和 HLA Ⅱ类分子，后两者可刺激 T 细胞产生细胞毒作用和产生各种细胞因子。此外，该病可能与环境因素有一些关系，比如过量摄入碘可使自身免疫性甲状腺炎恶化。流行病学发现，居住在高碘地区的居民血清中抗甲状腺球蛋白抗体的浓度较高。由于本病以女性多见，有人认为可能与雌激素也有关系。

2. 病理　巨检标本可见甲状腺多呈弥漫性肿大，表面光滑或呈细结节状。质地坚韧，包膜完整，无粘连。切面上呈灰白或灰黄色，无光泽。镜下病变主要表现为三方面：①滤泡破坏、萎缩，滤泡腔内胶质含量减少，滤泡上皮细胞胞质呈明显的嗜酸染色反应，称为 Hurthle 嗜酸性细胞；②细胞间质内淋巴细胞和浆细胞浸润，进而在甲状腺内形成具有生发中心的淋巴滤泡；③间质内有纤维组织增生，并形成间隔。根据病变中淋巴细胞浸润和纤维组织增生比例的不同，可分为三种病理类型：①淋巴样型：以淋巴细胞浸润为主，纤维组织增生不明显；②纤维型：以纤维结缔组织增生为主，淋巴细胞浸润不十分明显；③纤维 - 淋巴样型：淋巴组织和纤维结缔组织均有增生。

3. 临床表现　本病主要见于 40 岁左右的中年妇女，男性少见，男女之比约为 1：20。本病病变演变缓慢，起病后少数患者可无任何症状。多数患者往往有下列表现。

(1) 颈部非特异症状：可有颈前区不适，局部有疼痛和压痛，严重者可有压迫症状，出现呼吸或吞咽困难。多系肿大的甲状腺压迫气管或食管所致。极少压迫喉返神经，故无声音嘶哑。

(2) 大多数患者有甲状腺肿大，多呈弥漫性，但也有表现为结节样不对称性。病变常累及双侧腺体，但部分患者为单侧肿大，可能为发病的早期。甲状腺质较硬，如橡皮样，表面一般是平坦的，但也可呈结节样改变。与周围组织无粘连，可随吞咽上下移动。

(3) 多数患者有甲状腺功能方面的变化，在病程早期可有轻度甲亢表现，而到病程后期则出现甲状腺功能减退的表现。约 60% 的患者以甲状腺功能减低为首发症状。

4. 辅助检查　具体如下。

(1) 血清抗甲状腺球蛋白抗体（TGA - Ab）的测定是诊断的主要手段。其阳性率可达 60% 左右。而抗甲状腺微粒体抗体（TMA - Ab）的阳性率可达 95% 左右。此外，抗甲状腺过氧化物酶抗体（TPO - Ab）的阳性率更高。

(2) 甲状腺功能检查：在疾病的不同阶段，检查的结果可有不同，早期 T_3、T_4 值升高，TSH 值降低，而后期则可能相反。部分患者可伴血沉增快、抗核抗体滴度增高。

(3) 影像学检查：CT、MRI、B 超等检查无特征性表现，无助于本病的诊断，仅可作为病变范围及疗效的评估。

(4) 同位素扫描：甲状腺放射性分布往往不均匀，有片状稀疏区。

(5) 穿刺细胞学及病理检查：见甲状腺间质内多量的淋巴细胞和浆细胞浸润。

5. 诊断和鉴别诊断　本病的诊断要结合临床表现、实验室检查和细胞病理学检查三方面的情况来决定。仅有临床症状而无实验室和细胞病理学方面的依据则不能做出诊断。其中细胞病理学检查是确诊的依据。对于临床上考虑为本病者，应行实验室检查，如果放免法测定的 TGA - Ab 和 TPO - Ab 值均大于 50% 便有诊断意义。若临床表现不典型，两者结果两次≥60% 也可确诊。近来，TGA - Ab 的临床意义已大大逊于 TMA - Ab 及 TPO - Ab。多数认为后两者，甚至只要 TPO - Ab 的滴度增高便有诊断意义。进一步行细针穿刺细胞学检查，若间质内见到多量淋巴细胞和浆细胞浸润则可确定诊断。细针穿刺细胞学检查是诊断慢性甲状腺炎简便、有效的方法。但必须满足以下三个条件：①标本量足够；②由经验丰富的细胞学家读片；③穿刺到所指定的病变部位，否则常可误诊或漏诊。该病应与甲状腺癌进行鉴别。慢性淋巴细胞性甲状腺炎与甲状腺癌可以同时存在，两者之间的关系尚不明确。但在两者的病灶内发现 PI3K/Akt 高表达，提示慢性淋巴细胞性甲状腺炎与分化型甲状腺癌的发生存在某些相关的分子机制。临床上常发现，因甲状腺癌而切除的甲状腺标本癌旁组织呈慢性淋巴细胞性甲状腺炎改变。而慢性淋巴细胞性甲状腺炎患者在随访过程中有部分可以出现甲状腺癌，其发生概率是正常人的三倍。慢性淋巴细胞性甲状腺炎的甲状腺多呈双侧弥漫性增大，质地韧而不坚。而甲状腺癌的病灶多呈孤立性，质地坚硬。穿刺细胞学检查可资鉴别。如在慢性淋巴细胞性甲状腺炎的基础上出现单发结节或出现细小钙化，应警惕发生甲状腺癌的可能。

慢性淋巴细胞性甲状腺炎常常合并存在其他自身免疫性疾病，如重症肌无力、原发性胆管硬化、红斑狼疮等，在诊断时应当引起注意，以免漏诊。

6. 治疗　本病发展缓慢，可以维持多年不变，少数病例自行缓解，多数患者最终将发展成甲状腺功能减退。如无临床症状，无甲减，TSH（或 S - TSH）也不增高可不治疗，定期随访即可。如已有甲减或 TSH 增高，提示存在亚临床型甲减，应给予治疗。原则是长期的甲状腺激素抑制和替代疗法。目前常用的口服药物有两类，一是甲状腺干燥制剂，系牛和猪的甲状腺提取物，各种制剂中甲状腺激素含量可能不同。二是合成的 T_4 制剂，即左甲状腺素片，剂量恒定，半衰期长。应用时先从小剂量开始，甲状腺干燥制剂每日 20mg，左甲状腺素片 25μg，以后逐渐加量，使 TSH 值维持在正常水平的低限，使 T_3 和 T_4 值维持在正常范围。确定维持量后，一般每 3～6 个月复查甲状腺功能，并根据甲状腺功能情况调整药物剂量。一般不建议应用类固醇药物，当单独应用甲状腺制剂后甲状腺缩小不明显，疼痛和压迫症状未改善时可考虑合并使用。类固醇激素可使甲状腺缩小，硬度减轻，甲状腺抗体效价下降，一般用量为泼尼松 30～40mg/d，1 个月后减量到 5～10mg/d，病情稳定后即可停用。

单纯性慢性淋巴细胞性甲状腺炎不采用手术治疗，因手术切除甲状腺可使原有的甲状腺功能减退进一步加重。但有下列情况可考虑手术治疗：①口服甲状腺制剂后甲状腺不缩小，仍有压迫症状；②有可疑结节、癌变或伴随其他肿瘤；③肿块过大、影响生活和外观。术前了解有无甲减，然后决定处理方案。仅有压迫症状，以解除压迫为目的，仅需作峡部切除或部分腺叶切除。疑有甲状腺癌或其他恶性肿瘤时，应做术中活检，一旦证实为癌时，按甲状腺癌选择术式。如不能排除恶性肿瘤或肿块过大时，也可考虑做腺叶切除或腺叶大部切除术。

因诊断为其他甲状腺结节而手术时，如果从大体病理上怀疑为慢性淋巴细胞性甲状腺炎时，应切取峡部作冰冻切片，并详细探查双侧甲状腺有无其他病变及可疑结节，一旦确诊为无伴随病的慢性淋巴细胞性甲状腺炎时，只作峡部切除，以免术后甲减。

（二）硬化性甲状腺炎

本病极为罕见，是以甲状腺实质组织的萎缩和广泛纤维化，以及常累及邻近组织为特征的疾病。首先由 Riedel 描述，所以又称为 Riedel 甲状腺炎，还有其他的一些名称，如纤维性甲状腺炎、慢性木样甲状腺炎和侵袭性甲状腺炎等。本病原因不明确，有人提出是其他甲状腺炎的终末表现。也有人认为本病属原发性，可能是一组被称为炎性纤维性硬化疾病的一种表现形式。常合并存在其他纤维性硬化疾病，如纵隔和腹膜纤维化、硬化性胆管炎等。病变常累及甲状腺的两叶，滤泡和上皮细胞明显萎缩，滤泡结构大量破坏，被广泛玻璃样变性的纤维组织替代，在大量增生的纤维组织中仅见若干分散的小的萎缩的滤泡，血管周围有淋巴细胞和浆细胞浸润，常出现纤维组织包裹的静脉管壁炎。病变常累及周围的筋膜、肌肉、脂肪和神经组织。本病多见于中、老年女性。起病缓慢，无特殊症状。主要表现为甲状腺肿块，质地坚硬，边界不清，甲状腺因与周围组织有致密粘连而固定，局部很少有明显的疼痛或压痛。常出现压迫症状，引起吞咽困难、声音嘶哑和呼吸困难，严重时可以出现重度通气障碍。甲状腺肿大的程度和压迫症状的程度常不对称，腺体肿大不明显而其压迫症状较为突出的特点有助于诊断。附近淋巴结不肿大。甲状腺功能一般正常，严重者可有甲状腺功能减退。抗甲状腺抗体效价多数在正常范围，少数病例可出现一过性滴度升高。碘摄取率降低，核素扫描病变区可出现"冷"结节。本病应与甲状腺癌和慢性淋巴细胞性甲状腺炎相鉴别。慢性淋巴细胞性甲状腺炎虽累及整个甲状腺，但不侵犯周围组织，且甲状腺破坏程度轻，甲状腺内有多量淋巴细胞浸润和淋巴滤泡形成。根据这些特点可资鉴别。本病治疗应给予口服甲状腺制剂。尚可考虑应用类固醇药物，有助于减轻压迫症状。有人推荐使用他莫昔芬，40mg/d，分两次口服，1～2 周后可望甲状腺变软，压迫症状随之减轻。3 个月内甲状腺缩小，1 年后虽被压迫的喉返神经麻痹不能恢复，发音却可改善。如药物不良反应明显，可减量维持使用。如气管压迫症状明显，可切除或切开甲状腺峡部以缓解症状。不能排除甲状腺癌时，应作活检。

（单体刚）

第三节　单纯性甲状腺肿

单纯性甲状腺肿是一类仅有甲状腺肿大而无甲状腺功能改变的非炎症、非肿瘤性疾病，又称为无毒性甲状腺肿。其发病原因系体内碘含量异常或碘代谢异常所致。按其流行特点，通常可分为地方性和散发性两种。

一、病因

1. 碘缺乏　居住环境中碘缺乏是引起地方性甲状腺肿的主要原因。地方性甲状腺肿，又称缺碘性甲状腺肿，是由于居民居住的环境中缺碘，饮食中摄入的碘不足而使体内碘含量下降所致。世界上约三分之一的人口受到该病的威胁，尤其是不发达国家可能更为严重，而该病患者可能超过 2 亿。根据WHO 的标准，弥漫性或局限性甲状腺肿大的人数超过总人口数 10% 的地区称为地方性甲状腺肿流行区。流行区大多远离河海，以山区、丘陵地带为主。东南亚地区中以印度、印尼、中国比较严重。欧洲国家中以意大利、西班牙、波兰、匈牙利和前南联盟国家为主。我国地方性甲状腺肿的流行范围比较广泛，在高原地区和各省的山区如云南、贵州、广西、四川、山西、河南、河北、陕西、青海和甘肃，甚至山东、浙江、福建等都有流行。

碘是合成甲状腺激素的主要原料，主要来源于饮水和膳食中。在缺碘地区，土壤、饮水和食物中碘含量很低，碘摄入量不足，使甲状腺激素合成减少，出现甲状腺功能低下。机体通过反馈机制使脑垂体促甲状腺激素（TSH）分泌增加，促使甲状腺滤泡上皮增生，甲状腺代偿性肿大，以加强其摄碘功能，甲状腺合成和分泌甲状腺激素的能力则得以提高，使血中激素的水平达到正常状态。这种代偿是由垂体 – 甲状腺轴系统的自身调节来实现的。此时若能供应充分的碘，甲状腺肿则会逐渐消退，甲状腺滤泡复原。如果长期缺碘，甲状腺将进一步增生，甲状腺不同部位的摄碘功能及其分泌速率出现差异，而且各滤泡的增生和复原也因不均衡而出现结节。

2. 生理因素　青春发育期、妊娠期和绝经期的妇女对甲状腺激素的需求量增加，也可发生弥漫性甲状腺肿，但程度较轻，多可自行消退。

3. 致甲状腺肿物质　流行区的食物中含有的致甲状腺肿物质，也是造成地方性甲状腺肿的原因，如萝卜、木薯、卷心菜等。如摄入过多，也可产生地方性甲状腺肿。

4. 水污染　水中的含硫物质、农药和废水污染等也可引起甲状腺肿大。饮水中锰、钙、镁、氟含量增高或钴含量缺乏时可引起甲状腺肿。钙和镁可以抑制碘的吸收。氟和碘在人体中有拮抗作用，锰可抑制碘在甲状腺中的蓄积，故上述元素均能促发甲状腺肿大。铜、铁、铝和锂也是致甲状腺肿物质，可能与抑制甲状腺激素分泌有关。

5. 药物　长期服用硫尿嘧啶、硫氰酸盐、对氨基水杨酸钠、维生素 B_1、过氯酸钾等也可能是发生甲状腺肿的原因。

6. 高碘　长期饮用含碘高的水或使用含碘高的食物可引起血碘升高，也可以出现甲状腺肿，如日本的海岸性甲状腺肿和中国沿海高碘地区的甲状腺肿。其原因一是过氧化物功能基被过多占用，影响酪氨酸氧化，使碘有机化受阻；二是甲状腺吸碘量过多，类胶质产生过多而使甲状腺滤泡增多和滤泡腔扩大。

二、病理

无论地方性或散发性甲状腺肿，其发展过程的病理变化均分为三个时相，早期为弥漫性滤泡上皮增生，中期为甲状腺滤泡内类胶质积聚，后期为滤泡间纤维化结节形成。病灶往往呈多源性，且同一甲状腺内可同时有不同时相的变化。

1. 弥漫增生性甲状腺肿　甲状腺呈弥漫性、对称性肿大，质软，饱满感，边界不清，表面光滑。镜检下见甲状腺上皮细胞由扁平变为立方形，或呈低柱形、圆形或类圆形滤泡样排列。新生的滤泡排列紧密，可见小乳头突入滤泡腔，腔内胶质少。滤泡间血管增多，纤维组织增多不明显。

2. 弥漫胶样甲状腺肿　该阶段主要是因为缺碘时间较长，代偿性增生的滤泡上皮不能持续维持增生，进而发生复旧和退化，而滤泡内胶质在上皮复退后不能吸收而潴留积聚。甲状腺弥漫性肿大更加明显，表面可有轻度隆起和粘连，切面可见腺肿区与正常甲状腺分界清晰，成棕黄色或棕褐色，甚至为半透明胶冻样，这是胶性甲状腺肿名称的由来。腺肿滤泡高度扩大，呈细小蜂房样，有些滤泡则扩大呈囊性，囊腔内充满胶质。无明显的结节形成。镜检下见滤泡普遍性扩大，滤泡腔内充满类胶质，腺上皮变得扁平。细胞核变小而深染，位于基底部。囊腔壁上可见幼稚立方上皮，有时还可见乳头样生长。间质内血管明显增多，扩张和充血，纤维组织增生明显。

3. 结节性甲状腺肿　是病变继续发展的结果。扩张的滤泡相互聚集，形成大小不一的结节。这些结节进一步压迫结节间血管，使结节血供不足而发生变性、坏死、出血囊性变。肉眼观甲状腺增大呈不对称性，表面结节样。质地软硬不一，剖面上可见大小不一的结节和囊肿。结节无完整包膜，可见灰白色纤维分割带，可有钙化和骨化。显微镜下呈大小不一的结节样结构，不同结节内滤泡密度、发育成熟度、胶质含量很不一致。而同一结节内差异不大。滤泡上皮可呈立方样、扁平样或柱状，滤泡内含类胶质潴留物，有些滤泡内有出血、泡沫细胞、含铁血黄素等。滤泡腔内还可以见到小乳头结构。滤泡之间可以看到宽窄不同纤维组织增生。除上述变化外，结节性甲状腺肿可以合并淋巴细胞性甲状腺炎，可伴有甲亢，还可伴有腺瘤形成。以前的研究认为，甲状腺肿可以癌变。近年有研究认为，结节性甲状腺肿为多克隆性质，属于瘤样增生性疾病，与癌肿的发生无关。而腺瘤为单克隆性质，与滤泡性腺癌在分子遗传谱学表型上有一致性。这种观点尚需进一步研究证实。

三、临床表现

单纯性甲状腺肿除了甲状腺肿大以及由此产生的症状外，多无甲状腺功能方面的改变。甲状腺不同程度的肿大和肿大的结节对周围器官的压迫是主要症状。国际上通常将甲状腺肿大的程度分为四度：Ⅰ度是头部正常位时可看到甲状腺肿大；Ⅱ度是颈部肿块使颈部明显变粗（脖根粗）；Ⅲ度是甲状腺失去正常形态，凸起或凹陷（颈变形），并伴结节形成；Ⅳ度是甲状腺大于本人一拳头，有多个结节。早期甲状腺为弥漫性肿大，随病情发展，可变为结节性增大。此时甲状腺表面可高低不平，可触及大小不等的结节，软硬度也不一致。结节可随吞咽动作而上下活动。囊性变的结节如果囊内出血，短期内可迅速增大。有些患者的甲状腺巨大，可如儿头样大小，悬垂于颈部前方。可向胸骨后延伸，形成胸骨后甲状腺肿。过大的甲状腺压迫周围器官组织，可出现压迫症状。气管受压，可出现呼吸困难，胸骨后甲状腺肿更易导致压迫，长期压迫可使气管弯曲、软化、狭窄、移位。食管受压可以出现吞咽困难。胸骨后甲状腺肿可以压迫颈静脉和上腔静脉，使静脉回流障碍，出现头面部及上肢瘀血水肿。少数患者压迫喉返神经引起声音嘶哑，压迫颈交感神经引起霍纳综合征（Horner syndrome）等。

影像学检查方面，对弥漫性甲状腺肿 B 超和 CT 检查均显示甲状腺弥漫性增大。而对有结节样改变者，B 超检查显示甲状腺两叶内有多发性结节，大小不等，数毫米至数厘米不等，结节呈实质性、囊性和混合性，可有钙化。血管阻力指数 RI 可无明显变化。CT 检查可见甲状腺外形增大变形，其内有多个大小不等的低密度结节病灶，增强扫描无强化。病灶为实质性、囊性和混合性。可有钙化或骨化。严重患者可以看到气管受压，推移、狭窄。还可看到胸骨后甲状腺肿以及异位甲状腺肿。

四、诊断

单纯性甲状腺肿的临床特点是早期除了甲状腺肿大外多无其他症状，开始为弥漫性肿大，以后可以发展为结节性肿大，部分患者后期甲状腺可以变得巨大，出现邻近器官组织受压的现象。根据上述特点诊断多无困难。当患者的甲状腺肿大具有地方流行性、双侧性、结节为多发性、结节性质不均一性等特点，可以做出临床诊断，进而选择一些辅助检查以帮助确诊。对于结节性甲状腺肿，影像学检查往往提示甲状腺内多发低密度病灶，呈实性、囊性和混合性等不均一改变。甲状腺功能检查多数正常。早期可有 T4 下降，但 T3 正常或有升高，TSH 升高。后期 T3、T4 和 TSH 值都降低。核素扫描示甲状腺增大、变形，甲状腺内有多个大小不等、功能状况不一的结节。在诊断时除与其他甲状腺疾病如甲状腺腺瘤、甲状腺癌、淋巴细胞性甲状腺炎鉴别外，还要注意与上述疾病合并存在的可能。甲状腺结节细针穿刺细胞学检查对甲状腺肿的诊断价值可能不是很大，但对于排除其他疾病则有实际意义。

五、防治

流行地区的居民长期补充碘剂能预防地方性甲状腺肿的发生。一般可采取两种方法：一是补充加碘的盐，每 10~20kg 食盐中加入碘化钾或碘化钠 1g，可满足每日需求量；二是肌内注射碘油。碘油吸收缓慢，在体内形成一个碘库，可以根据身体需碘情况随时调节，一般每 3~5 年肌内注射 1mL。但对碘过敏者应列为禁忌，操作时碘油不能注射到血管内。

已经诊断为甲状腺肿的患者应根据病因采取不同的治疗方法。对于生理性的甲状腺肿大，可以多食含碘丰富的食物，如海带、紫菜等。对于青少年单纯甲状腺肿、成人的弥漫性甲状腺肿以及无并发症的结节性甲状腺肿可以口服甲状腺制剂，以抑制腺垂体 TSH 的分泌，减少其对甲状腺的刺激作用。常用药物为甲状腺干燥片，每天 40~80mg。另一常用药物为左甲状腺素片，每天口服 50~100μg。治疗期间定期复查甲状腺功能，根据 T_3、T_4 和 TSH 的浓度调整用药剂量。对于因摄入过多致甲状腺肿物质、药物、膳食、高碘饮食的患者应限制其摄入量。对于结节性甲状腺肿出现下列情况时应列为手术适应证：

（1）伴有气管、食管或喉返神经压迫症状。

（2）胸骨后甲状腺肿。

（3）巨大的甲状腺肿影响生活、工作和美观。

（4）继发甲状腺功能亢进。

（5）疑为恶性或已经证实为恶性病变。

手术患者要做好充分术前准备，尤其是合并甲亢者更应按要求进行准备。至于采取何种手术方式，目前并无统一模式，每种方式都有其优势和不足。根据不同情况可以选择下列手术方式：

（1）两叶大部切除术：该术式由于保留了甲状腺背侧部分，因此喉返神经损伤和甲状旁腺功能低下的并发症较少。但对于保留多少甲状腺很难掌握，切除过多容易造成甲状腺功能低下，切除过少又容易造成结节残留。将来一旦复发，再手术致喉返神经损伤和甲状旁腺功能低下的机会大大增加。

（2）单侧腺叶切除和对侧大部切除：由于单侧腺体切除，杜绝了本侧病灶残留的机会和复发的机会。对侧部分腺体保留，有利于保护甲状旁腺，从而减少了甲状旁腺全切的可能。手术中先行双侧叶探查，将病变较严重的一侧腺叶切除，保留对侧相对正常的甲状腺。

（3）甲状腺全切或近全切术：本术式的优点是治疗的彻底性和不存在将来复发的可能。但喉返神经损伤，尤其是甲状旁腺功能低下的发生率较高。因此该术式仅在特定情况下采用，操作时应仔细解剖，正确辨认甲状旁腺并对其确切保护十分重要。术中如发现甲状旁腺血供不良应先将其切除，然后切成细小颗粒状，种植到同侧胸锁乳突肌内。切除的甲状腺应当被仔细检查，如有甲状旁腺被误切，也应按前述方法处理。

选择保留部分甲状腺的术式时，切除的标本应当送冰冻切片检查，以排除恶性病变。一旦证实为恶性，应切除残留的甲状腺并按甲状腺癌的治疗原则处理。

对于甲状腺全切的患者，尤其是巨大甲状腺肿，应注意是否有气管软化，必要是做预防性气管切开，以免发生术后窒息。

对于术后出现暂时性手脚和口唇麻木甚至抽搐的患者，应及时补充维生素 D 和钙剂，并监测血钙浓度和甲状旁腺激素浓度。多数患者在 1~2 周内症状缓解。不能缓解者需终身服用维生素 D 和钙制剂。甲状旁腺移植是最好的解决方法。

术后患者甲状腺功能多有不足，即使双侧大部切除也会如此。因此应服用甲状腺制剂，其目的一是激素替代治疗，二是抑制腺垂体 TSH 的分泌。服用剂量应根据甲状腺功能进行调节。

（单体刚）

第四节　甲状腺腺瘤

甲状腺腺瘤是最常见的甲状腺良性肿瘤。各个年龄段都可发生，但多发生于 30~45 岁，以女性为多，男女之比为 1∶（2~6）。多数为单发性，有时为多发性，可累及两叶。右叶稍多于左叶，下极最多。

一、病理

传统上将甲状腺腺瘤分为滤泡性腺瘤和乳头状腺瘤。2004 年 WHO 的肿瘤分类及诊断标准中已经取消了乳头状腺瘤这一类别。多数人认为，真正的乳头状腺瘤不存在，如果肿瘤滤泡中有乳头状增生形态者多称为"伴有乳头状增生的滤泡性腺瘤"，这种情况主要发生在儿童。常伴出血囊性变。组织学特征为包膜完整、由滤泡组成、伴有宽大乳头状结构、细胞核深染且不具备诸如毛玻璃样核、核沟、核内假包涵体等乳头状癌的特征。

滤泡性腺瘤是甲状腺腺瘤的主要组织学类型。肉眼观肿瘤呈圆形或椭圆形，大多为实质性肿块，表面光滑，质韧，有完整包膜，大小为数毫米至数厘米不等。如果发生退行性变，可变为囊性，并可有出血，囊腔内可有暗红色或咖啡色液体，完全囊性变的腺瘤仅为一纤维性囊壁。除了囊性变外，肿瘤还可以纤维化、钙化、甚至骨化。显微镜下观察，其组织学结构和细胞学特征与周围腺体不同，整个肿瘤的结构呈一致性。滤泡性腺瘤有一些亚型，它们分别是嗜酸细胞型、乳头状增生的滤泡型、胎儿型、印戒样细胞型、黏液细胞型、透明细胞型、毒性（高功能型）和不典型等。这些腺瘤共有的特征是：①具有完整的包膜；②肿瘤和甲状腺组织结构不同；③肿瘤组织结构相对一致；④肿瘤组织压迫包膜外的甲状腺组织。

二、临床表现

多数患者往往无意中或健康体检时发现颈前肿物，一般无明显自觉症状。肿瘤生长缓慢，可保持多年无变化。但如肿瘤内突然出血，肿块可迅速增大，并可伴局部疼痛和压痛。体积较大的肿瘤可引起气管压迫和移位，局部可有压迫或哽噎感。多数肿瘤为无功能性，不合成和分泌甲状腺激素。少数肿瘤为功能自主性，能够合成和分泌甲状腺素，并且不受垂体 TSH 的制约，因此又称高功能性腺瘤或甲状腺毒性腺瘤，此型患者可出现甲亢症状。体检时直径大于 1cm 的肿瘤多可扪及，多为单发性肿块，呈圆形或椭圆形，表面光滑，质韧，边界清楚，无压痛，可随吞咽而活动。如果肿瘤质变硬，活动受限或固定，出现声音嘶哑、呼吸困难等压迫症状，要考虑肿瘤发生恶变的可能。B 超检查可见甲状腺内有圆形或类圆形低回声结节，有完整包膜，周围甲状腺有晕环，并可鉴别肿瘤为囊性或是实性。如肿瘤内有细小钙化，应警惕恶变的可能。颈部薄层增强 CT 检查可见甲状腺内有包膜完整的低密度圆形或类圆形占位病灶，并可观察有无颈部淋巴结肿大。[131]I 核素扫描可见肿瘤呈温结节，囊性变者为冷结节，高功能腺瘤表现为热结节，周围甲状腺组织显影或不显影。无功能性腺瘤甲状腺功能多数正常，而高功能性腺瘤 T_3、T_4 水平可以升高，TSH 水平下降。

三、诊断

20~45 岁青壮年尤其是女性患者出现的颈前无症状肿块，应首先考虑甲状腺腺瘤的可能性。根据肿块的临床特点和必要的辅助检查如 B 超等，多数能做出诊断。细针穿刺细胞学检查对甲状腺腺瘤的诊断价值不大，但有助于排除恶性肿瘤。而[131]I 扫描有助于高功能性腺瘤的诊断。该病应当注意与结节性甲状腺肿、慢性甲状腺炎和甲状腺腺癌鉴别。结节性甲状腺肿多为双侧性、多发性和结节性质不均一性，无包膜，可有地方流行性。而慢性甲状腺炎细针穿刺可见到大量的淋巴细胞，且抗甲状腺球蛋白抗体和微粒体抗体多数升高。与早期的甲状腺乳头状癌术前鉴别比较困难，如果肿瘤质地坚硬、形状不规则、颈部可及肿大淋巴结、肿瘤内有细小钙化，应考虑恶性的可能。应当注意的是甲状腺腺瘤有恶变倾向，癌变率可达 10% 左右。故对甲状腺"结节"的诊断应予全面分析，治疗上要采取积极态度。

四、治疗

甲状腺腺瘤虽然为良性肿瘤，但约有 10% 左右腺瘤可发生恶变，且与早期甲状腺癌术前鉴别比较困难，因此一旦诊断，即应采取积极态度，尽早行手术治疗。对局限于一叶的肿瘤最合理的手术方法是甲状腺腺叶切除术。切除的标本即刻行冰冻切片病理检查，一旦诊断为甲状腺癌，应当按照其处理原则进一步治疗。虽然术前检查多可明确肿瘤的部位和病灶数目，但术中仍应当仔细探查对侧腺体，以免遗漏。必要时还要探查同侧腺叶周围的淋巴结，发现异常时需作病理切片检查，以防遗漏转移性淋巴结。目前临床上腺瘤摘除或部分腺叶切除术，仍被广泛采用。但常常遇到两个问题，一是术中冰冻病理切片虽然是良性，而随后的石蜡切片结果可能为癌；二是残余的甲状腺存在腺瘤复发的可能。上述两种情况都需要进行再次手术，而再次手术所引起的并发症尤其是喉返神经损伤的机会大大增加。鉴于此，除非有特殊禁忌证，甲状腺腺瘤的术式原则上应考虑行患侧腺叶切除术。而对于涉及两叶的多发性腺瘤，处理意见尚不统一。有下列几种方法：①行双侧腺叶大部切除；②对主要病变侧行腺叶切除术，对侧作腺瘤摘除或大部切除；③行甲状腺全切术。凡保留部分甲状腺者，都需对切除的标本做冰冻病理切片检查，排除恶性肿瘤。对甲状腺全切术要采取谨慎态度，术中应当尽力保护甲状旁腺和喉返神经。超过一叶范围的切除术可能会造成术后甲状腺功能低下，应当给予甲状腺激素替代治疗，并根据甲状腺功能测定情况调整用药剂量。

对于伴有甲亢症状的功能自主性甲状腺腺瘤应给予适当术前准备，以防术后甲状腺危象的发生。手术方式为腺叶切除术。对于呈热结节而周围甲状腺组织不显影的功能自主性甲状腺腺瘤，有人主张放射性碘治疗，可望破坏瘤体组织，但治疗效果无手术治疗确切。

（单体刚）

第五节　甲状腺癌

甲状腺癌约占全部甲状腺肿瘤的 10%，但它是人体内分泌系统最常见的恶性肿瘤，在美国是女性排位第七的恶性肿瘤，在亚太地区也已排入女性最常见十大肿瘤之列，应当引起临床医师的重视。

（一）甲状腺癌的流行病学

随着人们生活水平的提高，医学知识的普及，甲状腺癌的发病率不断提高，根据上海市疾病控制中心的资料提示：上海市居民甲状腺癌年发病率 1987 年男性为 1.0/10 万，女性 2.9/10 万；2004 年男性为 3.71/10 万，女性 10.49/10 万。夏威夷 Filipino 族人是世界上发病率最高的，男性 6.6/10 万，女性 24.2/10 万；希腊人发病率是最低的，男性仅 0.4/10 万，女性 1.5/10 万。由于大多数甲状腺癌是分化性甲状腺癌，即乳头状癌与滤泡样癌，其恶性程度低，发展较慢，甚至可以在死亡前仍未出现任何甲状腺的异常表现，Harach 报道一组芬兰尸检结果，其甲状腺隐癌的发生率高达 34.5%，同样日本组报道甲状腺隐癌的尸检检出率 28%。甲状腺癌好发于女性，通常男女的比例为 1 ：（3~4），不同类型的甲状腺癌发病年龄不同，乳头状癌多见于 30~39 岁，滤泡样癌多见于 30~49 岁，而未分化癌多见于 60 岁以上的老年患者。甲状腺癌的死亡率较之其他恶性肿瘤是比较低的，在美国占全部恶性肿瘤死亡率的 0.2%。上海 20 世纪 90 年代甲状腺的死亡率为：男性 0.4/10 万，女性 0.9/10 万，甲状腺癌的死亡率与年龄有关，年龄越大死亡率越高，病理类型也是影响死亡率的重要因素之一，其中致死性最大的是未分化癌，一旦明确诊断后，大多数患者一年内死亡，其次为髓样癌。

（二）病因学

甲状腺癌的病因至今尚不明确，已知有些髓样癌有家庭遗传史，部分未分化癌可能来自分化性甲状腺癌，有些甲状腺淋巴瘤可能是淋巴细胞性甲状腺炎（桥本甲状腺炎）恶变。

1. 电离辐射　早在 1950 年 Doniach 实验发现用放射线诱发鼠甲状腺癌，小剂量（5uci）即可促使癌的发生，最大剂量为 30uci，再大剂量 100uci 则抑制。儿童期有头颈部接受放射治疗史的患者所诱发的甲状腺癌的发病率更高。提示儿童甲状腺对放射线更敏感，乌克兰·契尔诺贝利核泄漏所造成的核污染，该地区儿童甲状腺癌发生率高于污染前 15 倍，放射线所诱发的甲状腺肿瘤常见双侧性的，一般潜伏期为 10~15 年。

2. 缺碘与高碘　20 世纪初，即有人提出有关缺碘可致甲状腺肿瘤的发生，在芬兰地方性甲状腺肿流行区，甲状腺癌的发病率为 2.8/10 万，而非流行区为 0.9/10 万。其致病原因可能是缺碘引发甲状腺滤泡的过度增生而致癌变，其所诱发的甲状腺癌以滤泡样癌和未分化癌为主。从流行病学研究发现，高碘饮食亦是甲状腺癌的高发诱因。我国东部沿海地区是高碘饮食地区，是我国甲状腺癌高发地区，高碘所诱发的甲状腺癌主要以乳头状癌为主，它的致病原因可能是长期高碘刺激甲状腺滤泡上皮而致突变所产生癌变。

3. 癌基因与生长因子　许多人类肿瘤的发生与原来基因序列的过度表达，突变或缺失有关，目前有关甲状腺癌的分子病理学研究重点有癌基因与抑癌基因，在报道从甲状腺乳头状癌细胞中分离出 RET/PTC 癌基因，认为是序列的突变。H - ras、K - ras 及 N - ras 等癌基因的突变形式已被发现在多种甲状腺肿瘤中。此外，也发现 c - myc 及 c - fos 癌基因的异常表现在各种甲状腺癌组织中，c - erb - B 癌基因过度表达在甲状腺乳头状癌中被检出，P^{53} 是一种典型的抑癌基因，突变的 P^{53} 不仅失去了正常野生型 P^{53} 的生长抑制作用，而且能刺激细胞生长，促进肿瘤发展，分化性甲状腺癌组织中 P^{53} 基因蛋白也呈高表达现象。近年来认为至少 50% 的甲状腺乳头状癌发生染色体结构异常，多为 10 号染色体长臂受累，其中大多为原癌基因 RET 的染色体内反转。癌基因常因 ras 变异和错位而被激活，约 40% 可见此种现象。

4. 性别与女性激素　甲状腺癌发病性别差异较大，女性明显高于男性。近年研究显示，雌激素可影响甲状腺的生长，主要是促进垂体释放 TSH 而作用于甲状腺，因而当血清雌激素水平升高时，TSH 水平也升高。采用 PCR 方法检测各类甲状腺疾病中雌激素受体及孕激素受体，结果以乳头状癌组织中 ER 及 PRT 阳性率最高，表明甲状腺癌组织对女性激素具有较活跃的亲和性。

5. 遗传因素　在一些甲状腺癌患者中，常可见到一个家族中一个以上成员同患甲状腺癌，文献报道家族性甲状腺乳头状癌发生率在 5% ~ 10%。10% 的甲状腺髓样癌有明显家族史，其 10 号染色体 RET 突变的基因检测有助于家族中基因携带者的诊断。

（三）病理

甲状腺癌主要由四个病理类型组成；即乳头状癌、滤泡样癌（两者又称分化性甲状腺癌）、髓样癌和未分化癌。

1. 乳头状癌　属于微小癌，指肿瘤最大直径 ≤1cm，分为腺内型、腺外型，是临床最常见的病理类型，约占全部甲状腺癌的 75% ~85%，病灶可以单发，也可多发，可发生在一侧叶，亦可发生在两叶、峡部或锥体叶。近年，对甲状腺乳头状癌的病理组织学诊断标准，大多学者已逐步取得较为一致的意见，即乳头状癌的病理组织中，虽常伴有滤泡样癌成分，有时甚至占较大比重，但只要查见浸润性生长且具有磨砂玻璃样的乳头状癌结构，不论其所占成分多少，均应诊断为乳头状癌。因本病的生物学行为特性，主要取决于是否有乳头状癌成分的存在，甲状腺乳头状癌主要通过区域淋巴结转移，其颈淋巴结转移率可高达 60% 以上。

2. 滤泡样癌（包括 Hutthle 细胞癌）　是另一种分化好的甲状腺癌，约占甲状腺癌的 10%，根据 WHO 组织病理分类，将嗜酸细胞癌（Hurthle cell carcinoma）归入滤泡样癌，其占滤泡样癌的 15% ~ 20%，可以单发，少数可多灶性或双侧病变，较少发生淋巴道转移，一般仅 20% ~30%，主要通过血道转移，大多转移至肺、骨。

3. 髓样癌　髓样癌为发自甲状腺滤泡旁细胞，亦称 C 细胞的恶性肿瘤，属中等恶性肿瘤，C 细胞为神经内分泌细胞，该细胞的主要特征分泌降钙素以及多种物质，包括癌胚抗原，并产生淀粉样物，本病占甲状腺癌的 3% ~10%，临床分散发型与家族型，国内主要以散发型为主，占 80% 以上，家族型髓样癌根据临床特征又分为 3 型：①多发内分泌瘤 2A 型（MEN 2A），本征较多合并嗜铬细胞瘤及甲旁亢。②多发内分泌瘤 2B 型（MEN 2B），本征多含嗜铬细胞瘤及多发神经节瘤综合征，包括舌背或眼结膜神经瘤及胃肠道多发神经节瘤。③不伴内分泌征的家族型髓样癌，甲状腺髓样癌易发生淋巴道转移，尤其在前上纵隔。

4. 未分化癌　是一种临床高度恶性的肿瘤。大多数患者首次就诊时病灶已广泛浸润或远处转移，大多不宜手术治疗，此类癌约占甲状腺癌的 3% ~5%。好发老年患者，病程可快速进展，绝大多数甲状腺未分化癌首次就诊时已失去了治愈机会。

（四）临床分期

根据 UICC（世界抗癌联盟）第六版（2002 年）修订的 TNM 分期

1. 分类　具体如下。

T　原发肿瘤

T_x　无法对原发肿瘤做出估计

T_0　未发现原发病灶

T_1　肿瘤限于甲状腺内，最大直径 $\leqslant 2cm$

T_2　肿瘤限于甲状腺内，最大直径 $> 2cm$，$\leqslant 4cm$

T_3　肿瘤限于甲状腺内，最大直径 $> 4cm$ 或者微小甲状腺外侵犯（如胸骨甲状腺肌，甲状腺周围组织）

T_{4a}　肿瘤已侵犯甲状腺包膜外，肿瘤侵犯皮下软组织、喉、气管、食管、喉返神经

T_{4b}　肿瘤侵犯椎前筋膜、纵隔血管或颈总动脉〔注：以上各项可再分为：（1）孤立性肿瘤　（2）多灶性肿瘤〕

N　区域淋巴结

N_x　未确定有无淋巴结转移

N_0　未发现区域淋巴结转移

N_{1a}　肿瘤转移至Ⅵ区淋巴结（气管前、食管前、喉前及 Delphian 淋巴结）

N_{1b}　肿瘤转移至一侧、双侧或对侧淋巴结及纵隔淋巴结

M　远处转移

M_0　无远处转移

M_1　有远处转移

2. 分期　具体如下。

乳头状癌或滤泡样癌

	< 45 岁	≥ 45 岁
Ⅰ期	任何 T 和 NM_0	$T_1 N_0 M_0$
Ⅱ期	任何 T 和 NM_1	$T_2 N_0 M_0$
Ⅲ期		$T_3 N_0 M_0$
		$T_{1,2,3} N_{1a} M_0$
Ⅳ期 A		$T_{1,2,3} N_{1b} M_0$
		$T_{4a} N_{0,1} M_0$
Ⅳ期 B		T_{4b} 任何 NM_0
Ⅳ期 c		任何 T 任何 NM_1

髓样癌

Ⅰ期　$T_1 N_0 M_0$

Ⅱ期　$T_2 N_0 M_0$

Ⅲ期　$T_3 N_0 M_0$

　　　$T_{1,2,3} N_{1a} M_0$

Ⅳ期 A　$T_{1,2,3} N_{1b} M_0$

　　　　$T_{4a} N_{0,0} M_0$

Ⅳ期 B　T_{4b} 任何 NM_0

Ⅳ期 c　任何 T 任何 NM_1

未分化癌（任何未分化癌均为Ⅳ期）

Ⅳ期 A　T_{4a} 任何 NM_0

Ⅳ期B　T_{4b}任何NM_0

Ⅳ期C　任何T任何NM_1

（五）诊断

1. 病史与体检　病史与体检是临床诊断最基础的工作，通过病史的询问，认真的体检可以得出初步的诊断，当患者主诉；颈前区肿块，伴有声音嘶哑、进食梗阻或呼吸困难，体检发现肿块边界不清，活动度差，肿块质硬，颈侧区有异常肿大淋巴结时，则需要考虑甲状腺癌的可能。

2. 超声波检查　超声检查是甲状腺肿瘤辅助诊断最有用的方法之一，通过超声诊断可以了解肿瘤的大小、多少、部位、囊实性、有无包膜、形态是否规则、有无细小钙化、血供情况，当肿瘤出现无包膜、形态不规则、血供丰富伴细小钙化时，应考虑癌症可能性大。

3. 细针穿刺检查　是一项较成熟的诊断技术，操作简单，损伤小，诊断率高，价格低廉，其准确率可高达90%，对颈部转移淋巴结的诊断也有很高的价值。但此技术有一定的局限性，对较小的肿瘤不易取到标本，对滤泡样癌无法做出正确诊断。

4. 实验室检查　对临床鉴别诊断和术后随访有重要意义，通过T_3，T_4，TSH的检查可以了解甲状腺功能，当全甲状腺切除后，TG的持续性升高，应怀疑肿瘤有复发与转移的可能，同样，降钙素的异常升高，应考虑甲状腺髓样癌的可能，术后降钙素的持续性升高也是髓样癌转移的佐证。

5. 同位素核素检查　可以了解甲状腺功能。^{99m}TC（V）– DMSA是目前公认最好的甲状腺髓样癌显像剂，其灵敏度，特异性分别达84%～100%。同样根据甲状腺对放射线同位素摄取的情况可分为热结节、温结节、凉结节与冷结节。后者有癌变的可能。

6. 影像学检查　目前主要的影像学检查有X线、CT、MRI、PET–CT等。通过这些检查，可以了解肿瘤的部位、外侵情况、有无气管、食管的侵犯、气管是否有狭窄或移位、颈侧部淋巴结是否有转移及可以了解转移淋巴结与周围组织的关系。

（六）治疗

甲状腺癌的治疗以手术为主，一旦诊断明确，如无手术禁忌证应及时手术，对原发病灶和颈淋巴结的清扫术，目前仍有不同处理意见。

1. 原发病灶的切除范围　行甲状腺全切除术还是行腺叶切除术至今仍有不同意见，欧美、日本主张采用全甲状腺切除术或近全甲状腺切除术，其理论基础是；①甲状腺癌常表现为多灶性，尤其是乳头状癌，所以只有切除全部甲状腺，才能保证肿瘤的彻底清除。②残留在腺体内的微小病变可以转化成低分化癌，造成临床处理的困难或成为转移病灶的源泉。③有利于监控肿瘤的复发与转移，主要通过对甲状腺球蛋白（TG）的检测，可以预测肿瘤的复发与转移。④有利于术后核素的治疗。由于全甲状腺切除术容易产生较多的手术并发症，除了甲减之外，主要是低钙血症及增大了喉返神经损伤的概率，所以目前国内外有不少学者主张对原发病灶行甲状腺腺叶切除＋峡部切除术，其理论基础是：①在残留的甲状腺中，真正有临床意义的复发率远低于病理检测出的微小癌，国内报道仅3%～4%。②分化性甲状腺癌转移成低分化癌的概率极低。③大多回顾性研究证实，全甲状腺切除术与腺叶切除＋峡部切除术的10年生存率相似，差异无统计学意义，但腺叶切除＋峡部切除术的生存质量明显好于全甲切除术者。④在随访期间，如残留甲状腺出现肿瘤，再行手术并不增加手术的难度与手术并发症，复旦大学附属肿瘤医院对T_1～T_3的甲状腺癌行腺叶切除＋峡部切除术，其10年生存率达91.9%，对T_4的患者由于肿瘤已侵犯邻近器官，外科手术往往不能彻底清除病灶，常需术后进一步治疗，如同位素^{131}I或外放疗。为了有利于进一步治疗，我们主张全甲状腺切除术，有远处转移者应行全甲状腺切除术，为^{131}I治疗创造条件，位于峡部的甲状腺癌可行峡部切除＋双侧甲状腺次全切除术，双侧甲状腺癌则应行全甲状腺切除术。

2. 颈淋巴结清除术的指征　甲状腺癌治疗的另一个热点是颈淋巴结清扫术的指征，对临床颈侧区淋巴结阳性的患者应根据颈淋巴结的状况行根治性、改良性，或功能性颈淋巴结清扫术，对临床颈淋巴结阴性的患者是否行选择性颈淋巴结清扫术目前意见尚不一致，坚持做选择性颈淋巴结清扫术者认为：

①甲状腺癌，尤其是乳头状癌其颈淋巴结的转移率可高达60%，故应行颈清扫术。②淋巴结转移是影响预后的主要因素之一。③功能性颈清扫术对患者破坏较小。而不做颈清扫术者认为：①滤泡样癌主要以血道转移为主，无须行颈清扫术。②乳头状癌虽然有较高的颈转移率，但真正有临床意义的仅10%，可以长期观察，在随访期间，一旦出现颈淋巴结转移，再行颈清扫术，并不影响预后，也不增加手术危险性，复旦大学附属肿瘤医院的经验是：对临床颈淋巴结阴性的患者，不行选择性颈清扫术，可以长期随访，但在处理甲状腺原发病灶时应同时清扫中央区淋巴结。因甲状腺癌淋巴结转移第一站往往在中央区，所以中央区淋巴结清扫术对甲状腺癌的治疗显得尤为重要。该手术的特点是：既可保留颈部的功能与外形，又可达到根治疾病的目的。即使在随访期间出现了颈淋巴结转移，再实施手术，也可避免再次行中央区淋巴结清除术时因组织反应而致喉返神经损伤。由于甲状腺髓样癌属中度恶性肿瘤，颈淋巴结阴性的患者选择性颈清除术指征可以适度放宽，同时要注意对气管前，前上纵隔淋巴结的清扫。

3. 甲状腺癌的综合治疗　甲状腺癌对放、化疗均不敏感，故术后常规无须放疗或化疗，对术中有肿瘤残留的患者可行外放疗，仅对无法手术或未分化癌患者可行化疗，常用药物为阿霉素，5-Fu等，对有远处转移者可行同位素^{131}I治疗。

（七）预后

大多数分化性甲状腺癌预后良好，10年生存率可高达92%，髓样癌的10年生存率为60%，而未分化癌，一旦诊断明确绝大多数一年内死亡。

（八）术后随访

由于甲状腺癌术后大多能长期生存，术后定期随访非常重要，通过随访，可以了解患者术后有无复发，转移，药物使用剂量是否合适，以往认为术后甲状腺素的使用应达到临床轻度甲亢的标准，而现在我们认为由于甲状腺素对心脏有毒性作用，并且会造成脱钙现象，甲状腺癌大多发生在中青年，长期处于甲亢状况会影响患者的生存质量，故我们提倡甲状腺素服用的剂量使TSH值处于正常范围的下限即可，术后第一年，每3个月随访一次，术后第二年起可以每6个月随访一次，随访的主要内容是：体检、超声检查、甲状腺功能每6个月检查一次，每年应作一次X线胸部检查，必要时可行全身骨扫描，排除远处转移的可能。

（单体刚）

第六节　甲状旁腺功能亢进症

甲状旁腺功能亢进症（以下简称甲旁亢）可分为原发性、继发性和三发性3种。原发性甲旁亢是由于甲状旁腺本身病变引起的甲状旁腺素（PTH）合成、分泌过多。继发性甲旁亢是由于各种原因所致的低钙血症，刺激甲状旁腺增生肥大，分泌过多的PTH。三发性甲旁亢是在继发性甲旁亢的基础上，由于腺体受到持久和强烈的刺激，部分增生组织转变为腺瘤，自主地分泌过多的PTH。部分原发性甲旁亢为多发性内分泌肿瘤（MEN）-Ⅰ型或MEN-Ⅱ型中的组成部分。原发性甲旁亢在欧美国家多见，是一种仅次于糖尿病和甲状腺功能亢进症的常见的内分泌疾病，自20世纪70年代以来，随着血钙水平筛查的普及，大多数患者被检出时无症状。在国内少见，我国的血钙水平筛查尚不十分普遍，大多数原发性甲旁亢患者有明显的临床表现。

（一）解剖和生理

甲状旁腺位于甲状腺左右两叶的背面，一般为上下两对4枚。少数人只有3枚，或可多于4枚甲状旁腺。上甲状旁腺的位置相对比较固定，多数位于甲状腺侧叶后缘上、中1/3交界处，相当于环状软骨下缘水平；下甲状旁腺靠近甲状腺下动脉与喉返神经相交处水平。上甲状旁腺与甲状腺共同起源于第4对咽囊，而下甲状旁腺与胸腺共同起源于第3对咽囊，在下降过程中，下甲状旁腺胚原基可中途停止或随胸腺胚原基继续下降至纵隔。即使发生位置变异，上甲状旁腺总是位于甲状腺的邻近，下甲状旁腺可位于甲状腺内、胸腺内、纵隔内、颈动脉分叉或甲状腺下极外侧的疏松组织内。正常的甲状旁腺可呈卵圆、盘状、叶片或球形，约 0.5cm × 0.3cm × 0.3cm（0.2cm × 0.2cm × 0.1cm ~ 1.2cm × 0.3cm × 0.3cm），重约 30 ~ 50mg，呈褐黄色或棕红色，质地柔软。

绝大多数甲状旁腺血供来自甲状腺下动脉，仅少数上甲状旁腺的血供来自甲状腺上动脉或甲状腺上、下动脉的吻合支，但下降至纵隔的下甲状旁腺可由乳内动脉或主动脉分支供血。

甲状旁腺分泌甲状旁腺素（PTH），其主要功能是调节人体钙的代谢和维持体内钙、磷的平衡：①促进近侧肾小管对钙的重吸收，减少尿钙而增加血钙；抑制近侧肾小管对磷的吸收，增加尿磷而减少血磷，使之钙、磷体内平衡。②促进破骨细胞的脱钙作用，使磷酸钙从骨质中脱出，提高血钙。③通过维生素 D 的羟化作用生成 1, 25 - 二羟 D_3 而促进肠道对钙的吸收。PTH 与血钙之间呈负反馈关系，即血钙过低可刺激 PTH 的合成和释放，使血钙上升；血钙过高则抑制 PTH 的合成和释放，使血钙下降。

（二）病因

分原发性、继发性、三发性和多发性内分泌肿瘤甲旁亢几类，以原发性最多见。

1. 原发性甲旁亢　主要由甲状旁腺腺瘤（占 80%）和增生（15%）引起，约 0.5% ~ 3% 可由甲状旁腺癌引起。可有自主性分泌 PTH 过多，后者不受血钙的反馈作用而致血钙持续升高。

2. 继发性甲旁亢　多由于体内存在刺激甲状旁腺的因素，特别是血钙、血镁过低和血磷过高，腺体受刺激后不断增生和肥大，由此分泌过多的 PTH。本症多见于慢性肾功能不全、维生素 D 缺乏（包括胃肠、肝胆胰系疾病的维生素吸收不良）、骨软化症、长期低磷血症等。慢性肾功能衰竭是继发性甲旁亢的主要原因，尿毒症患者肾脏排泄磷障碍导致的高磷血症，合成障碍引起的 1, 25 - 二羟 D_3 减少和低钙血症是引起肾性继发性甲旁亢发病的三个主要因素。目前我国慢性肾功能衰竭患者只有极少数人能进行肾移植手术，绝大多数患者只能依赖透析进行肾替代治疗。随着血液透析技术的不断发展及其广泛应用，这些患者的生存期明显延长，继发性甲旁亢的发病率也随之升高。

3. 三发性甲旁亢　是在继发性甲旁亢的基础上发展起来的，甲状旁腺对各种刺激因素反应过度或受到持续刺激而不断增生肥大，其中一两个腺体可由增生转变为腺瘤，出现自主性分泌，当刺激因素消除后，甲旁亢现象仍存在。主要见于肾功能衰竭者。

4. 多发性内分泌肿瘤　少见病，属家族性常染色体显性遗传疾病，其中 MEN - Ⅰ 型主要累及甲状旁腺、垂体前叶和胰腺内分泌系统，MEN - Ⅱ 型累及甲状腺 C 细胞、肾上腺嗜铬细胞和甲状旁腺。约 90% MEN - Ⅰ 型病例有甲旁亢症状，且常是首发表现，患者多属 20 ~ 40 岁，其表现与散发的原发性甲旁亢相似。MEN - Ⅱ 型中甲旁亢的发病率较低，症状也轻，发病年龄较 MEN - Ⅰ 型为晚。其病理多为甲状旁腺增生，少数为腺瘤。

（三）病理

正常的甲状旁腺组织含有主细胞、嗜酸细胞和透明细胞。主细胞呈圆形或多边形，直径 6 ~ 8μm，细胞质多含有脂肪，正常时仅 20% 处于活动状态。PTH 由主细胞合成分泌。嗜酸细胞存在于主细胞之间，胞体较大，细胞质中含有大量的嗜酸性颗粒，嗜酸细胞从青春期前后开始逐渐增加。透明细胞的细胞质多，不着色，由于含过量的糖原，正常时数量少，增生时增多。在主细胞发生代谢改变时出现形态变异，主细胞的细胞质内充满嗜酸颗粒时便成为嗜酸细胞，含过量糖原时即成为透明细胞。

1. 甲状旁腺腺瘤　一般为单个，仅 10% 为多个，多位于下位甲状旁腺。Hodback 分析 896 例甲状旁腺腺瘤，平均重 1.30g（0.075 ~ 18.3g），腺瘤的重量与患者的病死率呈正相关（P < 0.001）。腺瘤有完整包膜，包膜外一圈有正常的甲状旁腺组织，这是与增生的主要区别。肿瘤较大时，可见出血、囊性变、坏死、纤维化或钙化；肿瘤较小时，周围绕有一层棕黄色的正常组织，此时需与增生仔细鉴别。镜下分成主细胞型、透明细胞型和嗜酸细胞型，后者少见，多属无功能性腺瘤。Rasbach 将肿瘤直径 < 6mm 的定为微小腺瘤，细胞活跃，一旦漏诊，是顽固性高钙血症的原因。由于胚胎发育异常，腺瘤偶可见于纵隔、甲状腺内或食管后的异位甲状旁腺，约占全部病例的 4%。

2. 甲状旁腺增生　常累及 4 个腺体，病变弥漫，无包膜。有的腺体仅比正常略大，有时 1 个增生特别明显。外形不规则，重达 150mg ~ 20g。由于增生区周围有压缩的组织而形成假包膜，勿误为腺瘤。

镜下以主细胞增生居多，透明细胞增生罕见。

3. 其他罕见病变 甲旁亢中甲状旁腺癌仅占 0.5% ~5%，甲状旁腺癌的病理特点为：侵犯包膜或血管，与周围组织粘连，有纤维包膜并可伸入肿瘤内形成小梁，核分裂象较多，以及玫瑰花样细胞结构的特点。甲状旁腺癌的症状一般较重，1/3 患者有颈淋巴结或远处转移。甲状旁腺囊肿（伴甲旁亢时囊液呈血性）、脂肪腺瘤（又名错构瘤）更为少见。

（四）临床表现和初步诊断

甲旁亢包括症状型及无症状型两类。我国目前以有明显症状的甲旁亢为多见。但欧美患者以无症状为多，常在普查时因血清钙增高而被确诊。

症状型甲旁亢的临床表现又可分为骨骼系统、泌尿系统症状和高血钙综合征三大类，可单独出现或合并存在。骨骼系统主要表现为骨关节的疼痛，伴明显压痛。起初为腰腿痛，逐渐发展为全身骨及关节难以忍受的疼痛，严重时活动受限，不能触碰。易发生病理性骨折和骨畸形。可表现为纤维囊性骨炎、囊肿形成，囊样改变的骨骼常呈局限性膨隆并有压痛，好发于颌骨、肋骨、锁骨外 1/3 端及长骨。泌尿系统主要表现为烦渴、多饮、多尿，可反复发生尿路结石，表现为肾绞痛、尿路感染、血尿乃至肾功能衰竭。高血钙综合征由血钙增高引起，可影响多个系统。常见的症状有淡漠、烦躁、消沉、疲劳、衰弱、无力、抑郁、反应迟钝、记忆丧失、性格改变，食欲丧失、腹胀、恶心、呕吐、便秘、腹痛和瘙痒，胃十二指肠溃疡、胰腺炎，心悸、心律失常、心力衰竭和高血压等。按症状可将甲旁亢分为三型：Ⅰ型以骨病为主，Ⅱ型以肾结石为主，Ⅲ型为两者兼有。

甲亢临床表现呈多样性，早期常被误诊而延误治疗。对凡有高钙血症伴肾绞痛、骨痛、关节痛或溃疡病等胃肠道症状者，要考虑甲旁亢的可能，对慢性肾功能不全患者尤要注意。应作血清钙、无机磷和甲状旁腺激素（PTH）测定。血清钙正常值为 2.20 ~2.58mmol/L，重复 3 次均高于 2.60mmol/L 方有诊断价值。PTH 只影响游离钙，临床测定值还包括蛋白结合钙部分，应同时测定血浆蛋白，只有后者在正常的情况下，血清钙水平升高才有诊断意义，但血清游离钙的测定较血清总钙测定更可靠。血清无机磷正常值为 0.80 ~1.60mmol/L，原发性甲旁亢时血清无机磷降低，在持续低于 0.80mmol/L 时才有诊断意义，当然还可看血钙水平。血清无机磷浓度还受血糖的影响，故应同时测定血糖。慢性肾功能不全继发甲旁亢时血清无机磷值升高或在正常范围。血清 PTH 正常值为（全端包被法）<55pg/mL，甲旁亢时可升高。上述测定符合甲旁亢可能时再作进一步定位检查。

（五）定位诊断

术前均需作定位诊断，其方法包括 B 超检查、核素扫描和 CT 检查等。

B 超扫描定位诊断的正确性、特异性和敏感性均在 95% 左右，但是还有一定的阴性率和误诊率。术前手术医师和超声医师共同参与 B 超扫描定位诊断，对指导手术有很大帮助。放射性核素甲状旁腺显像定位诊断的阳性率和敏感性均较高，$^{99m}Tc – MIBI$ 检查可发现最小为 80mg 的腺瘤，定位诊断准确率可达 90% 以上，尤其对异位甲状旁腺病变有良好的定位诊断价值。B 超检查和核素扫描联合应用，是甲旁亢定位诊断常规的检查方法，可提高定位诊断准确率。

CT 检查片上，腺瘤表现为卵圆形、圆形或类三角形肿块。平扫 CT 图像示腺瘤密度均一，增强 CT 图像示腺瘤血供丰富，其强化程度仍低于颈部大血管。凡发现病灶内有钙化者要高度怀疑甲状旁腺癌。CT 检查对鉴别良恶性肿瘤和增生有一定困难，但不影响其定位价值，尤其 CT 检查对纵隔等处的异位甲状旁腺病变有良好的显示。

术中 PTH 监测可作为甲状旁腺切除术的辅助检查，改良的 PTH 测定方法，使整个测定时间缩短为 15min，更适于术中应用，如切除了病灶，术中 PTH 测定可下降 50% 以上。

（六）治疗

1. 原发性甲旁亢 不论是肿瘤或增生引起的原发性甲旁亢均以手术切除为主。甲状旁腺腺瘤切除后效果良好。原发性甲旁亢中单发腺瘤约占 90%，且术前 B 超检查、核素扫描定位诊断准确率高，目前多数主张采用单侧探查术，由于少数腺瘤可以是多发的，仍有主张以双侧探查为宜，以免遗漏病变，但过多的盲目探查，可能造成甲状旁腺血供受损，加重术后甲状旁腺功能不足造成的低钙血症。甲状旁腺增生者应切除3个半甲状旁腺，留下半个甲状旁腺以防功能低下（甲旁减症），留多了易致症状复发。也可将增生甲状旁腺全切除，同时取部分甲状旁腺组织切成小薄片作自体移植，可移植于胸锁乳突肌或前臂肌肉内。

近年来随着微创外科技术的发展，微创甲状旁腺切除术已逐渐进入了临床应用。1996年，Gagner成功地进行了第一例内镜下甲状旁腺切除术。目前甲状旁腺微创手术可分为放射性引导小切口甲状旁腺切除术和内镜下微创甲状旁腺切除术两类。现主要适用于术前有B超、核素扫描准确定位的单个甲状旁腺腺瘤。手术成功率接近常规开放性手术，疗效满意。放射性引导小切口甲状旁腺切除术就是在将开始手术时静脉内注射放射性同位素，术中利用一个同位素探测器定位病变腺体，直接在病变所在部位作一小切口，就能切除腺瘤。有条件单位可同时应用术中快速PTH测定，若下降50%以上，可进一步保证肿瘤切除的彻底性。手术可在局麻下进行，创伤小，并发症少。随着内镜技术逐渐成熟，在不少国家内镜下微创甲状旁腺切除术占甲状旁腺单发腺瘤手术的比例在逐渐增加。相信甲状旁腺微创手术将逐渐成为治疗甲状旁腺单发腺瘤的主要手术方式。

如患者一般情况不好而无法立即进行手术者，可试用药物治疗以暂时缓解症状，鼓励患者多饮水，以利于钙排出体外。口服磷盐可以降低血钙。雌激素可以拮抗PTH介导的骨吸收，尤对绝经后妇女患者更为理想。二磷酸盐可用于控制甲旁亢危象，活性维生素D——1，25（OH）$_2$D$_3$可抑制甲状旁腺功能。以上治疗均有暂时治疗作用。

甲状旁腺癌早期可作整块切除，伴淋巴结转移者加作根治性淋巴结清扫术。切除范围应包括患侧甲状腺、颈前肌群、气管前和同侧动静脉鞘附近淋巴结。如肿瘤难以切净，化疗药物又不能阻止肿瘤生长，可用抑制骨骼释放钙以及增加尿钙排出的方法治疗。光辉霉素有抑制破骨细胞作用，可用于治疗有远处转移的晚期甲状旁腺癌的高钙血症。

2. 继发性甲旁亢　若早期患者能及时去除血钙、血镁过低和血磷过高等原发因素后，病情多可控制。慢性肾功能衰竭引起磷排泄减少，导致高磷血症和血钙浓度下降，虽经口服磷结合剂以及补充维生素D$_3$等措施，仍有5%～10%患者的甲旁亢症状持续存在，内科治疗无效，需外科手术治疗。严重的慢性肾功能衰竭继发甲旁亢符合下列指征者，应及时进行手术治疗：①严重的高PTH血症，血全段PTH（iPTH）>800pg/mL；②临床症状严重，如严重的骨痛、行走困难、身材变矮及皮肤瘙痒等；③影像学检查B超或核素扫描显示有肿大的甲状旁腺；④内科治疗无效。

手术方式有三种：①甲状旁腺次全切除术，此方法较早被采用，但究竟保留多少甲状旁腺组织的量为合适，较难掌握，要确保残留甲状旁腺组织的良好血供也有一定的难度，该术式术后复发率较高，且复发后在颈部再次手术难度较大，现已较少采用。②甲状旁腺全切除加前臂自体移植术，此手术方法安全、有效，复发率低，若复发后在前臂作二次手术切除，手术也较简便。是采用较多的术式。③甲状旁腺全切除术，此方法起初提出时，担心术后会发生严重的低钙血症、代谢性骨病而未被采用。近来研究发现，在甲状旁腺全切除术后的部分患者血中还能检测到微量的PTH，有学者推测可能是由于手术中脱落的甲状旁腺细胞种植所致。而且术后需进行常规血透，通过透析液的调整，术后低钙血症可以纠正，也无代谢性骨病等严重并发症发生，且复发率低，故现也有学者主张选用此术式。

对药物治疗失败，又不能耐受甲状旁腺切除手术者，可采用超声引导下甲状旁腺内酒精或1，25-二羟D$_3$溶液注射治疗，也能取得一定的疗效。

随着糖尿病、高血压患病率的增高，继发于糖尿病、高血压的慢性肾功能衰竭病例的增多，慢性肾功能衰竭的发病率也逐渐增高。目前我国慢性肾功能衰竭患者只有极少数人能进行肾移植手术，绝大多数患者只能依赖透析进行肾替代治疗。而随着血液透析技术的进步，尿毒症患者的生存期明显延长，肾性继发性甲旁亢的发病率也随之升高，同时需要外科手术治疗的患者也逐渐增多。近10多年来，对符合上述手术指征的肾性继发性甲旁亢患者进行了外科手术治疗，采用的手术方式是甲状旁腺全切除加前臂自体移植术。有人认为此术式比较合理，甲状旁腺全切除能避免术后颈部复发，自体移植成活，能避免甲状旁腺功能低下，若前臂移植物过度增生复发，在前臂作二次手术也较简便。据文献，甲状旁腺全切除加前臂自体移植术治疗肾性继发性甲旁亢，患者术后临床症状得到明显改善，血钙维持在正常范围，术后复发率低，疗效满意，手术安全，无喉返神经损伤等严重并发症发生。通过这项临床工作实践，有以下几点体会：①有部分肾性继发性甲旁亢患者到外科就诊时，临床症状已非常严重，早期未能得到及时的诊断和治疗。因此，需要广大临床医师对该疾病有充分的认识和足够的重视。②甲状旁腺残留是造成复发的主要原因之一，做到甲状旁腺全切除是减少术后复发的关键之一。如何做到甲状旁腺全切除，术前定位诊断非常重要。B超检查和核素扫描联合应用，可提高定位诊断准确率。文献报道核素扫描有较高的应用价值，但主要是针对甲状旁腺腺瘤，而对增生性病变优势不明显。而有文献报道的病例资料显示B超检查也有较高的检出率，可达96.2%，手术医师术前参与B超检查定位，能使术中寻找病灶更为简便、准确。术中仔细探查也非常重要，能检出定位诊断遗漏的病灶。有条件单位可同时应用术中快速PTH测定，可进一步保证做到甲状旁腺全切除。③对内科治疗无效，临床症状严重，定位诊断又只能发现少于四枚甲状旁腺的肾性继发性甲旁亢患者，手术的时机较难确定。此类患者手术很难做到甲状旁腺全切除，从而导致术后复发。④术后复发的另一个重要原因是由移植物过度增生引起的。结节状增生的组织更易致功能亢进，应选取弥漫性增生的组织作为移植物。⑤甲状旁腺全切除术后可发生"骨饥饿"综合征，表现为严重的低钙血症和抽搐，术中、术后要严密监测血钙并及时补钙，以避免该综合征的发生。术中应每切除一枚甲状旁腺组织后检测一次血钙，若手术顺利，手术时间不是很长，术中血钙一般不会低于正常值，术中不需要常规补钙。术后应常规静脉补钙，术后每天的补钙量根据切除的甲状旁腺组织的总重量推算，每1g甲状旁腺组织约补1g元素钙，1g元素钙相当于补葡萄糖酸钙11g。术后每4h监测一次血钙，根据血钙水平，调整补钙用量。血钙水平稳定可延长监测间隔，并可逐渐过渡到口服补钙。

3. 三发性甲旁亢　肾功能恢复或肾移植后甲状旁腺增生不见复旧，甲旁亢症状依然存在，Goar称此为三发性甲旁亢，治疗以手术为主。施行甲状旁腺全切除和自身腺体移植，移植重量为80～100mg，一般置于胸锁乳突肌或前臂肌肉内，自身移植至前臂皮下组织或肌肉对肾性甲旁亢的治疗是同样有效的。

4. MEN中的甲旁亢　术式有保留半个腺体的甲状旁腺次全切除或甲状旁腺全切除加自体腺体移植术。在MEN-Ⅱ型的嗜铬细胞瘤所致的高血压症状严重甚或出现危象者，以先行肾上腺手术为宜。

（单体刚）

第七节　甲状腺功能亢进症手术

（一）适应证和禁忌证

1. 适应证　具体如下。

（1）中度以上的原发性甲状腺功能亢进。

（2）腺体较大，伴有压迫症状的甲状腺功能亢进。

（3）继发性甲状腺功能亢进或高功能腺瘤。

（4）抗甲状腺药或^{131}I治疗后的复发性甲状腺功能亢进。

（5）坚持长期服药有困难的甲状腺功能亢进。

2. 禁忌证　具体如下。

（1）青少年甲状腺功能亢进患者。

（2）症状较轻的甲状腺功能亢进患者。

（3）甲状腺炎甲状腺功能亢进阶段的甲状腺功能亢进患者。

（4）老年患者。

（5）有心、肝、肺、肾等脏器严重器质性疾病不能耐受手术的甲状腺功能亢进患者。

（二）术前准备

甲状腺功能亢进症患者特别是原发性甲状腺功能亢进症患者均需在门诊服用抗甲状腺药治疗，待一般症状明显改善，且 FT_3、FT_4、TSH 测定正常后开始服用碘剂作术前准备。服碘方法：卢戈碘液 5 滴/次，3 次/d，每天每次增加 1 滴，至 16 滴维持。抗甲状腺药在开始服卢戈碘液后继续服用 1 周即停。停服抗甲状腺药后再次测定 FT_3、FT_4、TSH 仍正常，则收入院作进一步术前准备。入院后继续服用卢戈碘液至手术当天止。

术前检查：

（1）原发性甲状腺功能亢进症患者，在入院后再次复查 FT_3、FT_4、TSH 应属正常。并应同时检查 TPOAb、TgAb 以了解是否有慢性淋巴细胞性甲状腺炎并存。

（2）测 BMR：3 次正常（±10%）。

（3）测脉率：每 6h1 次，每次均 <90 次/min，且波动幅度 <10 次/min。

（三）麻醉

气管内插管全身麻醉或颈神经丛阻滞。

（四）手术步骤

（1）切口：如腺体较大，上极较高者，切口两端可适当顺胸锁乳突肌前缘向上延长。

（2）皮瓣游离要充分。

（3）常规缝扎颈前静脉。

（4）横断双侧颈前肌群，显露双侧甲状腺及峡部。

（5）锥体叶切除：在施行甲状腺手术时，凡遇有锥体叶者，应将锥体叶切除，原发性甲状腺功能亢进症患者尤应如此。切除方法是：先于甲状软骨下方横断锥体叶，其断端以钳夹作牵引，沿锥体叶两侧及后方进行游离，直达锥体叶末端，以直角钳钳夹，完整切除锥体叶。注意：在游离时应于钳夹间切断，以免出血。

（6）处理右叶上极：沿锥体叶横断处创面，游离松解右叶悬韧带，直达上极，结扎、切断上极。

（7）依次处理右叶中静脉、下极血管。

（8）横断峡部。

（9）次全切除右叶甲状腺腺体，残留腺体创面缝合：切除时应尽量保留腺体后被膜。在切除腺体时要注意保护脂肪颗粒样组织，勿被切下；缝合创面时不要过深，以避免并发症的发生。

（10）按上述方法次全切除左叶腺体，残留腺体创面缝合。

（11）完成双叶次全切除，残留甲状腺创面缝合后，反复用 0.9% 氯化钠溶液（生理盐水）冲洗创面，止血，放置引流管，缝合切口。

（五）术后处理

（1）术后取高坡卧位（全身麻醉患者待其完全清醒后再改高坡卧位）。

（2）术后当天禁食、禁饮、勿咳、勿下床，吸氧，输液，可适当使用抗生素，注意监测体温、脉搏、呼吸及血压。

（3）床旁放置气管切开包和吸引器，供抢救窒息时急用。

（4）术后继续服用卢戈碘液，每次 16 滴，3 次/d，每天每次递减 1 滴，术后共服用 3~5 天，也可以含服普萘洛尔（心得安），10mg/次，每 6h1 次。

（5）术后第 1 天可进食少量流质，术后第 2 天拔除引流管，改半流质饮食。

（6）术后第 5 天拆除切口缝线，第 6 天可出院休息。嘱至少全休 3 个月。术后 1 个月门诊复查，测定 FT_3、FT_4、TSH。终身随访。

（7）对未孕妇女应嘱在妊娠前、妊娠期、产后哺乳期进行 FT_3、FT_4、TSH 监测。其分娩时，应抽取胎儿脐带血检查甲状腺功能，以早期发现新生儿甲状腺功能减退。

（六）术后并发症及处理

（1）术后患者如出现呼吸困难，则首先检查是否有切口内出血。必要时拆除切口缝线检查。如切口内出血，则在床旁初步清除血块后即送手术室手术止血；如止血后仍有呼吸困难者，则应作气管切开。

（2）手术当晚或第1天以后出现面部、唇部或手足针刺样麻木感或强直感，甚至手足搐搦时，应立即静脉注射10%葡萄糖酸钙注射液20mL，同时抽血进行血钙、血磷检查。

（七）手术经验和探讨

（1）原发性甲状腺功能亢进症是由各种原因导致正常甲状腺素分泌的反馈调控机制丧失，引起血液循环中甲状腺素异常增多，而以全身代谢亢进为主要特征的总称。甲状腺次全切除术对中度以上的甲状腺功能亢进仍是目前最常用的有效疗法，但手术治疗有可能发生一定的并发症，对采取手术治疗者一定要严格掌握手术适应证。

（2）术前采取充分而完善的准备是保证手术顺利进行和减少并发症的关键。甲状腺功能亢进患者在基础代谢率亢进的情况下进行手术是十分危险的。

（3）在处理上极时，应紧贴上极在包膜内结扎、切断甲状腺上极血管，以避免损伤喉上神经；在处理下极时，为避免损伤喉返神经，紧贴腺体结扎甲状腺下动脉分支，并尽量保留腺体背面，不必常规靠近颈总动脉结扎其主干。

（4）为了避免术后复发或甲状腺功能减退，腺体残留量是关键。总的原则是：腺体越大，残留腺体可适当多一些；腺体越小，残留腺体应越少。通常是切除腺体的80%~90%，每侧残留的腺体大小如成人拇指末节大小为宜（3~4g），常规切除峡部。有锥体叶者，一定要将锥体叶切除。

（5）甲状腺功能亢进症患者特别是原发性甲状腺功能亢进症患者术后48h内一定要严密观察呼吸、心率、体温等情况，以便及时发现并发症，及时做出相应的处置。

（单体刚）

第八节　甲状腺腺瘤切除术

（一）适应证
经临床诊断为甲状腺良性肿瘤。

（二）术前准备
按甲状腺手术术前常规检查项目完成相关检查。

（三）麻醉和体位
1. 麻醉　气管内插管全身麻醉或颈神经丛阻滞。
2. 体位　甲状腺手术常规体位。

（四）基本术式
肿瘤侧甲状腺叶部分切除＋峡部切除。

（五）手术步骤
1. 切口　取低衣领式皮肤切口。
2. 探查　显露出双叶甲状腺后，对甲状腺先行探查。先探查健侧叶，后探查患侧叶。
3. 松解悬韧带　从甲状软骨下方开始，游离、松解患侧悬韧带，直达患侧腺叶上极处。
4. 处理上极　充分游离患侧腺体叶外侧，术者右手持直角钳从上极内侧伸向外侧，以左手示指从外侧引导直角钳，从患侧上极后方引入7号丝线1根，尽量靠近腺体上极，在膜内进行上极结扎1次，以此作牵引，将上极轻轻向前下方牵引；同法再在此线上方引入1根7号丝线结扎，于两线间上1把弯柯克钳，并于钳近侧切断上极，以4号丝线紧贴弯柯克钳下贯穿缝合1针，作8字形打结，然后用直角钳夹住上极远端（保留端），以4号丝线再结扎1次，保留端之上极定会结扎牢固、可靠。
5. 分离、切断峡部　用弯钳从气管前方、峡部后方逐步钝性分离出峡部。于峡部左、右侧并紧靠左、右叶各用7号丝线结扎，然后于两线间紧靠线结处切断峡部。在切断峡部前，应于切断处下方垫以一钳，以防伤及气管。在分离峡部时，平面要适当，尽量保留气管前筋膜。

6. 处理中静脉及下极血管 上极切断结扎后，峡部亦已离断，患叶腺体即已有一定的游离度，紧贴腺体被膜结扎、切断甲状腺中静脉及下极血管。在处理下极血管时，应紧贴下极被膜进行，勿远离下极，以免伤及喉返神经。如血管较粗，则以缝扎或双重结扎为宜。

7. 切除患侧腺体 根据瘤体大小，决定患侧腺叶的切除量，要求切缘距结节（肿块）1cm 以上。在切除时，可于两钳间进行，即弯柯克钳在下，直柯克钳在上。（图 6-1）切下标本立即送快速切片进行病理学检查。如快速切片报告为恶性病变，则应按甲状腺癌术式完成根治性切除；如为良性病变，则要求再次对保留腺体及健侧腺体进行仔细探查，以防遗漏病变。

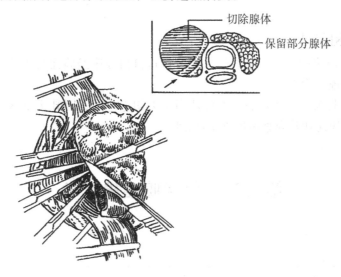

图 6-1 切除甲状腺

8. 缝合甲状腺创面 对保留的患侧叶创面用 4 号丝线作间断内翻缝合，对健侧叶近峡部的创面亦予以缝合。在缝合创面时注意勿过深，以免伤及喉返神经。

9. 放置引流管 用小号医用硅胶管，一端剪去半边管壁，形成一槽式引流管，置入患侧腺窝内，从切口下方正中（胸骨凹上）另戳小孔引出，引流管出口处用 4 号丝线缝扎固定 1 针（图 6-2），如果切除腺体量不多，止血非常彻底，术者自觉无后顾之忧，也可以不放置引流管。

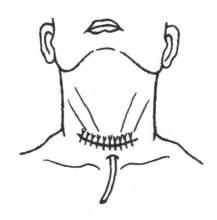

图 6-2 缝合切口，放置引流管

（六）术后处理

（1）如麻醉采用颈神经丛阻滞，术后患者取高坡卧位。

（2）手术当天禁食，禁饮，勿下床，勿咳嗽。并输液、吸氧、心电监护，可适当给予抗生素，可使用预防用抗生素。

（3）术后第 1 天停吸氧，可开始进食流质。术后第 1、第 2 天继续输液。术后第 3 天停止输液，进食半流质或普食。

（4）有引流管者，术后第 2 天拔除。

（5）术后第 5 天拆除切口医用尼龙线或胶纸。

（6）术后第 6 天出院休息，嘱术后 1 个月门诊复查，复查内容包括 FT_3、FT_4、TSH。

（7）术后一般无须服用甲状腺素片。但如腺体切除较多，可服用甲状腺素片，40mg/次，1 次/d，或左甲状腺素片，50μg/次，1 次/d，以清晨空腹服用为佳，用药量应根据复查的 FT_3、FT_4、TSH 结果调整。

（8）终身随访。

（七）手术经验和探讨

（1）术中应坚持行快速切片病理学确诊，不可盲目自信临床经验而妄下诊断，以防失误。术后则常规行标本石蜡切片病理学检查。

（2）如快速切片报告为乳头状腺瘤，则可适当扩大切除范围，因乳头甲状腺瘤与甲状腺乳头状癌有时很难区别，特别是快速切片尚难做出肯定性诊断。

（单体刚）

第九节　甲状腺癌根治术

（一）适应证

（1）甲状腺肿块疑为甲状腺癌者。

（2）诊断为甲状腺癌而无颈淋巴结广泛转移者。

（3）在施行甲状腺手术中"意外"确诊为甲状腺癌者。

（二）术前准备

施行彩超等检查，以了解颈部淋巴结情况。

（三）麻醉

以气管内插管全身麻醉为宜，少数患者亦可采取颈神经丛阻滞。

（四）基本方式

患侧腺叶全切除术 + 峡部切除术 + 对侧叶次全切除术 + 患侧颈鞘探查术。

（五）手术步骤

（1）甲状腺探查：显露双叶甲状腺后，先仔细探查健侧叶是否有结节，然后探查患侧。如临床高度疑为恶性病变。则按由健侧到患侧程序操作。

（2）游离松解健侧悬韧带，处理健侧上极，再依次处理健侧中静脉及下极血管。

（3）切断峡部。

（4）做健侧叶次全切除术，创面缝合。

（5）游离和松解患侧悬韧带，处理患侧腺叶上极、中静脉、下极血管。充分游离患侧叶甲状腺，遇有与肿块粘连的颈前肌群，可以连同部分肌肉一并切除，完整切除腺叶，注意保护腺体后方被膜，将切下之健侧甲状腺组织及患侧腺叶全部标本送快速切片检查以确诊。

（6）打开患侧颈鞘，沿患侧颈内（颈总）动脉途径，仔细探查患侧颈鞘，如有肿大的淋巴结或可疑淋巴结样组织（包括脂肪样组织），则一一切除干净。在进行颈鞘探查操作时，勿损伤颈内静脉、迷走神经，左侧者勿损伤胸导管。颈鞘探查中切下之全部组织，术后送病理学检查，以了解颈鞘淋巴结是否转移。

（7）常规于患侧甲状腺窝内放置引流管，从切口下方另戳口引出。常规缝合切口。注意：打开之颈鞘不必缝合，但需注意彻底止血。

（六）术后处理

（1）坚持终身服药，终身随访。

（2）对未孕女性，应嘱其在妊娠前、妊娠期、产后坚持监测 FT_3、FT_4、TSH。新生儿应在产时抽取其脐带血检查甲状腺功能，以便早期发现新生儿甲状腺功能减退。

（七）手术经验和探讨

（1）改良甲状腺癌根治术适用于经术前临床及 B 超等检查证实颈部无淋巴结肿大者，或术前未疑及甲状腺癌而术中快速切片"意外"证实为甲状腺癌者。如果术前临床及 B 超等检查证实甲状腺肿块同侧颈部有多个肿大淋巴结者，则宜施行颈廓清术（甲状腺癌根治性颈淋巴结清扫术或甲状腺癌功能性颈淋巴结清扫术）。

（2）改良甲状腺癌根治术术后远期颈淋巴结复发率相对较高，但对患者损伤小，基本不影响美容。术后患者颈淋巴结复发者，经 B 超证实，且临床可以明确扪及肿大淋巴结者可作颈淋巴结切除术（俗称"摘桃术"），局部麻醉或颈神经丛阻滞下将肿大的淋巴结切除。如甲状腺并无复发征象者，则甲状腺可不必再作手术处理。

（3）甲状腺乳头状癌患者，无颈淋巴结肿大，健侧叶并无病变者，如已施行患侧全切除术或近全切除术 + 峡部切除术，则可不必再扩大手术切除范围，术后定期观察，终身随访。

（单体刚）

第七章

乳腺外科

第一节 乳腺炎性疾病

乳腺炎性疾病种类很多，包括乳头炎、乳晕炎、乳晕腺炎、乳腺皮脂腺囊肿、急性乳腺炎与乳房脓肿、慢性乳腺炎、乳腺结核、浆细胞性乳腺炎以及男性浆细胞性乳腺炎等。

一、乳头炎

乳头炎（thelitis）一般见于哺乳期妇女，由乳头皲裂而使致病菌经上皮破损处侵入所致。有时糖尿病患者也可发生乳头炎。早期表现主要为乳头皲裂，多为放射状小裂口，裂口可宽、可窄，深时可有出血，自觉疼痛。当感染后疼痛加重，并有肿胀，但因乳头色黑充血不易发现，由于疼痛往往影响哺乳。患者多无全身感染中毒症状，但极易发展为急性乳腺炎而使病情加重。治疗上首先要预防和治疗乳头皲裂。主要为局部外用药治疗，可涂油性软膏，减少刺激，清洗时少用或不用碱性大的肥皂，可停止哺乳，当发展为乳头炎后应局部热敷，外用抗生素软膏，全身应用有效抗生素。

二、乳晕炎

乳晕炎（areolitis）多为乳晕腺炎。乳晕腺为一种特殊的皮脂腺，又称 Montgomery 腺。乳晕腺有12～15个，在乳头附近呈环状排列，位置比较浅在，往往在乳晕处形成小结节样突起，单独开口于乳晕上。乳晕腺发炎，即为乳晕腺炎。在妊娠期间，乳晕腺体显著增大，导管扩张，皮脂分泌明显增加，这时乳晕腺导管容易发生堵塞和继发感染，可累及一个或多个腺体，形成脓疱样感染，最后出现白色脓头形成脓肿，致病细菌为金黄色葡萄球菌。如感染继续发展也可形成浅层脓肿。炎症多限于局部，很少有全身反应。

在妊娠期和哺乳期应随时注意乳头乳晕处的清洁，经常以肥皂水和水清洗局部以预防感染，避免穿着过紧的乳罩，产后初期乳量不多时，勿过分用手挤乳。如已发生感染，早期可用50%乙醇清洁乳晕处皮肤，涂以金霉素软膏或如意金黄膏，并予以热敷。如出现白色脓头，可在无菌条件下用针头刺破，排出脓性分泌物，再用50%乙醇清洁局部，数天后即可痊愈，如已形成脓肿，则必须切开引流。

三、乳腺皮脂腺囊肿

乳腺皮脂腺囊肿（sebaceous cyst）并不少见。当其继发感染时可误认为是乳腺脓肿，也可由于患处发红、变硬而疑为炎性乳腺癌。乳腺皮脂腺囊肿主要是在发病部位有一缓慢增大的局限性肿物，体积一般不大，自皮肤隆起，质柔韧如硬橡皮，呈圆形，与表面皮肤粘连为其特点。中央部可见有被堵塞的腺口呈一小黑点。周围与正常组织之间分界明显，无压痛，无波动，与深层组织并无粘连，故可被推动。乳腺的皮脂腺囊肿削弱了局部皮肤的抵抗力，细菌侵入后，易发生感染，尤其在妊娠与哺乳期乳腺的皮脂腺分泌增加，开口更易堵塞所以更易发病。当感染后囊肿迅速肿大，伴红、肿、热、痛，触之有波动感。继续发展可化脓破溃，形成溃疡或窦道。

当乳腺皮脂腺囊肿未感染时应手术切除，但必须将囊壁完全摘除，以免复发，继发感染者先行切开引流，并尽量搔刮脓腔壁减少复发机会。有时囊壁经感染后已被破坏，囊肿不再复发。对囊肿复发者仍应手术切除。

四、急性乳腺炎和乳房脓肿

（一）病因

急性乳腺炎（acute mastitis）大都是金黄色葡萄球菌感染，链球菌少见。患者多见于产后哺乳的妇女，其中尤以初产妇为多。往往发生在产后第 3 周或第 4 周，也可见于产后 4 个月，甚至 1 年以上，最长可达 2 年，这可能与哺乳时限延长有关。江氏报道的 60 例中，初产妇有 33 例，占 55%，其发病率与经产妇相比约为 2.4∶1。江氏认为初产妇缺乏喂哺乳儿经验，易致乳汁淤积，而且乳头皮肤娇嫩，易因乳儿吮吸而皲裂，病菌乘虚而入。由于病菌感染最多见于产后哺乳期，因而又称产褥期乳腺炎。由于近年计划生育一胎率增高，刘氏等报告初产妇占 90%，因此该病发病率增高。急性乳腺炎的感染途径是沿着输乳管先至乳汁淤积处引起乳管炎，再至乳腺实质引起实质性乳腺炎。另外，从乳头皲裂的上皮缺损处沿着淋巴管至乳腺间质内，引起间质性乳腺炎。很少是血行感染，而从邻近的皮肤丹毒和肋骨骨髓炎蔓延所致的乳腺炎更为少见。长期哺乳，母亲个人卫生较差，乳汁淤积，压迫血管和淋巴管，影响正常循环，对细菌生长繁殖有利，也为发病提供了条件。患者感染后，由于致病菌的抗药性，炎症依然存在时，偶可发展为哺乳期乳腺脓肿，依其扩散程度和部位可分为乳腺皮下、乳晕皮下、乳腺内和乳腺后脓肿等类型。

（二）病理

本病有以下不同程度的病理变化，从单纯炎症开始，到严重的乳腺蜂窝织炎，最后形成乳腺脓肿。必须注意乳腺脓肿有时不止一个。感染可以从不同乳管或皲裂处进入乳腺，引起 2 个或 2 个以上不同部位的脓肿，或者脓肿先在一个叶内形成，以后穿破叶间的纤维隔而累及其邻接的腺叶，两个脓肿之间仅有一小孔相通，形成哑铃样脓肿。如手术时仅切开了浅在的或较大的脓肿，忽视了深部的较小的脓肿，则手术后病情仍然不能好转，必须再次手术；否则坏死组织和脓液引流不畅，病变有变成慢性乳腺脓瘘的可能。

急性乳腺炎可伴有同侧腋窝的急性淋巴结炎，后者有时也可能有化脓现象。患者并发败血症的机会则不多见。

（三）临床表现

发病前可有乳头皲裂现象，或有乳汁淤积现象，继而在乳腺的某一部位有胀痛和硬结，全身感觉不适，疲乏无力，食欲差，头痛发热，甚至高热、寒战。部分患者往往以发热就诊，查体时才发现乳腺稍有胀痛及硬结，此时如未适当治疗病变进一步加重，表现为患侧乳腺肿大，有搏动性疼痛。发炎部位多在乳腺外下象限，并有持续性高热、寒战。检查可见局部充血肿胀，皮温增高，触痛明显。可有界限不清之肿块，炎症常在短期内由蜂窝织炎形成脓肿。患侧淋巴结可肿大，白细胞计数增高。

脓肿可位于乳腺的不同部位。脓肿位置愈深，局部表现（如波动感等）愈不明显。脓肿可向外破溃，亦可穿入乳管，自乳头排出脓液。有时脓肿可破入乳腺和胸大肌间的疏松组织中，形成乳腺后脓肿。

（四）诊断

发生在哺乳期的急性乳腺炎诊断比较容易，所以应做到早期诊断，使炎症在初期就得到控制。另外，应注意的是急性乳腺炎是否已形成脓肿，尤其深部脓肿往往需穿刺抽到脓液才能证实。

（五）鉴别诊断

1. 炎性乳腺癌　本病是一种特殊类型的乳腺癌。多发生于年轻妇女，尤其在妊娠或哺乳时期。由于癌细胞迅速浸润整个乳腺，迅速在乳腺皮肤淋巴网内扩散，因而引起炎样征象。然而炎性乳腺癌的皮肤病变范围一般较为广泛，往往累及整个乳腺1/3或1/2以上，尤以乳腺下半部为甚。其皮肤颜色为一种特殊的暗红或紫红色。皮肤肿胀，呈橘皮样。患者的乳腺一般并无明显的疼痛和压痛，全身炎症反应如体温升高、白细胞计数增加及感染中毒症状也较轻微，或完全缺如。相反，在乳腺内有时可触及不具压痛的肿块，特别同侧腋窝的淋巴结常有明显转移性肿大。

2. 晚期乳腺癌　浅表的乳癌因皮下淋巴管被癌细胞阻塞可有皮肤水肿现象，癌组织坏死后将近破溃其表面皮肤也常有红肿现象，有时可被误诊为低度感染的乳腺脓肿。然而晚期乳癌一般并不发生在哺乳期，除了皮肤红肿和皮下硬节以外别无其他局部炎症表现，尤其没有乳腺炎的全身反应。相反，晚期乳腺癌的局部表现往往非常突出，如皮肤粘连、乳头凹陷和方向改变等，都不是急性乳腺炎的表现，腋窝淋巴结的转移性肿大，也较急性乳腺炎的腋窝淋巴结炎性肿大更为突出。

不管是炎性乳腺癌还是晚期乳腺癌，鉴别的关键在于病理活检。为了避免治疗上的原则性错误，可切取小块组织或脓肿壁做病理活检即可明确诊断。

（六）治疗

患侧乳腺应停止哺乳，并以吸乳器吸净乳汁，乳腺以乳罩托起，应当努力设法使乳管再通，可用吸乳器或细针探通，排空乳腺内的积乳，并全身给予有效、足量的抗生素，这样往往可使炎症及早消退，不致发展到化脓阶段。另外，在炎症早期，注射含100万U青霉素的等渗盐水10~20mL于炎症周围，每4~6h重复之，能促使炎灶消退。已有脓肿形成，应及时切开引流。深部脓肿波动感不明显，需用较粗大针头在压痛最明显处试行穿刺，确定其存在和部位后再行切开。乳腺脓肿切开引流的方法主要根据脓肿的位置而定。

（1）乳晕范围内的脓肿大多比较表浅，在局部麻醉下沿乳晕与皮肤的交界线做半球状切口，可不伤及乳头下的大导管。

（2）较深的乳腺脓肿，最好在浅度的全身麻醉下，于波动感和压痛最明显处，以乳头为中心做放射状切口，可不伤及其他正常组织。同时注意切口应有适当的长度，保证引流通畅。通常在脓肿切开脓液排出以后，最好再用手指探查脓腔，如脓腔内有坏死组织阻塞，应将坏死组织挖出，以利引流；如发现脓腔壁上有可疑的洞孔，应特别注意其邻接的腺叶内是否尚有其他脓肿存在，多发脓腔有纤维隔时应用示指予以挖通或扩大，使两个脓腔合二为一，可避免另作一个皮肤切口；但如脓腔间的纤维隔比较坚实者，则不宜用强力作钝性分离，只可作另一个皮肤切口，以便于对口引流。

（3）如脓肿在乳腺深面，特别是在乳腺下部，则切口最好做在乳腺和胸壁所形成的皱褶上，然后沿着胸大肌筋膜面向上向前探查，极易到达脓腔部位；此种切口引流既通畅，愈合后也无明显的瘢痕，但对肥大而悬垂的乳腺则不适用。

另外有人报道应用粗针穿刺抽脓的方法治疗乳腺脓肿，其方法为确定脓肿部位，用16号针头刺入脓腔尽力吸净脓汁。脓腔分房或几个脓腔者可改变进针方向不断抽吸。此后每天抽吸1次。70%的患者经3~5次即可治愈。3%~5%的患者并发乳瘘。此方法虽然简便易行，但由于此种方法引流脓液并不通畅，故建议仅在不具备手术条件的卫生所或家庭医师处临时施行，脓肿切开引流仍应为首选治疗方案。

乳腺炎是理疗的适应证之一。所用的物理因子品种繁多，有超短波、直流电离子导入法、红外线、超声磁疗等。何春等报道应用超短波和超声外加手法挤奶治疗急性乳腺炎201例，有效率为99.5%，他们认为发病后炎性包块不大且无波动时，及时进行理疗，一般均可促使其炎症吸收，关键在于解除炎症局部的乳汁淤积问题。采用超短波、超声波或两者同时应用，目的不外是利用其消炎、消肿作用，使病变消散，闭塞的乳管消肿后便于排乳通畅。

急性乳腺炎应用清热解毒的中草药也有较好作用。但应说明的是，对于急性乳腺炎中医中药治疗的同时，应使用足量有效的抗生素。常用方剂如下。①蒲公英、野菊花各9g，水煎服；②瓜蒌牛蒡汤加减：熟牛蒡、生栀子、金银花、连翘各9g，全瓜蒌（打碎）、蒲公英各12g，橘皮、橘叶各4.5g，柴胡4.5g，黄芩9g，水煎服。

关于停止哺乳尚有不同意见，有人认为，这样不仅影响婴儿的喂养，且提供了一个乳汁淤积的机会，所以，不宜将此作为常规措施，而只是在感染严重或脓肿引流后并发乳瘘时才予以考虑。终止乳汁分泌的方法有：

（1）炒麦芽60g，水煎服，分多次服，1剂/d，连服2~3天。

（2）口服己烯雌酚，1~2mg/次，3次/d，共2~3天。

（3）口服溴隐亭，1.25mg/次，2次/d，共7~14天。

（七）预防

本病的预防非常重要。妊娠时期尤其哺乳期要保持乳头清洁，经常用温水及肥皂洗净。但不宜用乙醇洗擦；乙醇可使乳头、乳晕皮肤变脆，反易发生皲裂。乳头内缩者更应注意，在妊娠期应经常反复挤捏、提拉矫正使内缩之乳头隆起，但个别仍需手术矫正。哺喂时应养成良好的哺乳习惯，定时哺乳，每次应吸净乳汁；不能吸尽时，用手按摩挤出，或用吸乳器吸出。另外，不应让婴儿含着乳头睡眠。如已有乳头破损或皲裂存在，要停止哺乳，用吸乳器吸出乳汁，并可局部涂抗生素软膏，待伤口愈合后再哺乳。

五、慢性乳腺炎

慢性乳腺炎（chronic mastitis）多因急性乳腺炎治疗不当或不充分转变而来，也可从发病一开始即为慢性乳腺炎，但不多见。慢性乳腺炎临床表现多不典型，红、肿、热、痛等炎症表现也较急性乳腺炎为轻。病期较长，有的经久不愈，甚至时好时坏或时重时轻，治疗主要是抗生素治疗。应尽可能对病原菌及其对抗生素的敏感性做出鉴定，选择敏感药物治疗，并应2种或2种以上抗生素联合应用。如炎症经久不愈应及时断奶。

六、乳腺结核

结核病虽然是一个较常见的疾病，但乳腺结核（tuberculosis of breast）的报道并不多见。乳腺结核多见于南非和印度，约占2.8%。乳腺结核与乳腺癌的比例约为1：11.6，西方国家约为1：200。本病可见于任何年龄，最年轻者为6个月婴儿，最年老者为73岁，但以20~40岁多见，平均年龄为31.5岁。男性乳腺结核更为少见，占4%~5%。

（一）病因

本病可分原发性和继发性两类，原发性乳腺结核除乳腺病变以外，体内无其他结核病灶，极为少见。继发性乳腺结核患者一般都有其他慢性结核病灶存在，然后在出现腋窝淋巴结结核或胸壁结核之后出现乳腺结核。

乳腺结核的感染途径：关于这个问题各家意见不一，归纳起来有以下几种可能。

（1）直接接触感染：结核分枝杆菌经乳腺皮肤破损处或经乳头，沿着乳管到达乳腺。

（2）血行感染：其原发病灶多在肺或淋巴等处。

（3）邻近组织器官结核病灶的蔓延：最常来自肋骨、胸骨、胸膜、胸腔脏器或肩关节等处。

（4）淋巴系统感染：绝大多数乳腺结核病例，都伴有同侧腋窝淋巴结结核，故来自该处的可能性最大，也可从颈、锁骨上、胸腔内结核病灶沿着淋巴管逆行至乳腺。

在上述几种感染途径中，以后两种特别是逆行淋巴管感染途径最为常见。此外，乳腺外伤、感染、妊娠和哺乳，也与诱发本病有关。

（二）病理

本病的早期病变比较局限，常呈结节型；继而病变向周围扩散，成为融合型，由邻近结节融合成为干酪样液化肿块，乳腺组织从而遭到广泛破坏，有相互沟通的多发性脓肿形成，最终破溃皮肤，构成持久不愈的瘘管。有的病例特别是中年妇女患者，则以增殖性结核病变居多，成为硬化型病变，其周围显示明显的纤维组织增生，其中心部显示干酪样液化物不多；有时由于增殖性病变邻近乳晕，故可导致乳头内缩或偏斜。镜下可见乳腺内有典型结核结节形成。

（三）临床表现

病变初起时，大多表现为乳腺内的硬节，一个或数个，触之不甚疼痛，与周围正常组织分界不清，逐渐与皮肤粘连。最常位于乳腺外上象限，常为单侧性，右侧略多见，双侧性少见。位于乳晕附近的病变，尚可导致乳头内陷或偏斜。数月后肿块可软化形成寒性脓肿。脓肿破溃后发生一个或数个窦道或溃疡，排出混有豆渣样碎屑的稀薄脓液。若结核病破坏乳管，可从乳头流出脓液。有时尚可继发细菌感染。患侧腋窝淋巴结常肿大。

乳腺结核患者全身可有结核中毒症状，如低热、乏力、盗汗及消瘦。

（四）诊断

早期乳腺结核不易诊断，需行病理活检才能确诊。晚期有窦道或溃疡形成后，诊断不难。窦道口或溃疡面呈暗红色，镜检脓液中仅见坏死组织碎屑而无脓细胞，脓液染色后有时可找到结核分枝杆菌，这些都有助于乳腺结核的诊断。

（五）鉴别诊断

本病除要注意与结节病、真菌性肉芽肿、丝虫病性肉芽肿、脂肪坏死和浆细胞性乳腺炎等鉴别外，首要的问题是应与乳腺癌相鉴别，其鉴别要点为：

（1）乳腺结核发病年龄较轻，较乳腺癌患者年轻 10 ~ 20 岁。

（2）除乳腺肿块以外，乳腺结核患者常可见其他的结核病灶，最常见的是肋骨结核、胸膜结核和肺门淋巴结结核，此外，颈部和腋窝的淋巴结结核也属常见，身体其他部位的结核如肺、骨、肾结核亦非罕见。

（3）乳腺结核除肿块以外，即使其表面皮肤已经粘连并形成溃疡，也很少有水肿，特别是橘皮样变。

（4）乳腺结核发展较快而病程长，除局部皮肤常有粘连、坏死和溃疡以外，还常有窦道深入到肿块中心，有时可深入 5cm 以上。

（5）除窦道中可有干酪样分泌物以外，乳腺结核乳头有异常分泌的机会亦较乳癌为多。

（6）乳腺结核即使已经溃破并有多量渗液，也不像乳腺癌那样具有异常恶臭。而重要的可靠的鉴别是结核分枝杆菌和活检。此外，尚要想到乳腺结核可并发乳腺癌，但十分罕见。据统计约 5% 乳腺结核可同时并发乳腺癌，两者可能是巧合的。

（六）治疗

合理丰富的营养，适当休息。全身应用足量全程抗结核药。对局限于一处的乳腺结核可行病灶切除。若病变范围较大，则最好将整个乳腺连同病变的腋淋巴结一并切除。手术效果与原发结核病灶的情况有关，一般多良好。

七、浆细胞性乳腺炎

浆细胞性乳腺炎是一种好发于非哺乳期，以导管扩张和浆细胞浸润为病变基础的慢性非细菌性乳腺炎症。其发病率占乳腺良性疾病 1.4% ~ 5.36%，临床上极易误诊。

（一）病因和发病机制

本病病因迄今仍不完全清楚，本病病名由 Ewing 1925 年首先提出，是以乳腺疼痛、乳头溢液、乳头凹陷、乳晕区肿块、非哺乳期乳腺脓肿及乳头部瘘管为主要临床表现的良性乳腺疾病。1956 年 Haagensen 首次提出本病是以乳头部大导管引流停滞为基础，因而命名为乳腺导管扩张症。当病变发展到一定时期，管周出现以浆细胞浸润为主的炎症时才称其为浆细胞性乳腺炎。一般认为与哺乳障碍，乳腺外伤，炎症，内分泌失调及乳腺退行性改变有关。也有认为与厌氧菌感染有关，乳腺内积聚的类脂过氧化物引起局部组织损伤，导致厌氧菌在乳管内滋生而引起化脓性炎症。

（二）临床表现

本病好发于 30 ~ 40 岁非哺乳期或绝经期妇女，主要分为急性、亚急性、慢性 3 个阶段。其主要临床特征为：

（1）乳腺肿块：多位于乳晕旁，急性期肿块较大，边界欠清，可伴有肿痛及压痛，至亚急性期及慢性期，肿块持续缩小形成硬结。

（2）乳头溢液：为部分病例首诊症状。多为淡黄色浆液性，与乳管内分泌物潴留相关。

（3）急性期可出现同侧腋窝淋巴结肿大伴压痛，质软不融合，随病程进展逐渐缩小或消退。

（4）由于乳腺导管纤维增生及炎性反应可导致乳管缩短，乳头凹陷，部分病例可出现皮肤橘皮样改变。

（5）部分病例随病程进展可形成脓肿，破溃后形成经久不愈的通向乳头部的瘘管。

（三）诊断

主要依据临床表现。钼靶 X 摄片主要表现为片状模糊致密影，肿块边缘似有毛刺状改变，易与乳腺癌相混淆。B 超检查常提示病灶位于乳晕后或乳晕周围，内部不均匀，低回声，无包膜，无恶性特征的肿块，导管可呈囊状扩张。肿块针吸细胞学检查和乳头溢液涂片检查可见大量炎细胞及浆细胞。乳管造影可清楚显示扩张的导管。目前尚无一种辅助检查有确认价值，确认仍需术中快速冷冻病理学检查。

（四）鉴别诊断

本病临床表现复杂多样，随着人们对该病的不断认识，诊断率不断提高，但仍存在漏诊与误诊，尤其是在基层医院。肿块型乳腺炎特别是有乳头凹陷、皮肤橘皮样改变时应与乳腺癌相鉴别。乳腺癌肿块无触痛，病程进展中肿块逐渐增大，腋窝淋巴结肿大可融合成团质硬，超声示肿块血流丰富，可有钙化，而肿块型乳腺炎可有红肿、触痛，随病程进展肿块及腋窝淋巴结可缩小消退。瘘管形成者与结核性乳腺瘘管相鉴别。可从分泌物查找抗酸杆菌。以乳头溢液为主要表现者应与乳腺导管内乳头状瘤相鉴别，溢液涂片及乳管镜检查对鉴别诊断有一定帮助。

（五）治疗

手术治疗是浆细胞性乳腺炎主要而有效的治疗方法。急性炎症期常合并有细菌感染，应先行抗感染治疗及局部理疗，待炎症控制后手术治疗。手术方式视具体情况而定，但必须完整切除病灶，特别是必须清除乳晕下大乳管内病灶，否则极易复发。手术未完整清除病灶，术后切口可能经久不愈形成瘘管。对于乳头溢液者，术中应亚甲蓝标记受累乳管，再行包括受累乳管的乳腺区段切除术。对于慢性瘘管可术中亚甲蓝标记瘘管，切除瘘管及周围炎症组织与扩张导管，术中应特别注意彻底清除乳晕下导管内病灶。伴乳头凹陷者可做沿乳晕弧形切口，切除主导管病灶同时乳头外翻整形。术中尽可能使用可吸收线缝合乳腺组织，使术区不留残腔且减少异物反应。对于肿块较大或经多次手术切口经久不愈保留乳头乳晕有困难者，征得患者及家属同意后可行单纯乳腺切除术。

八、男性浆细胞性乳腺炎

男性浆细胞性乳腺炎一般发生于男性乳腺增生的基础上，虽然男性乳腺增生并不少见，但是男性浆细胞性乳腺炎确实罕见。其临床症状和一般浆细胞性乳腺炎类似，诊断一般需依靠手术切除后的病理学检查。治疗上一般均采用手术治疗，将男性患者增生的乳腺组织连同病灶一并彻底清除。由于切除范围广泛，复发者较少。

（黄亚琼）

第二节　乳腺增生症

乳腺增生症（mazoplasia）又称乳腺结构不良症（mammary dysplasia），是妇女常见的一组既非炎症亦非肿瘤的乳腺疾病。常有以下特点：在临床上表现为乳房周期性或非周期性疼痛及不同表现的乳房肿块。组织学表现为乳腺组织实质成分的细胞在数量上的增多，在组织形态上，诸结构出现不同程度的紊乱为病理改变。本病好发于 30～45 岁的中年妇女，而且有一定的恶变率。

本病与内分泌失衡有着密切关系。多数学者同意称本病为乳腺结构不良症，也是世界卫生组织（WHO）所提倡的名称。从临床习惯上，一些学者称"乳腺增生症"或"纤维性囊性乳腺病"。文献中名称繁多，很不统一，造成临床诊断标准的不一致，临床医师对恶变尚缺乏统一诊断标准。尤其是临床表现，尚没有一个明确指征为诊断依据。因此，在治疗中所用方法也较混乱，治疗效果也欠满意，故对预防早期癌变，尚没一个可靠的措施。因本病的不同发展阶段有一定癌变率，如何预防癌变或早期发现癌变而进行早期治疗，尚待进一步研究。

一、发病率

Haagen Sen 报道，本病占乳腺各种疾病的首位。Frantz 等在 225 例生前无乳腺病史的女尸中取材检查，镜下 53% 有囊性病。蚌埠医学院报道 2 581 例乳房肿块的病理学检查，发现该病 636 例，占全部的 25.85%。北京中医学院报道 519 例乳腺病中，该病有 249 例，占 48%。河南医学院附一院门诊活检 1 100 例各种乳房疾病中，乳腺结构不良症 260 例，占 26%。栾同芳等（1997）报道的 3 361 例乳房病中，乳腺增生及囊性乳房病 600 例，分别占全部病例的 17% 和 9%。足以证明，该病是妇女乳房疾病中的常见病。因本病有一定癌变率，因此应引起医师的注意。近些年来，随着人们的物质及文化生活水平的提高，患者逐年增多，且发病年龄有向年轻化发展趋势。有人称其为妇女的"现代病"，是中年妇女最常见的乳腺疾病，30~50 岁达最高峰，青春期及绝经后则少见。欧美等西方国家，有 1/4~1/3 的妇女一生中曾患此病。从文献报告的尸检中，有乳腺增生的妇女占 58%~89%。在乳腺病变的活检中，乳腺增生症占 60%。我国报道的患病率因资料的来源不同，>30 岁妇女的发生率为 30%~50%。有临床症状者占 50%。河南医科大学附一院近 5 年间，从门诊 248 例乳痛及乳房肿块患者中（仅占乳房疾病就诊者的 1/20）做病理学检查，其中 151 例有乳腺不同程度的增生，有 12 例不典型增生至癌变。发病率为 58%，较 16 年前有明显的上升，是原来的 2 倍左右。尽管这种诊断方法是全部乳腺疾病患者的一部分，但也说明了一个问题，从病理学检查中已有半数患者患此病。城市妇女的发病率较农村高，可能与文化知识及对疾病的重视程度乃至耐受程度有关。这些也引起医师对该病的重视。

二、病因和发病机制

本病的病因虽不完全明了，但目前从一些临床现象的解析认为与内分泌的失衡有密切关系，或者说有着直接关系。

1. 内分泌失衡 尽管乳腺增生症的病因尚未完全探明，但可以肯定，与卵巢内分泌激素水平失衡有关是个事实，其原因如下。

（1）乳房的症状同步于乳腺组织变化，即随月经周期（卵巢功能）的变化而变化。也即随体内雌激素、孕激素水平的周期变化，发生周而复始的增生与复旧。乳腺增生症的主要组织学变化就是乳腺本质的增生过度和复原不全。这种现象必然是由于雌激素、孕激素比例失衡的结果。

（2）从发病年龄看，患者多系性激素分泌旺盛期，该病在青春前期少见，绝经后下降，与卵巢功能的兴衰相一致。

（3）从乳腺病变在乳房上不规律的表现，也说明是受内分泌影响引起。乳腺组织内的激素受体分布不均衡，而乳腺增生在同一侧乳房上的不同部位可表现为程度上的不一致，病变位置每人也不相同。主要表现了激素水平的波动后乳腺组织对激素敏感性的差异，决定着增生结节的状态及疼痛的程度。生理性反应和病理性结构不良的分界，取决于临床上的结节范围、严重性和体征的相对固定程度。然而两者往往很难鉴别，也往往要靠活检来鉴别。

（4）切除实验动物的卵巢，乳房发育停止，而给动物注射雌激素可诱发乳腺增生，目前无可靠依据来说明乳腺增生症患者体内雌、孕激素的绝对值或相对值比正常女性为高。

性激素对引起本病的生理机制主要表现在性激素对乳腺发育及病理变化均起主导作用。雌激素促进乳管及管周纤维组织生长，黄体酮促进乳腺小叶及腺泡组织发育。正常的乳腺组织结构，随着月经周期激素水平变化，而发生着生理性增生 - 复旧这种周期性的变化。如雌激素水平正常或过高而黄体酮分泌过少或两者之间不平衡，便可引起乳腺的复旧不完全，组织结构发生紊乱，乳腺导管上皮和纤维组织不同程度的增生和末梢腺管或腺泡形成囊肿。也有人认为，雌激素分泌过高而孕激素相对减少时，不仅刺激乳腺实质增生，而且使末梢导管不规则出芽，上皮增生，引起小管扩张和囊肿形成。也因失去孕激素对雌激素的抑制性影响而导致间质结缔组织过度增生与胶原化及淋巴细胞浸润，并认为这种增生与复旧的紊乱，就是该病的基础。另外，近年来许多学者注意到催乳素、甲基嘌呤物与乳腺增生症的关系。因此，目前认为这种组织形态上的变化，并非一种激素的效应所为而是多种内分泌激素的不平衡所引起。

2. 与妊娠和哺乳的关系　具体如下。

（1）多数乳腺增生症患者发生在未哺乳侧，或不哺乳侧症状偏重。

（2）未婚未育患者的乳腺增生症（尤其是乳痛症），在怀孕、分娩、哺乳后，病症多可缓解或自愈。

（3）精神因素：此类患者往往以性格抑郁内向或偏激者为多。部分患者诉说，每遇生气乳房就痛且有硬块出现，心情好时症状减轻，局部肿块变软。这也说明本症与精神情绪改变有关。

三、病理

由于本病组织形态改变较为复杂，病理分类意见纷纭，迄今尚未统一。

正常时，乳腺组织随卵巢周期性活动而有周期性变化，经前期表现为乳腺上皮增生，小管或腺泡形成、增多或管腔扩张，有些上皮呈空泡状，小叶间质水肿、疏松。月经期表现为管泡上皮细胞萎缩脱落，小管变小乃至消失，间质致密化并伴有淋巴细胞浸润。月经结束后，乳腺组织又进入新的周期性变化。如果雌激素分泌过多或孕激素水平低下而使其相对过多时，则刺激乳腺实质过度增生，表现为导管不规则出芽，上皮增生，引起小导管扩张而囊肿形成，同时间质结缔组织增生、胶原化和炎性细胞浸润等。上述病理变化常同时存在，但由于在不同个体、不同病期，这些病变的构成比例不同而有不同的病理阶段和不同的病理改变。

乳腺增生症是有着不同组织学表现的一组病变，尽管其病理分型不同，病因都与卵巢功能失调有关，各型都存在着管泡及间质的不同程度的增生为病理特点。各型之间都有不同程度的移行性病理改变，此点亦被多数医师认为是癌前病变。为了临床分类及诊断有一明确概念，按王德修分类意见，使临床与病理更为密切结合，可将本病分为乳腺腺病期和乳腺囊肿期2期，对临床诊治实属有利。

1. 乳腺腺病（adenosis）　是乳腺增生症的早期，本期主要改变是乳腺的腺泡和小导管明显的局灶性增生，并有不同程度的结缔组织增生，小叶结构基本失去正常形态，甚者腺泡上皮细胞散居于纤维基质中。Foote、Urball 和 Dawson 称"硬化性腺病"，Bonser 等称"小叶硬化病"。根据病变的发展可分3期：即小叶增生、纤维腺病和硬化性腺病。有文献报道，除小叶增生未发现癌变外，后2期均有癌变存在，该现象有重要临床意义。

（1）乳腺小叶增生：小叶增生（或乳腺组织增生）是腺病的早期。该期与内分泌有密切关系，是增生症的早期表现。主要表现为小叶增生，小叶内腺管数目增多，因而体积增大，但小叶间质变化不明显。镜下所见：主要表现为小叶数目增多（每低倍视野包括5个以上小叶），小叶变大，腺泡数目增多（每小叶含腺泡30个以上）。小导管可见扩张。小叶境界仍保持，小叶不规则，互相靠近。小叶内纤维组织细胞活跃，为纤维母细胞所构成。小叶内或周围可见少数淋巴细胞浸润，使乳房变硬或呈结节状。临床特点是乳腺周期性疼痛，病变部触之有弥漫性颗粒状感，但无明显硬结。此是由于在月经周期中，乳腺结缔组织水肿，周期性乳腺小叶的发育与轻度增生所引起，是乳腺组织在月经期、受雌激素的影响而出现的增生与复旧的一个生理过程，纯属功能性，也可称生理性，可恢复正常。因此，临床上肿块不明显，仅表现为周期性乳痛。甚者，随月经周期的出没，乳房内的结节出现或消失。本期无发生恶变者，但仍有少数发展为纤维腺病。

（2）乳腺纤维腺病（乳腺病的中期变化）：小叶内腺管和间质纤维组织皆增生，并有不同程度的淋巴细胞浸润，当腺管和纤维组织进一步灶性增生时，可有形成纤维瘤的倾向。早期小管上皮增生，层次增多呈2~3层细胞甚至呈实性增生。同时伴随不同程度的纤维化。小管继续增多而使小叶增大，结构形态不整，以致小叶结构紊乱。在管泡增生过程中，由于纤维组织增生，小管彼此分开，不向小叶内管泡的正常形态分化。形成似囊样圆腔盲端者，称"盲管腺病"（blunt ductal adenosis）。此期的后期表现是以小叶内结缔组织增生为主，小管受压变形分散。管泡萎缩，甚至消失，称"硬化性腺病"。在纤维组织增生的同时，伴有管泡上皮增生活跃，形成旺炽性硬化性腺病（nord scheming adenosis）。另有一种硬化性腺病是由增生的管泡和纤维化共同组成界线稍分明的实性肿块，称"乳腺腺瘤"（adenosis tumor of breast）。发病率低，约占所有乳腺病变的 2%。因此，临床上常见此型腺病同时伴发纤维腺瘤存在。

（3）硬化性腺病（又称纤维化期）：乳腺腺病的晚期变化，由于纤维组织增生超过腺管增生，使腺管上皮受挤压而扭曲变形，管泡萎缩消失，小叶轮廓逐渐缩小，乃至结构消失。而仅残留萎缩的导管，上皮细胞体积变小，深染严重者细胞彼此分离，很似硬癌，尤其冷冻切片时，不易与癌区分。本病早期有些经过一定时期可以消失，有些可发展成纤维化，某些则伴有上皮明显乳头状增生的该病理改变尤其值得注意，多数医师正视此为癌前期病变。

纤维腺病与纤维腺瘤病理上的区别点是：后者有包膜，小叶结构消失，呈瘤样增生。与硬癌的区别点是：硬癌表现小叶结构消失，癌细胞体积较大，形态不规则，有间变核分裂易见，两者较易区别。作者从 176 例乳腺结构不良中发现，乳腺腺病期的中期（纤维性腺病）及晚期（硬化性腺病），均有不同程度癌变（其癌变率为 17%）。该两期应视为癌前病变，临床上已引起足够重视。

2. 乳腺囊性增生病（cystic hyperplasia）　与前述的乳腺组织增生在性质有所不同，前者是生理性改变，后者是病理性而且是一种癌前状态。根据 Stout 的 1 000 例材料总结，本病的基本病变和诊断标准是：导管或腺泡上皮增生扩张成大小不等的囊或有上皮化生。本期可见肿瘤切面为边界不清或不整的硬结区。硬结区质硬韧，稍固定，切面呈灰白色伴不规则条索状区。突出的特点是囊肿形成。囊肿小者直径在 2mm 以下，大者 1～4cm 不等，有光滑而薄的囊壁，囊内充满透明液体或暗蓝色、棕色黏稠的液体。后者称为蓝顶囊肿（所谓 Bloodgood cyst 蓝顶盖囊肿），镜下可见囊肿由中小导管扩张而来。上皮增生发生于扩张的小囊内，也可发生于一般的导管内。为实体性增生（乳头状增生），导管或扩张的小囊上皮细胞可化生。显微镜下，囊性上皮增生的病理表现如下。

（1）囊肿的形成：主要是由末梢导管高度扩张而成。仅是小导管囊性扩张，而囊壁内衬上皮无增生者，称"单纯性囊肿"。巨大囊肿因其囊内压力升高而使内衬上皮变扁，甚至全部萎缩消失，以致囊壁仅由拉长的肌上皮和胶原纤维构成。若囊肿内衬上皮显示乳头状增生，称乳头状囊肿。增生的乳头可无间质，有时乳头上皮可呈大汗腺样化生，末端小腺管和腺泡形成囊状的原因可能有以下 2 种说法：①因管腔发炎，致管周围结缔组织增生，管腔上皮脱落阻塞乳管所致；②乳管及腺泡本身在孕激素作用下上皮增生而未复原所致。但多数认为囊性病变可能是乳管和腺泡上皮细胞增生的结果。作者有同样看法。

（2）导管扩张：小导管上皮异常增生，囊壁上皮细胞通常增生成多层，也可从管壁多处作乳头状突向腔内，形成乳头状瘤病（papiuomatosis），也可从管壁一处呈蕈状增生。

（3）上皮瘤样增生：扩张导管或囊肿上皮可有不同程度的增生，但其上皮细胞均无间变现象，同时伴有肌上皮增生。上皮增生有以下表现。

1）轻度增生者上皮细胞层次增多，较大导管和囊肿内衬上皮都有乳头状增生时，称"乳头状瘤"。

2）若囊腔内充满多分支的乳头状瘤，称"腺瘤样乳头状瘤"。

3）复杂多分支乳头的顶部相互吻合后，形成大小不一的网状间隙，称"网状增生"或"桥接状增生"。

4）若上皮细胞进一步增生，拥挤于囊腔内致无囊腔可见时，称"腺瘤样增生"。

5）增生上皮围成孔状时，称"筛状增生"。

6）上皮细胞再进一步增生而成实体状时，称"实性增生"。

上皮瘤样增生的病理生理变化：雌激素异常刺激→乳腺末梢导管和腺泡增生成囊肿→囊内液体因流通不畅→瘀滞于囊肿内，囊液中的刺激物→先引起上皮的脱落性增生→再促使增生的上皮发生瘤化→进一步可演变为管内型乳癌（原位癌）→癌由管内浸及管周围组织→浸润性癌。

乳头状瘤可分为：①带蒂型（细胞多为柱状，排列整齐），多系良性，但也有可能恶变；②无蒂型（细胞分化较差，排列不整齐），多有恶变倾向。

有人认为小囊肿易恶变，而大囊肿却不易。可能是因为大囊肿内压力较高，上皮细胞常挤压而萎缩，再生力较差之故。但事实上在大囊肿周围常伴有小囊肿。故除临床上不能触及的小囊肿以外，一切能触及的乳腺囊性增生病，都有恶变可能，对可疑的病变应行活检。

（4）大汗腺样化生：大汗腺细胞样的化生，也是囊性病的一种特征。一般末端导管的上皮是低立方状，一旦化生为汗腺核细胞，其上皮呈高柱状，胞体大，小而规则的圆形核位于基底部，细胞质丰富，嗜酸性，伴有小球形隆出物的游离缘（knobby free margins），称"粉红细胞"（dink cell），这些细胞有强烈的氧化酶活性和大量的线粒体，是由正常乳腺上皮衍生的，而且具有分泌增生能力。不同于大汗腺细胞。大汗腺细胞核化生的原因不明，生化的意义也不了解。Speet（1942）动物实验研究认为此种化生似与癌变无关。乳腺囊性增生病中的乳头状增生与管内乳头状瘤的增生不同之处是，前者发生于中小导管内，而后者则是发生在大导管内，且多为单发性。

四、乳腺组织增生症

乳腺组织增生症（mazoplasia）又称乳痛症（mastodynia），是乳腺结构不良症的早期阶段，是一种因内分泌失衡引起的乳腺组织增生与复旧不良的生理性改变。临床表现以乳痛为主，病理改变主要是末端乳管和腺泡上皮的增生与脱落，目前未发现有癌变的报道。

（一）发病率

本病为妇女常见病，发病年龄多为 30～50 岁，青少年及绝经后妇女少见。男性极少见。近期文献报道有乳腺增生的妇女为 58%～89%。城市患病率高于农村。

（二）临床表现

本病系乳腺结构不良症的早期阶段，主要是乳腺组织增生，如小叶间质中度增生，如小叶发育不规则、腺泡或末端乳管上皮轻度增生。

1. 好发年龄　多见于中年妇女（30～40 岁），少数在 20～30 岁，并伴有乳房发育不全现象。青春期前和闭经期少见。发病缓慢，多在发病 1～2 年后开始就医。

2. 本病与月经和生育的关系　此类患者月经多不规则，经潮期短，月经量少或经间期短等。多发生于未婚或未育及生育而从未哺乳者。

3. 周期性乳痛　周期性乳痛及乳胀是本病的特点。

（1）疼痛出现的时间：乳痛为本病的主要症状，常随月经周期而出现经前明显乳痛，经潮至症状锐减或消失，少数患者也有不规律的疼痛。乳痛多在月经来潮前 1 周左右出现且渐加重，月经来潮后渐缓解至消失，此乃本病的特点。

（2）疼痛的性质：多为间歇性、弥漫性钝痛或针刺样痛，亦有表现为串痛或隐痛，甚者有刀割样痛，多数为胀痛或钝痛。有些表现为自觉痛，亦有表现为触痛或走路衣服摩擦时疼痛。乳房也可以有压痛，或上肢过劳后疼痛加重现象。

（3）乳痛的部位：位于一侧乳房的上部外侧或乳尾部位，甚至全乳痛。单侧或双侧，以双侧为多见，有时也可仅有乳房的部分疼痛，也可伴患侧胸部疼痛且疼痛常放射到同侧上肢、颈部、背部及腋窝处。其疼痛程度不一，多发生在乳房外上象限及乳尾区。疼痛发生前乳房无肿块及结节。

（4）乳痛的原因：在月经周期中，乳腺小叶受性激素影响，在月经前乳腺小叶的发育和轻度增生，乳腺结缔组织水肿，腺泡上皮的脱落导致乳腺管扩张而引起，纯属生理性，可以恢复正常。此种现象在哺乳期、妊娠期或绝经后减轻或消失。

4. 乳痛与情绪改变的关系　本病的症状及乳房肿块，多随月经周期、精神情绪改变而改变。如随愁怒、忧思、工作过度疲劳，甚至刮风、下雨、天阴、暑湿等气候改变而加重；经期或心情舒畅以及风和日暖气候则症状减轻或消失。此乃本病的特点。

与乳痛症的相关特点：

（1）疼痛原因：与性激素有直接关系。

（2）好发年龄：30~40岁妇女。

（3）疼痛出现时间：月经前7天左右。

（4）疼痛性质：慢性钝痛及刺痛。

（5）疼痛部位：乳房上部或外侧，一侧或双侧。

（6）疼痛、触痛及可变的乳房结节为本病三大主要表现。

5. 乳房检查　具体如下。

（1）乳头溢液：有些患者偶尔可见乳头溢出浆液性或牙膏样分泌物。

（2）乳房的检查：乳房外形无特殊变化，在不同部位可触及乳腺组织增厚，呈颗粒状，多个不平滑的结节，质韧软，周界不清，触不到具体肿块。增厚组织呈条索状、三角形或片状非实性。月经来前7天以内胀硬较明显，月经后渐软而触摸不清。多为触痛，有时月经来前出现疼痛时，多伴有乳房肿胀而较前坚挺，触诊乳房皮温可略高。乳房触痛明显，乳腺内密布颗粒状结节，以触痛明显区（多为外上象限）最为典型，但无明显的肿块可触及，故有人称"肿胀颗粒状乳腺"（swollen granular breast）、"小颗粒状乳腺"（snail granula reast）。月经来潮后，症状逐渐消失，待月经结束后，多数患者症状完全消失，乳房触诊为原样。

（三）诊断

1. 症状和体征　周期变化的疼痛、触痛及结节性肿块。

2. 物理检查　具体如下。

（1）B超检查：乳痛症者多无明显改变。

（2）X线检查：乳痛症乳腺钼靶摄片常无明显改变，在腺病期、囊性增生症期，增生的乳腺组织呈现边缘分界不清的棉絮状或毛玻璃状改变的密度增高影。伴有囊肿时，可见不规则增强阴影中有圆形透亮阴影。也可行B超定位下的囊内注气造影。乳腺钼靶摄片检查的诊断正确率达80%~90%。

（3）红外线透照检查：由于乳腺组织对红外光的吸收程度不同，透照时可见黄、橙、红、棕和黑各种颜色。乳腺腺病一般情况下透光无异常，增生严重者可有透光度减低，但血管正常，无局限性暗影。

（4）液晶热图检查：该检查操作简便、直观、无创伤性，诊断符合率可达到80%~95%，尤适用于进行乳腺疾病的普查工作。

（5）乳腺导管造影：主要适用于乳头溢液患者的病因诊断。

（6）细胞学检查：细针穿刺细胞学检查对病变性质的鉴别诊断有较大的价值，诊断符合率可达80%~90%。对有乳头溢液的病例，行乳头溢液涂片细胞学检查有助于确定溢液的性质。

（7）切取或切除活体组织检查：对于经上述检查仍诊断不清的病例，可做病变切取或切除行组织学检查。乳腺增生症大体标本中，质韧感，体积较小，切面常呈棕色，肿块无包膜亦无浸润性生长及坏死出血。

有下列情况者应行病变切取或切除活体组织检查，以确定疾病性质：①35岁以上，属乳腺癌高危人群者；②乳腺内已形成边界清的片块肿物者；③细胞学检查（穿刺物、乳头溢液等）查见不典型增生的细胞。

此外，CT、MRI等方法可用于乳腺增生症的检查，有些因为可靠性未肯定，尤其CT价值不大，以B超及红外线透照作为乳腺增生症的首选检查方法为妥。除少数怀疑有恶性倾向的病例外，35岁以下的病例钼靶摄影一般不做常规应用。对临床诊断为乳腺增生症的患者，应嘱患者2~3个月复查1次，最好教会患者自我检查乳房的方法。

（四）治疗

1. 内科治疗　迄今为止，对本病仍没有一种特别有效的治疗方法。根据性激素紊乱的病因学理论，国外一直采用抑制雌激素类药物的治疗方案。目前对本病的治疗方法都只是缓解或改善症状，很难使乳腺增生后的组织学改变得到复原。

（1）性激素类：以往对乳腺增生症多采用内分泌药物治疗，尽管激素治疗开始阶段多会有较好的效果，但由于乳腺增生症患者多有内分泌激素水平失衡因素，现投入激素，应用时间及剂量很难恰如其分适合本病需要，往往有矫枉过正之弊。应用不当，势必会更加重这种已失衡的状态，效果必然不甚满意。同时乳腺癌的发生与女性激素有肯定关系，甚至增加乳腺癌发生机会。因此，目前应用激素类药物作为治疗本病的已很少作为常规用药。此类药物应用主要机制是利用雄激素或孕激素对抗增高了的雌激素。

以调节体内的激素维持平衡减轻疼痛，软化结节。该类药物早在 1939 年 Spence 就试用雄性激素（睾酮），Atkins 也报道了本药作用。因恐导致乳腺癌的发生，临床应用应谨慎。下面介绍常用药物。

1）黄体酮：一般在月经前 2 周用，每周注射 2 次，5mg/次，总量 20～40mg。疗程不少于 6 个月。然而目前有报道，认为此药对本病治疗无效且不能过量治疗，否则会引起乳房发育不良，甚至引起乳腺上皮恶变。

2）雌激素：在月经期间，每周口服 2 次小剂量己烯雌酚（1mg），共服 3 周。在第 2 次月经期间，依据病情好转程度而适当减量，改为每周给药 1 次或 0.2mg/d，连用 5 天。如此治疗 6～8 个月。亦可用 0.5% 己烯雌酚油膏局部涂抹，每晚抹乳腺皮肤，连用半年。

雌激素应用的不良反应可见恶心、呕吐、胃痛、头痛、眩晕等，停药后消失。

3）甲睾酮（甲基睾丸素）：甲睾酮 5mg 或 10mg，1 次/d，肌内注射，月经来潮前第 14 天开始用，月经来潮停用。每次月经期间用药总量不超 100mg。

4）丙酸睾酮：丙酸睾酮 25mg，月经来前 1 周肌内注射，1 次/d。连用 3～4 天。睾丸素药膏局部涂抹亦有一定作用。

以上 2 种雄激素的不良反应，有女性男性化多毛、阴蒂肥大、音变、痤疮、肝脏损害、黄疸、头晕和恶心。

5）达那唑（danazol）：是 17 - 己炔睾（ethisterone）衍生来的合成激素，其作用机制是抑制促性腺激素，从而减少了雌激素对乳腺组织的刺激。Creenbiall 等在治疗子宫内膜异位症时，发现该药治疗的病例所伴有的良性乳腺疾病同时得到缓解。达那唑不能改变绝经前妇女的促性腺激素水平，其机制可能是抑制卵巢合成激素所需要的酶，从而调整激素水平，此药治疗效果显著。症状消失及结节消失较为明显，有效率达到 90%～98%。但不良反应大，尤其月经紊乱发生率高，因此仅对用其他药物治疗无效、症状严重、结节多者，才选用此药。用药剂量越大，不良反应出现的也越多，且有停药复发问题。用法为：达那唑 100～200mg，1 次/d，月经来后第 2 天开始服用，3～6 个月为 1 个疗程。

6）他莫昔芬（tamoxifen）：本品主要是与雌激素竞争结合靶细胞的雌激素受体，直接封闭雌激素受体。阻断雌激素效应是一种雌激素拮抗药。1980 年有人开始用本品治疗本病，国内报道治疗本病的缓解率为 96.3%，乳腺结缩小率为 97.8%，停药后有反跳作用。不良反应主要为月经推迟或停经，以及白带增多等。且前 Femtinen 认为治疗乳痛效果好。用法 10mg，2 次/d，持续 2～3 个月。但也有报道长年服用可引起子宫内膜癌的危险。

（2）维生素类药物：维生素 A、维生素 B、维生素 C、维生素 E 等能改善肝功能、调节性激素的代谢，同时还能改善自主神经的功能，可作为乳腺增生症的辅助用药。Abrams（1965）首先报道用维生素 E 治疗本病，随后的研究发现其有效率为 75%～85%。机制系血中维生素 E 值上升，可使血清黄体酮/雌二醇比值上升；另一方面可使脂质代谢改善，总胆固醇 - 脂蛋白胆固醇的比值下降，α - 脂蛋白 - 游离胆固醇上升。维生素 E 可使乳房在月经前疼痛减轻或缓解，部分病例可使乳房结节缩小、消散，又可调节卵巢功能，防治流产和不孕症，维生素 E 是一种氧化剂还可抑制细胞的间变，可以降低低密度脂蛋白（LDL）增加孕激素，故鼓励患者用维生素 E 以弥补孕激素治疗的不足。其优点是无不良反应，服药方便，价格低廉，易于推广使用，但疼痛复发率高。维生素 B_6 与维生素 A 对调节性激素的平衡有一定的意义，维生素 A 可促进无活性的雄烯酮及孕炔酮转变为活性的雄烯酮及黄体酮，后两者均有拮抗雌激素作用。可以试用。具体用法为：维生素 B_6 20mg，3 次/d。维生素 E 100mg，3 次/d，维生素 A 1 500 万 U，3 次/d，每次月经结束后连用 2 周。

（3）5% 碘化钾溶液：小量碘剂可刺激腺垂体产生促黄体素（LH），促进卵巢滤泡黄体化，从而使雌激素水平降低，恢复卵巢的正常功能，并有软坚散结和缓解疼痛的作用。有效率为 65%～70%。碘制剂的治疗效果往往也是暂时的，有停药后反跳现象。由于可影响甲状腺功能，因此应慎重应用。常用的是复方碘溶液（卢戈液每 100mL 含碘 50g、碘化钾 100g），0.1～0.5mL/次（3～5 滴），口服，3 次/d。可将药滴在固体型食物上，以防止药物对口腔黏膜的刺激。5% 碘化钾溶液 10mL，口服，3 次/d。碘化钾片 0.5g，3 次/d，口服。

（4）甲状腺素片：由于近年来认为本病可能与甲状腺功能失调有关，因此有人试用甲状腺素片治疗乳腺增生症获得一定的效果。用甲状腺浸出物或左甲状腺素（synthroid）治疗，0.1mg/d，2 个月为 1 个疗程。

（5）溴隐亭（bromocripine）：本品属于多巴胺受体的长效激活剂，它通过作用在垂体催乳细胞上多巴胺受体，释放多巴胺来直接抑制催乳腺细胞对催乳素的合成和释放。同时也减少了催乳素对促卵泡成熟激素的拮抗，促进排卵及月经的恢复，调整激素的平衡，使临床症状得以好转，有效率达 75%～98%。本品的不良反应是头晕困倦、胃肠道刺激（恶心甚至腹痛、腹泻）、面部瘙痒、幻觉、运动障碍等。具体用法为：溴隐亭 5mg/d，3 个月为 1 个疗程。连续应用不宜超过 6 个月。

（6）其他

1）夜樱草油：本品是一种前列腺受体拮抗药，用药后可致某些前列腺素（PGE）增加并降低催乳素活性，3g/d。效果不肯定，临床不常应用。

2）催乳素类药物：正处于临床试验阶段，其效果尚难肯定。

3）利尿药：有作者认为乳房疼痛与乳房的充血水肿有关，用利尿药可以缓解症状。常用螺内酯（安体舒通）和氢氯噻嗪短期应用。

2. 手术治疗　具体如下。

（1）适应证：乳腺增生症本身无手术治疗的指征，手术治疗的主要目的是避免误诊，漏诊乳腺癌。因此，手术治疗必须具备下列适应证：①有肿块存在。重度增生伴有局限性单个或多个纤维瘤样增生结节，有明显片块状肿块，乳头溢液，其他检查不能排除乳腺癌的病例；②药物治疗观察的病例，在弥漫性结节状乳腺或片块状乳腺腺体增厚区的某一局部，出现与周围结节质地不一致的肿块者，长期用药无效而且症状又加重者；③年龄在 40～60 岁患者，又具有乳腺癌高危因素者；④长期药物治疗无效，思想负担过于沉重，有严重的精神压力（恐癌症），影响生活和工作的患者。

（2）手术目的和治疗原则：①手术的主要目的是明确诊断，避免乳腺癌的漏诊及延诊。因此，全乳房切除是不可取的也是禁忌的，如果围绝经期患者必须如此，须谨慎应用（仅行保留乳房外形的腺体切除），绝不宜草率进行；②局限性病变范围较小，肿块直径不超过 2.5cm，行包括一部分正常组织在内的肿块切除；③全乳弥漫性病变者，以切取增生的典型部位做病理学检查为宜；④年龄在 50 岁以上，病理证实为乳腺导管及腺泡的高度非典型增生患者可行单纯乳房切除（仅行腺体切除，保留乳房外形）。

总之，没有绝对适应证而轻举扩大乳腺切除范围是十分错误的。用防止癌变的借口切除女性（尤其是青、中年女性）的乳房也是绝对不允许的。

3. 其他治疗　具体如下。

（1）中医治疗：中医药在治疗乳腺增生症方面有其独到之处，为目前治疗本病的主要手段。

中医治疗时，除口服药物外，不主张在乳房局部针刺治疗（俗称扎火针）且必须强调的是：在诊断不甚明确而又不能除外癌时，局部治疗属于禁忌。在临床实践中，有多例因中药外敷、扎火针而致使误为乳腺增生症实为乳腺癌的患者病情迅速恶化的病例，应引以为戒。

（2）饮食治疗：据某些学者认为，此病的发生也与脂肪代谢率紊乱有关，因此应适当减少饮食中的脂肪的摄入量，增加糖类的摄入。

（3）心理治疗：乳腺增生症的发生和症状的轻重常与情绪变化有关，多数患者在遇心情不舒畅的情况下及劳累过度时，很快出现症状或使症状加重。因此，给予患者必要的心理护理，对疾病的恢复是有益的，尤其是对乳痛症患者。如果能够帮助患者消除心理障碍，保持良好的心理状态，可完全替代药物治疗。消除恐惧和紧张情绪是心理治疗的关键。必要时可给予地西泮（安定）等镇静药以及维生素类药。

五、乳腺囊性增生病

乳腺囊性增生病（cystic hyperplasia of breast）属于乳腺结构不良的一个晚期阶段，是一种完全性的病理性变化。临床表现主要是以乳房肿块为特点，同时伴有轻微的乳痛。病理改变除了有小叶增生外，多数中小乳管扩张形成囊状为本病特点。乳管上皮及腺泡上皮的增生，与癌的发生有着一定关系。Warren 等追踪病理证实的乳腺囊性增生病，其后发生癌变者较一般妇女高 4.5 倍，并且乳腺囊性增生病在乳腺癌患者的发生率远高于一般的同龄妇女。本病在临床上极为多见，大约 20 个成年妇女在绝经期前就有 1 个患本病，发病率较乳腺癌高，在尸检资料中如将小叶囊肿一并统计在内，其发病率更明显增高。

本病属于中医的"乳癖"范围，中医学认为"乳癖及乳中结核……随喜怒消长，多由思虑伤脾，恼怒伤肝，气血瘀结而生"。

（一）发病率

乳腺囊性增生病是乳腺各种病变中最常见的一个阶段。即使仅以临床能觉察的较大囊肿为限，乳腺囊性增生病的发病率也较乳腺其他病变的发病率为高。据纽约长老会医院1941—1950 年间共有临床表现明显的乳腺囊性增生病 1 196 例，同时期内的乳腺癌有 991 例、腺纤维瘤有 440 例，可见乳腺囊性增生病之多见。又据 Bmhardt 和 Jaffe 曾报道 100 个 40 岁以上女尸的尸检资料统计，其乳腺囊性增生病的发生率高达 93%。Franas 曾报道 100 个 19 ~ 80 岁的女尸，其乳腺中有显微观的小囊肿者占 55%，双侧病变也有 25%。Frantz 等研究过 225 例并无临床乳腺瘤的女尸，发现 19% 有肉眼可见的乳腺囊性增生病（囊肿大 1 ~ 2mm 以上），半数为两侧性。此外在显微镜下还发现 34% 有各种囊性病变（包括小囊肿、管内上皮增生等），总计半数以上（53%）具有各种表现的乳腺囊性增生病。总之，以这样的估计，一般城市妇女中每 20 个就有 1 个在绝经前可能在临床上发现乳腺囊性增生病，其发病率远较乳癌的发病率高。

乳腺囊性增生病通常最早发生在 30 ~ 39 岁，至 40 ~ 49 岁其发病率到达高峰，而在绝经后本病即渐减少。据美国纽约长老会医院统计的 454 例临床可见的乳腺囊性增生病也说明了是中年妇女常见病。其发病年龄如以初诊时为准，20 ~ 29 岁占 5.2%，30 ~ 39 岁占 33.2%，40 ~ 49 岁占 49.6%，50 ~ 59 岁占 9.4%，60 岁以上的共占 2.6%，其平均发病年龄为 41 岁。我国王德修、胡予（1965）报道的 46 例乳腺囊性增生病，平均年龄为 39.8 岁，天津市人民医院报道的乳腺囊性增生病 80 例，患者就诊年龄为 14 ~ 74 岁，平均为 38.7 岁，可见乳腺囊性增生病主要为中年妇女的疾病。

（二）临床表现

1. 患病年龄　患病年龄多在 40 岁左右的中年妇女，青年及绝经后妇女少见。自发病到就诊时间平均 3 年（数天至 10 余年）。

2. 乳痛　多不显著，与月经周期关系不甚密切，偶尔有同乳腺增生症一样的疼痛，此点可与小叶增生相区别。疼痛可以有多种表现，如隐痛、钝痛或针刺样痛，一侧或双侧，同时伴患侧胸、背及上肢的疼痛。疼痛可以是持续性，也可以是周期性，但不规律的乳痛是本病的特点。乳痛多因早期乳管开始扩张时出现，囊肿发展完全时疼痛消失，疼痛也可能与囊内压力迅速增加有关。

3. 乳头溢液　多为草黄色浆液、棕色、浆液血性甚至纯血液。一般为单侧，未经按压而自行排出。也有经挤压而出。溢液主要是病变与大导管相通之故。有文章报道，762 例乳房肿块病患者，发生排液者 41 例，占 5.4%，其中 63.5% 为乳腺囊性增生病。

4. 乳房肿块　是本病主要诊断依据。但检查该病时，最好在月经前后 7~10 天之内。先取坐位后取平卧位，按顺序仔细检查乳房各个象限，检查肥大型或下垂型乳房时，可采用斜卧位，并将上肢高举过头，以便检查乳腺的外上象限。常见肿块有以下几种表现。

（1）单一肿块状：呈厚薄不等的团块状，数目不定，长圆形或不规则形，有立体囊样感，中等硬度有韧性，可自由推动，不粘连，边缘多数清楚，表面光滑或呈颗粒状，软硬不一，是单纯囊肿的特点。有些囊肿较大，一般呈圆球形，表面光滑，边界清楚；囊肿的硬度随囊内容物的张力大小而有差别，张力小的触诊时感觉较软，甚至有波动感，张力大的显得较硬，有时与实质性的腺纤维瘤很难区别。此外，在月经来潮前因囊内张力较大，肿块也会变得较硬。由于囊内容物一般多为澄清的液体，所以大的囊肿大多透光明亮。

如囊肿有外伤出血或感染，则透光试验时囊肿显出暗淡的阴影，在感染的情况下因囊肿与周围组织常有粘连，还可见皮肤或乳头的粘连退缩现象。囊内乳头状瘤存在时，囊液每呈血性或浆液血性，此时透光试验也能显出境界清楚的阴影。

（2）乳腺区段型结节肿块即多数肿块出现：结节的形态按乳管系统分布，近似三角形，底位于乳房边缘，尖朝向乳头，或为不规则团块，或为中心部盘状团块，或为沿乳管走向的条索状，囊肿表现形式可以是单个或多个，呈囊状感，也有为颗粒状边界清楚，活动度大，大小多在 0.5~3cm。大者甚至可达 8cm 左右。文献上有人将直径在 0.5cm 以下，称"沙粒结节"。

（3）肿块分布弥漫型：肿块分布的范围超过 3 个象限或分散于整个或双侧乳腺内。

（4）多形状肿块：同乳腺内，有几种不同形态的肿块（片状、结节、条索、颗粒等），在同一部位或不同部位，甚至散在全乳房。

（5）肿块变化与精神情绪的关系：多数人于月经前愁闷、忧伤、心情不畅以及劳累、天气不好而加重，使肿块变大、变硬，疼痛加重。当月经来潮后或情绪好、心情舒畅时，肿块变软、变小。同时疼痛可减轻或消失。这种因精神、情绪的变化而改变的肿块，是本病的特点，而且多为良性经过。有人认为，这种表现多在乳腺结构不良的早期，而囊肿期则表现不甚明显，仅表现为肿块的突出特点。各型肿块，与皮肤和深部筋膜不粘连，乳头不内陷。乳房外形不变，同侧腋窝淋巴结不肿大。切开肿块，内有大小不等的囊肿（为扩张的乳管），大如栗子，小如樱桃，多散在乳房深部。

（三）辅助检查

1. X 线检查　可见多数大小不一的囊腔阴影，为蜂巢状，部分互相融合或重叠，囊腔呈圆形，大囊腔为卵圆形，边缘平滑，周围大或伴有透亮带。牵引乳头摄片，则发现弧形之透亮区易变形，而由于皮下脂肪层变薄，由于位于边缘的囊腔而呈皱襞状。文献报道钼靶 X 线的诊断正确率达 80%~90%。随着 X 线技术的改进，如与定位穿刺活检相结合，其诊断正确率可进一步提高。近年来磁共振的应用，对诊断本病有一定参考价值，典型的 MRI 表现为乳腺导管扩张，形状不规整，边界不清，但本病 MRI 表现是多种多样。因此法不太经济，故临床应用目前未推广。

2. B 超检查　Wild（1951）首先应用超声波检查乳腺的肿块，近年来 B 超发展很快，诊断正确率高达 90% 左右。超声波显示增生部位不均匀的低回声区，以及无回声的囊肿。它的诊断在某些方面优于 X 线摄片。X 线片不易将乳腺周围纤维增生明显的孤立性囊肿和边界清楚的癌相鉴别，而 B 超则很容易鉴别。B 超对乳腺增生症患者随访很方便，也无创伤。临床检查应作为首选方法。B 超对囊肿型的乳腺病表现为，光滑完整的乳腺边界，内皮质稍紊乱，回声分布不均，呈粗大光点及光斑。囊肿区可表现出大小不等的无声回区，其后壁回声稍强。

3. 肿块或囊肿穿刺　在乳房肿块上面，行多处细针穿刺并做细胞学检查，对诊断乳腺上皮增生症有较大价值。结合 X 线透视下定位穿刺活检，其诊断正确率较高。需注意的是对怀疑癌变的病例，最后确诊仍有赖于组织切片检查。

4. 透照摄影　乳腺透照法首先由 Curler（1929）提出，Cros 等（1972）作了改进。其生物学基础是短波电磁辐射（蓝光）比长波（红光）更容易透入活组织，短波光在组织内广泛散布，长波光可被部分吸收，并产生热。乳腺各区域的不同吸收质量用黄光透照能更好地显示。Gros 等使用非常强的光源，在半暗环境中进行透照，并用普通彩色胶卷摄影，观察其图谱的变化。有一定的诊断价值，最适宜大面积的普查。由于乳腺组织囊性增生和纤维性变，在浅灰色背影下，可见近圆形深灰色均匀的阴影，周围无特殊血管变化，乳腺浅静脉边界模糊不清。由于含的液体不同，影纹表现各异。清液的囊肿为孤立的中心造光区，形态规则，含浊液则表现为均匀深灰色的阴影，边界清楚。也是鉴别良恶性一种方法。

5. 囊内注气或用造影剂摄像检查　这些方法仅可说明有囊肿，并不能确定其性质，最终还需依靠病理组织学检查。

6. 活检　对诊断不清，特别是难与恶性肿瘤相鉴别者，可行活检，但是应注意。

（1）如果肿块小而局限者，可行包括一部分正常组织在内的全部肿物切除，送病理学检查。

（2）如果肿块大，范围广泛，可在肿块最硬处或肿块中心处取组织做病理学检查。

（四）鉴别诊断

鉴别诊断目的主要在于：①为排除癌变的存在；②了解病变增生程度，以便采取相应措施；③预测疾病的发展与转归；④对一些肿物局限者切除，达治疗目的。

根据病史、体征及一些辅助检查，基本能提示本病存在的可能，但最终仍需病理组织学来确诊，确诊后方可采取治疗措施。

乳腺增生症尚需与乳房内脂肪瘤、乳腺导管内或囊内乳头状瘤、慢性纤维性乳腺炎、导管癌等鉴别。

1. 乳房内脂肪瘤　为局限性肿块，质软有假性波动，无疼痛及乳头溢液，也无随月经周期的变化而出现的乳房疼痛及肿块增大现象。

2. 乳痛症　以乳房疼痛为主，与月经周期有明显关系，每经潮开始后，痛即减轻或消失。乳腺触诊阴性，仅疼痛区，乳腺腺体增厚，无明显肿块感，仅有小颗粒状感觉。很少有乳头溢液。

3. 乳腺管内或囊内乳头状瘤　有乳头溢液及乳房肿块，但与乳腺结构不良的乳头溢液及肿块不同。前者为自溢性从乳头排出血性液体，呈粉红色或棕褐色；后者多为挤压而出，非自溢性，且为淡黄色的浆液性液体。前者乳房肿块较小，位居乳晕外，挤压肿块可见有血性分泌物从乳头排出，肿块随之变小或消失；而乳房结构不良症的肿块，常占乳房大部分或布满全乳，一侧或双侧乳房肿块随月经周期而出现疼痛及增大为特点。

4. 慢性纤维性乳腺炎　有乳房感染史及外伤史，往往因炎症的早期治疗不彻底而残留2～3个小的结节。在全身抵抗力降低时，再次发作。反复发作为其本病的特点。很易与乳房结构不良相鉴别。

5. 恶性肿瘤　肿块局限、质较硬，无随月经周期变化而出现的乳房变化现象，多需病理协诊。

（五）治疗

1. 手术治疗　具体如下。

（1）手术目的：①明确诊断，排除乳房恶性疾病；②切除病变腺体，解除症状；③除去乳腺癌易患因素，预防乳腺癌发生。

（2）手术指征

1）肿块切除：增生病变仅局限乳房一处，经长时间药物治疗而症状不缓解，局部表现无改善或肿块明显增大、变硬和有血性分泌物外溢时，应包括肿块周围正常组织在内的肿块切除病检。如发现上皮细胞不典型增生而年龄>45岁，又有其他乳腺癌高危因素者，则以单纯乳房切除为妥。在做乳房肿块区段切除时，应做乳房皮肤的梭形（或弧形）切除，但不要损及乳晕，以便在缝合后保持乳房的正常外形。

2）单纯乳房切除：乳房小且增生病变遍及一侧全乳，在非手术治疗后症状不缓解，肿块继续增大，乳头溢血性分泌物，病理诊断为不典型增生，年龄在40岁以上者，有乳腺癌家族史或患侧乳房原有慢性病变存在，可行单纯乳房切除，并做病理学检查。如为恶性，可行根治。年龄<30岁一侧乳房内多发增生者，可行细胞学检查，也可进行活检（应在肿块最硬的部位取组织）。如为高度增生，也行

乳房区段切除。术后可以药物治疗和严密观察。

3）病变弥漫及双侧乳房：经较长时间的药物治疗，症状不好转，肿块有继续长大，溢水样、浆液性或浆液血性及血性分泌物者，多次涂片未发现癌细胞，如年龄＞45岁者，可在肿块最明显处做大区段乳房切除，并送病理学检查。年龄＜35岁，有上述情况者，可将较重的一侧乳房行肿块小区段切除，较轻的一侧在肿块中心切取活体组织检查。如无癌细胞，乳管增生不甚活跃，无上皮细胞间变及化生的，可继续行药物治疗，定期复查。

4）凡为乳腺囊性增生病行肿块切除、区段切除或单纯乳房切除者，术前检查未发现癌细胞，术后一律常规再送病理学检查。发现癌细胞者，均应尽快在短时间内补加根治手术。对于仅行活检或单纯乳房肿块切除患者，术后应继续行中药治疗。

5）乳腺囊性增生病行单纯乳房切除的适应证：凡病理学检查为囊性增生、上皮细胞不典型增生或重度不典型增生，药物治疗效果不佳，年龄＞40岁，可行保留乳头及乳晕的皮下纯乳房腺体切除。如年龄＜30岁，可肿块区段切除。如病理学检查为腺病晚期或囊肿增生期，无论年龄大小，均做肿块切除，并用药物治疗及定期复查。

总之，关于乳腺增生症的治疗问题不能一概而论，应根据年龄、症状、体征以及病理类型、病变进展速度及治疗反应而综合治疗，且不可长期按良性疾病处理，而忽略恶性病变存在的可能，以致贻误治疗时机。也不能因本病是癌前病变就不注意上皮增生情况、年龄大小及病史和治疗反应就一概而论地行区段乳房切除或单纯乳房切除，这些都是不妥的。

2. 化学药物治疗　同乳腺增生症。

（黄亚琼）

第三节　乳腺癌

乳腺癌是女性中常见的恶性肿瘤，世界上乳腺癌的发病率及死亡率有明显的地区差异。欧美国家高于亚非拉国家。在我国京、津、沪及沿海一些大城市的发病率较高，上海市的发病率居全国之首。上海市女性乳腺癌发病率为29.8/10万，为全部恶性肿瘤中的6.3%，占女性恶性肿瘤中的14.9%，是女性恶性肿瘤中的第一位。

一、病因

乳腺癌大都发生在41~60岁、绝经期前后的妇女，病因尚未完全明了，但与下列因素有关。①内分泌因素：已证实雌激素中雌酮与雌二醇对乳腺癌的发病有明显关系，黄体酮可刺激肿瘤的生长，但亦可抑制脑垂体促性腺激素，因而被认为既有致癌，又有抑癌的作用。催乳素在乳腺癌的发病过程中有促进作用。临床上月经初潮早于12岁，停经迟于55岁者的发病率较高；第一胎足月生产年龄迟于35岁者发病率明显高于初产在20岁以前者；未婚、未育者的发病率高于已婚、已育者；②饮食与肥胖：影响组织内脂溶性雌激素的浓度，流行病学研究脂肪的摄取与乳腺癌的死亡率之间有明显的关系，尤其在绝经后的妇女；③放射线照射以及乳汁因子：与乳腺癌的发病率亦有关。此外，直系家属中有绝经前乳腺癌患者，其姐妹及女儿发生乳腺癌的机会较正常人群高3~8倍。

二、临床表现

乳腺癌最常见的第一个症状是乳腺内无痛性肿块，大多是患者自己在无意中发现的。10%~15%的肿块可能伴有疼痛，肿块发生于乳房外上象限较多，其他象限较少，质地较硬，边界不清，肿块逐步增大，侵犯库柏韧带（连接腺体与皮肤间的纤维束）使之收缩，常引起肿块表面皮肤出现凹陷，即称为"酒窝征"。肿块侵犯乳头使之收缩，可引起乳头凹陷，肿块继续增大，与皮肤广泛粘连，皮肤可因皮下淋巴的滞留而引起水肿，由于皮肤毛囊与皮下组织粘连较紧密，在皮肤水肿时毛囊处即形成很多点状小孔，使皮肤呈"橘皮状"。癌细胞沿淋巴网广泛扩散到乳房及其周围皮肤，形成小结节，称为卫星结节。晚期时肿瘤可以浸润胸肌及胸壁，而与其固定，乳房亦因肿块的浸润收缩而变形。肿瘤广泛浸润皮肤后融合成暗红色。

弥漫成片，甚至可蔓延到背部及对侧胸部皮肤，形成"盔甲样"，可引起呼吸困难；皮肤破溃，形成溃疡，常有恶臭，容易出血，或向外生长形成菜花样肿瘤。

有5%～10%患者的第一症状是乳头溢液，有少数患者可以先有乳头糜烂，如湿疹样，或先出现乳头凹陷。少数患者在发现原发灶之前先有腋淋巴结转移或其他全身性的血道转移。

癌细胞可沿淋巴管自原发灶转移到同侧腋下淋巴结，堵塞主要淋巴管后可使上臂淋巴回流障碍而引起上肢水肿。肿大淋巴结压迫腋静脉可引起上肢青紫色肿胀。臂丛神经受侵或被肿大淋巴结压迫可引起手臂及肩部酸痛。

锁骨上淋巴结转移可继发于腋淋巴结转移之后或直接自原发灶转移造成。一旦锁骨上淋巴结转移，则癌细胞有可能经胸导管或右侧颈部淋巴管进而侵入静脉，引起血道转移。癌细胞亦可以直接侵犯静脉引起远处转移，常见的有骨、肺、肝等处。骨转移中最常见是脊柱、骨盆及股骨，可引起疼痛或行走障碍；肺转移可引起咳嗽、痰血、胸水；肝转移可引起肝大、黄疸等。

三、临床分期

目前常用的临床分期是按1959年国际抗癌联盟建议，并于1997年经修改的TNM国际分期法。

分类中区域淋巴结包括：①腋淋巴结：指腋静脉及其分支周围的淋巴结及胸大、小肌间的淋巴结，可以分成三组：第1组（腋下群）：即胸小肌外缘以下的淋巴结；第2组（腋中群）：指胸小肌后方及胸肌间的淋巴结（即Rotter淋巴结）；第3组（腋上群）：胸小肌内侧缘以上，包括腋顶及锁骨下淋巴结；②内乳淋巴结。

TNM分期法：

T　原发肿瘤

T_x　原发肿瘤情况不详（已被切除）

T_0　原发肿瘤未扪及

T_{is}原位癌：指管内癌，小叶原位癌，乳头帕哲病乳管内未扪及肿块者（Pagets病乳房内扪及肿块者依照肿瘤大小分期）

T_1　肿瘤最大径小于2cm

T_2　肿瘤最大径 >2cm，<5cm

T_3　肿瘤最大径 > 5cm

T_4　不论肿瘤任何大小，已直接侵犯胸壁或皮肤

T_{4a}　肿瘤直接侵犯皮肤

T_{4b}　乳房表面皮肤水肿（包括橘皮征），乳房皮肤溃疡或卫星结节，限于同侧乳房

T_{4c}　包括T_{4a}及T_{4b}

T_{4d}　炎性乳腺癌

注：①炎性乳腺癌指皮肤广泛浸润、表面红肿，但其下不一定能扪及肿块，如皮肤活检时未发现有癌细胞，则T可以定为PT_x，若活检时发现有癌细胞，临床分期为T_{4d}；②皮肤粘连，酒窝征、乳头凹陷、皮肤改变，除了T_{4b}及T_{4c}外可出现于T_1、T_2、T_3中，不影响分期；③胸壁指肋骨、肋间肌、前锯肌，不包括胸肌。

N　区域淋巴结

N_x　区域淋巴结情况不详（已被切除）

N_0　无区域淋巴结转移

N_1　同侧腋淋巴结转移，但活动

N_2　同侧腋淋巴结转移，互相融合，或与其他组织粘连

N_3　转移至同侧内乳淋巴结

M 远处转移

  M_x 有无远处转移不详

  M_0 无远处转移

  M_1 有远处转移（包括皮肤浸润超过同侧乳房）

临床检查与病理检查间有一定的假阳性或假阴性，因而术后病理检查时分期较临床分期更为准确。

根据以上不同的 TNM 可以组成临床不同的分期：

0 期 $T_{is}N_0M_0$

I 期 $T_1N_0M_0$

II 期_A $T_0N_1M_0$

    $T_1N_1M_0$

    $T_2N_0M_0$

II 期_B $T_2N_1M_0$

    $T_3N_0M_0$

III 期_A $T_0N_2M_0$

    $T_1N_2M_0$

    $T_2N_2M_0$

    $T_3N_{1,2}M_0$

III 期_B T_4 和任何 NM_0

    任何 T 和 N_3M_0

IV 期 任何 T，任何 N，M_1

四、病理分型

国内将乳腺癌的病理分型如下。

1. 非浸润性癌 具体如下。

（1）导管内癌：癌细胞局限于导管内，未突破管壁基底膜。

（2）小叶原位癌：发生于小叶，未突破末梢腺管或腺泡基底膜。

2. 早期浸润性癌 具体如下。

（1）导管癌早期浸润：导管内癌细胞突破管壁基底膜，开始生芽，向间质浸润。

（2）小叶癌早期浸润：癌细胞突破末梢腺管或腺泡壁基底膜，开始向小叶间质浸润，但仍局限于小叶内。

3. 特殊型浸润癌 具体如下。

（1）乳头状癌：癌实质主要呈乳头状结构，其浸润往往出现于乳头增生的基底部。

（2）髓样癌伴大量淋巴细胞增生：癌细胞密集成片，间质少，癌边界清楚，癌巢周围有厚层淋巴细胞浸润。

（3）小管癌：细胞呈立方或柱状，形成比较规则的单层腺管，浸润于基质中，引起纤维组织反应。

（4）腺样囊性癌：由基底细胞样细胞形成大小不一的片状或小梁，中有圆形腔隙。

（5）黏液腺癌：上皮黏液成分占半量以上，黏液大部分在细胞外，偶在细胞内。

（6）大汗腺癌：癌细胞大，呈柱状，可形成小巢、腺泡或小乳头。主、间质常明显分离。

（7）鳞状细胞癌：可见细胞间桥、角化。

（8）乳头湿疹样癌：起源于乳头的大导管，癌细胞呈泡状，在乳头或乳晕表皮内浸润。几乎常伴发导管癌。

4. 非特殊型浸润癌 具体如下。

（1）浸润性小叶癌：小叶癌明显向小叶外浸润，易发生双侧癌。

（2）浸润性导管癌：导管癌明显向实质浸润。

（3）硬癌：癌细胞排列成细条索状，很少形成腺样结构，纤维间质成分占 2/3 以上，致密。

（4）单纯癌：介于硬癌与髓样癌之间，癌实质与纤维间质的比例近似。癌细胞形状呈规则条索或小梁，有腺样结构。

（5）髓样癌：癌细胞排列成片状或巢状，密集，纤维间质成分少于 1/3，无大量淋巴细胞浸润。

（6）腺癌：癌实质中，腺管状结构占半数以上。

5. 其他罕见癌　有分泌型（幼年性）癌、富脂质癌（分泌脂质癌）、纤维腺瘤癌变、乳头状瘤病癌变等。

五、临床检查和诊断

乳腺是浅表的器官，易于检查，检查时置患者于坐位或卧位，应脱去上衣，以便作双侧比较。

1. 视诊应仔细检查观察　①双侧乳房是否对称、大小、形状，有无块物突出或静脉扩张；②乳头位置有无内陷或抬高，乳房肿块引起乳头抬高，常是良性肿瘤的表现；如伴乳头凹陷则以恶性可能大。此外，观察乳头有无脱屑、糜烂、湿疹样改变；③乳房皮肤的改变，有无红肿、水肿凹陷、酒窝征。嘱患者两手高举过头，凹陷部位可能更明显。

2. 扪诊　由于月经来潮前乳腺组织常肿胀，因而最好在月经来潮后进行检查。乳腺组织的质地与哺乳有关，未经哺乳的乳腺质地如橡皮状，较均匀；曾哺乳过的乳腺常可能触及小结节状腺体组织；停经后乳腺组织萎缩，乳房可被脂肪组织代替，扪诊时呈柔软，均质。

一般在平卧时较易检查，并与坐位时检查作比较。平卧时，肩部略抬高，检查外半侧时应将患者手上举过头，让乳腺组织平坦于胸壁；检查内半侧时手可置于身旁。用手指掌面平坦而轻柔地进行扪诊，不能用于抓捏，以免将正常乳腺组织误认为肿块。应先检查健侧，再检查患侧乳房。检查时应有顺序地扪诊乳腺的各个象限及向腋窝突出的乳腺尾部。再检查乳头部有无异常以及有无液体排出。检查动作要轻柔，以防止挤压而引起癌细胞的播散。最后检查腋窝、锁骨下、锁骨上区有无肿大淋巴结。

检查乳房肿块时要注意：①肿块的部位与质地，50% 以上的乳腺肿瘤发生在乳腺的外上方；②肿块的形状与活动度；③肿瘤与皮肤有无粘连，可用手托起乳房，有粘连时局部皮肤常随肿瘤移动，或用两手指轻轻夹住肿瘤两侧稍提起，观察皮肤与肿瘤是否有牵连；④肿瘤与胸肌筋膜或胸肌有无粘连，病员先下垂两手，使皮肤松弛，检查肿瘤的活动度。然后嘱两手用力叉腰，使胸肌收缩，作同样检查，比较肿瘤的活动度。如果胸肌收缩时活动减低，说明肿瘤与胸肌筋膜或胸肌有粘连；⑤有乳头排液时应注意排液的性质、色泽。如未能明确扪及乳房内肿块时，应在乳晕部按顺时针方向仔细检查有无结节扪及或乳头排液。排液应作涂片细胞学检查；⑥检查腋淋巴结，检查者的右手前臂托着病员的右前臂，让其右手轻松地放在检查者的前臂上，这样可以完全松弛腋窝。然后检查者用左手检查患者右侧腋部，可以扪及腋窝的最高位淋巴结，然后自上而下检查胸大肌缘及肩胛下区的淋巴结。同法检查对侧腋淋巴结，如果扪及肿大淋巴结时要注意其大小、数目、质地、活动度以及与周围组织粘连等情况；⑦检查锁骨上淋巴结，注意胸锁乳突肌外侧缘及颈后三角有无肿大淋巴结。

3. 其他辅助检查方法　与病理检查比较，临床检查有一定的误差，即使有丰富临床经验的医师对原发灶检查的正确率为 70% ~ 80%。临床检查腋窝淋巴结约有 30% 假阴性和 30% ~ 40% 假阳性，故尚需其他辅助诊断方法，以提高诊断的正确率。常用的辅助诊断方法如下。

（1）乳腺的 X 线摄片检查：是乳腺疾病诊断的常用方法，有钼靶摄片及干板摄片两种，均适用于观察乳腺及软组织的结构，其中以钼靶摄片最为常见。

乳腺癌 X 线表现有直接征象或间接征象。直接征象有：①肿块或结节明显，表现为密度高的致密影，边界不清或结节状，典型者周围呈毛刺状，肿瘤周围常有透明晕，X 线表现的肿块常较临床触及的为小；②钙化点。有 30% ~ 50% 的乳腺癌在 X 线表现中可见有钙化点，其颗粒甚小，密度不一致，呈点状、小分支状或泥沙样，直径 5 ~ 500μm，良性病变也有钙化点，但常较粗糙，大多圆形，数量较少。乳晕下肿块可引起乳头凹陷，X 线片上可表现为漏斗征。间接征有乳房导管影增生，常表现为非对称性，乳腺结构扭曲变形，肿瘤周围结构有改变，肿瘤浸润皮肤或腋淋巴结导致淋巴回流受阻引起皮肤增厚等。

X 线检查也用做乳腺癌高发人群中普查，可以查出临床上摸不到肿块的原位癌，表现为导管影增粗及微小钙化点，可经立体定位下插入金属有钩的针，确定部位后切除，切除的标本应做 X 线检查以观察病灶是否已被切净。

乳腺 X 线摄片可用以临床鉴别肿块的良、恶性，也可用于作为发现临床不能触及的肿块，临床常用于：①乳腺痛术前检查，明确是否有多发性病灶或对侧乳房有无病灶；②乳腺病变的鉴别诊断；③乳头排液、溃疡、酒窝皮肤增厚和乳头凹陷的辅助诊断；④高危人群的普查应用。

（2）B 型超声波检查：可以显示乳腺的各层结构、肿块的形态及其质地。恶性肿瘤的形态不规则，同声不均匀，而良性肿瘤常呈均匀实质改变。复旦大学肿瘤医院应用超声波诊断乳腺恶性肿瘤的正确率达 97%。超声波检查对判断肿瘤是实质性还是囊性较 X 线摄片为好，超声显像对明确肿块大小较准确，可用以比较非手术治疗的疗效。

（3）近红外线检查：近红外线的波长为 600~900μm，易穿透软组织，利用红外线穿过不同密度组织，可显示各种不同灰度，从而显示肿块。此外，红外线对血红蛋白的敏感度强，乳房内血管显示清晰。乳腺癌癌周的血运常较丰富，血管较粗，近红外线对此有较好的图像显示，有助于诊断。

（4）乳管导管镜检查：对有乳头溢液的病例可通过 0.4~0.75mm 的乳腺导管管插入溢液的导管进行检查，可在直视下观察到导管内的病变，还可以做脱落细胞学检查，同时可通过导管镜的检查发现一些早期的导管内癌。乳腺导管镜检查便于对病灶的体表定位，以利于手术时正确选择手术切口。

（5）CT 检查：可以作为乳腺摄片的补充，因而不作为常规应用。CT 可用于临床未能扪及的病灶的术前定位，确定肿瘤的术前分期，以及了解乳腺、腋下及内乳淋巴结有无肿大，有助于制订治疗计划。

（6）磁共振检查：可以作为术前诊断及钼靶 X 线摄片的补充。浸润性导管癌的磁共振检查表现为边界不清、不规则毛刺的低信号强度的肿块，但不能显示微小钙化点，但对肿块周围的浸润情况表现较好；有助于保留乳房手术前明确手术切除的范围。

（7）脱落细胞学检查：有乳头排液可作涂片检查，一般用苏木-伊红或巴氏染色。有乳头糜烂或湿疹样改变时，可订印片细胞学检查。

肿瘤性质不能明确时，可用 6.5 或 7 号细针穿刺肿块，抽吸组织液，内含有细胞，可做涂片细胞学检查，其正确率可达 85% 左右。而细针抽吸引起肿瘤播散的机会不大，但对小于 1cm 的肿块，检查成功率较小。

（8）切除活组织检查：病理检查是最可靠的方法，其他检查不能代替。做活检时应将肿块完整切除，并最好在肋间神经阻滞麻醉或硬脊膜外麻醉下进行，避免局麻下手术，以减少肿瘤的播散，同时做冰冻切片检查。如果证实为恶性肿瘤，应及时施行根治性手术。

六、治疗

乳腺癌的治疗方法包括手术、化疗、放疗、内分泌以及近年来的免疫治疗等。

1. 治疗原则　按照临床部位及瘤期，治疗方法的选择大致按如下原则。

（1）临床 0 期、1 期、2 期及部分 3A 期：以手术为首选治疗方法，手术以根治或改良根治术为主，部分病例可行保留乳房的手术方式，术后应用放射治疗。病灶位于内侧及中央时可考虑同时处理内乳淋巴结。术后根据淋巴结转移情况及其他预后指标决定是否需要补充化疗及放疗。

（2）临床 3 期早：以根治性手术为主，手术前、后根据病情应用化疗或放疗。

（3）临床 3 期晚：又称局部晚期乳腺癌，常先应用化疗或同时放疗，根据肿瘤的消退情况，再决定手术方式，手术仅作为综合治疗的一个组成部分。

（4）临床 4 期：以化疗及内分泌等治疗为主。

2. 手术治疗　自从 1894 年 Halsted 创立了乳腺癌根治术以来，该术式一向被认为是典型的常规手术。1948 年 Handley 在第 2 肋间内乳淋巴结的活检手术中，证实该淋巴结亦是乳腺癌的第一站转移途径，从而开展了各种清除内乳淋巴结的扩大根治手术。以后又有人倡立了许多超根治手术，将切除范围扩大到锁骨上及前纵隔淋巴结，但由于其并发症多和疗效未有提高而又放弃应用。1970 年以后较多采用是改良根治术，20 世纪 70 年代后期以来对一些早期的病例采用了缩小手术范围及肿瘤的局部切除合并放疗的方法。缩小手术范围的原因除了发现的病例病期较早外，由于放疗及化疗的进步，应用直线加速器可使到达肿瘤深部的剂量增加，局部得到足够的剂量而减少皮肤反应，术后患者能有较好的外形。同时近 10 多年来对乳腺癌的生物学特性的研究认识到乳腺癌是容易转移的肿瘤，即使手术范围扩大，治疗效果并未明显改变，而治疗的失败原因主要是血道播散，即使临床一期的病例手术治疗后仍有10%～15%因血道播散而失败。因而认为乳腺癌一开始就有波及全身的危险，区域淋巴结对肿瘤发展并无屏障作用，而淋巴结转移又与机体免疫功能有关，但是肿瘤的淋巴结与血道转移主要与其病期有关。原位癌的手术治愈率可达 100%，随着病期的发展，其区域淋巴结及血道转移的机会也随之增加。清除的淋巴结中有微小转移灶的预后与无转移者相似，但在明显转移时，患者的生存率随淋巴结转移数及转移部位增多而降低。手术的目的是：①控制局部及区域淋巴结，以减少局部复发；②了解原发灶的病理类型、分化程度、激素受体测定结果、淋巴结转移以及其转移部位和程度等，以帮助选用手术后综合治疗的方案。

（1）手术方式

1）乳腺癌根治术：最常用亦是最经典的肿瘤外科治疗的术式。手术一般可在全麻或高位硬脊膜外麻醉下进行，可根据肿瘤的小同部位采用纵形或横形切口，皮肤切除范围可在肿瘤外 3～4cm，皮瓣剥离时在肿瘤周围宜采用薄皮瓣法，将皮下脂肪组织尽量剥除，在此以外可逐渐保留皮下脂肪组织，但不要将乳腺组织保留在皮瓣上。皮瓣剥离范围内侧到胸骨缘，外侧到腋中线。先切断胸大、小肌的附着点，保留胸大肌的锁骨份，这样可以保护腋血管及神经，仔细解剖腋窝及锁骨下区，清除所有脂肪及淋巴组织，尽可能保留胸长及胸背神经，使术后上肢高举及向后运动不受障碍，最后将整个乳房连同周围的脂肪淋巴组织、胸大肌、胸小肌和锁骨下淋巴脂肪组织一并切除。术毕在腋下作小口，置负压引流，以减少积液，使皮片紧贴于创面。

2）乳腺癌改良根治术：本手术的目的是切除乳房及清除腋血管周围淋巴脂肪组织，保留胸肌。使术后胸壁有较好的外形，以便于以后做乳房再造手术。手术方式有：①保留胸大、小肌的改良根治Ⅰ式（Auchin closs 手术）；②保留胸大肌切除胸小肌的改良根治Ⅱ式（Pacey 手术）。手术大都采用横切口，皮瓣分离与根治术相似，在改良根治Ⅰ式手术时可用拉钩将胸大小肌拉开，尽量清除腋血管旁淋巴脂肪组织，但清除范围仅能包括腋中、下群淋巴结。而改良根治Ⅱ式，由于切除胸小肌使腋血管周围的解剖能达到更高的位置，一般可以将腋上群淋巴结同时清除。此手术方式适合于微小癌及临床第一、二期的乳腺癌，然而由于保留了胸肌，使淋巴结的清除不够彻底，因而对临床已有明确淋巴结转移的病例的应用有一定的限制。

3）扩大根治术：Handley 在乳腺癌根治术的同时作第 2 肋间内乳淋巴结的活检，国内李月云等报道根治术时内乳淋巴结活检的阳性率为 19.3%（23/119），证实内乳淋巴结与腋下淋巴结同样是乳腺癌的第一站转移淋巴结。肿瘤医院在 1 242 例乳腺癌扩大根治术病例中，腋淋巴结转移率为 51%，内乳淋巴结转移率为 17.7%。肿瘤位于乳房中央及内侧者转移率为 22.5%，位于外侧者为 12.9%。因而根治术时同时将第 1～4 肋间内乳淋巴结清除，称为扩大根治术。手术方式有：①胸膜内法（Urban 手术）：手术将胸膜连同内乳血管及淋巴结一并切除。胸膜缺损用阔筋膜修补。该方法术后并发症多，现已较少采用；②胸膜外法（Margottini 手术）：切除第 2～4 肋软骨连同第 1～4 肋间乳内血管旁脂肪淋巴结一并切除，该方法的并发症并不比一般根治术多。虽然该手术方式目前已较少应用，但对临床二、三期尤其病灶位于中央及内侧者其 5 年与 10 年生存率较一般根治术提高 5%～10%，因而在适当的病例还是有一定价值的。

4）肿瘤局部切除合并放射治疗：是近年来报道较多的与根治术概念相反的一种治疗方法，即保留乳房的治疗方法。手术切除肿瘤连同周围部分正常乳腺组织（方式有肿瘤切除、肿瘤广泛切除、四分之一乳腺切除等。然而各种术式的基本要求是手术切缘无残留癌细胞，腋淋巴结清除，术后用超高压放射线照射整个乳腺、锁骨上、下及内乳区淋巴结。该手术方式主要适用于：①临床1期、2期肿瘤 < 4cm；②肿瘤距乳晕外2~3cm；③肿瘤为单个病灶；④无妊娠或哺乳以及结缔组织病；⑤腋下无明显肿大淋巴结。

5）单纯乳房切除术：切除乳腺组织、乳头及表面皮肤和胸大肌筋膜。此方法适用于非浸润性癌、微小癌、湿疹样癌限于乳头者，亦可用于年老体弱不适合根治手术，或因肿瘤较大或有溃破、出血时配合放射治疗。

根治性手术后，手术侧上肢的功能常受到一定的障碍，上肢常因淋巴回流受障而引起肿胀。术后应用负压吸引，防止腋窝积液。早期开始上肢功能的锻炼，可使功能早日恢复，减少肿胀。术后应避免上肢感染而引起的淋巴管炎。

手术死亡率较低，国内外报道为0.05%~0.30%，肿瘤医院报道6 000余例根治术及扩大根治术无手术死亡率。

治疗失败原因中2/3是因血道转移。1/3为局部复发。复旦大学肿瘤医院各期乳腺癌的局部复发率在根治术为9%，扩大根治术为3%。文献报道对一、二期病例应用保留乳房的手术方式，术后放疗病例中局部复发率为5%~10%，而未作放疗病例为20%~30%。复发病例可以再次手术，仍能获得较好疗效。

手术治疗后的预后主要与年龄、月经情况、病理类型、分级、激素受体测定等有关，绝经与有无妊娠也有关，但主要影响预后的因素是手术时的病期及淋巴结有无转移。复旦大学肿瘤医院根治性手术的10年生存率在一期病例为85%~88%，二期为65%~70%，三期为35%~45%；淋巴结有转移者为40%~50%，无转移者为80%~90%。

（2）手术禁忌证：有以情况之一，不适合手术治疗：①乳房及其周围皮肤有广泛水肿，其范围超过乳房面积的一半以上；②肿块与胸壁（指肋间肌、前锯肌及肋骨）固定；③腋下淋巴结显著肿大，且已与深部组织紧密粘连，或患侧上肢水肿或肩部酸痛；④乳房及其周围皮肤有卫星结节；⑤锁骨上淋巴结转移；⑥炎性乳腺癌；⑦已有远处转移。

3. 放射治疗　与手术相似，也是局部治疗的方法。放射治疗以往常作为根治手术前后综合治疗的一部分，近年来已有作为早期病例局部肿瘤切除后主要的治疗方法。

（1）术后照射：根治术或改良根治术后是否需要放疗，曾是乳腺癌治疗中争议最多的问题。目前，根治术后不作常规放疗；但对有复发可能的病例，选择性地应用放射治疗，可以提高疗效，降低复发率。常用于根治术或改良根治术后腋淋巴结有转移的患者，术后照射内乳及锁骨上区，扩大根治术后若内乳淋巴结有转移病例术后照射锁骨上区。亦有用于肿瘤位于乳房中央或内侧的病例，虽然腋淋巴结无转移，术后照射锁骨上及内乳区。而病灶位于乳房外侧者则不需要照射。术后放疗应尽量采用电子束照射，也可用^{60}钴，一般剂量为50~60Gy/5~6周。术后照射的疗效目前尚难定论，大多报道可以减少局部复发，但生存率的提高尚无定论。

（2）术前放疗：主要用于三期病例、局部病灶较大、有皮肤水肿的病例，照射使局部肿瘤缩小，水肿消退，可以提高手术切除率，降低局部复发及血道播散，但术前放疗不能解决治疗前已存在的亚临床型转移灶，因而近年已有被化疗取代的趋势。术前放疗需采用三野照射法，即二切线野及锁腋部照射野。原发灶照射剂量为40~50Gy/（4~5）周，锁骨区为50Gy/5周，放疗结束后4~6周施行手术最为理想。

（3）肿瘤局部切除后的放疗：单行肿瘤局部切除而保留乳房的手术方式，术后的局部复发率可达20%~30%，术后辅助放射治疗使局部复发率降低到5%~8%。术后可以用双侧切线野照射乳房及另一野照射锁骨上、下区。乳房及区域淋巴结照射剂量为50~60Gy/（5~6）周。

炎性乳腺癌在经化疗后尚不适合手术的病例也可以用放射治疗，术后再应用化疗。

（4）复发肿瘤的放射治疗：对手术野内复发结节或淋巴结转移，放射治疗常可取得较好的效果。局限性骨转移病灶应用放射治疗的效果较好，可以减轻疼痛，少数病灶也可以重新钙化。

4. 化学药物治疗　在实体瘤的化学治疗中，乳腺癌的疗效较好，化学药物治疗常用于晚期或复发病例，有较好的效果。化学药物治疗配合术前、术中及术后的综合治疗是近年来发展的方向。常用的化疗药物有环磷酰胺、氟尿嘧啶、氨甲蝶呤、阿霉素及丝裂霉素等，近年来发展的一些药物有紫杉醇、异长春花碱（诺维本）等对乳腺痛亦有较好的疗效。单药的有效率在阿霉素、紫杉醇、诺维本等药物中可达40%～50%，如果多药联合应用治疗晚期乳腺癌的有效率达50%～60%。

术前化疗又称新辅助化疗，主要用于临床三期及部分娩二期的病例，其优点有：①能使肿瘤缩小，降低分期，提高手术切除率，也可使更多的病例能采用保留乳房的手术；②有助于在体内了解肿瘤对化疗的敏感程度；③有可能防止耐药细胞株的形成；④能防止新转移灶的形成。术前化疗以往采用动脉插管区域性注射抗癌药，目前以全身用药较多，主要的药物以阿霉素为主的方案较为常见。对局部晚期病灶先应用2～6个疗程以后再做手术治疗，术后根据病情再予以化疗或放射治疗。术前化疗的给药途径有经静脉全身用药或动脉插管分次给药，动脉插管的途径可经尺动脉、腹壁上动脉或胸肩峰动脉，所用的药物有噻替派、丝裂霉素、阿霉素等。

术后的化疗又称为辅助化疗，目的是杀灭术前已存在的亚临床型转移灶及手术操作所致的肿瘤细胞播散。常用的联合化疗方案有 CMF 方案（环磷酰胺、氨甲蝶呤及氟尿嘧啶三药联合应用）及 CAF 或CFF 方案（环磷酰胺、阿霉素或表柔比星、氟尿嘧啶），近年亦有用紫杉醇、诺维本等药物用于辅助治疗。术后辅助治疗可以提高生存率，减少复发率，以绝经期前或淋巴结转移的病例疗效较显著，对绝经后、淋巴结无转移的病例则不显著。术后化疗一般于术后1个月内开始，用药足量时间为6个月至1年，长期应用并不提高其疗效，而且可能损伤机体的免疫功能。

对淋巴结无转移的患者是否需要辅助化疗仍有争议，近年来根据各临床因素判断复发的危险性，来决定是否应用辅助治疗（表7-1）。

表7-1 复发危险程度的判断

复发危险程度	低	中	高
年龄（岁）	<35	35～45	>45
肿瘤大小（cm）	<1	1～2	>2
核分级	好	中	差
雌激素受体	+	±	-

对危险度中或高的病例。大都主张应用辅助化疗。

5. 内分泌治疗 是治疗乳腺癌的重要方法之一，具体用药机制尚不完全明了。可以根据患者的年龄、月经情况、手术与复发间隔期、转移部位以及雌激素受体和孕激素受体的情况等因素来选择内分泌治疗。内分泌治疗对绝经后、手术到复发间隔时间长的病例，以及软组织、骨、局部、淋巴结转移有较好的疗效。

（1）雌激素受体的作用机制：乳腺细胞内有一种能与雌激素相结合的蛋白质，称为雌激素受体。细胞恶变后，这种雌激素受体蛋白可以继续保留，亦可能丢失。如仍保存时，细胞的生长和分裂仍受体内的内分泌控制，这种细胞称为激素依赖性细胞；如受体丢失，细胞就不再受内分泌控制，称为激素非依赖性细胞或自主细胞。

雌激素对细胞的作用是通过与细胞质内的雌激素受体的结合形成雌激素-受体复合物，转向核内而作用于染色体，导致基因转录并形成新的蛋白质，其中包括黄体酮受体，黄体酮受体是雌激素作用的最终产物，黄体酮受体的存在也说明雌激素及其受体确有其活力。

雌激素受体测定阳性的病例应用内分泌治疗的有效率为50%～60%，如果黄体酮受体亦为阳性者有效率可高达70%～80%。雌激素受体测定阴性病例的内分泌治疗有效率仅为8%～10%。

（2）内分泌治疗的方法：有切除内分泌腺体及内分泌药物治疗两种。切除内分泌腺体中最常用的是卵巢切除术或用放射线照射卵巢去势，其目的是去除体内雌激素的主要来源。卵巢去势主要应用于绝经前，尤其对雌激素受体测定阳性的患者，有较好的疗效，亦是晚期病例的首选治疗方法，对骨、软组织及淋巴结转移的效果较好，而对肝、脑等部位转移则基本无效。卵巢切除亦有用于作为术后辅助治疗，主要对绝经前、淋巴结转移较广泛、雌激素受体测定阳性的病例能提高术后的生存率，推迟复发，但对生存期的延长尚无定论。晚期男性乳腺癌病例应睾丸切除术常有较好的效果，尤其雌激素受体阳性的病例，有效率可达 60% ~ 70%，其他切除内分泌腺体的手术有双侧肾上腺切除术、垂体切除术等，目前均已放弃使用。

内分泌药物治疗中，以往应用的雄激素制剂如丙酸睾酮、雌激素制剂如己烯雌酚等，目前已较少应用，然而丙酸睾酮等对绝经前，尤其骨转移的病例还有一定的应用价值。

近年来常用的内分泌治疗药物有抗雌激素药物、抑制雌激素合成药物和黄体酮类药物。抗雌激素药物有三苯氧胺（tamoxifen）及其衍生物：法乐通（toremifene）等，其主要作用机制是与雌激素竞争雌激素受体，从而抑制癌细胞的增生，对雌激素受体阳性患者的有效率约55%，阴性者则为5%，三苯氧胺用量为每日 20 ~ 40mg 口服，剂量的增加并不提高疗效。对绝经后软组织、淋巴结、骨转移的效果较好。其毒性反应较小，常见的有阴道排液、少数患者长期服用可引起肝功能障碍、子宫内膜增生、视力障碍等。三苯氧胺作为手术后的辅助治疗常用于绝经后，雌激素受体测定阳性的患者效果较好，对受体阳性的绝经前患者化疗后亦可作为辅助治疗，可以减少复发率，同时可减少对侧乳腺癌发生的机会，术后用药一般主张 3 ~ 5 年。

抑制雌激素合成的药物主要是芳香酶抑制剂，绝经后妇女体内雌激素大多由肾上腺网状层所分泌的皮质酮及黄体酮或脂肪组织经芳香酶的转化后转换而成，因而应用芳香酶抑制剂可以抑制雌激素的合成。芳香酶抑制剂有两型，一型为甾体类的抑制剂，其直接抑制芳香酶，阻断雄激素转化成雌激素，常用药物为 Formestane（兰他隆）、Excmestane、Atamestane 等，其中以兰他隆等较为常用，每 2 周一次，每次 250mg，肌内注射。二型为非甾体类的抑制剂，常用药物有氨鲁米特（Aminoglutethimide）、来曲唑（Letrozole）等，其作用于细胞色素 P450 蛋白，从而抑制芳香酶的作用，氨鲁米特用法为 250mg，每日 2 ~ 4 次，为减少由于肾上腺的反馈作用，在应用氨鲁米特时同时给予口服氢化可的松，不良反应常有恶心、嗜睡、共济失调、皮疹等。来曲唑等第三代非甾体类芳香酶抑制剂，其作用较氨鲁米特强 100 倍，用法为每日 1 片，每片 2.5mg 口服，不良反应较少，对软组织、淋巴结及骨转移的效果较好。

抗孕激素类药物常用的有甲羟孕酮（MPA）及甲地孕酮（MA）等，其作用机制可能是抑制垂体分泌催乳素及促性腺激素。甲羟孕酮每日剂量 1 000 ~ 2 000mg 肌内注射，甲地孕酮每日 160mg 口服，有效率为 16% ~ 20%，一般常用于绝经后的晚期乳腺癌作为二、三线治疗药物。

其他的促生殖腺释放激素的抑制剂为 goserelin（LH – RH 抑制剂）等，可与三苯氧胺合并应用于绝经前的晚期患者，其有效率为 25% ~ 30%。

乳腺癌是常见的浅表肿瘤，早期发现、早期诊断并不困难，早期治疗能获得较好的效果。要选择既符合计划生育要求，又能防止乳腺癌发病率增高的合理生育方案，提倡母乳喂养，绝经后减少脂肪摄入量。在妇女中提倡自我检查，对高危险人群进行定期筛查，有助于乳腺癌的早期发现。

七、特殊类型乳腺癌

1. 男性乳腺癌　约占乳腺癌病例中 1%，复旦大学肿瘤医院报道占乳腺癌中 1.29%。发病年龄为 50 ~ 59 岁，略大于女性乳腺癌。病因尚未完全明了，但与睾丸功能减退或发育不全、长期应用外源性雌激素、肝功能失常以及应用有些药物如异烟肼等有关。

病理类型与女性病例相似，但男性乳腺无小叶腺泡发育，因而病理中无小叶癌。

男性乳腺癌的主要症状是乳房内肿块。可发生在乳晕下或乳晕周围，质硬，由于男性乳房较小，因而肿瘤容易早期侵犯皮肤及胸肌，淋巴结转移的发生亦较早。男性乳房肿块同时伴乳头排液或溢血者常为恶性的征象。

治疗应早期手术，术后生存率与女性乳腺癌相似，但有淋巴结转移者其术后 5 年生存率为 30% ~ 40%。晚期病例采用双侧睾丸切除术及其他内分泌治疗常有一定的姑息作用，其效果较女性卵巢切除为佳。

2. 双侧乳腺癌　指双侧乳腺同时或先后出现的原发性乳腺癌，发病率为乳腺癌中5% ~ 7%。双侧同时发生的乳腺癌的诊断标准为：①双侧肿块大小相似，均无区域淋巴结的转移；②双侧均未经治疗；③双侧均能手术，无皮下淋巴管的浸润。此外，双侧病灶均在外上方，也可作为诊断标准之一。双侧非同时发生的乳腺癌平均间隔为5~7年，但以第一例治疗后的3年内为多。其诊断标准为：①第一侧癌诊断肯定，并已经治疗；②第一侧术后至少2年无复发；③无其他远处部位转移，双侧的病理基本类型不一样，可作为双侧原发癌的诊断标准，但还有些临床特点可以帮助鉴别第二侧是否为原发癌还是转移癌（表7-2）。

表7-2 原发癌与转移癌的区别

	原发性肿瘤	转移性肿瘤
组织起源	乳腺组织中	乳腺周围脂肪组织中
肿瘤位置	外上方较多	内侧或乳腺尾部
生长方式	浸润性，边界不清	膨胀性，边界清楚
肿瘤数目	单个	多个
病理检查	癌周有原发癌或不典型增生	无
肿瘤分化	较第一侧好	较第一侧差

双侧乳腺癌的治疗与单侧乳腺癌相似，明确诊断后及时手术，预后较单侧乳腺癌为差。

3. 妊娠及哺乳期乳腺癌 乳腺癌发生在妊娠或哺乳期的占乳腺癌中1%~3%。妊娠及哺乳期由于体内激素水平的改变、乳腺组织增生、充血、免疫功能降低，使肿瘤发展较快，不易早期发现，因而其预后亦较差。

妊娠及哺乳期乳腺癌的处理关系到病员和胎儿的生命，是否需要中止妊娠应根据妊娠时间及肿瘤的病期而定。早期妊娠宜先中止妊娠，中期妊娠应根据肿瘤情况决定，妊娠后期应及时处理肿瘤，待其自然分娩。许多报道在妊娠后期如先处理妊娠常可因此而延误治疗，使生存率降低，哺乳期乳腺癌应先中止哺乳。

治疗应采用根治性手术，术后根据病理检查决定是否需综合治疗，预防性去势能否提高生存率尚有争论。

无淋巴结转移病例的预后与一般乳腺癌相似，但有转移者则预后较差。

有报道乳腺癌手术后再妊娠时其预后反而较好。实际上能再妊娠者大多是预后较好的患者。乳腺癌无淋巴结转移病例手术后至少间隔3年才可再妊娠，有淋巴结转移者术后应至少间隔5年。

4. 隐性乳腺癌 是指乳房内未扪及肿块而已有腋淋巴结转移或其他部位远处转移的乳腺癌，占乳腺癌中0.3%~0.5%，原发病灶很小，往往位于乳腺外上方或其尾部，临床不易察觉。腋淋巴结的病理检查、激素受体测定及乳腺摄片有助于明确诊断。病理切片检查提示肿瘤来自乳腺的可能时，如无远处转移，即使乳腺内未扪及肿块亦可按乳腺癌治疗。术后标本经X线摄片及病理检查可能发现原发病灶，预后与一般乳腺癌相似。

5. 炎性乳腺癌 炎性乳腺癌伴有皮肤红肿、局部温度增高、水肿、肿块边界不清，腋淋巴结常有肿大，有时与晚期乳腺癌伴皮肤炎症难以鉴别。此类肿瘤生长迅速，发展快，恶性程度高，预后差。治疗主要用化疗及放疗，一般不做手术治疗。

（黄亚琼）

<h1 align="center">第四节 乳腺肿块切除术</h1>

（一）适应证

乳房良性肿瘤如乳房纤维腺瘤，且患者为年轻女性或未哺乳女性，希望尽量保证乳房外形及保护乳管少受损伤以利于将来哺乳者。

（二）术前准备

（1）术前用温水清洗乳房皮肤，保持局部清洁。如正值哺乳期，为避免术后形成乳瘘，应停止哺乳。

（2）皮肤准备范围包括患侧腋窝、锁骨上区和胸前壁。

（三）麻醉和体位

（1）麻醉：局部浸润麻醉或静脉复合全身麻醉或连续硬膜外阻滞。

（2）体位：仰卧位，患侧上肢外展90°。

（四）手术步骤

（1）切口：乳晕部肿瘤及乳房边缘处肿瘤采用弧形切口，乳房其他部位肿瘤采用放射状切口。

（2）切除肿块：切开皮肤、皮下组织，显露乳腺组织，继续切开乳腺组织直至肿块表面。以组织钳夹住肿块后，将肿块提起，用止血钳或剪刀沿肿块边缘钝性或锐性分离，将肿块完整从乳腺组织中分离出来并予以切除。

（3）缝合：创面仔细止血后，用丝线缝合乳腺创面，避免留有无效腔。切口予以皮内连续缝合或间断缝合。

（五）术后处理

（1）为防止创口渗血，可用紧身乳罩，或用弹力绷带加压包扎。

（2）标本应常规送病理学检查。

（六）手术经验和探讨

（1）注意切口方向，尽量避免损伤乳腺导管，也不要造成乳头内陷而影响哺乳及美观。

（2）应严格把握手术指征。一般而言，乳房良性肿瘤应选择行乳腺区段切除术，因为单纯乳腺肿块切除有时并不能保证能将乳腺肿块切除干净，尤其是肿块包膜易导致残留，从而使复发机会增加。

（3）标本应行病理学检查，有条件者应行快速切片病理学检查，以明确诊断。

（黄亚琼）

第五节　乳腺癌根治术

一、传统乳腺癌根治术

（一）适应证

（1）临床上属Ⅱ期乳腺癌，肿瘤位置较深，侵犯胸大肌或Ⅲ期乳腺癌患者。

（2）腋下可以触及融合肿大淋巴结的患者。

（二）术前准备

同乳腺癌改良根治术。

（三）麻醉

同乳腺癌改良根治术。

（四）手术步骤

1. 切口标记　一般作 Halsted – Meyer 纵切口（纵梭形）或 Stewart 横切口（横梭形）。纵切口上端起自锁骨下缘中、外1/3交界处，下端止于锁骨中线与肋弓交界处（图7–1）。横切口内侧端达胸骨旁，外侧端至腋前线。

2. 切开皮肤，电刀游离皮瓣　皮肤切开后，以组织钳提起皮缘，使其成一平面，于皮肤和皮下脂肪间用电刀游离。

皮瓣上留薄层脂肪，以3~5mm为宜。将皮瓣剥离至5cm左右后，皮瓣逐渐增厚。腋窝部皮瓣始终为薄层皮瓣。皮瓣游离范围：上至锁骨下方，下抵肋弓上缘，内到胸骨中线，外达背阔肌前缘。

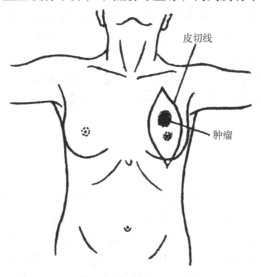

图7-1　Halsted-Meyer 纵切口

3. 切断胸大肌锁骨部和肱骨抵止部　显露胸大肌锁骨部和肱骨抵止部（肱骨大结节嵴处），保留胸大肌锁骨部2cm，沿肌纤维方向由内向外侧钝性分离胸大肌，直至其抵止部，钝性游离胸大肌外缘，以拇指、示指握住已分离的胸大肌，尽量靠近止点以电刀将其切断（图7-2）。

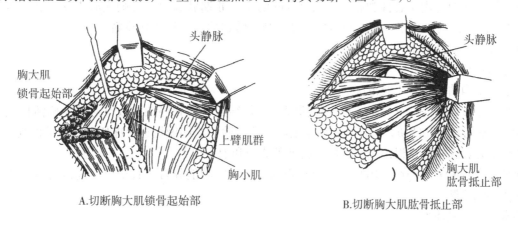

A.切断胸大肌锁骨起始部　　　　　　　　B.切断胸大肌肱骨抵止部

图7-2　切断胸大肌锁骨部和肱骨抵止部

4. 切断胸小肌　向下牵拉胸大肌断端，显露胸小肌，游离切断胸小肌内、外缘筋膜，结扎、切断进入胸小肌的血管，以示指伸入胸小肌后方轻轻分离，使其与深层的脂肪组织分开，往上分离至肩胛骨的喙突止点处，用电刀于靠近止点处切断胸小肌抵止部。

5. 清扫腋窝及锁骨下区域淋巴结　将胸大肌、胸小肌一起向下牵开，显露腋窝及锁骨下区域。切开喙锁筋膜，显露腋血管及臂神经丛。沿血管走行切开腋筋膜，显露腋静脉，剥离腋静脉周围淋巴脂肪组织，使其仅保留薄层被膜。将通向胸大肌、胸小肌的血管在其起点处结扎、切断，同时结扎、剥离沿这些血管分支走行的神经、淋巴管。注意保留胸肩峰动脉、静脉的肩峰支，胸背动脉、静脉，胸背神经和胸长神经。若胸背动脉、静脉周围有高度可疑转移的较大淋巴结时，可于根部切断、结扎胸背动脉、静脉，淋巴结连同胸背动脉、静脉一并切除。胸背神经与胸背动脉、静脉在背阔肌表面伴行，在其近侧端逐渐与胸背动脉、静脉分开。胸长神经在胸背神经走行的内侧3cm，与胸背神经几乎平行走行，紧贴胸壁下行进入前锯肌，应注意辨认。将腋窝及锁骨下区域的淋巴结、脂肪组织一并向下剥离。

6. 整块切除 从背阔肌前缘向内侧剥离腋窝脂肪组织，至前锯肌的前面继续向内侧剥离，显露胸大肌、胸小肌的胸壁起始部，由此处向内侧用电刀沿胸壁剥离胸大肌、胸小肌。胸壁血管穿支必须妥善结扎，以免断端缩回肋间肌。切离至胸骨旁时，注意先将胸廓内动脉、静脉的穿支结扎、切断后再切离胸肌。将乳房、胸大肌、胸小肌及腋窝、锁骨下区域脂肪、淋巴组织整块切除。

7. 置管引流，缝合皮肤 先以蒸馏水浸泡腋窝 10～15min，再以 0.9% 氯化钠溶液清洗创面，彻底止血。置硅胶管引流腋窝，于其下方另戳口引出，并固定。间断缝合皮肤，加压包扎。皮肤张力大时，应予以减张缝合，必要时行中厚皮片游离植皮。术后 5～7 天拔除引流管。

（五）术后处理

同乳腺癌改良根治术。

（六）手术经验和探讨

此种乳腺癌切除法为乳腺癌传统、经典的术式，又称 Halsted 法。1984 年 Halsted 和 Mayer 创用此乳腺癌根治术，为原发性乳腺癌的治疗确立了一种观念和规范。权威的全美乳腺癌与肠癌外科辅助治疗计划（NSABP）的 NSABP B－04 试验 25 年随访结果显示，在接受乳腺癌经典根治术的患者与接受较小范围外科手术的患者之间生存率没有显著差异。目前欧美国家的一些权威性肿瘤学专著只将乳腺癌经典根治术作为一个历史事件进行介绍，而不再叙述其具体手术方法，新疗法的评定也不再以此根治术作为标准，而是转向了改良根治术。但作为乳腺癌的基本术式，其手术要领还是应该掌握为宜。

二、乳腺癌改良根治术

（一）Ⅰ式（Auchincloss 法）（保留胸大肌、胸小肌术式）

1. 适应证 主要适用于恶性肿瘤距乳头 <3cm 的Ⅰ、Ⅱ期乳腺癌，且胸大肌未受累者。也可用于无皮肤广泛受侵，无胸肌受累以及同侧锁骨上淋巴结无转移的部分Ⅲ期乳腺癌。

2. 术前准备 具体如下。

（1）患侧腋窝部剃毛。手术当天应禁食、禁饮。

（2）术前正确估计病变累及范围。双腋、双乳必须行 B 超检查。

（3）对乳腺肿块术前可行穿刺活检，包括细针穿行细胞学找到癌细胞或空芯针穿刺活检或麦默通活检。如果仍不能判断其性质，则应在根治术前将肿块切除，立即做快速冷冻切片病理学检查。

（4）确定为乳腺癌施行根治术时，应重新准备器械和消毒巾单。

3. 麻醉 全身麻醉或酌情采用高位硬膜外阻滞。心、肺功能异常，且全身情况差的老年患者也可作胸部肋间神经阻滞。

4. 手术步骤 具体如下。

（1）标记切口位置：目前多采用梭形切口，尤其是横向的梭形切口（Stewart 横切口）（图 7－3），皮肤的切缘应距肿瘤边缘不小于 3cm。

（2）切开皮肤，用电刀或激光刀分离皮瓣：皮瓣的内、外侧界分别为近胸骨正中线和背阔肌前缘。保留供应皮瓣的皮下毛细血管网。距切口边缘 5cm 内以及腋窝部为薄层皮瓣。保留脂肪逐渐增厚，接近终点时保留全层脂肪，直达肌层。

（3）向外侧翻转乳房：沿胸大肌锁骨部和胸骨由上向下将乳房连同胸大肌筋膜一并切离，并将其向外侧翻转，直至胸大肌外缘（图 7－4）。

（4）保留胸大肌外侧的血管和下胸肌神经：将乳房翻转至胸大肌外缘后，继续沿胸大肌里面分离，于胸大肌近腋窝侧显露胸大肌外侧的血管和下胸肌神经，并小心予以保留。

（5）清除胸肌间淋巴结（Rotter 淋巴结）：当胸大肌分离至一半左右，将其向内侧拉开，分离胸小肌，直到其内缘，分离过程中注意保留经胸小肌进入胸大肌的中间胸肌神经以及胸肩峰动脉、静脉的胸肌支。将 Rotter 淋巴结单独取出送病理学检查（图 7－5）。

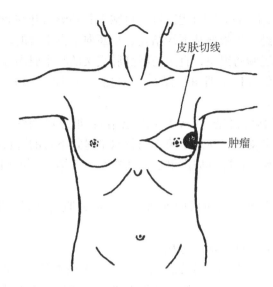

图 7-3　Stewart 横切口

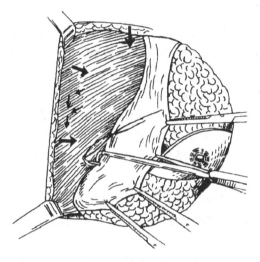

图 7-4　将乳房连同胸大肌筋膜一并切离

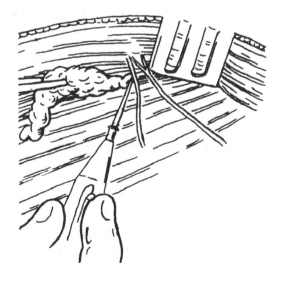

图 7-5　清除 Rotter 淋巴结

（6）清除胸小肌深层淋巴结（Level Ⅱ淋巴结）：自胸小肌外侧切开胸筋膜深层，显露腋静脉。注意保留胸小肌下方的中间胸肌神经，于腋静脉下缘结扎、切断向下方走行的动脉、静脉分支。于胸小肌下方的胸壁向内上方清除腋窝淋巴脂肪组织，直至与腋静脉交叉的胸小肌内缘，必要时将胸小肌向外侧牵拉，以便进行胸小肌内侧淋巴结（Level Ⅲ淋巴结）的清扫。但因该术式适应证为早期病例，故一般不必清扫至 Level Ⅲ淋巴结。

（7）清扫胸小肌外缘的外侧淋巴结（Level Ⅰ淋巴结）：继续沿胸壁分离脂肪组织，上至腋血管，下达胸背动脉、静脉的前锯肌分支处，注意于第2肋骨水平显露下行的胸长神经。显露和保留背阔肌表面的胸背神经和胸背动脉、静脉，清除其周围淋巴脂肪组织。于第2、第3肋间水平保留与腋血管平行走向至上臂的肋间臂神经。

（8）切除乳房：外侧沿前锯肌筋膜由后向前切离，于前锯肌前缘同乳房外翻时的平面会合，将乳房与腋窝淋巴脂肪组织整块切除。

最后放置引流管，间断缝合皮肤，加压包扎。

5. 术后处理　腋窝引流管接负压吸收装置。术后3~4天撤去负压，改接无菌引流袋。术后5~7天更换敷料，检查皮下有无积液，如有积液则用注射器抽出。腋窝引流管持续3天以上引流量<20mL/d时，可予以拔除。开始肩关节功能锻炼，继续加压包扎至术后8~9天。

6. 手术经验和探讨　具体如下。

（1）该术式又称 Auchincloss 式（改良Ⅰ式），系岛田（1957）、Auchincloss（1963）以及 Madden 等最先报道，后经不断改进和完善。该术式在保持手术根治性的同时兼顾和保留功能和形态，已成为目前应用最多的术式。

（2）该术式的几个细节问题应予以重视

1）切口不宜切至腋窝中部和上臂，否则上肢活动会受瘢痕限制。

2）胸大肌的血管和支配神经应予以保留，否则，术后会导致胸大肌萎缩。

3）腋窝部位皮瓣应尽可能薄，否则容易遗漏 Level Ⅰ淋巴结。况且，腋窝处皮瓣保留过厚，可致术后腋窝与手臂摩擦不适。

4）除保留胸长、胸背神经外，还须保留第2、第3肋间臂神经，以缩小术后上臂内侧麻木的范围。

5）电刀分离胸骨旁的胸大肌起始部的乳腺组织时注意勿损伤肌肉，同时，应注意肿瘤部位的胸大肌有无癌浸润。

6）皮瓣与胸大肌黏合可靠时间一般为1周，因此术后加压包扎至少须持续7天。

7）该术式适应证一般为早期病例，转移至 Level Ⅲ淋巴结的概率很小，而且 Level Ⅲ淋巴结的清扫后常致上臂水肿，故一般清除到 Level Ⅱ淋巴结便已达目的。术后第7天若仍有皮下积液，则可于积液最明显处切开一小口放置橡皮膜引流。

8）必须清扫出10个以上腋淋巴结，以免影响术后辅助治疗的正确选择。

（二）Ⅱ式（Patey 法）（保留胸大肌、切除胸小肌术式）

1. 适应证　基本上同乳腺癌改良根治术Ⅰ式。临床上，该术式主要用于腋窝淋巴结有较多转移和明显肿大，需进行包括 Rotter 淋巴结在内的腋窝淋巴结彻底清除的、与胸大肌无粘连的临床Ⅰ、Ⅱ期乳腺癌。特别是发现 Level Ⅲ组有较多肿大淋巴结且考虑其清除困难者。

2. 术前准备　同乳腺癌改良根治术Ⅰ式。

3. 麻醉　同乳腺癌改良根治术Ⅰ式。

4. 手术步骤　具体如下。

（1）标记切口位置：一般采用 Stewart 横切口。切口两边距肿瘤边缘至少3cm。

（2）切开皮肤，电刀游离皮瓣：沿皮下组织浅层进行游离，保留薄层脂肪组织4~5mm（电刀热力烧灼破坏范围可达3~4mm），游离距皮肤切缘3~5cm后，皮瓣逐渐增厚，直至皮瓣根部的胸大肌筋膜。皮瓣游离上至锁骨下部，下抵乳褶下方5cm（肋弓），内达胸骨正中，外至腋中线（背阔肌前缘）。腋窝部也应做薄层皮瓣（图7-6）。

（3）向外侧游离乳房：用电刀自内上方往外下方游离乳房，将乳房连同胸大肌筋膜一并切除，直至胸大肌外缘，妥善结扎胸骨旁的胸廓内血管的肋间穿支。

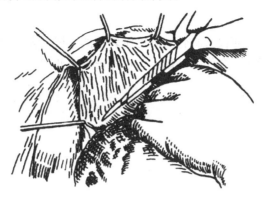

图 7 - 6　剥离皮瓣

（4）暴露胸小肌：游离至胸大肌外缘后，继续用电刀沿胸大肌游离其全长。切除前锯肌筋膜，切离下胸肌神经及其伴行的血管，暴露胸小肌外缘，继续沿胸大肌下面分离，显露胸小肌内缘。

（5）清除 Rotter 淋巴结：将患侧上肢肘关节屈曲 90°，手置于患者下颌前方，松弛胸大肌，将胸大肌、胸小肌分离，保留中间胸肌神经，不便保留时可予以切断，但切勿损伤上胸肌神经。游离上胸肌神经及胸肩峰血管支，清除 Rotter 淋巴。

（6）切断胸小肌抵止部：距喙突 1cm 处切离胸小肌抵止部，将其层侧端向下牵引，以便清除腋窝淋巴结。

（7）清除腋窝淋巴结：一般沿腋静脉由远端向近端进行。从远端剥离臂神经丛及腋窝血管周围的脂肪淋巴组织，显露腋动脉、静脉，仔细向下方剥离脂肪淋巴组织，直达锁骨下。结扎切断胸外侧动脉、静脉及腋动脉、静脉向下发出的动脉、静脉支。保留胸背静脉，保留臂内侧皮神经，显露肩胛下血管、旋肩胛下血管及胸背血管。

（8）清除锁骨下淋巴结：显露腋窝最上部的腋静脉，结扎胸最上静脉，保留上胸肌神经及其伴行的胸肩峰血管胸肌支。电刀游离胸小肌第 2～第 5 肋骨起始部，包括其内侧的薄层脂肪组织，保留胸长神经和胸背神经。

（9）切除乳房：切除背阔肌外侧 1～2cm 的脂肪组织，继续向内侧分离，沿前锯肌筋膜后向前分离，于前锯肌前缘同乳房外翻时的平面会合，将乳腺、胸小肌连同腋窝淋巴、脂肪组织整块切除。最后，以蒸馏水 2 000mL 和氟尿嘧啶液浸泡和冲洗腋窝，彻底止血。

最后放置引流管，间断缝合皮肤，加压包扎。

5. 术后处理　同乳腺癌改良根治术Ⅰ式。

6. 手术经验和探讨　具体如下。

（1）该术式由 Patey（1992）于伦敦 Middlesex 医院最早施行，故又称 Patey 法，切除胸小肌，确保清扫腋窝淋巴结至腋窝顶部。既保持了手术的根治性，又有较好的术后外观效果。改良Ⅱ式与改良Ⅰ式的主要区别在于切除了胸小肌。选择手术方式要根据患者的具体情况和术者的手术操作技巧，改良根治术Ⅰ、Ⅱ式没有太明确的界限。

（2）该术式因切除了中胸肌神经、下胸肌神经，故数月后出现胸大肌萎缩，故不宜普遍使用，如需采用本式，则应在切除胸小肌时尽量避免中胸肌神经的损伤。

（3）从实践经验来看，在行改良Ⅰ式时，将胸小肌以纱条向外侧牵拉开，同样可以完成 LevelⅢ淋巴结清扫。

三、乳腺癌扩大根治术

（一）适应证

对于术前无其他脏器转移迹象而仅有胸骨旁淋巴结转移的进展期乳腺癌，或需确认胸骨旁有转移而又缺乏放疗条件时，在取得患者充分合作的基础上，可考虑施行此术。

（二）术前准备

同乳腺癌改良根治术。

（三）麻醉

同乳腺癌改良根治术。

（四）手术步骤

（1）标记切口位置：切口乳腺癌经典根治术。避免采用胸骨旁有较大皮肤缺损的切口。

（2）切开皮肤，游离皮：其操作同乳腺癌经典根治术。注意胸骨旁皮瓣不宜太薄，以免发生皮瓣坏死。

（3）切除乳房、胸大肌、胸小肌，清扫腋窝淋巴结按乳腺癌经典根治术的方法进行，但暂先保留胸大肌与第2、第3、第4肋软骨及胸骨部的联系。

（4）高位结扎胸廓内动脉、静脉：于第1肋间距胸骨缘1cm处切开肋间肌，在胸内筋膜表面脂肪内找到胸廓内动脉、静脉，将其结扎后切断，近端双重结扎。此处胸膜很薄，解剖时防止胸膜戳破。

（5）切除肋软骨：按第4、第3、第2肋骨的顺序切除肋软骨。电刀切开肋软骨膜，以骨膜剥离子肋软骨前面的肋软骨膜，再用骨膜起子剥离肋软骨上、下缘的肋软骨膜，然后用肋骨剥离器充分剥离肋软骨背面的软骨膜，最后用肋骨剪于肋骨和肋软骨交界处及胸骨缘切断，切除肋软骨。

（6）清扫胸骨旁淋巴结：分离并切开肋软骨膜和肋间肌。将切开的肋间肌和肋软骨膜向两旁牵开，显露胸廓内动脉、静脉（内乳动脉、静脉）及胸骨旁淋巴结和胸膜前面的脂肪组织。于第5肋软骨上缘结扎、切断胸廓内动脉。提起近侧端，将其周围的淋巴结、脂肪组织一并向上游离，沿壁层胸膜向上方清扫胸骨淋巴结。于各肋间分别结扎、切断胸廓内动脉、静脉的内侧穿支与肋间动脉、静脉。第3肋间以下的壁层胸膜前面的胸横肌予以切除（第2肋间以上胸横肌消失）。

手术过程中，若有胸膜损伤，可于肺加压膨胀排出胸膜腔内气体后，将胸膜缝合闭锁。若缝合有困难，可将胸大肌锁骨部游离出一带蒂肌瓣，堵塞闭锁。

（7）肋软骨膜、肋间肌和胸骨旁组织整块切除。切断胸大肌的胸骨附着点，将肋软骨膜、肋间肌、胸骨旁组织以及乳腺癌经典根治术标本整块切除。

（8）缝合残留的肋软骨膜。

（9）置管引流，缝合皮肤，负压抽吸。

（五）术后处理

（1）注意伤口出血情况，保持负压引流通畅。

（2）如胸膜损伤，由于应用引流负压吸引，可不必行胸膜腔引流。

（3）及时处理皮下及腋窝积液。

（4）尽早开始上肢功能锻炼。

（5）其余同乳腺癌改良根治术。

（六）手术经验和探讨

（1）20世纪50年代，一些外科医师将乳腺癌经典根治术治疗失败的原因归结于其未将乳腺区域淋巴结全部清除，主张在根治术的同时将胸骨旁淋巴结一并切除，此即乳腺癌扩大根治术。20世纪六七十年代，该术式广泛应用于进展期或位于乳房内侧的乳腺癌病例，但是其后一系列随机对照研究表明，该术式的远期生存率与乳腺癌经典根治术并无显著差异。近年来，随着对乳腺癌生物学行为的研究进展，保留乳房的手术逐渐增加，采用乳腺癌扩大根治术者已越来越少；而且，即使采用该术式，也一般采用乳腺癌经典根治术＋胸膜外胸骨旁淋巴结清扫的非整块方法（non en bloc 法）。

（2）该术式仅适用于乳房肿块位于乳房内象限，且显示有胸骨旁淋巴结转移的病例。随着放疗、化疗的发展，目前采用该术式者极少，故采用该术式宜谨慎选择病例。

四、保乳乳腺癌根治术

（一）适应证和禁忌证

1. 绝对适应证　经病理学检查确诊为乳腺癌，且具备下列 3 个条件者。

（1）肿块长径＜3cm，且肿块边缘距乳晕边缘线≥5cm。

（2）经影像学检查证实，非多中心或多灶性病变。

（3）术后有条件完成放疗和化疗，患者主动要求保乳或同意保乳者。

2. 相对适应证　具体如下。

（1）确诊为乳腺癌，如肿块长径＞5cm，经新辅助化疗后，肿块缩小至 3cm 以下，而患者有保乳要求者。

（2）临床上患侧腋窝未扪及明确肿大淋巴结，而仅 B 超发现有淋巴结而肿块大小及位置符合上述条件者。

3. 禁忌证　具体如下。

（1）患侧胸壁或患侧乳房有放疗史。

（2）有活动性结缔组织病，特别是有系统性硬化病或系统性红斑狼疮风险者。

（3）妊娠期、哺乳期患者（哺乳期患者在终止哺乳后可考虑）。

（4）有 2 个象限以上的多中心或多灶性病变。

（5）乳头乳晕湿疹样癌。

（6）肿瘤位于乳房中央区，即乳晕及乳晕旁 2cm 环形范围内。

（二）麻醉和体位

1. 麻醉　气管内插管全身麻醉。

2. 体位　仰卧位，患侧上肢外展于托板上。

（三）手术步骤

1. 患者皮肤准备　常规皮肤消毒。其消毒范围上至肩部，下抵肋缘，内侧达对侧腋前线，患侧达腋后线，包括患侧上肢肘关节远端1/3。

2. 手术分两大部分进行　先完成乳房肿块的区段切除术，继而进行患侧腋窝淋巴结清扫术。

（1）肿块部位区段切除术

1）以肿块为中心做放射状梭形皮肤切口，皮肤切缘距肿块边缘 2~5cm，不得进入乳晕区。

2）切开皮肤、皮下组织、腺体，直达胸大肌筋膜，做肿块部位包括皮肤、皮下组织及肿块周围正常腺体的整块切除（图 7-7、图 7-8）。

3）将切下标本进行定点标记：分为内端、外端、近端、远端（以乳头为标志，靠近乳头者为近端，另一端为远端）以及底部共 5 点，标记清楚，送快速病理学检查。证实为乳腺癌，且 5 点均无癌细胞残留。如某点有癌细胞，则应将此方向再扩大切除范围 1~2cm，单独再送快速切片病理学检查，证实无癌细胞残留为止。

4）彻底止血，并以蒸馏水、氟尿嘧啶溶液对创面浸泡 1~2min。

5）分层缝合切口：分腺体层、皮下组织、皮肤 3 层，逐层缝合切口。皮肤采用医用尼龙线或可吸收线进行皮内缝合，以免日后皮肤出现"蜈蚣"样瘢痕。

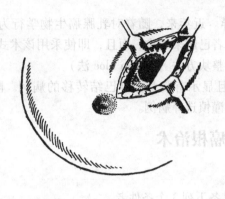

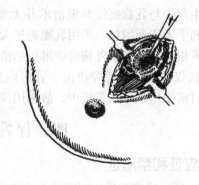

图7-7 切开皮肤、皮下组织、腺体，直达胸大肌筋膜　　　图7-8 切除肿块及其周围部分正常腺体

（2）腋窝淋巴结清扫术

1）切口：原乳房肿块切口位于外上象限者，向同侧胸大肌外缘延长其皮肤切口即可；如肿块位于其他象限者，腋窝皮肤的切口需另做一沿胸大肌外缘的皮肤切口。

2）显露胸大肌外侧缘：切开皮肤、皮下组织，显露胸大肌外缘。

3）显露胸小肌外侧缘：将胸大肌外缘脂肪组织分离，遇有血管分支则可结扎，拉开胸小肌外侧缘的脂肪组织，显露胸小肌外侧缘。

4）显露腋静脉，清扫腋窝：用拉钩拉开胸大肌、胸小肌外侧缘，在臂神经丛平面横形切开腋鞘，向下轻轻拨开脂肪组织，便可显露出腋静脉。从中段部分开始解剖腋静脉，依次解剖外侧段及内侧段，将位于腋静脉腹侧及内侧的腋动脉、静脉各个分支和属支逐一分离、钳夹、切断，并结扎之。腋静脉内1/3段的内侧为锁骨下区，又称腋顶。解剖腋静脉内侧段时，将该处脂肪结缔组织与胸壁分离，在分离、切除过程中，应仔细钳夹与结扎。此后再切断、结扎胸外侧血管（沿胸下行达前锯肌）及肩胛下血管（沿肩胛骨腋前缘下行，在肩胛下肌与前锯肌之间）。在清扫腋窝时应注意保护胸长神经及胸背神经。注意肩胛下动脉是腋动脉的最大分支，首先发出的肩胛旋动脉营养肩胛下肌。其主干沿着胸大肌外侧缘下行的胸背动脉则营养背阔肌和前锯肌，在清扫腋窝时防止伤及。

5）将清扫的腋窝组织全部送病理切片检查。

6）依次以蒸馏水、氟尿嘧啶溶液浸泡创面后，放置粗硅胶引流管1根于腋窝，在切口下方相当于腋中线处另戳孔引出，固定引流管，彻底止血。

7）加压包扎，胸带固定：腋窝部位以纱布团块进行加压及切口部位包扎胸带固定，以防积液。特别注意对腋窝的加压，既不影响患肢静脉回流，又要消灭空腔。

（四）术后处理

（1）手术当天禁食，患侧上肢外展、抬高，实行围术期预防用抗生素。

（2）引流管采用负压持续吸引1~2天后改为接床旁引流袋。根据引流量，术后5~7天拔除引流管。

（3）术后10~14天拆除切口缝线，开始进行化疗、放疗。

（4）根据雌激素受体（ER）、孕激素受体（PR）测定结果，在放疗、化疗结束后服用他莫昔芬（三苯氧胺）或同类药物5年。

（5）定期复查，终身随访。

（五）手术经验和探讨

（1）保乳乳腺癌根治术在近几年大有发展之势，该术式在某些医院已占乳腺癌根治术的一定比例。该术式可以满足部分女性，特别是青年女性乳腺癌患者的保乳要求。

（2）采用该术式，要掌握好适应证，切忌勉强为之。如肿块稍大，而患者又强烈要求保乳者，可采用新辅助化疗，使肿块缩小，达到保乳条件，再予以手术是可行的。

（3）该术式的操作技术，关键在于肿块部位的区段切除要符合要求，要以病理学诊断为依据。

（4）综合治疗是保乳乳腺癌根治术后患者延长生存期的保障。术后坚持放疗、化疗显得十分必要，且其剂量要求比其他根治术要适当增加。

（黄亚琼）

第六节 保留胸大肌的乳腺癌改良根治术

一、Patey 式手术方法

Patey 式手术方法是在 1932 年由 Patey（英国）首先实行。即保留胸大肌，切除胸小肌及全乳房和腋窝锁骨下淋巴结的手术。Patey 手术方法的目的：①考虑的是手术后美容的问题；②是对胸肌间（rotter）、锁骨下区域（infraclavicular）为止的整个腋窝部淋巴结的彻底廓清。

Patey 手术方法由于保留了胸大肌，乳房切除后肋骨走行被隐藏在胸肌后面，同时腋前皱褶（anterior axillary fold）也被保留下来。因此，术后可穿低领口或无袖的衣服，特别具有美容作用。

因为需要对锁骨下的 LevelⅢ淋巴结进行完全廓清，这一组淋巴结又处于高位，所以将患侧上肢用力向前方牵引，松弛胸大肌，便于显露锁骨下区是本手术方法在技术上的要点。在胸大肌十分松弛的状态下被拉开，切除胸小肌，通过宽敞的术野进行腋窝廓清。

大多数学者认为保留胸大肌的乳腺癌改良根治术术式适宜于Ⅰ期、Ⅱ期乳腺癌和某些低度恶性乳腺癌、Ⅲ期乳腺癌中属于年老体弱的患者。

（一）术前准备

术前乳房 X 线影像学检查，不仅可进一步了解被怀疑的局部病灶，更重要的是可以了解病灶以外区域是否有恶性病灶存在。

Ⅲ期和疑为Ⅳ期的乳腺癌患者，需做术前骨和肝核素扫描，对Ⅰ期、Ⅱ期乳腺癌没有必要扫描检查，因假阳性远超过可能证实的少数转移病例。

（二）体位及消毒

患者取仰卧位，调节手术台使上半身及患侧稍稍抬高。输液入路和血压计袖带应避开在患侧上肢操作。消毒范围除与通常的乳房切除术相同之外，患侧上肢到手指尖为止均应消毒，并用灭菌巾包裹手及前臂，然后将手臂外展位放置在托手台上。

（三）手术要点

（1）活检切口：活检切口的确定必须考虑到一旦病理检查结果为恶性需进一步手术拟作的切口。如预期用横切口做乳房切除，就必须做横的活检切口。

（2）楔形活检、肿瘤全切或乳腺区段切除：原发肿瘤 >3cm，宜做楔形切口活检，而将肿瘤大部暂留。若切除整个肿瘤活检，所留创面较大。在做乳腺全切除时，很难做到不进入活检区域而导致癌细胞污染术野。原发病灶 <3cm，则可将肿瘤全切除送活检和检测雌激素受体。

不少情况下，为了对可疑增厚区做活检（如早期硬癌），需切取足够的乳腺组织送活检。对这类患者要达到活检目的，做乳腺区段切除要比肿块局部切取为好，乳腺区段切除需要分离到胸肌筋膜平面，然后用示指游离此间隙，切除包括大部可疑区在内的乳腺组织。

（3）高频手术电刀及电凝的使用：乳腺外科要求迅速和有效的止血，高频手术电刀及电凝不失为一种有用的器械，但电凝时过高的温度将影响肿瘤标本的雌激素受体检测。因此，高频手术电刀通常仅用于做肿瘤周围组织的切割，不致产生肿瘤组织过热。若肿瘤小，高频手术电刀的使用更要慎重，以免标本过热。活检所遇出血，只可对出血点电凝。

（4）皮瓣的厚度：Halsted 曾强调和告诫切除乳房所有皮肤以及薄皮瓣的重要性。如何做薄皮瓣取决于皮肤和乳腺之间存在多少皮下脂肪。肥胖患者皮下脂肪 1 ~ 2cm，而瘦者仅几毫米。重要的原则是必须切除所有的乳腺组织。皮瓣留存脂肪组织的多少，并不影响局部复发率。然而，保留皮下脂肪有利于皮瓣的存活和此后乳房的重建。

Cooper 韧带系从乳腺到皮下，形成一个不连续的白色纤维组织薄层，紧贴于其基部的黄色脂肪。切开这纤维层进入皮下脂肪，不但可作为确认是否已完全切除乳腺组织的好标记，同时也保护了皮下脂肪层。具体分离皮瓣操作将在下面的章节阐述。

（5）乳房切除的切口选择：横切口对美观的影响最小，即使患者术后穿低领衣服，瘢痕也不会显露，尤适合于乳房 3 点或 9 点钟部位的肿瘤。若肿瘤位于乳房上方或下方，则需做改良横切口，基本的方法是在距肿瘤边缘3cm画圈，然后设计余下的延长切口，务使整个乳晕包括在切除标本内，并尽可能接近横式状。肿瘤周围划圈后，应尽量多保留其余皮肤，以避免皮肤缝合张力过大。乳房各部位的肿瘤可选用不同的切口。若肿瘤位于乳房 10 点钟部位，所做横切口的两个角应修去其多余皮肤，然后做"Z"形缝合（图 7 - 9）。

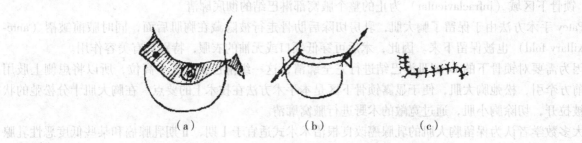

（a）　　　　　　（b）　　　　　　（c）

图 7 - 9　位于乳房 10 点钟部位的横切口及其 "Z" 形缝合

（6）美观问题：自 Halsted 和 Meyer 开创乳腺癌根治术后，数十年来外科医师普遍采用纵切口，穿着无领衣服时，高达锁骨上及肩部的瘢痕显露无遗。此外，切除胸大肌必然使锁骨下出现塌陷。改良根治术则可避免上述缺陷。保留胸大肌的锁骨头既对美观有利，又不影响淋巴结的清扫。

无论是典型的乳腺癌根治术还是 Patey 改良根治术，从美观角度看，横切口远胜于纵切口。若肿瘤位于乳房外上方，则可做斜切口，其上端没有必要达到肩部（图 7 - 10）。一个抵达腋部的横切口，对腋窝的显露远较抵达上臂的切口为佳。横切口对于以后可能进行的假体植入，重建乳房也是有利的。切口端形成"耳朵"，为另一个可能影响美观的缺点，并常使患者对此隆起的皮肤误认为残存的肿瘤而担忧，应注意切去多余的皮肤三角后做 "Z" 形缝合（图 7 - 11）。

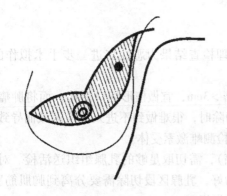 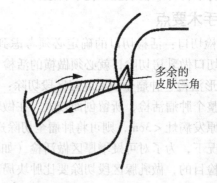

多余的皮肤三角

图 7 - 10　斜切口上端仅至腋部　　　　图 7 - 11　切除多余的皮肤三角，"Z" 形缝合

（7）植皮：Halsted 曾提倡尽量广泛地切除皮肤，再进行薄皮片植皮，以将局部胸壁的复发率减小到最低限度。但从胸骨旁区皮肤的肿瘤复发而言，来自胸廓内淋巴结的机会远多于皮下组织肿瘤的残余，简单地切除更多的皮肤，并不能防止胸骨旁区肿瘤复发。此外，现今手术的早期患者也远多于当年。一般讲，切除肿瘤及其周围3cm的皮肤，足以降低复发率。

传统的做法是用取皮刀，在大腿切取薄皮片，用于补胸壁皮肤缺损区。但全层植皮不论从功能还是美观均优于薄皮片植皮。多数医师设计的皮肤切口为椭圆形，这样胸壁将不会有多余的皮肤保留，而标本上的皮肤则太多。如做距肿瘤边缘3cm的圆形切口，可克服此缺点。为避免局部复发，只需环形切除包含乳晕在内的皮肤，多余的乳房皮肤将临时留于胸壁。如需要植皮，可从胸壁修剪下多余皮片反钉于消毒的板上剪去其皮下脂肪，即用于全层皮片植皮。一个合适的全层皮片移植如同薄皮片移植一样，几乎可100%存活。因此，近年对于绝大多数的 T_1 和 T_2 乳腺癌患者，做任何类型的乳腺癌根治性手术，均无须植皮。

（8）电烙器的使用：近10年多已采用电烙技术进行皮瓣分离及止血。电凝对切口皮下脂肪产生大量的热，达到脂肪液化。但用电切可避免此高热，用高频手术电刀分离与手术刀分离并无太大不同；换言之，电切对局部组织没有太多的热或直接止血作用。因此，一个具有电凝和电切手开关的电烙器，可在分离时用电切，对小的出血点用电凝，避免时而需分离，时而需止血的不便。一旦掌握了这种技术，将加快手术进度及减少失血。

对脂肪层的止血比肌肉出血点需要更多的技巧，一般在出血点旁止血，不仅会引起不必要的损害，而且止血作用差。必须注意找到血管断端出血点。用扁平电极电凝止血。多年来在改良根治术中，除腋动静脉分支外，对各种出血点应用电凝止血，既未增加伤口并发症，也未产生皮瓣下严重积液。

（四）麻醉及体位

选择全麻或硬膜外麻醉。

患者取仰卧位，患侧上肢消毒后，包无菌巾，置于手术视野中的手部临时固定在头侧无菌巾包裹的支架上，使肩关节外展90°，肘关节屈曲90°。术中可根据需要随时改变上肢姿势，使胸大肌松弛，从而易于廓清腋窝。

（五）手术步骤

（1）活检：如前所述，肿瘤表面的活检切口应与预计要做的乳房切除的切口方向一致，若肿瘤直径为2~3cm，活检切口长度应为3~4cm。切开皮肤及皮下脂肪直达乳腺组织，在脂肪与乳腺组织之间，用电刀切割分离3~4cm区域。如肿瘤很容易辨认，在肿瘤周围用高频手术电刀切除病灶，然后用电凝止血，等待快速冷冻切片病理报告结果。必须注意留部分标本送雌激素受体检测。

一般无须缝合活检缺损区，缝合将造成酷似肿瘤的术后硬结。若病变为良性，这个硬结将存在数月甚至数年，造成患者及其医师的疑虑；不缝缺损则对术后乳腺的扪诊检查更为精确。如病灶病理报告为良性，间断缝合皮肤和皮下组织即可；若为恶性，连续缝合切口，更换手术衣服、手套和器械，患者皮肤重新消毒。此时，选择Patey式手术方法应根据病理切片所报告的结果进行判断选择，当活检组织证实局部的增厚，宜做乳腺区段性切除，完全切除该区的乳腺组织深达胸肌筋膜。

（2）切口和皮瓣：上臂外展90°，置于手托板。将折叠成5cm厚的被单垫于患者患侧肩胛和后半胸。常规消毒乳房、上腹、肩和下臂。用双层无菌单包裹全臂保持无菌，以便分离腋窝顶部时便于屈曲上臂。切口呈圆形，距肿瘤周围3cm，向内和外侧扩展，使乳晕和乳头包含在内。如肿瘤小无须植皮，可做椭圆形切口。

用手术刀切开皮肤，电凝止血。用牵引缝线或皮肤拉钩提起下方皮瓣，同时朝相反方向推压乳腺。用高频手术电刀在Cooper韧带与乳腺表面脂肪层之间分离。勿使乳腺组织置于皮瓣上，所遇出血点改用电凝止血，用高频手术电刀切割脂肪所产生组织的热损害，并不比手术刀严重，这种高频手术电刀分离和电凝止血的技术，对乳腺切除的损伤最小，而止血效果最好。下方皮瓣分离至乳腺以下，内侧至胸骨，外侧至背阔肌前缘。伤口内用湿纱布填塞，然后用相同方法分离上方皮瓣，直至锁骨下缘。无论选用哪种切口，都必须充分显露腋窝的内容，从锁骨至腋静脉横跨背阔肌的交界点。用手术刀从背阔肌前缘清除脂肪，确认拟解剖的整个外缘，达到显露腋窝。

（3）清除胸肌筋膜：在创面彻底止血后，用手术刀从胸大肌内侧缘开始。切开胸大肌筋膜，同时由第一助手对每个乳腺血管分支，不论进行电凝止血或用血管钳止血，在寻找缩入胸壁的血管断端均应仔细，否则可能造成血胸。尤其是消瘦的患者，当电凝或血管钳不易止血时，可采用简单的缝扎止血，采用钝性和锐性相结合的方法，游离胸大肌外缘，使乳腺、胸肌筋膜和腋淋巴结仍保持连接。

（4）胸肌间淋巴结（Rotter）的廓清：从胸大肌外缘开始向内进行剥离胸大肌筋膜。其次显露胸小肌外侧缘，向胸小肌在喙突的附着处分离后，并在胸小肌外侧缘分离并保留进入胸大肌的下胸肌神经及伴行血管。

第一助手用手将胸大肌向上外翻，开始廓清胸肌间淋巴结（图 7 - 12）。胸肌间淋巴结的廓清，重点是沿着胸肩峰动静脉的那一部分。上胸肌神经与胸肩峰动静脉伴行，在根部较粗不易损伤，在进入胸大肌的末梢处易损伤，廓清胸肌间淋巴结时要注意将其保留。中胸肌神经穿过胸小肌时容易辨认，应尽可能保留。胸大肌、胸小肌之间用电刀广泛地剥离，对应该保留的神经和血管仔细辨认后才能保证其安全。为了保留胸肌神经，胸肌间（Rotter）的组织易残留，所以应该尽可能地进行彻底廓清。

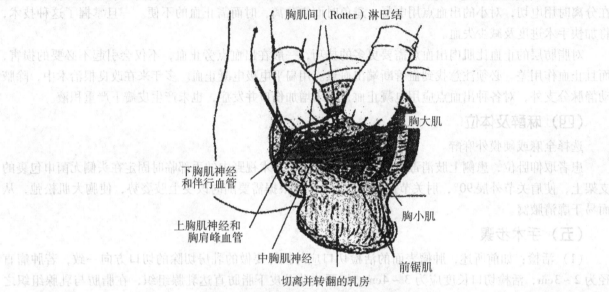

图 7 - 12　胸肌间淋巴结（Rotter）的廓清

（5）剪开腋动脉鞘：用甲状腺拉钩提起胸大肌，显露胸小肌（图 7 - 13）。分离胸小肌内侧缘后，用示指伸入胸小肌的后方并挑起，靠近喙突的附着部切断胸小肌（图 7 - 14）。在胸小肌起点的外侧，可见胸内侧神经分支。将其切断不会发生严重后果，但必须确认并保留中胸肌神经，在该神经穿过胸小肌处辨认其末梢部，切开胸小肌肌束游离出此神经。然后切断胸小肌的肋骨附着处，切除胸小肌。

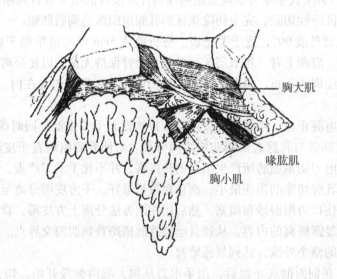

图 7 - 13　翻起胸大肌显露胸小肌

切断胸小肌则可获充分的游离，使腋静脉完全暴露。切断胸小肌后，可见其深面有完整的脂肪垫覆盖于头静脉和腋静脉交界处，采用轻柔地钝性分离方法向下分离此脂肪组织，很容易显露出腋静脉。剪开腋静脉鞘膜，钳夹并切断横过腋静脉前方的胸前外动脉分支及其伴行静脉和神经分支。为了从背阔肌至锁骨处完全剪开腋静脉鞘膜，有时需内收上臂，使被拉钩牵引的胸大肌得到松弛。

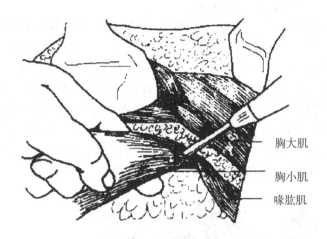

图7－14　切断胸小肌

（6）锁骨下淋巴结的廓清：将患侧上肢向内上方牵引，用肌肉拉钩将胸大肌向上拉开，在直视下进行腋窝 Level Ⅱ、Ⅲ淋巴结及脂肪组织的廓清。

首先，尽可能地在高位横的方向切开深胸肌筋膜，然后向下方分离此筋膜，即可显露臂丛神经、腋窝和锁骨下动静脉及其分支。对于从主干直接发出的血管分支，直径2mm以上的血管应结扎切断，而其他细小的血管用高频手术电刀电凝并切断。完全显露锁骨下动静脉后，此时切开锁骨下脂肪组织的胸壁侧筋膜并向上方剥离。锁骨下脂肪的胸骨端以及所谓的腋窝尖部组织均用高频手术电刀切除，在切除一侧的断端用丝线缝扎，作为腋窝尖部的标记。同时在腋窝 Level Ⅱ、Ⅲ淋巴结分界处，分别用丝线缝扎标记（图7－15）。牵引腋窝尖部的标记线，从腋窝 LevelⅢ淋巴结开始，向 LevelⅡ和 Level Ⅰ淋巴结进行逆行性廓清。

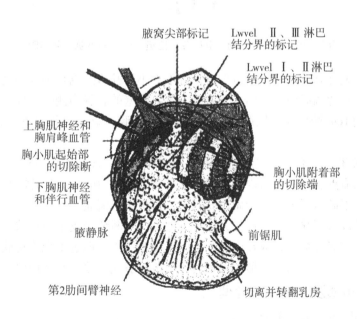

图7－15　锁骨下淋巴结（Infro）的廓清

（7）解剖腋静脉：腋淋巴结清扫的目的是清除所有腋静脉下方的淋巴结组织，仅适用于这些淋巴结有肿瘤转移时，但没有必要从臂丛剥脱所有的脂肪，否则有可能引起神经炎性永久性疼痛。

辨认所有汇入腋静脉下方的分支，予切断结扎。肩胛下静脉在腋静脉后方进入，可予保留。此时应在将要切除的腋窝标本的顶部和外缘做好继续标记。不少病理学家认为，在胸小肌所达的腋窝标本点，做第三个标记更重要。标记的重要性在于病理科医师能向外科医师报告哪个淋巴结组被侵犯。显然，腋窝顶部淋巴结转移的预后比外侧组淋巴结转移差。

解剖腋窝的上界，为锁骨与腋静脉交界处。此时，在腋静脉下约 1cm 处做胸锁筋膜切开，注意勿向上牵拉腋静脉，以免损伤腋动脉。从内向外将乳房和淋巴组织自肋间肌和肋骨切下。并将所遇胸小肌距其起点 2~3cm 处用高频手术电刀切断（图 7-16），将切除肌肉附于标本上。若手术开始并未切断胸小肌的止端（喙突侧），则可保留胸小肌。此时，将上臂恢复至外展 90°，在清除胸壁表面组织时可见 1~2 支肋间神经从肋间肌穿出，进入上臂内侧皮肤，若该神经穿入将切除的标本而被切断，术后常可引起上臂内侧皮肤感觉缺损。用湿纱布块将肩胛下疏松脂肪，从上向下推剥。这样可显露沿腋前线部位向下穿入前锯肌的胸长神经，并可见与胸背动静脉伴行的胸背神经向下外穿入背阔肌。上述两神经贴近切除标本的外缘，除非其附近淋巴结有肿瘤转移，否则均应保留。

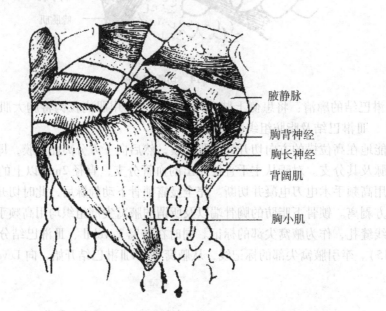

腋静脉
胸背神经
胸长神经
背阔肌
胸小肌

图 7-16 腋窝已解剖，乳腺及淋巴组织连同胸小肌一并切除

分离横跨背阔肌的腋静脉以下淋巴结组织时，有不少小静脉跨过胸长神经的远端，使保留该神经的操作出现困难。尤其是在背阔肌前缘的标本分离后，游离胸壁的乳腺内侧时，保留该神经更需仔细。此时，可在胸长神经内侧 1cm 处切开前锯肌筋膜，分离部分筋膜，显露该神经并加以保护，再完整切下标本。

（8）伤口冲洗及关闭：手术野用抗癌药物溶液彻底冲洗，以破坏术中脱落于手术野的癌细胞。仔细检查整个手术野无出血点后，于伤口内置 2 根多孔导管（管径 4mm），1 根朝上置向腋静脉，另 1 根向下直达胸骨旁，由腋下戳口引出。导管做皮肤固定，接负压引流瓶。

在确认缝合后皮肤没有明显张力或预计无坏死可能后，间断缝合皮下及皮肤。为减低皮瓣张力，可在上、下皮瓣做减张固定缝合数针，或在内侧和外侧做皮瓣转移，但也不允许皮肤过多而造成切口两端的皮赘。对此，可做皮肤三角形切除整形。因术后使用负压引流，故无必要用厚敷料加压包扎。

（六）术中注意事项及异常情况处理

（1）除采用纵形切口外，还可行横切口。

（2）切除胸小肌时要避免中胸肌神经的损伤。保留中胸肌神经的方法有两种。

1）在中胸肌神经贯通部位的下方，切除胸小肌，保留中胸肌神经。通常中胸肌神经的贯通部位是在胸小肌头侧的 1/3 处，所以适合靠近头侧的病例。这种方法不易引起麻烦。

2）从胸小肌上分离并保留中胸肌神经的方法。原则上是距离肿瘤边缘 2cm 以上作为皮肤切开线，并从腋窝开始做纺锤状斜切口，其中包含肿瘤及乳头在内。

从上内侧开始向下外侧方向，将乳房连同胸大肌筋膜一并从胸大肌上切离，向外翻转，显露胸大肌。沿胸大肌外侧缘分离，首先保留下胸肌神经。保留下胸肌神经时，同时保留中胸肌神经是避免胸大肌萎缩的重点。

用窄幅肌肉拉钩将胸大肌和胸小肌之间拉开，注意肌肉拉钩若插入过深，在胸大肌、胸小肌之间拉开用力过大，有时可损伤中胸肌神经以及分布在胸大肌里面的胸肩峰动静脉。此时一并廓清胸肌间淋巴结，在术后检查方面，容易进行区域淋巴结的分类。廓清胸肌间淋巴结后，靠近喙突的附着部切断胸小肌，并在胸小肌侧暂时放置一把大弯钳。

分离中胸肌神经时，神经与不易分开的肌纤维连在一起，外观上虽不好看，但却是防止神经损伤的关键。注意确认中胸肌神经的走行之后再进行分离。一旦疏忽辨认就可能切断中胸肌神经。中胸肌神经的损伤，很快引起胸大肌的萎缩，对于患者的美容和功能都造成影响，所以应该注意保留此神经。

（3）保留的胸大肌不萎缩并具有完整的功能有赖于全部胸大肌神经支配的解剖及功能正常。胸大肌的神经支配主要来自起源于臂丛的胸前神经，按其实际位置又分为胸前内侧神经（起源于臂丛外侧束）和胸前外侧神经（起源于臂丛内侧束）。前者长 5～6cm，直径0.8～2.0mm，跨过腋静脉前方在胸小肌内侧缘沿胸肩峰动脉的胸肌支进入胸大肌深面，其中一小分支支配胸大肌锁骨部，其余分支支配胸大肌的内侧份；后者长 8～9cm，直径0.8～2.0mm，其走行过程中不跨越腋静脉，沿胸小肌深面向前下方走行，有1～3个小分支支配胸小肌，另外1～4个分支绕过胸小肌缘或穿过胸小肌中份，或穿绕结合至胸大肌外侧份。文献报道，此三种类型对式分别占8%、66%、26%。

目前，有关乳腺癌的专著及手术学在介绍 Patey 手术时均十分强调胸前内侧神经的保护，忽略了胸前外侧神经的保留。手术中在切除胸小肌时，均将胸前外侧神经的各支切断，使胸大肌的神经支配不完全。研究发现切断神经者胸大肌外侧半肌电图明显异常，这势必造成部分胸大肌形态萎缩及功能障碍。

随着手术逐渐向精细发展，以及对术后患者生活质量的重视，行 Patey 手术时，有必要在保护胸前内侧神经的同时保留住胸前外侧神经的各分支。这一措施不增加额外损伤，不过多增加手术时间，可真正达到功能性根治的目的。

（七）术后处理

（1）伤口内负压引流量少于20mL/d（一般在术后3～5天）即可拔除引流管。

（2）鼓励患者术后早期下床活动，但术后1周内患肢勿过多外展，以免阻碍皮瓣与胸壁粘随着所致的引流时间延长，允许患者先作一般无须外展的活动。在术后第8～10天才可开始做外展练习。Lotze 以及 Duncan 的研究证实，这样将不会影响上肢的运动范围。

（3）鉴于手术中广泛地分离了皮瓣下组织而影响皮瓣血供，使其愈合速度下降，需术后2周才可拆线。对皮瓣下积液均应用空针抽吸。

（4）所有腋淋巴结转移的绝经前妇女，均应在术后1～2周开始化疗。对淋巴结检查阴性、雌激素受体阳性的绝经后患者，给予他莫昔芬20mg，每日1次，连续服用5年。

（5）应嘱咐患者出院后的最初3年，每3～4个月回院复查1次，此后半年复查1次，包括对侧乳房的影像学检查。除检查有无局部复发及远处转移外，应仔细检查对侧乳房，此类患者对侧乳腺癌的发生率约10%。

（6）观察患侧臂有无淋巴水肿，若不早期注意，可能出现致残性并发症，或者有癌复发表现，告诫患者避免患侧上肢损伤，若手或臂有破损及感染应立即给抗生素治疗7～10天。如有早期淋巴水肿，可嘱其做握拳运动，以及白天戴弹性袖套，晚上抬高患臂。这样，可能防止发生永久性的淋巴水肿。

（八）术后并发症

（1）皮瓣缺血：避免皮肤切缘高张力缝合和皮瓣过薄所致的血供减少，将可预防皮瓣缺血这一严重并发症。皮瓣缺血发展成皮肤坏死，约需2周时间，并可因蜂窝织炎导致淋巴管阻塞，影响上臂淋巴液回流，增加上肢永久性淋巴水肿的发生率和严重性。若术后第6～7天皮瓣呈现紫色，应考虑为缺血坏死，用手指压迫不变苍白，说明不是发绀而是皮肤丧失活力。

一旦发生皮肤坏死，即应在局部麻醉下切除已坏死的皮肤，并予植皮。坏死早期感染尚未发生，植皮可取得一期愈合，且能减少数周后因淋巴侧支损害的并发症。对于皮瓣缺血最有效的预防措施，还在于手术时若皮肤缝合张力过大，即在当时做适当植皮。

（2）伤口感染：无皮肤坏死时，很少产生感染。

（3）血浆积聚：手术后头 2 周，若皮肤与胸壁紧贴不佳，渗出的血浆便会积聚于皮下。多见于肥胖患者。可用空针每 3~5 天抽吸 1 次。对经多次抽吸仍有积液者，应做小切口置入引流管，以免反复抽吸发生感染。

（4）淋巴水肿：患侧上臂淋巴水肿易发生于肥胖、腋部放疗、皮瓣坏死、伤口感染或上臂蜂窝织炎的患者。对有蜂窝织炎患者应给抗生素治疗，未伴感染时应用弹性袖套或绷带，对上肢施加约 6.7kPa 的压力，这种治疗在发现上臂直径增加 2cm 时即开始采用，一般皆可使淋巴水肿得到控制。若淋巴水肿已发生数月，则可因皮下组织纤维化而造成不可逆改变。对手或臂感染迅速采用抗生素治疗，以及早期使用弹性袖套，将有助于预防或抑制淋巴水肿。

此外，尚需警惕由癌细胞阻塞引起的患侧上臂淋巴水肿。

（九）失误和危险

（1）活检手术的技术失误可能导致假阴性结果。

（2）皮瓣缺血坏死。

（3）静脉和动脉损伤。

（4）臂丛神经损伤。

（5）胸壁损伤引起气胸。

（6）胸外侧神经损伤导致胸大肌萎缩。

二、Crose 氏法

Crose（1978 年）提出在锁骨下横行劈开胸大肌的径路清除淋巴结。Crose 氏改良根治术由于其通过劈开胸大肌，显露胸小肌及腋上、中群淋巴结，尤其在胸小肌切除后，对于彻底扫清腋上、中群及 Rotter 氏淋巴结则比较方便。对腋淋巴结清扫的彻底性同 Halsted 根治术。同时，由于采用劈开胸大肌的方法，避免了将胸大肌肌腱切断再缝上，减少了手术创伤和术后粘连，有利于术后胸部外观和患肢功能的改善。

国内傅立人等学者在对胸大肌神经支配的解剖结构深入研究后，为了保证支配胸大肌上 1/3 的上胸肌神经不受损伤又能彻底廓清腋窝，对 Crose 氏劈开胸大肌的入路进行了改进。这样则可以更好地保留胸大肌支配神经的胸上、胸内侧与胸外侧三个主要分支，且可彻底廓清腋窝淋巴结。

（一）适应证

（1）Ⅰ期浸润性乳腺癌。

（2）Ⅰ期、Ⅱ期乳腺癌未侵犯胸大肌。

（3）Ⅲ期年老体弱的患者。

（4）Ⅲa 期尤其是腋窝上组、中组淋巴结有转移者。腋窝淋巴结有无转移，临床分期是不可靠Ⅰ期、Ⅱ期乳腺癌。

（二）术前准备、麻醉、体位

与乳腺癌根治术相同。

（三）手术步骤

（1）切口：与乳腺癌根治术相同。

（2）切开皮肤及剥离皮瓣：与乳腺癌根治术切开方法相同。

（3）剥离乳腺：将全乳腺连同其深面的胸大肌筋膜，由下内开始向上外从胸大肌肌纤维表面分离，直至腋窝处。至此则完成全乳腺剥离，但不切断乳腺与腋窝的连结部分。

（4）显露神经：于平第 2 肋软骨的上缘水平，水平方向将胸大肌肌束劈开，向外到胸大肌肌腱部，向内到胸肋关节并纵行向下切至第 3 肋软骨前面，用牵开器将劈开的胸大肌创口拉开，则可见起自臂丛走向胸大肌锁骨头深面的上胸肌神经，予以保护。此时，位于胸大肌、胸小肌之间的肌间结缔组织也得以充分显露并予以廓清。继之，切开胸锁筋膜，略加分离即可认出位置恒定、位于创口内方的胸内侧神经和位于外方的胸小肌。然后，再显露胸外侧神经，首先于紧靠喙突的止点处切断胸小肌，用 Kocher 钳钳夹胸小肌断端并轻轻向下牵拉，以示指在胸小肌后方触诊时，便能触及如琴弦的胸外侧神经。确认胸上侧、胸内侧与胸外侧三支主要分支神经并予以保护后，即可廓清腋窝。

（5）廓清腋窝：与乳腺癌根治术相同。

（6）缝合胸大肌：将分开的胸大肌行结节缝合。

（7）放置引流管与缝合皮肤：与乳腺癌根治术相同。

（四）术中注意事项

（1）熟悉解剖上胸肌神经和胸内侧神经均起于臂丛外侧束，分别支配胸大肌的上、中 1/3，其走行较恒定，劈开胸大肌腋窝入路时，只要稍加注意，即可辨认，避免损伤。胸外侧神经起于臂丛内侧束，终止于胸大肌的外上 1/3，它可以穿过胸小肌中部或绕过胸小肌外侧缘而止于胸大肌。

（2）从喙突止点处切断胸小肌，可避免神经损伤。

（3）示指置于胸小肌后方触及如琴弦样感觉即为胸外侧神经。外侧胸神经从胸小肌外侧绕过时，可切除胸小肌；若从胸小肌中间穿过时，则仔细分离后再切除或做胸小肌部分切除。

（五）术后处理

Crose 氏法的术后处理与乳腺癌根治术相同。

（黄亚琼）

第七节　保留乳头的乳腺癌改良根治术

自 20 世纪 80 年代初开始，逐步开展节皮的乳腺癌改良根治术（skin - sparing mastectomy，SSM）。Medina - Franco 等研究发现乳腺癌术后局部复发的危险因素与肿瘤的分期、肿瘤的大小、淋巴结阳性以及肿瘤的分化程度差有关，与实施 SSM 手术无关，施行 SSM 的患者局部复发率是很低的（随访 73 个月局部复发率为 4.5%）。经过大量研究证实，早期乳腺癌施行 SSM 是安全的。若能进一步保留乳头乳晕复合体，则有利于乳腺癌患者术后乳房重建。

现代解剖学认为，乳头、乳晕区皮肤的血供是皮肤、皮下真皮血管网提供的，这为保留乳头乳晕复合体的乳腺癌改良根治术提供了解剖学依据。

由此产生了另一种乳腺癌改良根治术—保留乳头的乳腺癌改良根治术（nipple pre - served modified radical mastectomy）。

保留乳头的乳腺癌改良根治术又称皮下乳腺切除（subcutaneous mastectomy）加腋窝淋巴结清扫术，是在保留胸肌的改良根治术的基础上，进一步保留乳头、乳晕，有利于术后 I 期或 II 期乳房再造及提高乳腺癌患者术后生存质量。该手术的前身是"皮下乳腺切除术"，最早应用于欧洲，多被用来治疗有乳腺癌家族史等危险因素的重度乳腺增生患者。近年来，该术式在国内已开始应用于 I 期、II 期乳腺癌的手术治疗。

（一）手术适应证

（1）肿瘤单发，长径 ≤3cm，且与胸肌及表面皮肤无粘连。

（2）肿瘤至乳晕边缘的距离 ≥3cm。

（3）乳头、乳晕部检查无癌浸润征象，乳头无内陷、溢血或溢液，乳头、乳晕部皮肤无变硬、水肿、糜烂、溃疡等。

（4）同侧腋窝无明显肿大、融合、固定的淋巴结（小的可推动的孤立肿大淋巴结不作为禁忌）。

（5）乳腺钼靶 X 线片上无广泛的钙化点，肿瘤与乳头乳晕之间无异常阴影相连。

（6）术前检查无远处转移。

（二）手术体位

患者仰卧位，术侧肩背部垫高。术侧上肢消毒并用无菌巾包裹于手术无菌区，使该侧上肢能按术中需要随时变换位置，以松弛皮肤和胸大肌，有利于游离皮瓣和显露腋窝顶部。

（三）手术步骤

（1）切口：如肿瘤位于乳房外侧半，取乳房外侧以肿瘤为中心的纵梭形切口；如肿瘤位于乳房内侧半，取肿瘤表面的横梭形切口和乳房外侧的纵弧形切口。梭形切口距肿瘤边缘距离≥2cm（图 7 - 17）。

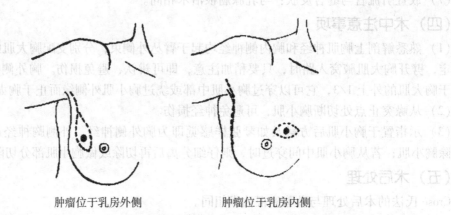

肿瘤位于乳房外侧　　　　　　　肿瘤位于乳房内侧

图 7 - 17　切口选择

（2）皮瓣游离：皮瓣游离范围内达胸骨旁，外至背阔肌前缘，上达锁骨下，下至乳房下皱襞。皮瓣厚 0.5 ~ 1cm，近肿瘤处相对较薄，远离肿瘤处相对较厚；乳头基底部主乳管尽量切除，不应保留太多的组织，以减少癌残留的机会，并可减少保留的乳头组织对血供的需求（图 7 - 18）。标本的乳头基底部切线处缝标记线，术中或术后做病理检查。乳头基底部有许多乳管断端，可用高频手术电刀烧灼予以破坏。

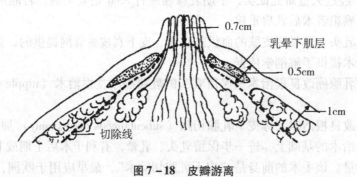

0.7cm

乳晕下肌层

0.5cm

1cm

切除线

图 7 - 18　皮瓣游离

（3）腋窝淋巴结清扫：皮瓣游离完成后，从胸骨旁开始自内向外，将乳腺连同胸大肌筋膜一起从胸大肌表面剥离。剥离至胸大肌外缘后，将乳腺及筋膜翻至切口外侧，可以显露胸大、小肌间间隙和腋窝。向前提起胸大肌，清扫胸大、小肌间的淋巴脂肪组织。将术侧上肢置于内收屈曲位，松弛胸大肌。将术侧胸大肌向外下方牵开，从而可显露并清扫腋窝Ⅲ组区域的淋巴脂肪组织，将游离的上述组织自胸小肌后方牵出，以保证腋窝淋巴脂肪组织能整块切除。保留胸肌神经、胸长神经、胸背神经、肋间臂神经和肩胛下血管。最终将除乳头以外的所有肉眼可见的乳腺组织、胸肌筋膜及同侧腋窝淋巴脂肪组织整块切除。

（4）引流：胸骨旁皮下及腋下分别放置引流管，术后行负压吸引。

（5）切口缝合：分别用可吸收线连续缝合皮下层，皮内缝合法缝合皮肤。纱布覆盖切口，不加压包扎。

（黄亚琼）

第八节　腋窝淋巴结清扫术

随着对乳腺癌认识的更新，Fisher 的乳腺癌生物学理论取代了经典的 Halsted 理论，认为乳腺癌在很大程度上是一种具有突出局部表现的全身性疾病的概念，引发了乳腺癌治疗方式的变革。乳腺癌手术范围经历了由小到大，再由大到小的过程。尽管手术范围缩小了，但无论经典根治术，还是改良根治术和保留乳房的手术，都必须切除腋窝淋巴结。虽然有一些文章提出前哨淋巴结活检可减少腋窝淋巴结切除术所导致的肩手综合征，但目前乳腺癌前哨淋巴结活检尚不能代替腋窝淋巴结切除术用于临床，乳腺癌腋窝淋巴结切除术仍是评价腋窝淋巴结转移状况最准确的方法。

一、腋窝淋巴结清扫和检测程度的临床意义

腋窝淋巴结清扫在乳腺癌的标准治疗方案中占有极其重要的地位。由于受不同医院、不同外科和病理科医生的客观条件的限制（如对疾病的认识水平、技术能力等），腋窝淋巴结清扫和检测程度的差异很大。这种差异势必影响对腋窝淋巴结转移情况的准确判断，并进一步影响对预后的判断和治疗方案的合理制定。

（一）判断腋窝淋巴结清扫和检测是否彻底的标准

对腋窝淋巴结状态的评价主要包括两个方面：①腋窝淋巴结是否有转移（是否有阳性淋巴结）；②腋窝淋巴结转移的程度（阳性淋巴结的个数）。两者的精确度不一样，对腋窝淋巴结清扫和检测的彻底程度的要求也有所不同。

（1）用于判断腋窝淋巴结是否有转移的标准：腋窝淋巴结是否转移是判断预后和制定合理的辅助治疗方案的重要参考指标。丹麦一组研究表明，淋巴结阳性率在清扫和检测数≥10 个时才逐渐上升到平台期。Kiricutta 报道，要使淋巴结阴性的可靠性达到 90%，清扫和检测的腋窝淋巴结数目至少应有10 个，Siegel 等报道为 9 个。Wilking 对 1 622 例患者的研究结果显示，清扫和检测的淋巴结数 5～9 个和≥10 个时，淋巴结阳性率分别为 36% 和 42%，差异显著。可见，清扫和检测的腋窝淋巴结数目应达到 10 个时才能准确判断腋窝淋巴结是否转移。

（2）用于判断腋窝淋巴结转移程度的标准：Willemse 等报道，淋巴结阳性个数随清扫和检测的腋窝淋巴结数目的增加而增加，其中≥4 个阳性率在淋巴结总数 <10 个、10 个和 >10 个组分别为 8.9%、17.4% 和 31%，Willking 等的结果也证实这一点，其 4 个以上淋巴结阳性率在淋巴结总数 <5 个、5～9 个和≥10 个组分别为 7%、9% 和 18%。

Kiricuta 等通过对 1 446 例患者的深入分析，采用数学模式建立了一套评价腋窝淋巴结清扫和检测是否彻底的方法。例如对 T_1 患者，清扫和检测的腋窝淋巴结数为 5，未发现淋巴结转移，其可信度（腋窝无阳性淋巴结残留的可能性）为 75.67%，若清扫和检测的淋巴结数目增加至 11 个，可信度上升至 93.16%，如果术后病理检查在 8 个腋窝淋巴结中发现 2 个阳性，其可信度仅为 28.66%；如果在 9 个淋巴结中发现全部转移，其可信度仅为 0.02%。同时，Kiricuta 等还建立了用以推算当知道清扫和检测的淋巴结总数及阳性淋巴结数时，实际上腋窝淋巴结可能转移的最大数目的数学模式，例如 T_1 患者，在 5 个淋巴结中发现 3 个阳性，实际上淋巴结转移数目最多可达 14 个，若在 13 个淋巴结中发现 3 个阳性，淋巴结最多转移数目则下降至 6 个。

Iyer 等通过对 1 652 例 I 期、II 期患者的分析，建立了一套更为实用的评价标准，认为腋窝淋巴结转移程度的可信度与原发肿瘤的大小、清扫的腋窝淋巴结数目及病理检查淋巴结阳性个数有关。对于 T_1 肿瘤，若病理检查发现 1 个阳性淋巴结，要使实际上转移淋巴结数≥4 个的概率低于 10%，至少应清扫和检测 8 个淋巴结，如果病理检查发现 2 个、3 个阳性淋巴结，应清扫和检测的腋窝淋巴结数则分

别应上升至 15 个和 20 个以上，T_2 肿瘤对应的腋窝淋巴结清扫和检测数则分别应该是 10 个、16 个和 20 个以上。

可见，腋窝淋巴结清扫和检测不彻底常导致过低估计淋巴结的转移状态，其可能性随淋巴结清扫和检测数目的增加而下降。清扫和检测的淋巴结数要达到多少才能准确评估腋窝的转移程度，目前仍缺乏统一的标准。可以根据实际情况，参照已有的评估模式，对具体的患者加以衡量。

（二）对治疗的影响

腋窝淋巴结阴性与阳性的患者，特别是广泛转移的患者，其术后的辅助治疗方案各不相同。清扫和检测不彻底导致的腋窝淋巴结分期错误，必然影响术后治疗方案的合理制定，并进一步影响疗效。

（1）对放疗的影响：腋窝淋巴结转移情况是制定放疗方案最重要的依据之一：淋巴结转移 ≥4 个是术后放疗的适应证，转移 1~3 个则倾向于不做术后放疗。Willemse 等报道，淋巴结阳性数目随腋窝淋巴结清扫和检测数目的增加而增加，其中 ≥4 个阳性淋巴结比率在腋窝淋巴结清扫和检测 <10 个和 >10 个组分别为 8.9% 和 31%，即在实际上淋巴结转移 ≥4 个的患者中，有 22% 可能因腋窝清扫和检测不彻底而被错误当成 0~3 个淋巴结转移。Willking 等的研究结果相似，4 个以上淋巴结阳性率在腋窝淋巴结清扫和检测 <5 个和 ≥10 个组分别为 7% 和 18%，约有 11% 可能被错误分期。4 个以上淋巴结阳性的患者术后、化疗后局部复发率高达 14%~36%，加用术后放疗可使局部复发率降低 23% 左右。因腋窝清扫和检测不彻底而被降低分期的患者，由于得不到应有的放射治疗，理论上会导致局部复发率相对升高，而且已被相关的临床研究证实。

（2）对化疗的影响：腋窝淋巴结转移情况对制定化疗方案的影响较小。近 10 余年的资料显示，不管腋窝淋巴结是否转移，化疗均能延长无病生存期。所以，目前化疗方案的制定大多依据原发肿瘤的特征，例如对直径 >1cm 的患者，不管腋窝淋巴结是否转移，均应给予化疗（病理类型分化好的除外）。随着新辅助化疗的增多，术后化疗方案的制定更加依赖原发肿瘤的变化特征，腋窝淋巴结受累情况不再影响化疗的实施。对于应该行化疗的患者，化疗的强度是否应该因为腋窝淋巴结转移程度的不同而不同，目前还没有统一的认识，但倾向对高危患者给予以阿霉素为主的方案。以往对初程化疗抗拒的肿瘤由于缺乏有效的交叉化疗方案，常需加大药物剂量，但目前还未能证实高剂量化疗对延长高危患者的生存有更多的好处。紫杉醇类药物的出现，使抗拒蒽环类药物肿瘤的有效率明显增加，无须再加大药物剂量以提高疗效。可见，原发肿瘤的特征对化疗方案的制定越来越重要，腋窝淋巴结的参考价值日益下降。

（三）对预后的影响

（1）对复发率的影响：腋窝淋巴结清扫和检测不彻底常导致低估腋窝淋巴结转移程度。腋窝、胸壁、锁骨上区等部位的复发率与腋窝淋巴结转移程度成正比，所以，低估淋巴结转移程度会导致这些部位复发率的相对升高。Ragaz 等和 Overgaard 等两个试验组中淋巴结转移 1~3 个、行术后化疗但未行术后放疗的患者，局部复发率分别为 33% 和 30%，远高于一般试验组，主要原因就是两组的腋窝淋巴结清扫和检测均不彻底，淋巴结清扫和检测平均数分别只有 11 个和 7 个。

Blamey 等报道，腋窝淋巴结活检组淋巴结阳性患者的腋窝复发率高达 12%~29%，在腋窝淋巴结清扫组仅 3%。Willking 等报道，腋窝淋巴结转移 1~3 个的患者，腋窝淋巴结清扫和检测数目 ≥10 个时，腋窝复发率仅 1%，当清扫和检测数下降至 1~4 个时，复发率则上升至 6%。

Benson 等报道，腋窝淋巴结清扫组和活检组 5 年局部复发率分别为 11.7% 和 19.4%（P=0.001 9），同侧腋窝复发率分别为 2.4% 和 7.1%（P=0.000 8）。Nicolaou 研究了腋窝淋巴结清扫程度对术后局部控制率的影响，其中淋巴结阳性的早期乳腺癌腋窝复发率在清扫数目 ≤6 个、7~10 个和 >10 个组分别为 33%、0% 和 2%（P=0.006 7），清扫数目 ≤6 个组复发率明显高于其他两组，说明腋窝淋巴结彻底清扫对腋窝控制很重要。显然，腋窝淋巴结清扫和检测不彻底的患者由于未能清除所有的转移淋巴结，以及对腋窝淋巴结转移程度估计过低，其复发率相对增高。

（2）对生存率的影响：目前关于腋窝淋巴结清扫和检测程度对生存率影响的报道较少。Willking 等报道，腋窝淋巴结清扫和检测 <5 个、5～9 个及 ≥10 个组远处转移的相对危险度分别为 1.0、0.8 和 0.7（P<0.05），病死率的相对危险度分别为 1.0、0.9 和 0.8（P<0.05）。在淋巴结阴性、淋巴结转移 1～3 个及 ≥4 个组，腋窝淋巴结清扫和检测 <5 个与 ≥10 个的患者相比，无病生存率和总生存率均有降低趋势。有学者认为原因可能与前者腋窝淋巴结清扫不彻底，未能根除腋窝淋巴结的肿瘤负荷有关。

一般认为，乳腺癌的腋窝淋巴结状态只是转移的信号，不能起到阻止和控制转移的作用，根据这一理论，腋窝淋巴结清除与否并不影响生存。一组多中心早期乳腺癌的综合分析结果显示，腋窝淋巴结清扫与不清扫（加用术后放疗）患者的 10 年生存率相同。

Kahlert 等对 1 003 例 Ⅰ～Ⅲ期乳腺癌患者的随访结果显示，腋窝淋巴结清扫和检测 1～10 个组与 >10 个组相比，5 年无病生存率、无远处转移生存率及总生存率均无显著统计学差异。腋窝淋巴结清扫和检测 >10 个组，淋巴结阴性与阳性患者的无病生存率分别为 68% 和 48%，无远处转移生存率分别为 83% 和 55%，总生存率分别为 92% 和 70%，均有显著性差异。但是清扫和检测 1～10 个组淋巴结阴性与阳性患者的 5 年无病生存率分别为 61% 和 46%，无远处转移生存率分别为 68% 和 53%，总生存率分别为 81% 和 80%，均无显著性差异。由于腋窝清扫和检测不彻底，许多淋巴结阴性患者实际上在残留的组织中含有阳性的淋巴结，可能是造成腋窝淋巴结清扫和检测 1～10 个组淋巴结阴性与阳性患者生存率无差别的主要原因。

（四）挽救措施

Fowble 认为，对腋窝淋巴结清扫不彻底的患者应予术后放疗。Benson 等报道，对于淋巴结阳性、未行术后放疗的患者，腋窝淋巴结清扫与活检组腋窝复发率分别为 3% 和 12%（P=0.026 4），加术后放疗者则分别为 2% 和 4%（P=0.432 3）；对于淋巴结阴性、未行术后放疗的患者，淋巴结清扫与活检组腋窝复发率分别为 3% 和 8%（P=0.024 1），加术后放疗者均未见复发。显然，术后放疗消除了腋窝淋巴结清扫与活检组腋窝复发率的显著性差异。故作者建议，无论淋巴结是否转移，腋窝淋巴结活检后应常规予以放疗。

Blamey 等对行腋窝淋巴结活检、淋巴结阳性、病理Ⅲ级的乳腺癌患者随机研究显示，腋窝术后放疗和未行术后放疗组局部复发率分别为 4% 和 12%，差别显著，故推荐使用术后放疗。Galper 等也认为，腋窝照射是腋窝淋巴结活检后安全有效的治疗方法，腋窝清扫不彻底的患者加用放疗后局部复发较低。Ragaz 等和 Overgaard 等两组试验患者的平均腋窝淋巴结解剖数目分别为 11 个和 7 个，特别是后组，15% 患者的淋巴结清扫和检测数目少于 3 个，均属于清扫和检测不彻底，这两组患者术后、全身治疗后采用包括腋窝在内的广泛照射技术，均提高了局部控制率和生存率，结果都支持对腋窝清扫不彻底者行腋窝照射。Bland 等报道，行乳腺保全手术的患者，不伴腋窝清扫、伴腋窝清扫、不伴腋窝清扫但行术后放疗组 10 年生存率分别为 66%、85% 和 85%，而且后两组的无瘤生存率、局部复发率和转移率也相近，说明腋窝放疗可以达到与腋窝清扫相同的疗效。

总之，腋窝淋巴结清扫和检测有诊断、治疗和评价预后等作用，但其价值受清扫和检测程度的影响很大。目前仍缺乏判断腋窝淋巴结清扫和检测是否彻底的统一标准。一般认为清扫和检测数目达 10 个以上时才能准确判断淋巴结是否转移，如果想知道转移淋巴结的具体个数，则对淋巴结清扫和检测数目有更严格的要求；淋巴结阳性率及阳性个数随腋窝淋巴结清扫和检测数目的增加而增加，故清扫和检测不彻底常导致低估淋巴结的转移状态，使其局部复发率相对升高，但有关影响生存率的报道较少；腋窝清扫和检测不彻底可能使一部分患者因分期降低而得不到应有的放疗，但对化疗方案的制定影响较小；对清扫不彻底的患者，术后放疗是有效的挽救手段，可以达到与腋窝淋巴结彻底清扫相同的疗效。

二、清扫腋窝淋巴结的新观点

（一）前哨淋巴结概念的引进

无论是传统的乳腺癌根治术或改良根治术，都需对患者的腋下淋巴结进行较彻底的清扫。但近年来有学者对这一应用已久的治疗方法提出了异议，并提出了一种新的改良手术，有可能帮助乳腺癌患者减少，甚至避免清扫腋下淋巴结。由于对早期乳腺癌诊断的水平不断提高，以致在接受腋下淋巴结清扫的患者中，约有68%~75%的患者被告知，未发现腋下淋巴结转移的情况。

最近，意大利米兰肿瘤研究所的研究人员开展了一项专题研究，其目的是为了判断乳腺癌癌细胞是否已从原发肿瘤部位先转移到一个前哨淋巴结。如果前哨淋巴结未发生转移，是否可以确认这预示其腋下的其他淋巴结均未发生恶性转移。研究人员观察了163名拟接受乳腺癌手术治疗的患者。在手术的前1天给她们注射了放射性核素的示踪剂，并通过闪烁显像仪检查，确定核素是否已被前哨淋巴结所吸收。手术时用γ射线探头寻找有核素的前哨淋巴结，然而再做一小手术切口，把它们取出，接着进行完整的腋下淋巴结清扫手术。研究者对160名乳腺癌患者中的159人（97.5%）清扫了腋下淋巴结，认真地进行了逐一检测，其中包括了原发肿瘤直径<1.5cm的45例早期乳腺癌患者。在85例有腋窝淋巴结转移的患者中，仅有32例（38%）被发现前哨淋巴结是唯一的阳性淋巴结。

该项研究证明了用淋巴结闪烁显像技术和γ射线探头可找到大多数乳腺癌患者的前哨淋巴结。研究者认为，对临床上未发现阳性淋巴结转移体征的患者，可以对其施行常规的前哨淋巴结活检手术。如该淋巴结中未发现恶性转移者，则可避免施行全腋窝淋巴结的清扫术。并提出了积极地开展前哨淋巴结活检手术，可为开展更为保守的保留乳房手术迈出了重要的一步。

（二）level Ⅲ淋巴结清扫的相关问题

level Ⅲ淋巴结也是乳腺癌转移的第一站淋巴结，但位置较高，受累较level Ⅰ、Ⅱ淋巴结晚且单独转移极少见。

Chan等对203例乳腺癌患者进行了统计，发现95.6%的T_1期肿瘤患者没有level Ⅱ淋巴结的转移，因此建议对于T_1期肿瘤患者，仅清扫level Ⅰ淋巴结就足够了；Tominaga等对1 209例乳腺癌患者进行了统计，发现对于Ⅱ期的乳腺癌患者来说，level Ⅲ淋巴结的清扫并未提高患者的总的生存率和无病生存率。

这些研究均证实了对于Ⅰ期、Ⅱ期的乳腺癌患者，清扫level Ⅰ、Ⅱ淋巴结就已足够，而清扫level Ⅲ淋巴结的临床意义不大。有学者认为：对于Ⅰ期和部分Ⅱ期（T≤3cm）的乳腺癌患者，清扫level Ⅰ期、Ⅱ淋巴结就已足够，无须再清扫level Ⅲ淋巴结。

三、腋窝淋巴结清扫的解剖要点

（一）血管

乳腺癌腋窝淋巴结切除术中涉及的血管，除腋静脉外主要有：胸外侧动、静脉，胸背动、静脉，胸肩峰血管。在经典根治术中，仅需要保留胸背动、静脉；而在保留胸大肌、胸小肌的Auchincloss术式中，还应保留胸外侧动脉、胸肩峰血管，以避免术后胸大肌、胸小肌萎缩。胸外侧静脉一般1~2支，可全部切断。在保留胸大肌的Patey术式中，是否保留胸肩峰血管看法不一。有研究者应用肌电图仪对术后胸大肌功能进行动态检测，发现切除胸肩峰血管对手术后远期的胸大肌功能恢复没有明显影响，损伤绝大多数可在1年内恢复正常。

（二）神经

乳腺癌手术需要保护的神经有胸长神经、胸背神经、肋间臂神经和胸肌神经。经典根治术切除胸大肌、胸小肌，胸肌神经自然也不能保存，肋间臂神经也多不保留，故此术式术后患者的上肢功能影响较大，而且患侧上肢内侧、胸侧壁和背部皮肤的感觉较差。

在很多医院行改良根治术时，对保护腋窝神经的重要性认识不足，尤其对肋间臂神经的保护不重视。现在的要求是既要保留胸肌神经，又要保留肋间臂神经，当然胸长神经和胸背神经必须保护。如此既可保护胸大肌、胸小肌的功能，又可保留上臂内侧、侧胸壁和背部皮肤的感觉功能，术后患者感觉良好。

改良根治术治疗乳腺癌是目前外科医师广泛采用的手术方法，但是对于支配胸肌神经重要性的认识不足所造成的神经损伤，必然导致术后患侧胸大肌的萎缩，从而严重影响改良根治术的效果或失去改良根治术的价值。胸大肌运动神经来源于 C_{5-8} 和 T_1，形成内侧胸肌神经、外侧胸肌神经。内侧胸肌神经经胸小肌内前方与胸肩峰动脉胸肌支伴行，支配胸大肌锁骨部及胸骨部，外侧胸肌神经绕胸小肌外侧缘或穿胸小肌，支配胸大肌外侧半。胸肌神经的解剖变异较多，可为 1 支型、2 支型、3 支型、多支型，部分人群存在胸肌神经中间支，穿过胸小肌。

Auchincloss 改良根治术切除 Level Ⅰ 和 Level Ⅱ 淋巴结不存在困难，但切除锁骨下淋巴结（Level Ⅲ）时应注意保护胸肌神经。Auchincloss 术式中，在胸大肌外侧缘上中 1/3 水平开始仔细解剖，可见绕胸小肌外缘或穿过胸小肌进入胸大肌外上之胸外侧神经，并有血管与之伴行。在锁骨下方 3cm 沿胸肌纤维走行切开胸大肌，对清扫胸肌间甚至锁骨下淋巴结均可提供良好的手术视野，并可在胸小肌内上缘找到内侧胸肌神经及伴行的胸肩峰血管。由于支配胸肌神经均有明显的血管伴行，因此在相应区域稍加注意，避免神经损伤应无困难。Patey 手术中切除 Level Ⅲ 淋巴结时，也必须注意保护胸肌神经。保留支配胸肌神经可以有效地提高患者术后生存质量，同时不影响淋巴结清扫数目，对手术疗效无不良影响，这一点已得到公认。

肋间臂神经一般是由第 2 肋间神经的外侧皮支组成的感觉神经，多为 1 支，有时与第 1 或第 3 肋间神经的分支相汇合，少数人群为 2~3 支，为第 1 肋间神经或第 3 肋间神经的分支。主要分布于腋窝后方、上臂内侧皮肤，其范围有个体差异。肋间臂神经穿行于腋静脉下方的脂肪组织内，直径 1~2mm。于前、侧胸壁移行处，即胸长神经前方 2~3cm，穿出第 2 肋间，自胸外侧静脉前方或后方横跨腋窝，与胸长神经走行垂直，进入上臂后内侧。

肋间臂神经在腋窝多有分支，较为固定的是一向下的细小分支。早先常认为保留该神经不利于腋窝脂肪、淋巴组织彻底清扫，有增加乳腺癌局部转移或复发的危险，因此部分术者在手术中主张切除该神经。国外资料显示，各种术式的乳腺癌根治术后，半数或半数以上的患者可有感觉异常，主要表现为上臂内侧、腋下、肩胛等部位皮肤麻木、酸胀、疼痛或烧灼感、沉重感、蚁行感等，多认为这些感觉异常与术中损伤或切除肋间臂神经有关。这种难以用药物及其他方法控制的腋下、上臂内侧、肩胛部感觉异常，多成为患者长时期不能摆脱恶性肿瘤阴影的主要因素之一，对肿瘤患者的心理及生活质量的影响是很大的。

已有长期随访结果表明，保留肋间臂神经不增加局部复发率，不影响生存，而且可提高术后生活质量。在分离清扫腋窝脂肪、淋巴组织时，显露、保护肋间臂神经的方法与胸长神经、胸背神经手法基本一致，基本上不增加手术操作难度及手术时间。手术中清除腋窝脂肪组织时经腋静脉下方途径解剖显露肋间臂神经，即先切除腋静脉旁脂肪、淋巴组织，由上向下至第 2 肋间前、侧胸壁交界处肋间臂神经穿出部位，再由内向外沿肋间臂神经行径解剖分离至腋窝与上臂交界处。沿此神经自内向外剪开其浅面的软组织，游离至上臂后内侧，将应切除的组织自神经深面切除。若发现腋窝淋巴结肿大与之有粘连时，应放弃保留。保留肋间臂神经手术后部分患者仍可出现患侧上肢感觉障碍，可能与手术中此神经受到牵拉或钳夹损伤有关，多于 2~3 周恢复。

（三）淋巴管

腋淋巴结切除术后早期常有上肢不同程度的肿胀，在数月甚至十多年后仍可出现淋巴水肿。Kwan 等统计 744 例乳腺癌，术后淋巴水肿的发生率为 12.5%。一般认为与腋窝解剖操作有关，腋窝淋巴结切除术切断上臂的淋巴回流径路，减少淋巴引流的容量，其结果是不能清除间质液中的蛋白质，导致蛋白浓度增高，胶体渗透压差减小，离开毛细血管的液体量增加，最终出现水肿。在腋窝淋巴结切除术中，显露腋静脉时仔细寻找，可于腋静脉靠上臂处见到一与腋静脉平行并汇入腋静脉的细小淋巴管，该淋巴管引流上臂的淋巴，术中予以保留，可减少术后的淋巴水肿。腋窝外侧廓清时应尽量结扎，以免淋巴管漏。清扫至肩胛下血管外 1cm 即可，过度清扫亦可导致上肢水肿。

缩小手术范围旨在减少术后并发症，提高生存质量，这决不意味着手术越来越简单，而是越来越精细。作为乳腺外科医生必须熟悉腋窝的解剖，不仅保留肌肉的营养血管与运动神经，还要保留上臂的感觉神经与淋巴管，提高患者的生存质量。

四、具体手术步骤

（一）切口

通常切口与腋静脉平行，起自胸大肌外侧缘，横跨腋窝至背阔肌前缘，皮瓣分离范围见图7-19。皮瓣厚度勿超过8mm。上方分离至足以显露胸大肌及其内侧腋静脉周围的脂肪组织和臂丛神经、外侧的喙肱肌和背阔肌，下方皮瓣约分离8cm。

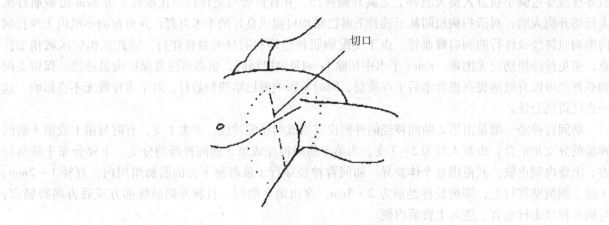

切口

图7-19 腋窝切口及皮瓣分离范围

（二）显露腋窝

清除胸大肌外侧缘筋膜，牵开胸大肌显露喙肱肌，并清除其表面的筋膜和脂肪，直至喙突与胸小肌止点。若准备清除第Ⅲ组淋巴结，需游离胸小肌肌腱，并靠近喙突将肌腱切断。切断胸神经进入胸小肌外缘的内侧分支，但必须保护胸神经沿胸小肌内缘行走的主干。该神经大部均支配胸大肌，切除胸小肌将有助于腋窝的显露和清扫。切开背阔肌前缘脂肪组织，以确认淋巴结清除的外侧界。在相当于腋静脉近侧部位，切开胸喙筋膜，清除疏松脂肪组织、显露出腋静脉。切勿解剖臂丛神经，以免产生永久性疼痛。

（三）腋静脉周围清除

在腋窝外侧区确认腋静脉，打开其静脉鞘膜，边分离边剪开鞘膜直至锁骨下。所遇跨过腋静脉的胸外侧神经小分支和胸肩峰神经以及血管均予切断并结扎。汇至腋静脉下方的静脉分支予逐一切断和结扎，保留进入腋静脉后壁的肩胛下静脉。

（四）解剖胸壁

沿腋静脉切开胸锁筋膜，从锁骨下平面至肩胛后间隙。在腋窝顶部的脂肪淋巴结组织上缝一针作标记。在胸廓外缘纵行切开筋膜4~6cm，这时即可将腋静脉周围已解剖和分离的脂肪和淋巴结组织，贴胸壁向下、向外侧做清扫。高频手术电刀切断部分胸小肌的肋骨端、显露上胸壁的肋骨和肋间肌；切断第2肋间神经进入被清扫组织内的分支，胸壁出血点电凝止血。至此，腋静脉前方和下方，连同上胸壁6~10cm处的脂肪淋巴结组织已得到彻底清扫。

（五）解剖肩胛后间隙

在肩胛后间隙，用纱布块从上向下钝性推剥肩胛和胸壁外侧间的疏松脂肪结缔组织，即可显露紧贴肋骨的胸长神经及跨过肩胛下静脉并与之一起向外侧进入背阔肌的胸背神经。若此前未完全游离背阔肌前缘，此时应将脂肪结缔组织在背阔肌缘离断，但注意保护胸背神经。至此，已可将清除标本整块从胸壁取下，同时保留了胸长及胸背神经。应于切下标本之外缘做缝扎标记，以便病理医师辨认方位。

（六）引流和缝合

在腋窝顶部置多孔硅胶管，于腋窝下10cm的腋前线处皮肤戳孔引出，皮肤缝线固定引流管后接闭式负压装置。注意引流管尖端勿压迫腋静脉。

间断紧密缝合切口的皮下及皮肤。若缝合过松，将影响负压引流。

五、术后处理

维持引流管负压吸引，可采用500mL的盐水瓶，利用热胀冷缩原理排出瓶内空气，作为负压瓶，既方便又能达到吸引要求。引流物少于30mL/d即可拔管。

术后数日内，皮瓣下可能积聚血浆渗液，应于穿刺抽吸，加压包扎。

术后1周内限制上肢外展活动。之后鼓励作整个患侧肩关节活动训练，如梳头，手指爬墙等。鼓励术后早期下床活动。

六、手术要点

从锁骨至背阔肌整块切除腋静脉下的脂肪和淋巴结组织。腋窝的充分显露需要将上肢向躯干稍靠近，使胸大肌在清除腋窝内侧时保持松弛；若切除第3组淋巴结，少数患者需切断胸小肌。有时胸小肌血供在解剖时被损害，可做部分胸小肌切除。胸长和胸背神经若非肿瘤浸润，应注意保护。

（黄亚琼）

第九节　乳腺手术后乳腺重建及局部缺损修复

一、乳腺癌术后乳房重建

乳腺癌是女性常见的恶性肿瘤，对女性健康带来致命性威胁，尽管保乳治疗令人向往，然而对许多乳腺癌患者来说，乳腺癌根治术仍然是最合适的外科治疗方法。乳房的缺失可导致身体形态的畸变与缺陷，产生不良的负面情绪，使者遭受身体与心理的双重打击。随着筛查的普及和自我保健意识的提高，乳腺癌能发现在更早的阶段。因此，近年来乳腺癌治疗不仅着力于提高患者的生存率，而且非常重视切除术后的乳房重建及其效果。

（一）重建的理由

接受切除术后的女性常遭受生理和心理的双重打击。根治术后患者生理打击包括全身打击，部分或完全丧失哺乳功能，胸部皮肤感觉缺失，活动受限，影响外观和穿着问题等。心理打击，首先是对癌症的忧虑；其次，是情感的蹂躏，包括乳房缺失所带来的形体毁损感受、女性特征和女性魅力的丧失。对某些患者来说，后者的打击更重于前者，并促使已接受或将接受根治术的女性患者去探讨乳房重建的可能性。术后乳房重建能重塑体形，提高活力，恢复女性特征和性魅力，令患者感觉到有良好的生活质量。Elder等对乳腺癌患者乳房切除和立即重建术术前和术后12个月的生活质量，以及对假体立即重建的期望值与满意度进行前瞻性研究，使用SF-36健康调查问卷法评分。76例参与者术前评分要低于920例年龄接近的普通人群，而术后12个月各方面评分均有所提高并与普通人群相等。乳房重建能重塑乳房和保证生活质量而不影响预后或乳腺癌术后监测。Murphy等回顾了1444例乳腺癌根治术后患者，非重建组1262例，重建组182例，包括假体重建、自体组织重建、立即重建及延期重建。随访10年后发现，重建组与非重建组的乳腺癌局部复发率相似，切除术后乳房重建与乳腺癌局部复发率无明显相关性。研究表明，选择保乳治疗更多是考虑身体美感问题。对于那些惧怕切除术影响身体美感而又不得不将其作为乳腺癌治疗手段之一的患者来说，术后乳房重建无疑是一种良好的选择。因此，术后重建既是医疗也是情感上的决定。

（二）重建的时机

重建可选择立即或延期进行。立即重建可提高整复效果并缓和切除术后负面情绪。延期重建可给患者更多的时间作决定。立即重建有明显的心理优势。Al-Ghazal等对121例根治术后乳房重建患者进行回顾分析，结果表明立即重建能明显减低焦虑、抑郁程度，在身体形象、自信、性感吸引力和满足感方面有明显的优势。立即重建更能减少不良感受和提升精神健康状态。此外，有明确的证据表明无论是假体或自体重建均不会对意外事件发病率或癌症复发的监测产生影响。从手术角度来看，立即重建能保留重要的解剖结构如乳房下皮皱，乳房皮肤扩展性高，能达到更佳的整复效果。因此，立即重建更为受欢迎。此外，还有延期－立即重建，是在切除乳房的同时置入组织扩张器以保存乳房的皮肤囊袋，待病理结果确定是否需要进行放射治疗。如果不需要进行放疗，患者就立即接受重建手术，相反，重建手术就延期至放疗结束后，保存乳房皮肤囊袋能取得更好的整形效果。

（三）重建方式

1. 假体重建　目前假体重建的方式包括使用标准或可调节假体立即重建，扩张器－永久性假体两阶段重建，或假体－自体组织联合重建。

（1）一次性完成的假体立即重建只适合于拥有小而不下垂的乳房的患者，且皮肤和肌肉质量要好。其缺点是整复效果一般，许多患者需要进行一定的调整。这种重建方法应用不广。

（2）扩张器－永久性假体两阶段重建切除时扩张器置于肌肉下（通常在胸大肌和前锯肌下方）。扩张器连续每周定期注入生理盐水以进行扩张，一旦扩张器充盈达到目标体积，组织已充分扩张（通常3~6个月或辅助治疗结束后），便可进行二期取出扩张器置入永久性假体。扩张器－永久性假体两阶段重建已成为假体重建最常用的方法。

（3）假体－自体组织联合重建乳房切除时切去一大片皮肤，复杂的瘢痕和受放疗伤害的皮肤和肌肉形成一个不可扩张的囊袋。上述情况没有足够的皮肤－肌肉囊袋，进行扩张时可联合自体组织（通常是背阔肌皮瓣）重建。假体重建中采用额外的自体组织会延长手术时间，增加手术复杂性和提高背部供区并发症风险。因此，假体－自体组织联合重建通常只适用于高度合适的患者。

2. 永久性假体的选择　永久性假体因形状、外壳质地和填充材料的不同而分类。乳房假体有两种基本类型：盐水假体和硅胶假体。最常见的形状有泪滴状或圆形。所有假体的外壳均由硅胶制成并可分为光滑表面假体和特种质地表面假体。特种质地表面假体是假体技术的一个飞跃，它降低了包膜挛缩的发生率。相比盐水假体，使用硅胶假体重建的乳房更柔软，感觉更自然，形状保持更好。过去20年对硅胶假体的安全性一直存在误解与争议。直到2006年11月，美国食品药品管理局经过多年严格的多中心临床研究和多项数据的回顾分析，总结出硅胶假体在乳房重建、纠正先天乳房畸形和美容隆胸的普遍应用是安全有效的。现在明确硅胶和乳房假体不会致癌，不会引起免疫或神经失调或其他系统性疾病。最可能发生的风险是硅胶渗漏到局部组织。虽然这种风险并未确定，但怀疑硅胶假体安全性的患者多选择盐水假体。

3. 自体组织重建　自体组织乳房重建是指利用患者身体其他部位的组织重建阙如的乳房，形成外观自然的乳房突起。

（1）TRAM皮瓣技术横向切口的腹直肌皮瓣（transverse rectus abdominis muscle flap，TRAM）：由皮肤、皮下组织和一侧或双侧腹直肌及前鞘构成，分带蒂TRAM皮瓣和游离TRAM皮瓣（也称腹壁下动脉穿支游离皮瓣）。腹直肌存在腹壁上深动静脉和腹壁下深动静脉双重血供，带蒂皮瓣的血供来自于腹壁上深血管，而游离皮瓣则选用腹壁下深动静脉作为吻合血管。带蒂肌皮瓣组织通过胸腹之间的皮下隧道移行到乳房阙如区。游离皮瓣需要精确分离出腹直肌内腹壁下深动静脉血管，离断血管远端并与乳内血管或胸背血管进行吻合。转移皮瓣通过安全而精确的裁剪完成重建。缺损腹直肌予以缝合腹直肌前鞘，必要时使用人工补片。缝合皮肤后腹部只剩下一个低位水平瘢痕，脐部则重置在对应的皮肤上。

（2）使用腹部组织的局限性：使用腹部皮瓣重建的患者下腹部需有足够的皮肤和皮下组织。对于体瘦患者，腹部皮瓣不是一个好选择。使用腹部皮瓣的禁忌证包括腹部手术史，如腹部整形术、吸脂术、开腹胆囊切除术或其他腹部大手术，以上手术会减低皮瓣的皮肤和组织容量，或使腹部组血供受损。其他相对禁忌证包括肥胖、吸烟、血栓史和其他严重的系统性疾病。

（3）其他：自体组织皮瓣其他自体组织供区包括背部、臀部和大腿。大腿皮瓣、臀上动脉皮瓣或臀下动脉皮瓣需要显微外科技术和设备。背阔肌皮瓣无显微外科手术要求，但背阔肌皮瓣的重建组织量通常不足，需要与假体联合重建。

（四）优点与缺点

与单纯切除术相比，所有重建方法均会使意外风险增加。患者及其医师必须衡量每一种方法的优点和缺点以做出最适当的决定。

假体重建的优点包括较短的手术时间（1~2h）、无供区瘢痕和并发症。其明显的缺点是延长了重建乳峰的时间和需多次门诊完成扩张器扩张，并需二次手术完成假体植入。早期并发症包括感染、血肿、假体外露，晚期并发症包括包囊挛缩、假体渗漏或破裂、感染，或其他可能导致假体移除或更换的并发症。有放疗史或接受术后放疗的患者并发症发生率明显提高。对于此类患者，自体组织重建是一个更好选择。假体重建最终的整复效果不够理想，假体乳房的乳峰形状过圆，没有形成自然略微下垂的乳房，有时需行对侧乳房修整手术以提高双侧乳房的对称性。自体组织重建最突出的优点是一次手术过程再造一个更柔软、自然略微下垂和外观更自然的乳峰。应用 TRAM 皮瓣还兼行腹部美容手术。缺点是手术时间延长（5~10h）、失血更多、恢复期更长、转移的皮肤和皮下组织坏死率相对较高，供区可能出现相应问题，如额外的瘢痕、腹壁变薄弱、腹壁膨出或切口疝。带蒂 TRAM 皮瓣手术操作简单、时间相对较短，但腹直肌缺损较大，切口疝或腹壁膨出的风险相应增加。由于蒂扭转，血供相对较差，易发生皮瓣坏死和脂肪坏死。游离皮瓣主要优势在于需获取的供区肌肉更少，能够使用自体组织的同时减少并发症。游离 TRAM 皮瓣，只需使用一小部分腹直肌，而带蒂 TRAM 皮瓣则需要几乎一整块腹直肌。游离皮瓣通常能取得更佳的重建效果，因为胸腹间皮下隧道没有多余的肌肉。游离皮瓣血供更好，有助于减少脂肪坏死。缺点是游离组织转移会增加手术时间，血管吻合需要显微外科技术和设备并有血栓形成的风险。

（五）完成重建

1. 乳头－乳晕重建 乳头－乳晕重建可还原乳房逼真自然的外形。随着根治术中保留乳头－乳晕的增加和重建技术的进步，根治术后重建乳房比保乳手术乳房更为美观。Cocquyt 等最近的研究表明，保留皮肤的即时腹壁下动脉穿支游离皮瓣重建或 TRAM 皮瓣重建比保乳治疗有更佳的整复效果。乳头－乳晕重建术通常在乳房重建后 3 个月左右，待两侧乳房达到稳定对称后再进行，包括重塑形态和颜色。通常使用再造乳房的顶部组织塑造出一个自然凸起的乳头，乳头－乳晕的着色可于伤口愈合后使用文身技术完成。

2. 修正手术 许多重建乳房的形态和大小与对侧乳房并不一致，修正手术可改善重建乳房外观和双侧乳房对称性。修正手术可和乳头－乳晕重建同期完成。修正手术还包括对侧乳房的提升、减缩、增大。

（六）放疗问题

需要接受放疗的乳腺癌患者，假体重建并不是一个好的选择。放疗能影响伤口愈合，并使组织量丢失。受放疗影响的组织通常难以扩张，感染、扩张的需量、假体外露的风险将会增加。因此，放疗后的乳房重建最好采用自体组织。需接受术后放疗的患者不建议行立即自体组织重建，后续的放疗会对自体组织重建产生不可预知的影响。Tran 等 102 例乳腺癌患者进行了关于放疗对游离 TRAM 皮瓣重建乳房影响的研究，102 例入组，立即重建后放疗组 32 例，完成放疗后重建组 70 例，平均随访时间分别为 3 年和 5 年，早期并发症包括血栓形成、部分或全部皮瓣缺失、皮肤坏死、局部伤口愈合困难，后期并发症有脂肪坏死、皮瓣组织量丢失、皮瓣挛缩。结果发现两组早期并发症无明显差异，后期并发症则差异显著，发生率分别为 87.5% 和 8.6%，表明放疗对皮瓣重建乳房的影响是长期的，对于需要接受术后放疗的患者，重建应延期到放疗结束后进行。术前预计不需要进行放疗，但根据最终病理结果需接受放疗的患者，其中一部分已完成立即重建。但这并不意味着重建是失败的。放疗的影响和患者的身体状况各有不同，因此放疗对最终重建效果的影响也不一致。只需进行密切随访，及时发现并发症。

（七）小结

乳房重建方法多种多样，并在不断进步之中，最常见的重建方法是扩张器－假体重建和 TRAM 皮瓣重建，这些方法给乳房阙如的女性提供了再造接近正常外观的乳房的极佳选择。选择重建的时机和方法由多因素决定，如原来乳房的形状与大小、肿瘤的位置与类型、可供重建使用的自体组织、年龄、患者全身状况、辅助治疗类型等。重建方案的制订需要患者及肿瘤外科医师、病理医师、整形外科医师共同参与，以便患者更好地了解可行的、方法，做出正规而个体化的选择。但实际上最终的决定往往取决于患者的喜好。患者了解重建方法的特点并做出个性化选择，能获得最佳的整复效果、最大的满足感和最佳的生活质量。相信乳房重建会越来越受患者的欢迎与医师的重视，重建方法会有进一步的发展。

二、乳腺癌保乳手术后背阔肌肌皮瓣乳房缺损修补

保乳手术是中国近年来乳腺外科的一个新发展，是早期乳腺癌患者一个理想的选择。但是保乳手术后的美容效果直接与切除的组织量相关，中国女性的乳房相对较西方女性小，在局部扩大切除后如不进行适当地填充修复，乳房常出现严重变形，造成保乳手术后乳房外观上的缺陷。

（一）适应证与禁忌证

该方法适用于早期乳腺癌（Ⅰ/Ⅱ期）患者（排除多发病灶）。对中等偏小的乳房，切除范围较大，用腺体缝合修复难以达到满意的外形，本法尤为适合。对于肿瘤的位置而言，乳腺外上、外下、内上象限及中央区均适合，外上效果最佳。内下象限由于肌瓣难以达到，故不适合本法。另外该方法还适用于巨大的乳腺良性肿瘤。

（二）手术优点

该方法与标准的保乳手术相比，在相同美容效果的情况下，可切除的组织量更大。研究结果显示：应用这项技术，乳腺的切除量最大可达总量的1/3，而不影响乳房的外形，从而可对更大的肿瘤进行保乳手术。该方法还具有手术创伤小、操作简便的优点。背阔肌是人体背部的一块扁肌，血供充分，切取转移后，不影响背部的外形和功能，并且切口隐蔽，易于患者接受。该方法与全乳腺切除后即刻乳房再造相比，术后并发症少，能保留乳头乳晕的感觉，乳房形态更佳。

（三）手术步骤

1. 患者的体位及手术切口的设计　患者取侧卧位，患侧朝上，患侧上肢肘关节呈90°弯曲固定于托手架上。术前标记好肿瘤的范围及手术切口。原发灶位于外侧时取放射状切口或小梭形切口，位于内上象限时取横弧形切口，位于乳头乳晕中央区取乳晕环形切口（注意应将术前穿刺病检的针孔切除）。如肿瘤位置较浅，估计与皮肤有侵犯，须将肿瘤表面的皮肤梭形切除。腋窝切口均选择腋下顺皮纹横形切口，前方不要超过胸大肌外缘，后方达背阔肌前缘。如填充物只需肌瓣，切口沿背阔肌前缘向下延伸获取肌瓣。如乳房皮肤缺损大，须于背部另取横梭形切口，切取带岛状皮肤的肌皮瓣，大小与缺损皮肤相匹配，位置设计于患者乳罩下方，以便达到隐蔽的效果。

2. 肿瘤扩大切除　距肿瘤周围1~2cm处切除肿瘤及部分正常乳腺组织，深达胸大肌筋膜。取6~8个点作快速切缘冰冻病理检查，证实无癌残留，如报告有癌残留，须继续扩大切除，直至切缘无癌残留。

3. 腋窝淋巴结的处理　从腋下另取切口进行常规腋窝淋巴结清扫。清扫过程中，注意不损伤肩胛下血管及胸背神经。

4. 背阔肌肌皮瓣的切取及转移　根据乳腺组织缺损容量的大小，用电刀游离部分背阔肌肌瓣或带岛状皮肤的肌皮瓣。注意结扎供应背阔肌的小血管分支。背阔肌止点大部分切断，使之充分活动游离，便于肌皮瓣的转移。背阔肌肌皮瓣应略大于乳腺缺损，因随着时间的延长或术后放射治疗会造成肌肉的一定萎缩，游离肌瓣过程中要确保不损伤胸背血管和神经。肌皮瓣游离后经皮下隧道转移至胸前区，转移时注意不要使血管蒂扭转。供区仔细止血，放置负压引流管后，用可吸收线皮内缝合伤口。

5. 重塑乳房　调整患者于平卧位，进行乳房的塑形。将转移至胸前的背阔肌肌瓣或肌皮瓣置于乳房的缺损部位，肌瓣可以重叠、卷曲塑形。将肌瓣用可吸收线四周缝合于乳腺组织残端，以防止肌瓣回缩，然后用可吸收线进行皮内美容缝合。

（四）小结

保乳手术是乳腺外科一个划时代的进步，对早期乳腺癌患者行保乳手术加放射治疗与传统的乳腺癌根治术相比，在远期生存率方面无明显差异，但是保乳手术后的美容效果常受到切除量的影响。中国女性的乳房较小，如果切除量小，则不能保证切缘阴性；如果切除量大，缝合伤口后乳房的外形将会受到影响。据文献报道，如果切除量大于 70cm^3，或超过整个乳腺的 25%，乳房将出现严重变形。所以，有学者利用背阔肌肌瓣或肌皮瓣转移填充乳房缺损部位，重建一个完美的乳房，从而弥补了保乳手术所带来的美容缺陷。

早在 20 世纪 90 年代，国外学者已经良好效果，并且证实安全可行。近年来，国内外学者也对该项技术进行了相关报道，均收到满意效果，并且随访 3 ~ 5 年未发现局部复发。总之，保乳手术后利用背阔肌肌皮瓣修复缺损，是改善乳房美容效果的一个可行而安全的好方法。手术成功与否，取决于适应证的把握、切口的设计、手术操作的熟练程度和细心，以及对美观的判断。

（黄亚琼）

第八章

胃、十二指肠外科

第一节　先天性肥厚性幽门狭窄

肥厚性幽门狭窄是常见疾病，占消化道畸形的第三位。早在1888年丹麦医师 Hirchsprung 首先描述本病的病理特点和临床表现，但未找到有效治疗方法。1912年 Ramstedt 在前人研究基础上创用幽门肌切开术，从而使死亡率明显降低，成为标准术式推行至今。目前手术死亡率已降至1%以下。

依据地理、时令和种族，有不同的发病率。欧美国家较高，在美国每400个活产儿中1例患此病，非洲、亚洲地区发病率相对较低，我国发病率为1/3 000。男性居多，占90%，男女之比为（4~5）：1。多为足月产正常婴儿，未成熟儿较少见；第一胎多见，占总病例数的40%~60%。有家族聚集倾向，母亲患病，则子女患病可能性增加3倍。

一、病理解剖

主要病理改变是幽门肌层显著增厚和水肿，尤以环肌为著，纤维肥厚但数量没有增加。幽门部呈橄榄形，质硬有弹性。当肌肉痉挛时则更为坚硬。一般测量长2~2.5cm，直径0.5~1cm，肌层厚0.4~0.6cm，在年长儿肿块还要大些。但肿块大小与症状严重程度和病程长短无关。肿块表面覆有腹膜且甚光滑，由于血供受压力影响，色泽显得苍白。肥厚的肌层挤压黏膜呈纵形皱襞，使管腔狭小，加上黏膜水肿，以后出现炎症，使管腔更显细小，在尸解标本上幽门仅能通过1mm的探针。细窄的幽门管向胃窦部移行时腔隙呈锥形逐渐变宽，肥厚的肌层逐渐变薄，两者之间无精确的分界。但在十二指肠侧则界限明显，胃壁肌层与十二指肠肌层不相连续，肥厚的幽门肿块类似子宫颈样突入十二指肠。组织学检查见肌层肥厚，肌纤维排列紊乱，黏膜水肿、充血。由于幽门梗阻，近端胃扩张，胃壁增厚，黏膜皱襞增多且水肿，并因胃内容物滞留，常导致黏膜炎症和糜烂，甚至有溃疡。

肥厚性幽门狭窄病例合并先天畸形相当少见，约7%左右。食管裂孔疝、胃食管反流和腹股沟疝是最常见的畸形，但未见有大量的病例报道。

二、病因

对幽门狭窄的病因和发病机制至今尚无定论，多年来进行大量研究，主要有以下几种观点：

（一）遗传因素

在病因学上起着很重要的作用。发病有明显的家族性，甚至一家中母亲和7个儿子同病，且在单卵双胎比双卵双胎多见。双亲中有一人患此病，子女发病率可高达6.9%。若母亲患病，其子发病率为19%，其女为7%；如父亲患病，则分别为5.5%和2.4%。经过研究指出幽门狭窄的遗传机制是多基因性，既非隐性遗传亦非伴性遗传，而是由一个显性基因和一个性修饰多因子构成的定向遗传基因。这种遗传倾向受一定的环境因素而起作用，如社会阶层、饮食种类、各种季节等。发病以春秋季为高，但其相关因素不明。常见于高体重的男婴，但与胎龄的长短无关。

（二）神经功能

从事幽门肠肌层神经丛研究的学者发现，神经节细胞直至生后 2～4 周才发育成熟。因此，许多学者认为神经节细胞发育不良是引起幽门肌肉肥厚的机制，否定了过去幽门神经节细胞变性导致病变的学说。但也有持不同意见者，其观察到幽门狭窄的神经节细胞数目减少不明显，但有神经节细胞分离、空化等改变，这些改变可能造成幽门肌肥厚。如神经节细胞发育不良是原因，则早产儿发病应多于足月儿，然而临床以足月儿多见。近年研究认为肽能神经的结构改变和功能不全可能是主要病因之一，通过免疫荧光技术观察到环肌中含脑啡肽和血管活性肠肽神经纤维数量明显减少，应用放射免疫法测定组织中 P 物质含量减少，由此推测这些肽类神经的变化与发病有关。

（三）胃肠激素

幽门狭窄病儿术前血清促胃泌素升高曾被认为是发病原因之一，经反复实验，目前并不能推断是幽门狭窄的原因还是后果。近年研究发现血清和胃液中前列腺素（PGS）浓度增高，由此提示发病机制是幽门肌层局部激素浓度增高使肌肉处于持续紧张状态，而致发病。亦有人对血清胆囊收缩素进行研究，结果无异常变化。近年来研究认为一氧化氮合酶的减少也与其病因相关。幽门环肌中还原性辅酶 Ⅱ（NADPHd）阳性纤维消失或减少，NO 合酶明显减少，致 NO 产生减少，使幽门括约肌失松弛，导致胃输出道梗阻。

（四）肌肉功能性肥厚

有学者通过细致观察，发现有些出生 7～10 天的婴儿将凝乳块强行通过狭窄幽门管的征象。由此认为这种机械性刺激可造成黏膜水肿增厚。另一方面也导致大脑皮质对内脏的功能失调，使幽门发生痉挛。两种因素促使幽门狭窄形成严重梗阻而出现症状。但亦有持否定意见，认为幽门痉挛首先应引起某些先期症状，如呕吐，而在某些呕吐发作很早进行手术的病例中却发现肿块已经形成，且肥厚的肌肉主要是环肌，这与痉挛引起幽门肌肉的功能性肥厚是不相符的。

（五）环境因素

发病率有明显的季节性高峰，以春秋季为主，在活检组织切片中发现神经节细胞周围有白细胞浸润。推测可能与病毒感染有关，但检测患儿及其母亲的血、粪和咽部均未能分离出柯萨奇病毒，检测血清抗体亦无变化，用柯萨奇病毒感染动物亦未见相关病理改变。

三、临床表现

症状出现于生后 3～6 周，亦有更早的，极少数发生在 4 个月之后。呕吐是主要症状，最初仅是回奶，接着为喷射性呕吐。开始时偶有呕吐，随着梗阻加重，几乎每次喂奶后都要呕吐。呕吐物为黏液或乳汁，在胃内滞留时间较长则吐出凝乳，不含胆汁。少数病例由于刺激性胃炎，呕吐物含有新鲜或变性的血液。有报道幽门狭窄病例在新生儿高胃酸期发生胃溃疡及大量呕血者，亦有报道发生十二指肠溃疡者。在呕吐之后婴儿仍有很强的觅食欲，如再喂奶仍能用力吸吮。未成熟儿的症状常不典型，喷射性呕吐并不显著。

随呕吐加剧，由于奶和水摄入不足，体重起初不增，继之迅速下降，尿量明显减少，数日排便 1 次，量少且质硬，偶有排出棕绿色便，被称为饥饿性粪便。由于营养不良、脱水，婴儿明显消瘦，皮肤松弛有皱纹，皮下脂肪减少，精神抑郁呈苦恼面容。发病初期呕吐丧失大量胃酸，可引起碱中毒，呼吸变浅而慢，并可有喉痉挛及手足抽搐等症状，以后脱水严重，肾功能低下，酸性代谢产物滞留体内，部分碱性物质被中和，故很少有严重碱中毒者。如今，因就诊及时，严重营养不良的晚期病例已难以见到。

幽门狭窄伴有黄疸，发生率约 2%。多数以非结合胆红素升高为主。一旦外科手术解除幽门梗阻后，黄疸就很快消退。因此，这种黄疸最初被认为是幽门肿块压迫肝外胆管引起，现代研究认为是肝酶不足的关系。高位胃肠梗阻伴黄疸婴儿的肝葡萄糖醛酸转移酶活性降低，但其不足的确切原因尚不明确。有人认为酶的抑制与碱中毒有关，但失水和碱中毒在幽门梗阻伴黄疸的病例中并不很严重。热能供给不足亦是一种可能原因，与 Gilbert 综合征的黄疸病例相似，在供给足够热量后患儿胆红素能很快降至正常水平。一般术后 5~7 天黄疸自然消退，不需要特殊治疗。

腹部检查时将患儿置于舒适体位，腹部充分暴露，在明亮光线下，喂糖水时进行观察，可见胃型及蠕动波。检查者位于婴儿左侧，手法必须温柔，左手置于右肋缘下腹直肌外缘处，以示指和环指按压腹直肌，用中指指端轻轻向深部按摸，可触到橄榄形、光滑质硬的幽门肿块，1~2cm 大小。在呕吐之后胃空瘪且腹肌暂时松弛时易于扪及。当腹肌不松弛或胃扩张明显时肿块可能扪不到，可先置胃管排空胃，再喂给糖水边吸吮边检查，要耐心反复检查，据经验多数病例均可扪到肿块。

实验室检查发现临床上有失水的婴儿，均有不同程度的低氯性碱中毒，血液 PCO_2 升高，pH 值升高和低氯血症。必须认识到代谢性碱中毒时常伴有低钾现象，其机制尚不清楚。少量的钾随胃液丢失外，在碱中毒时钾离子向细胞内移动，引起细胞内高钾，而细胞外低钾，同时肾远曲小管上皮细胞排钾增多，从而造成血钾降低。

四、诊断

依据典型的临床表现，见到胃蠕动波、扪及幽门肿块和喷射性呕吐等三项主要征象，诊断即可确定。其中最可靠的诊断依据是触及幽门肿块。同时可进行超声检查或钡餐检查有助于明确诊断。

（一）超声检查

诊断标准包括反映幽门肿块的三项指标：幽门肌层厚度≥4mm，幽门管长度≥18mm，幽门管直径≥15mm。有人提出以狭窄指数（幽门厚度×2÷幽门管直径×100%）大于50%作为诊断标准。超声下可注意观察幽门管的开闭和食物通过情况。

（二）钡餐检查

诊断的主要依据是幽门管腔增长（>1cm）和管径狭窄（<0.2cm），"线样征"。另可见胃扩张，胃蠕动增强，幽门口关闭呈"鸟喙状"，胃排空延迟等征象。有报道随访复查幽门环肌切开术后的病例，这种征象尚可持续数天，以后幽门管逐渐变短而宽，然而有部分病例不能恢复至正常状态。术前患儿钡餐检查后须经胃管洗出钡剂，用温盐水洗胃以免呕吐而发生吸入性肺炎。

五、鉴别诊断

婴儿呕吐有各种病因，应与下列各种疾病相鉴别，如喂养不当、全身性或局部性感染、肺炎和先天性心脏病、颅内压增加的中枢神经系统疾病、进展性肾脏疾病、感染性胃肠炎、各种肠梗阻、内分泌疾病以及胃食管反流和食管裂孔疝等。

六、外科治疗

采用幽门环肌切开术是最好的治疗方法，疗程短，效果好。术前必须经过 24~48h 的准备，纠正脱水和电解质紊乱，补充钾盐。营养不良者给静脉营养，改善全身情况。手术是在幽门前上方无血管区切开浆膜及部分肌层，切口远端不超过十二指肠端，以免切破黏膜，近端则应超过胃端以确保疗效，然后以钝器向深层划开肌层，暴露黏膜，撑开切口至 5mm 以上宽度，使黏膜自由膨出，局部压迫止血即可。目前采用脐环弧形切口和腹腔镜完成此项手术已被广泛接受和采纳。患儿术后进食在翌晨开始为妥，先进糖水，由少到多，24h 渐进奶，2~3 天加至足量。术后呕吐大多是饮食增加太快的结果，应减量后再逐渐增加。

长期随访报道患儿术后胃肠功能正常，溃疡病的发病率并不增加；而钡餐复查见成功的幽门肌切开术后有时显示狭窄幽门存在 7~10 年之久。

七、内科治疗

内科疗法包括细心喂养的饮食疗法，每隔 2~3h1 次饮食，定时温盐水洗胃，每次进食前 15~

30min 服用阿托品类解痉剂等三方面结合进行治疗。这种疗法需要长期护理，住院2～3个月，很易遭受感染，效果进展甚慢且不可靠。目前美国、日本有少数学者主张采用内科治疗，尤其对不能耐受手术的特殊患儿，保守治疗相对更安全。近年提倡硫酸阿托品静注疗法，部分病例有效。

（赵胜利）

第二节　胃和十二指肠溃疡

一、胃溃疡和十二指肠溃疡的特点

（一）概述

1. 定义　胃十二指肠溃疡是一种局限性圆形或椭圆形的局限性黏膜缺损，累及黏膜、黏膜下层和肌层，治愈后不留瘢痕。因溃疡的形成与胃酸－蛋白酶的消化作用有关，也称为消化性溃疡（peptic ulcer）。胃十二指肠是好发部位，近年来认为病因是多因素的，是全身疾病的局部表现。

2. 流行病学　消化性溃疡是常见的消化系慢性疾病。据估计，一般人群中，5%～10%的人在人生中某一时期曾患过胃或十二指肠溃疡。近40年来，欧美及亚洲等地区的消化性溃疡发病率、死亡率、住院率和外科手术率均有下降的趋势。然而溃疡并发症的患病率却相对稳定，甚至有上升的趋势。同时老年人消化性溃疡，尤其是老年妇女的消化性溃疡的死亡率和住院率都有增高的趋势。这可能同人口老龄化，非甾体类抗炎药的广泛应用有关。十二指肠溃疡（duodenal ulcers，DU）发病率明显高于胃溃疡（gastriculcer，GU），但在一些西方国家这种差异有逐渐减小的倾向。十二指肠溃疡发病年龄多为35～45岁，胃溃疡年龄多为50～60岁，男性发病率高于女性。

3. 好发部位　胃溃疡好发于胃小弯，尤其是胃角处，其中90%发生在胃窦部（属Ⅰ型胃溃疡，约占胃溃疡的57%）。溃疡的直径一般 <2.5cm，但直径 >2.5cm 的巨大溃疡并非少见。溃疡底部常超越黏膜下层，深达肌层甚至浆膜，溃疡下层可完全被肉芽组织及瘢痕组织所代替。

胃溃疡根据其部位和胃酸分泌量可分为四型：Ⅰ型最为常见，占50%～60%，低胃酸，溃疡位于胃小弯角切迹附近；Ⅱ型约占20%，高胃酸，胃溃疡合并十二指肠溃疡；Ⅲ型约占20%，高胃酸，溃疡位于幽门管或幽门前，与长期应用非甾体类抗炎药物有关；Ⅳ型约占5%，低胃酸，溃疡位于胃上部1/3，胃小弯高位接近贲门处，常为穿透性溃疡，易发生出血或穿孔，老年患者相对多见。

同胃溃疡相似，十二指肠溃疡约95%发生于球部，直径一般 <1cm。球部以下者称为球后溃疡（约占5%）。当球部前后壁或胃大、小弯侧同时有溃疡存在时，称对吻溃疡。胃和十二指肠均有溃疡者，称复合性溃疡（属Ⅱ型胃溃疡，约占胃溃疡的22%）。发生于幽门管溃疡或近幽门2cm以内的胃溃疡属Ⅲ型胃溃疡，约占胃溃疡的20%。距食管胃连接处4cm以内的胃溃疡属Ⅳ型胃溃疡，在2cm以内者则称为近贲门溃疡（juxtacardial ulcer）。

（二）病因及发病机制

自20世纪80年代以来对于消化性溃疡的认识有了新突破，消化性溃疡主要为幽门螺杆菌感染和与非甾体类抗炎药（NSAID）有关的两大类。按病因将消化性溃疡分为：幽门螺杆菌（helicobacter pylori，Hp）相关性溃疡，即 Hp 相关性溃疡；非甾体抗炎药引起的溃疡（non - steroidal anti - inflammatory drug，NSAID），即 NSAID 相关性溃疡；非 Hp、非 NSAID 相关性溃疡三类。

1. 幽门螺杆菌感染　在 Warren 和 Marshall 于1982年发现幽门螺杆菌之前，外界的压力和不良的生活习惯被认为是导致消化性溃疡的主要原因。Schwartz 在1910年提出"消化性溃疡是一种自身消化的产物，是胃液的消化能力超过胃和十二指肠黏膜防御能力的结果。"即经典的"无酸则无溃疡"学说一直被视为消化性溃疡的理论基础。"一旦溃疡，终身溃疡"。20世纪80年代中期，质子泵抑制剂（如奥美拉唑等）这一强力抑酸剂的出现增强了溃疡的治疗效果，溃疡的治愈已不困难，但溃疡愈合后复发率居高不下，即使采用药物长期治疗，一旦停药仍不可避免复发。

幽门螺杆菌的发现具有深刻的意义，慢性胃溃疡经常复发是因为导致胃部慢性炎症的细菌（幽门螺杆菌）依然存在。Warren 和 Marshall 发现，当致病细菌被清除，慢性胃溃疡类疾病是可以完全治愈的。基于他们的这一突破性发现，胃溃疡不再是一个慢性而且经常复发的顽症，"无幽门螺杆菌无溃疡复发"已成为学者们接受的事实。国外有资料指出：40 岁以下正常人群幽门螺杆菌检出率为 20% 左右，而 60 岁以上人群幽门螺杆菌检出率为 50% 左右。在感染幽门螺杆菌的患者中 15% ~ 20% 一生中会发生溃疡。2007 年国内调查了 26 个省市的 2 395 例 DU 患者中，Hp 阳性 1 206 例（50.4%），阴性 461 例（19.2%），未接受 Hp 检测 728 例；1 603 例 GU 患者中，Hp 阳性 833 例（52.0%），阴性 287 例（17.9%），未接受 Hp 检测 483 例，在本组病例中，DU 与 GU 患者的 Hp 感染率相仿。研究表明：幽门螺杆菌感染者发生消化性溃疡的危险性是未感染者的 20 倍。

幽门螺杆菌为革兰阴性杆菌，呈弧形或 S 形，胃黏膜是 Hp 细菌的自然定植部位。Hp 可分泌尿素酶、蛋白酶、磷脂酶及过氧化物酶等多种酶。尿素酶能分解尿素生成氨，除保护 Hp 在酸性环境中得以生存外，同时破坏胃黏膜、损伤组织细胞。蛋白酶与磷脂酶可降解胃黏液层的脂质结构及黏蛋白，损坏胃黏液层的屏障功能。过氧化物酶能抑制中性粒细胞的杀菌功能。Hp 菌株能够生成毒素相关蛋白（CagA）、刺激 IL-8 与 TNF 的分泌，引起严重的炎症反应。Hp 生成的细胞空泡毒素（VacA）可使细胞发生变性反应，导致细胞损伤。另外，目前一致认为 Hp 感染是已被证实的人类非贲门胃癌最常见的危险因素。Hp 感染是慢性胃炎的主要病因，可启动一系列致病事件，从而导致萎缩性胃炎、化生、异型增生，最终发生胃癌。

2. 胃酸分泌　大量临床试验和研究证明胃酸的病理性升高是溃疡发病的重要因素之一。尤其是十二指肠溃疡更加明显。胃液酸度过高，激活胃蛋白酶原，使十二指肠黏膜自身消化，可能是溃疡形成的重要原因。十二指肠溃疡患者的基础酸分泌（basal acidoutput，BAO）和最大胃酸分泌量（maximal acid output，MAO）均高于健康人。除与迷走神经的张力及兴奋性过度增高有关外，与壁细胞数量的增加有关。正常人胃底壁细胞总数约为 10 亿，而十二指肠溃疡患者胃底壁细胞数高达 19 亿，为正常人的 2 倍。此外壁细胞对促胃液素、组胺、迷走神经刺激敏感性亦增高。溃疡患者在胃窦酸化情况下，正常的抑制胃泌酸机制受到影响，促胃液素异常释放，而组织中生长抑素水平低，黏膜前列腺素合成减少，削弱了对胃黏膜的保护作用，使得黏膜易受胃酸损害。而胃溃疡患者的基础胃酸分泌量（basal acid output，BAO）和最大胃酸分泌量（maximal acid output，MAO）均同正常人相似，甚至低于正常人。

3. 胃黏膜屏障的破坏和药物因素　人们注意到在胃溃疡病患者，胃酸和胃蛋白酶水平并不高于正常人，甚至低于正常人，证明某些患者存在胃黏膜抵抗力的下降。胃黏膜屏障由 3 部分组成：①黏液 - 碳酸氢盐屏障的存在，使胃内 pH 保持在 2.0，而黏液与上皮细胞之间 pH 保持在 7.0；②胃黏膜上皮细胞的紧密连接，能防止 H^+ 逆向弥散和 Na^+ 向胃腔弥散，上皮细胞再生功能强、更新快也是重要的黏膜屏障功能；③丰富的胃黏膜血流，可迅速除去对黏膜屏障有害的物质如 H^+，并分泌 HCO_3^- 以缓冲 H^+。黏膜屏障损害是溃疡产生的重要环节。非甾体类抗炎药（NSAID）、肾上腺皮质激素、胆汁酸盐、酒精、氟尿嘧啶等均可破坏胃黏膜屏障，造成 H^+ 逆流入黏膜上皮细胞，引起胃黏膜水肿、出血、糜烂，甚至溃疡。长期使用 NSAID 使胃溃疡发生率显著增加，但并未使十二指肠溃疡发病率增高。

4. 胃十二指肠运动功能异常　一些十二指肠溃疡病患者，其胃排空速度较正常人快，液体排空过快使十二指肠球部与胃酸接触的时间较长，黏膜易于发生损伤。研究发现，对部分胃溃疡患者，胃运动异常主要表现在胃排空延迟和十二指肠的反流，前者使胃窦部张力增高，刺激胃窦黏膜中的 G 细胞，使之分泌的促胃液素增加，刺激胃酸分泌。由于幽门括约肌功能不良，导致反流中的胆汁、十二指肠液及胰液对胃黏膜发挥损伤作用。

5. 遗传因素　研究发现消化性溃疡具有遗传素质，并且胃溃疡和十二指肠溃疡病系单独遗传，互不相干。但是在胃溃疡患者的家族中，胃溃疡的发病率比正常人高 3 倍；遗传因素在十二指肠溃疡的发病中起一定作用，单卵孪生患相同溃疡病者占 50%，双卵孪生仅占 14%。O 型血者患十二指肠溃疡比其他血型者显著为高。另外，高胃蛋白酶血症 I 型（常染色体显性遗传）在十二指肠溃疡患者中比较常见，但具体机制不清。

6. 其他因素　临床研究表明，长期处于精神高度紧张、焦虑或者情绪波动者容易发生消化性溃疡，现已证明十二指肠溃疡在愈合后再遭受到精神应激时容易复发。此外，吸烟与溃疡的发生有一定的关系。吸烟可能减慢溃疡愈合的时间，原因可能是由于吸烟导致前列腺素合成减少，提高了胃酸的分泌，抑制或者减少了十二指肠和胰源性的碳酸氢盐的分泌。停止吸烟是吸烟治疗溃疡的一个关键因素。某些特定的疾病也会增加溃疡的发病概率，如慢性阻塞性肺疾病、酒精肝和慢性肾衰竭等。另外胃肠肽和过度饮酒也可能在溃疡发病中起一定作用，但具体机制还未完全清楚。

从胃和十二指肠的发病机制来看，两者是有区别的。其共同的致病因素主要有 Hp 感染和 NSAID 的应用。但就十二指肠溃疡而言，过量的胃酸分泌、胃排空速度过速以及十二指肠的酸中和能力减弱是引发溃疡的主要原因。胃溃疡除了上述与十二指肠溃疡共同的致病因素外，主要是十二指肠液的反流和胃黏膜的破坏。

（三）临床表现及并发症

长期性、周期性和节律性上腹疼痛为胃十二指肠溃疡共有的特点。但两者又有其不同的表现。

1. 胃溃疡　胃溃疡的高峰年龄是 50~60 岁，男性多于女性。重要的症状为上腹痛，规律性腹痛不如十二指肠明显，进食并不能使腹痛减轻。疼痛多发在餐后半个小时到 1h，也可持续 1~2h。其他表现为恶心、食欲缺乏，常表现因进食后饱胀感和因拒绝进食而引起体重减轻。抗酸药物多难以发挥作用。体格检查常发现疼痛在上腹部、剑突和脐正中间或偏左。

2. 十二指肠溃疡　十二指肠溃疡可见于任何年龄，发病比胃溃疡年轻 10 岁，多见于 35~45 岁的患者，男性为女性的 4 倍。典型的十二指肠溃疡引起的疼痛常常发生在餐后数小时，疼痛主要为上腹部，有明显的节律性，且因进食而有所缓解。饥饿痛和夜间痛与基础胃酸分泌过度有关，腹痛可因服用抗酸药物而缓解，这种疼痛多为烧灼样，可以发射到背部，体检时可以发现右上腹有压痛。十二指肠溃疡引起的腹痛常呈周期性，秋冬季易于发作。

3. 并发症　胃和十二指肠溃疡均可并发出血、穿孔和幽门梗阻。胃溃疡可发生恶变，而十二指肠溃疡一般不会恶变。

（四）诊断

1. X 线检查和胃镜　对疑有发生在胃和十二指肠的病变，X 线钡餐检查（barium radiography）和纤维胃镜（endoscopy）检查是首选的诊断方法，90% 以上的胃和十二指肠病变可以通过 X 线气钡双重对比造影检查得到明确的诊断。十二指肠溃疡多发生在球部，X 线表现为龛影是诊断十二指肠溃疡病的唯一依据。正面观，溃疡的龛影多为圆形、椭圆形或线形，边缘光滑，周围可见水肿组织形成的透光圈，在溃疡愈合过程中，纤维组织增生可呈纤细的黏膜皱襞向龛影集中。胃溃疡多发生于胃小弯，X 线气钡双重造影常发现小弯龛影溃疡周围有黏膜水肿时可有环形透明区，龛影是临床上诊断胃溃疡的直接证据，溃疡周围组织的炎症使局部痉挛，可导致钡餐检查时局部疼痛和激惹现象。

应当指出，龛影虽然是诊断消化性溃疡的直接证据，但在一些情况下难以发现典型的龛影，此时内镜检查显得更为重要。据统计有 3%~7% 的患者在胃发生恶性溃疡时，钡餐检查仅表现为良性病变的征象。纤维内镜可以直接观察到胃和十二指肠内黏膜的各种病理改变。并可进行活组织病理检查，对良恶性溃疡的鉴别是有价值的。在内镜可观察到大而圆形的溃疡，底部平坦，呈白色或灰白色。

2. 实验室检查　胃液分析：胃溃疡患者的胃酸浓度与量和正常人无明显区别，十二指肠溃疡的胃液量及酸浓度明显增加。血清促胃液素测定仅在疑有胃泌素瘤时做鉴别之用。

（五）治疗原则

1. 手术适应证　对于消化性溃疡，外科治疗的目的主要是修复胃肠壁，手术止血或者两者兼有。而对于预防复发而言，主要是内科药物治疗（根除幽门螺杆菌和抑制胃酸分泌）。

当胃、十二指肠溃疡发生并发症而不再是单纯的溃疡时，即有可能需要采用手术治疗。两者有着相似的适应证：①临床上有多年的溃疡病史。症状逐年加重，发作频繁，每次发作时间延长。疼痛剧烈影响正常生活和工作。②既往曾接受过至少一次正规严格的内科治疗，治疗 3 个月以上仍不愈合或者经内科治愈后又复发。③钡餐检查或内镜检查提示溃疡较大，溃疡直径超过2~2.5cm，或有穿透胃十二指肠以外的征象。④并发大出血、急性穿孔，或者瘢痕性幽门梗阻者。其中瘢痕性幽门梗阻是溃疡外科手术的绝对适应证。⑤怀疑有溃疡恶变者。⑥一些特殊性质的溃疡：胰源性溃疡（zollinger - ellison syndrome）、胃空肠吻合口溃疡、应激性溃疡等。

但鉴于下述原因，对胃溃疡的手术指征可适当放宽：①多数胃溃疡对内科抗酸药物治疗的效果不满意，有效率仅35%~40%，而且复发率较高；②部分胃溃疡有可能癌变（<5%）；③合理的手术治疗效果好，目前手术治疗已相当安全；④胃溃疡患者年龄偏大，一旦发生并发症，手术的死亡率和病残率都明显增高。因此，目前大多数外科医师都主张胃溃疡诊断明确，经过短期（8~12周）严格的药物治疗后，如果疗效不好，应该尽早手术。

2. 手术方式　常用的手术方式为胃大部切除术和迷走神经切断术。其中胃大部切除术适用于胃和十二指肠溃疡，而迷走神经切断术更适合于十二指肠溃疡。但总的认为，用以治疗二指肠溃疡的手术方式尚未达到满意的程度。高选择性迷走神经切断术的危险性最小，胃大部切最大。溃疡复发率则以选择性迷走神经切断加胃窦切除术最低，高选择性迷走神经切除术最高。后遗症以胃大部切除术最多，高选择性迷走神经切断术最少。手术方式的选择除与术者的训练、经验与认识、倾向有关，更应考虑患者的具体情况，至今尚无单一的术式能适合于所有的患者，故应根据患者的具体情况制订个体化的方案。

二、胃和十二指肠溃疡并发症的外科治疗

随着各种新型治疗溃疡病药物的发展，消化性溃疡的内科疗效明显提高。临床上需要外科治疗的溃疡也越来越少。尽管如此，溃疡病出血并发症的发病率却相对稳定，尤其在老年患者中，这可能与非甾体类抗炎药物广泛应用有关。因此，从某种意义上讲，胃十二指肠溃疡的外科治疗，主要是针对其并发症：大出血、急性穿孔、瘢痕性幽门梗阻和胃溃疡恶变的治疗。吸烟、年龄、延期手术（>24h）以及伴随休克与否是影响并发症的重要因素。治疗时间延迟24h以上，并发症的发病率增加3倍左右，病死率增加6~7倍。

（一）大出血

胃十二指肠溃疡大出血（hemorrhage）是指那种引起明显出血症状（出血量>1 000mL），并有失血性休克表现的大出血，表现为大量呕血、便血、皮肤苍白、尿少等低血容量休克表现。有5%~10%的胃十二指肠大出血需经外科手术治疗。胃十二指肠溃疡出血是溃疡常见的并发症，也是上消化道出血最为常见的原因，占上消化道出血的40%~50%。有资料表明在需要手术治疗的溃疡病患者中，大出血患者占10%~20%。并且在因十二指肠溃疡死亡的患者中，大约40%患者死于急性出血。大量研究表明，曾有过溃疡大出血的患者，再发出血的比例约为50%。

1. 病因病理　溃疡大出血是因为溃疡基底血管被侵蚀破裂所致，大多数为动脉出血，但溃疡基底充血的小血管破裂，也可引起大量失血。大出血的溃疡一般位于胃小弯或十二指肠后壁，胃溃疡出血常来源于胃右、左动脉的分支或肝胃韧带内的较大血管。十二指肠溃疡出血多来自胰十二指肠上动脉或胃十二指肠动脉等附近的血管。多数患者为间歇性出血，大出血可引起循环血量明显减少，血压下降。临床发现出血50~80mL即可引起黑便，若有便血常表明出血在1 000mL左右。

2. 临床表现　呕血和排柏油样黑便是胃十二指肠溃疡大出血的主要表现。呕血为鲜红或咖啡样。多数患者表现只有黑便而无呕血。如出血迅速可呈色泽较鲜红的血便。失血量在1 000mL以上，可出现心悸、恶心、出冷汗、口渴。当出血量超过1 500mL，便可发生低血压，患者可有眩晕、无力、口干、腹胀或腹痛，肠蠕动增强，并有苍白、出冷汗、脉搏细速、血压下降等失血现象，甚至突然晕倒。腹部检查常无阳性发现，出现腹痛的患者应注意有无溃疡出血伴发急性穿孔。实验室检查可以发现血红蛋白进行性下降。红细胞计数和血细胞比容低于正常。但在急性失血初期，血液循环量已减少而血液尚未被组织液稀释，此时检查结果并不能正确地反映出失血量的多少，所以有必要多次重复检查。

3. 诊断和鉴别诊断　通常根据典型的溃疡病病史、呕血、黑便以及纤维胃镜检查，多可做出正确诊断。但在确诊前必须意识到：①出血是否来自上消化道；②是否属胃十二指肠溃疡出血。必须注意同

食管静脉曲张破裂、食管裂孔疝、Mallory-Weiss 综合征、胃癌、胆管病变等引起的出血相鉴别；③有无并发症，特别是胃十二指肠溃疡合并门静脉高压食管静脉曲张者。

4. 治疗原则　具体如下。

（1）止血、制酸等药物应用：经静脉或肌内注射血凝酶（立止血）；静脉给予 H_2 受体拮抗剂（西咪替丁等）或质子泵抑制剂（奥美拉唑）；静脉应用生长抑素奥曲肽（善得定）0.3~0.5mg 加入 500mL 补液中缓慢滴注维持 24h，或 0.1mg 皮下注射，每 6~8h 一次。

（2）留置鼻胃管：用生理盐水冲洗胃腔，清除凝血块，直至胃液变清，持续低负压吸引，动态观察出血情况。可经胃管注入 200mL 含 8mg 去甲肾上腺素的生理盐水溶液，每 4~6h 一次。

（3）急诊胃镜治疗：内镜止血相对于保守疗法可减少出血复发率及死亡率，并且可明确出血病灶，尤其是对动脉性出血和可视血管的出血极为有效。同时还可施行内镜下电凝、激光灼凝、注射或喷洒药物等局部止血措施。检查前必须纠正患者的低血容量状态。近 10 年来消化性溃疡并发大出血的治疗已从外科手术逐渐转到采用胃镜治疗为首选的局面。消化性溃疡急性出血的内镜止血效果良好，诸如喷涂止血剂或激光、微波等，一度替代了手术。

内镜治疗分四种：①注射疗法；②热疗法；③联合疗法（注射疗法联合热疗法）；④机械疗法。内镜注射肾上腺素治疗溃疡出血，由于安全，低成本和易用性，目前在国外是最普遍的内镜疗法。有资料表明，对于严重的高风险出血，内镜联合疗法（药物注射联合热疗法或者联合其他机械疗法）优于单一内镜疗法，其中肾上腺素注射结合热凝固疗法是不错的选择。肾上腺素注射疗法有较高的初次止血率，而热凝固法可降低出血复发率。另外，应用乙醇局部注射治疗溃疡出血患者，在出血灶周围选择 3~4 点，每点注射乙醇 0.1~0.2mL，可在其浅层再注射 0.05~0.10mL，总量不超过 1.5~2.0mL，止血有效率达 99.7%。

（4）补充血容量：建立可靠畅通的静脉通道，快速滴注平衡盐液，作输血配型试验。同时严密观察血压、脉搏、尿量和周围循环状况，并判断失血量来指导补液。失血量达全身总血量的 20% 时，应输注羟乙基淀粉、右旋糖酐或其他血浆代用品，用量在 1 000mL 左右。出血量较大时可输注浓缩红细胞，也可输全血，并维持血细胞比容不低于 30%。输入液体中晶体与胶体之比以 3∶1 为宜。

（5）急症手术止血：多数胃十二指肠溃疡大出血，可经非手术治疗止血，约 10% 的患者需急症手术止血。手术指征为：①出血速度快，短期内发生休克，或较短时间内（6~8h）需要输入较大量血液（>800mL）方能维持血压和血细胞比容者；②年龄在 60 岁以上并伴动脉硬化症者自行止血机会较小，对再出血耐受性差，应及早手术；③近期发生过类似的大出血或合并穿孔或幽门梗阻；④正在进行药物治疗的胃十二指肠溃疡患者发生大出血，表明溃疡侵蚀性大，非手术治疗难以止血；⑤胃溃疡较十二指肠溃疡再出血机会大 3 倍，应争取及早手术；⑥纤维胃镜检查发现动脉搏动性出血，或溃疡底部血管显露再出血危险很大；⑦有长久和屡次复发的溃疡史，出血前曾经检查证明溃疡位于十二指肠后壁或胃小弯，表明出血可能来自大的动脉，溃疡基底部瘢痕组织多，出血不易自止。急诊手术应争取在出血 48h 内进行，反复止血无效，时间拖延越长危险越大。

采取积极的复苏措施，力争在血流动力学稳定的情况下手术止血。手术方法有：①包括溃疡在内的胃大部切除术。如术前未经内镜定位，术中可切开胃前壁，明确出血溃疡的部位，以非吸收缝线缝扎止血同时检查是否有其他出血性病灶。②对十二指肠后壁穿透性溃疡出血，先切开十二指肠前壁，贯穿缝扎溃疡底的出血动脉，再行选择性迷走神经切断加胃窦切除或加幽门成形术，或作旷置溃疡的毕Ⅱ式胃大部切除术外加胃十二指肠动脉、胰十二指肠上动脉结扎。③重症患者难以耐受较长时间手术者，可采用非吸收缝线溃疡底部贯穿缝扎止血。

（二）急性穿孔

1. 概述　溃疡穿透浆膜层而达游离腹腔即可致急性穿孔，是胃十二指肠溃疡严重并发症，也是外科常见的急腹症。急性穿孔的发生率为消化性溃疡病的 5%~10%。其中男性占 90%。通常十二指肠溃疡急性穿孔比胃溃疡多见。一旦溃疡穿孔，就有致命的危险，十二指肠溃疡穿孔的死亡率为 5%~13%，胃溃疡为 10%~40%。并且随着年龄的增加和穿孔时间的延长，死亡率也相应增高。

2. 病因与病理 吸烟是<75岁患者穿孔最常见的病因，有文献报道吸烟与溃疡穿孔之间存着相关关系，吸烟可显著增加各个年龄组的穿孔发生率。另外一个重要原因是非甾体类抗炎药的使用。约1/4的穿孔患者是由于使用非甾体类抗炎药，在老年人中这个比例更高。胃十二指肠溃疡穿孔可分为游离穿孔与包裹性穿孔。游离穿孔发生时，胃与十二指肠的内容物进入腹膜腔引起弥漫性腹膜炎；包裹性穿孔同样形成侵蚀胃或十二指肠壁全层的溃疡孔洞，但为邻近脏器或大网膜封闭包裹，阻止了消化道内容物进入腹膜腔。如十二指肠后壁溃疡穿入胰腺，为胰组织所包裹，即所谓慢性穿透性溃疡。

90%的十二指肠溃疡穿孔发生在球部前壁，而胃溃疡穿孔60%发生在胃小弯，40%分布于胃窦及其他各部。急性穿孔后，有强烈刺激性的胃酸、胆汁、胰液等消化液和食物溢入腹腔，引起化学性腹膜炎。导致剧烈的腹痛和大量腹腔渗出液，约6~8h后细菌开始繁殖并逐渐转变为化脓性腹膜炎。病原菌以大肠埃希菌、链球菌为多见。由于强烈的化学刺激、细胞外液的丢失以及细菌毒素吸收等因素，患者可出现休克。

3. 临床表现 急性胃十二指肠溃疡穿孔者多有较长的病史，近期症状逐渐加重，约有10%的患者没有溃疡病史而突然发生急性穿孔。部分患者有暴饮暴食、过度疲劳、情绪激动等诱因。

急性穿孔典型的症状是突然发生的剧烈的腹痛，刀割样，难以忍受，并迅速波及全腹部，有时强烈刺激性的消化液沿升结肠外侧沟流至右下腹，引起右下腹疼痛。要与急性阑尾炎相鉴别。剧烈的腹痛使患者多有面色苍白、出冷汗、肢体发冷等休克表现。患者可以清楚地回忆起剧痛发作的时间。部分患者表现有恶心、呕吐。体检时，患者多为被动体位，表现为屈膝、不敢翻动及深吸气，全腹呈板样硬，压痛、反跳痛及肌紧张明显，疼痛主要在上腹。75%的患者肝浊音界缩小或消失，肠鸣音消失。80%的患者直立位腹部X线平片示膈下有半月形游离气体。穿孔发生后，继发细菌性腹膜炎可引起患者发热、腹胀、血白细胞计数显著升高。穿孔晚期或穿孔较大者，可出现腹胀，肠麻痹。腹腔积液超过500mL时，可叩到移动性浊音。部分老年患者或体质较虚弱者，临床穿孔表现不典型，往往以脓毒血症和感染中毒性休克为主要表现。

4. 诊断和鉴别诊断 具体如下。

（1）急性胰腺炎：胃十二指肠溃疡穿孔和急性胰腺炎均属急腹症，两者在临床表现上有许多相似之处。严重的溃疡穿孔或溃疡穿透累及胰腺时，虽然血淀粉酶可升高，但是一般不超过正常值的5倍。急性胰腺炎起病也较急骤，多有暴饮暴食史，突然发作上腹疼痛，疼痛剧烈并且向腰背部放射，患者常有"束带"感，早期腹膜炎不明显，检查无气腹征，血清淀粉酶超过500索氏单位。

（2）急性阑尾炎：因穿孔后胃肠内容物可经升结肠旁沟或小肠系膜根部流到右下腹，引起右下腹腹膜炎症状和体征。易误为急性阑尾炎穿孔。后者常有明显的转移性右下腹疼痛，临床症状和腹部体征相对较轻，多不伴休克征象，也多无气腹征表现。

（3）急性胆囊炎和胆囊结石：腹痛和腹膜炎体征相对较轻并且局限于右上腹，有时疼痛放射至右肩胛部或腰背部。腹部超声、X线和CT检查，常有助于诊断和鉴别诊断。

（4）肝破裂出血：常有明显的外伤史，出血性休克是其主要症状，可有腹痛和腹膜炎体征，腹腔穿刺可抽出不凝血。腹部超声和CT检查提示有肝破裂及腹腔积液。

5. 治疗原则 具体如下。

（1）非手术治疗：非手术治疗适用于：一般情况良好，症状体征较轻的空腹小穿孔；穿孔超过24h，腹膜炎已局限者；患者全身情况差，年老体弱，或合并有严重的心肺疾病；或是经水溶性造影剂行胃十二指肠造影检查证实穿孔业已封闭的患者；终末期脓毒症患者；或者患者因手术风险而拒绝手术。非手术治疗不适用于伴有出血、幽门梗阻、疑有癌变等情况的穿孔患者。

非手术治疗的措施主要包括：①持续胃肠减压，减少胃肠内容物继续外漏，以利于穿孔的闭合和腹膜炎消退；②输液以维持水、电解质平衡并给予营养支持；③全身应用抗生素控制感染；④经静脉给予H_2受体阻断剂或质子泵拮抗剂等制酸药物。非手术治疗期间需严密观察病情变化，如治疗6~8h后病情仍继续加重，应立即转行手术治疗。非手术治疗少数患者可出现膈下或腹腔脓肿。痊愈的患者应胃镜检查排除胃癌，根治幽门螺杆菌感染并采用制酸剂治疗。

（2）手术治疗：仍为胃十二指肠溃疡急性穿孔的主要疗法，根据患者情况结合手术条件选择单纯穿孔修补术或彻底性溃疡手术。

1）穿孔修补术：是治疗溃疡穿孔的主要手段，行单纯修补的病例，效果满意，但术后要加强抑酸剂和抗感染治疗。此方法简单，创伤轻，危险性小，疗效确切。并且缝闭穿孔，不仅终止胃肠内容物继续外漏，同时可较彻底地清除腹腔内的污染物和渗出液，有效地防止和减少术后并发症。如在穿孔修补术后，给予正规的内科治疗，约30%患者溃疡可愈合，症状消失。部分溃疡复发患者需要作溃疡根治性手术。此外，在胃溃疡急性穿孔单纯修补术后的患者中，约7%～11%在随访过程中确诊为胃癌。因此，对胃溃疡患者应尽可能地取活检作病理检查，术后应定期做胃镜检查。

适应证：①穿孔时间超过8h，合并有严重的腹膜炎体征及有大量脓性渗出物；②术中发现腹腔污染严重，胃十二指肠明显水肿；③患者全身情况差，难以耐受较大或较长时间的手术；④以往无溃疡病史或有溃疡病史未经正规内科治疗，无出血、梗阻等并发症。

方法：经上腹正中切口，探查腹腔内污染情况，暴露胃幽门和十二指肠，检查穿孔所在，常可发现穿孔处已被邻近组织或肝缘所覆盖。由于穿孔局部充血水肿，有时不易确定穿孔是在幽门胃侧抑或是在幽门的十二指肠侧。如为胃溃疡穿孔，并疑有胃癌可能时，应取穿孔边缘组织做病理检查。闭合穿孔时，沿横行方向以丝线间隔缝合，第一层为对拢缝合，第二层为内翻缝合。但常由于穿孔周围组织水肿及瘢痕，无法行第二层缝合；或由于穿孔靠近幽门，内翻缝合后有可能造成幽门狭窄，可只做一层对拢缝合，再以网膜覆盖。如穿孔大，瘢痕多，难以将孔洞缝闭，可将带蒂大网膜塞入孔内后固定于肠或胃壁。穿孔缝合前及缝合后，应尽量吸除腹腔，特别是膈下及盆腔内的渗液。术后在穿孔修补附近及盆腔内可酌情放置引流管。对于较大的溃疡穿孔，网膜填塞法是比较安全的，尤其对于高危患者是不错的选择。

2）腹腔镜溃疡穿孔修补术：手术适应证：急性穿孔；腹腔内渗液不多，术前患者腹膜炎症状不重，仅上腹疼痛、压痛，患者年轻；全身情况较好，能耐受人工气腹；可排除溃疡恶变或胃癌穿孔。手术禁忌证：入院时有休克症状；穿孔时间大于24h；年龄＞75岁；合并其他重症基础疾病，如心衰、肝硬化等。

手术方法：目前腹腔镜穿孔修补的方法有以下三种：①单纯缝合修补术：用0号、1-0、2-0可吸收线顺胃肠长轴方向间断全层缝合或连锁缝合。这种方法可适用于大多数穿孔较小的患者，并且与患者本身的身体状况关系不大。此法修补可靠，但对溃疡边缘已瘢痕化或十二指肠溃疡边缘处已有变形，尤其溃疡较大时，缝合有时较困难。②网膜片修补法：用可吸收缝线穿过穿孔的两侧，缝合3～4针，将大网膜提到穿孔的表面，收紧缝线打结，使网膜片起到生理性封闭物作用即可。该手术操作简单，手术效果好，但网膜片固定须牢固。③蛋白胶粘堵法：用吸收性明胶海绵或网膜组织涂上生物蛋白胶或ZT胶后，直接插入穿孔内，使吸收性明胶海绵或网膜组织与胃十二指肠壁粘在一起，封闭穿孔，该方法适用于较小的穿孔。粘补法操作比较简单，所用黏合剂为生物制剂，但价格较昂贵。

腹内空腔灌洗也是手术的重要环节，包括腹膜腔，肝上间隙，肝下间隙，盆腔等，一般推荐用6～8L的温热生理盐水。另外术后即开始应用质子泵抑制剂或H_2受体阻滞剂，并且要保留鼻胃管＞48h，抗生素应用至少5天或直至发热消退。

术后并发症：术后缝合瘘是最常见的并发症，发生率为1.5%～16%，主要发生在腹腔镜纤维蛋白胶修复患者；肺炎，可能与气腹有关；其他还有腹内脓肿形成、肠梗阻、外瘘、出血等。

手术评价：腹腔镜溃疡穿孔修补术的优势有：可以减轻术后疼痛；降低发病率的伤口并发症，如感染及切口疝形成；加快恢复进食，缩短住院日数，并更快的恢复工作等。既往对年龄小于35岁的年轻患者，多采用保守治疗，或仅行穿孔修补术，或修补术后加行高选择性迷走神经切断术；而对年龄大于40岁，特别是有胃十二指肠溃疡病史多年，经系统的内科治疗，包括正规应用H_2受体阻滞剂及质子泵抑制剂的抗酸与抗Hp治疗，效果渐差的溃疡穿孔，或既往有穿孔史、幽门或十二指肠球部瘢痕形成甚或出现过梗阻情况者，胃大部切除术仍较为合适。即便术后有残胃癌发生风险，一般多于术后20～25年发生，即使发生残胃癌，也还可以再次手术。另外，胃溃疡患者，时间久后溃疡也有恶变可能。

当然，对于胃或十二指肠球部后壁穿孔，腹腔镜下无法修补或修补困难，或者腔镜下高度怀疑有胃癌可能性者，还应果断中转开腹。总之，对青年胃十二指肠溃疡穿孔患者，腹腔镜穿孔修补手术，是目前较合理的手术方式。

3）急诊根治性手术：有资料表明穿孔修补术后，约2/3患者仍有轻度或重度慢性溃疡病症状。其中部分患者需要再次作根治性手术。因此，在急诊手术治疗溃疡病时是否行急诊根治性手术，应根据根治性手术的必要性和患者耐受手术的可能性决定。应使根治性手术的死亡率不高于穿孔修补术或非手术治疗。通常有下列情况时应争取做根治性手术：①多年溃疡病病史，症状较重，反复发作；②曾有过穿孔或出血史；③急性穿孔并发出血；④胼胝状溃疡；⑤有瘢痕性幽门狭窄；⑥疑有癌变的胃溃疡穿孔；⑦多发性溃疡；⑧患者全身情况良好，无严重的合并病。此外，还应根据穿孔的大小、时间、腹腔内污染情况以及腹腔探查结果，进行综合判断。常用的急诊根治性手术是胃大部切除或迷走神经切断附加胃窦切除或幽门成形术。

（三）瘢痕性幽门梗阻

胃十二指肠溃疡患者因幽门管、幽门溃疡或十二指肠球部溃疡反复发作形成瘢痕狭窄，合并幽门痉挛水肿可以造成幽门梗阻（pyloric obstruction）。

1. 病因和病理 溃疡引起的幽门梗阻有三种：①幽门括约肌痉挛引起梗阻：这类梗阻属于功能性，间歇性发作；②水肿性幽门梗阻：幽门部溃疡炎症使幽门狭窄，炎症水肿消退或减轻后梗阻即缓解；③瘢痕性幽门梗阻：位于幽门附近的溃疡在愈合过程中，形成瘢痕，久之瘢痕收缩而产生狭窄，引起梗阻。前两种情况是暂时的、可逆性的，在炎症消退、痉挛缓解后幽门恢复通畅，瘢痕造成的梗阻是永久性的需要手术方能解除。瘢痕性幽门梗阻是由于溃疡愈合过程中瘢痕收缩所致，最初是部分性梗阻，由于同时存在痉挛或是水肿使部分性梗阻渐趋完全性。初期，为克服幽门狭窄，胃蠕动增强，胃壁肌层肥厚。后期，胃代偿功能减退，失去张力，胃高度扩大，蠕动消失。胃内容物滞留，使促胃液素分泌增加，使胃酸分泌亢进，胃黏膜呈糜烂、充血、水肿和溃疡。由于胃内容物不能进入十二指肠，因吸收不良患者有贫血、营养障碍；呕吐引起的水电解质丢失，导致脱水、低钾低氯性碱中毒。

2. 临床表现 临床表现大多数患者都有慢性溃疡症状和反复发作史，当并发幽门梗阻时，症状的性质和节律也逐渐改变。一般抗酸药物逐渐无效。由于幽门梗阻、胃潴留，患者常感到上腹部饱胀不适，时有阵发性疼痛，尤以餐后加重。自发性呕吐为幽门梗阻的主要症状，约每隔1~2天发作一次，常发生于餐后30~60min。呕吐量大，可超过1 000mL，内含发酵酸臭的宿食，无胆汁。

由于多次反复大量呕吐，可引起 H^+、K^+ 和氯化物严重丢失，导致代谢性低氯低钾性碱中毒。患者可出现呼吸短促、四肢乏力、烦躁不安。由于碱中毒，使循环中游离 Ca^{2+} 减少，以及长期呕吐、禁食和 Mg^{2+} 缺乏，故可发生手足抽搐。患者临床上表现为消瘦，倦怠，皮肤干燥，丧失弹性，腹部检查可见上腹隆起，可有蠕动波，可闻及振水音。

体检时发现：营养不良，空腹时上腹隆起，可见胃蠕动波以及有上腹部振水音。当有碱中毒低血钙时，耳前叩指试验（Chvostek 征）和上臂压迫试验（Trousseau 征）均可为阳性。

3. 实验室检查 包括：①血液生化检查可发现血清 K^+、Cl^-、Ca^{2+} 和血浆蛋白均低于正常，非蛋白氮升高。②血气分析为代谢性碱中毒。③X 线检查清晨空腹透视可见胃内有液平。④钡餐可发现幽门变细或钡剂不能通过，胃呈高度扩张，明显潴留。通常6h 后仍有1/4 以上的钡剂存留于胃，甚至在24h 后胃内仍有大量钡剂残留。⑤纤维胃镜检查可发现胃内有大量宿食残渣，幽门部明显狭窄，有时可见溃疡存在。

4. 诊断及鉴别诊断 包括：①具有慢性溃疡病病史和典型的胃潴留症状；②清晨空腹置入胃管，可抽出大量酸臭的宿食。注水试验阳性（空腹经胃管注入生理盐水750mL，半小时后抽出量 >350mL）；③X 线钡餐和纤维胃镜检查证明有幽门狭窄、胃潴留。

幽门梗阻应与下列情况鉴别：①痉挛水肿性幽门梗阻，系活动溃疡所致，有溃疡疼痛症状，梗阻症状为间歇性，经胃肠减压和应用解痉制酸药，疼痛和梗阻症状可缓解；②十二指肠球部以下的梗阻性病变，十二指肠肿瘤、胰头癌、肠系膜上动脉压迫综合征、十二指肠瘀滞症、淋巴结结核等也可以引起上消化道梗阻，据其呕吐物含胆汁，X 线、胃镜、钡餐检查可助鉴别；③胃窦部与幽门的癌肿可引起梗阻，但病程较短，胃扩张程度轻，钡餐与胃镜活检可明确诊断；④成人幽门肌肥厚症：极为少见，病因尚不清楚，部分病例可能同先天性因素有关。临床上很难同瘢痕性幽门梗阻和胃幽门部硬癌相鉴别。因此需要手术治疗。

5. 治疗　瘢痕性幽门梗阻是外科治疗的绝对适应证，手术治疗的目的是恢复胃肠的连续性，解除梗阻。通常采用胃大部切除术，对于胃酸分泌高，临床症状明显的年轻患者可考虑做胃大部切除术加迷走神经切断术。但对老年患者，全身情况较差者，宜采用胃空肠吻合术。虽然一些学者主张用双侧躯干迷走神经切断术加内镜下幽门扩张术（内镜气囊扩张）来解除梗阻，但是此类方法狭窄的复发率较高。此外，近年微创外科发展迅速，在国外，腹腔镜双侧躯干迷走神经切断术结合胃空肠吻合术在很多机构作为治疗瘢痕性幽门梗阻的首选方法。

对手术患者必须进行积极的术前准备，包括：持续胃管减压和温盐水洗胃，以清除胃内潴留的食物，减轻胃黏膜水肿。同时给予 H_2 受体拮抗剂以减少胃酸分泌，纠正水电解质和酸碱平衡紊乱，加强营养支持疗法，改善贫血和低蛋白血症。通常术前准备为 5～7 天。手术方式可采用胃大部切除术或迷走神经切断加胃窦切除术。对难以切除的十二指肠溃疡，可行溃疡旷置胃大部切除术。无论实施何种手术，术后胃管减压和空肠造瘘管饲养均是有益之举。

（四）胃溃疡恶变

胃溃疡是否恶变是个有争议的问题。有研究表明其发生率 <5%。由于胃溃疡和胃溃疡恶变属两种完全不同的病变，并且临床上诊断为胃溃疡的患者中，约10%切除后的病理检查证实是癌，说明术前临床上的鉴别诊断有较高的误诊率。因此，凡是中年以上的胃溃疡患者若出现下述情况应予以重视：①长期典型的溃疡症状发生改变；②经严格的内科治疗 4～6 周，病情无明显改善；③食欲减退，进行性消瘦；④粪便隐血试验持续阳性，贫血症状加重；⑤X 线和胃镜检查提示溃疡直径 >2.5cm，并且不能除外恶变者。对有癌变的胃溃疡应按胃癌进行根治性胃切除术治疗，其远期疗效比原发性胃癌好。

三、胃十二指肠溃疡病的外科治疗方法

胃十二指肠溃疡主要是由于胃酸增加和胃黏膜屏障受到破坏造成的，因此，外科治疗胃十二指肠溃疡的目的是控制和降低胃酸分泌，同时可以消除症状，防止复发。不同部位的溃疡其发病机制也有不同，所选择的手术方式也不尽相同。目前比较常用的手术方法大致分两类：胃大部切除术（subtotal gastrectomy）和迷走神经切断术（vagotomy）。通常治疗胃溃疡多选胃大部切除术，也同时治疗十二指肠溃疡。但迷走神经切断术多用于十二指肠溃疡的患者。事实上，单纯的迷走神经切断术很少应用。部分患者实施的胃－空肠吻合术也不应作为常规手术，仅适用于某些患者，原因是该种手术不能有效地减少胃酸分泌，上述两种手术方法可以合并使用互相补充。全胃切除术（total gastrec‑tomy）仅在 Zollinger‑Ellison 综合征严重高胃酸情况下应用。

（一）胃大部切除术

胃大部切除术在我国开展比较普遍，切除的范围是胃的远端2/3～3/4，包括胃体大部、整个胃窦部、幽门和部分十二指肠球部。一般认为十二指肠球部溃疡胃切除范围应大于胃溃疡患者。对年老体弱和女性患者切除的范围可以小些，体力劳动者和食量较大者应少切除一些。

1. 胃大部切除术治疗溃疡的理论基础　胃部分切除术治疗十二指肠溃疡，需要的切除范围应该包括胃远侧的 2/3～3/4，即是胃体部的大部分、整个胃窦部、幽门和十二指肠第一部。这种手术称为胃大部切除术。其治疗溃疡的理论基础有：①根据胃酸分泌的生理，经过上述范围的胃切除后，由于胃窦部已不存在，促胃液素的来源已大部分消除，体液性胃酸分泌明显减少；②同时，由于大部分胃体已切除，分泌胃酸的壁细胞和主细胞数量也减少很多，使得胃酸和胃蛋白酶分泌大为减少；③切除了溃疡的常发部位（邻近幽门的十二指肠第一部、幽门管和胃窦部小弯），使之不可能再在这些部位复发溃疡；④切除了溃疡本身，消除了病灶；⑤胃部分切除术后，幽门的作用不复存在，胃内容物在胃内停留的时

间缩短，碱性十二指肠液反流入胃的机会增多，可以中和残胃分泌的胃酸。这种情况也有助于防止胃酸过高、溃疡复发。因此，胃部分切除术既可降低胃酸的分泌，又可以除去溃疡病灶，还可以防止溃疡的复发，所以治疗效果很好，治愈率达85%~90%，而且手术死亡率仅在1%以下。

2. 胃切除范围　胃切除范围决定胃酸降低的程度，是影响手术疗效的主要问题。通常50%的胃切除，是从胃大弯左、右胃网膜动脉交界处到贲门下2~3cm处画一直线；60%为大弯处再向左在胃网膜左动脉第一个垂直分支处，到贲门下2cm处的连线；75%为贲门下至胃网膜左动脉弓在大弯的起点处。胃大部切除术的切除范围是胃远侧的2/3~3/4，包括胃体的远侧部分、整个胃窦部、幽门和十二指肠第一部。切除要求一般来讲高泌酸的十二指肠溃疡与Ⅱ、Ⅲ型胃溃疡切除范围应不少于胃的60%，低泌酸的Ⅰ型胃溃疡则可略小（50%左右）。年老体弱女性和重体力劳动者可切除少些，对少数胃酸分泌量很大的胰源性溃疡应做全胃切除。

3. 溃疡的切除　胃部分切除治疗胃十二指肠溃疡的作用之一是可以切除溃疡，达到消除溃疡的目的。因为绝大多数溃疡发生在邻近幽门的十二指肠球部、胃窦部。但事实上溃疡的切除并非必要，因为消除了胃酸之后溃疡多数可以自愈，故临床上十二指肠球后溃疡等形成严重瘢痕者，不宜勉强切除时，可在幽门前胃窦部3~4cm处切断，但必须将残留的胃窦部黏膜全部剥离掉（Bancroft手术），消除胃酸的作用因素，许多溃疡可以自愈。因此对溃疡切除困难或位于球后的低位溃疡，可采用旷置溃疡的手术，即溃疡旷置术（Bancroft术）。

4. 吻合口大小　胃肠吻合口的尺度对术后胃肠功能的恢复至关重要。过小的吻合口会使食物通过困难，太大的吻合口使食物过快进入空肠，易发生倾倒综合征。胃十二指肠吻合，依据十二指肠的口径，一般吻合口为2.0~2.5cm大小。如嫌吻合口太小，可将十二指肠前壁切开一部分，以扩大吻合口。胃空肠吻合口的大小以3~4cm（2横指）为宜，过大易引起倾倒综合征，过小可能增加胃排空障碍。胃空肠吻合口的大小，主要取决于空肠肠腔的口径。

5. 胃肠道重建　常用的消化道重建有两种基本方法：胃和十二指肠吻合（毕Ⅰ式）；胃和空肠吻合（毕Ⅱ式）。关于这两种方法哪一种更适于溃疡的手术治疗，意见仍不统一。多数认为胃十二指肠吻合较好，因为比较接近正常解剖生理，术后并发症和后遗症较少。但也有人认为胃空肠吻合更适于十二指肠溃疡的手术治疗，因为，如强调胃十二指肠吻合，则有可能因担心吻合口张力过大以致胃切除的范围不足，这样在胃酸分泌高的患者，溃疡复发可能较大。此外，胃十二指肠吻合必须将溃疡切除而且留有足够长的正常十二指肠壁，吻合口缝合才牢固，否则易发生吻合口漏或狭窄等并发症。在十二指肠溃疡瘢痕组织多或已穿透至邻近器官的情况下，勉强切除溃疡和游离足够长度的正常十二指肠壁时，即可有损伤胆总管和胰管的危险，对低位十二指肠溃疡更是如此，所以胃空肠吻合更为安全。至于胃溃疡则不存在这些问题，因为需要切除的胃较少，十二指肠也正常，几乎都可以作胃十二指肠吻合。通常胃溃疡患者，由于十二指肠多数正常，所切除的胃组织比十二指肠溃疡少些，作毕Ⅰ式的机会比较多。而十二指肠溃疡患者更适合做毕Ⅱ式。

此外，常用的尚有胃空肠Roux-en-Y吻合即远端胃大部切除后，缝合关闭十二指肠残端，在距十二指肠悬韧带10~15cm处切断空肠，残胃和远端空肠吻合，距此吻合口以下45~60cm空肠与空肠近侧断端吻合。其优点有：①有效预防和治疗碱性反流性胃炎，与Billroth式胃重建相比，是十分突出的优势；②无输入襻并发症；③吻合口宽度易掌握，溃疡防止或减少吻合口狭窄或倾倒综合征；④对防止残胃癌具有重要意义。

6. 吻合口与结肠的关系　多指毕Ⅱ式胃-空肠吻合方式，通常有结肠前、结肠后之分。结肠前吻合是空肠襻在结肠前侧直接上提至胃断端进行吻合，操作上比较简单，但这种吻合空肠襻较长（10~20cm），并发症相对较多。结肠后吻合是在横结肠系膜上打孔，然后将空肠襻穿过系膜孔，在结肠后方与胃进行吻合。此种吻合法空肠襻相对较短，一般为4~5cm。通常结肠前后术式的选择取决于操作医师的熟练程度、经验和个人习惯，只要操作正确，两者并无差别。

7. 近端空肠的长度与方向　近端空肠的长度与走向越靠近十二指肠的空肠，黏膜抗酸能力越强，日后发生吻合口溃疡的可能性越小。在无张力和不成锐角的前提下，吻合口近端空肠段宜短。结肠后术式要求从 Treitz 韧带至吻合口的近端空肠长度在 6~8cm，结肠前术式以 8~10cm 为宜。近端空肠与胃大小弯之间的关系并无固定格式，但要求近端空肠位置应高于远端空肠，以利排空；如果近端空肠与胃大弯吻合，应将远端空肠置于近端空肠前以防内疝。

胃大部切除术是目前治疗胃十二指肠疾病较常用的手术方法，疗效肯定。各种手术方法的选择依照各地区手术者的习惯、经验以及条件而定。各类手术均可不同程度地带来不少近期、远期并发症，并有一定的复发率。新的改进方法有待进一步积累经验及时总结。

（二）胃迷走神经切断

1. 迷走神经解剖　迷走神经属混合神经。其中 80% 为传入纤维，20% 为传出纤维。左右迷走神经与食管平行下行，在气管分叉及膈肌水平之间形成食管丛，该丛再形成左、右迷走神经干沿食管两侧下行并共同穿过膈食管裂孔。当胃发生向右 90° 角的旋转后，左、右干迷走神经在贲门及小弯便成为前、后干。前干分为肝支和胃前支，肝支经小网膜右行，入肝前又分出一支，下降分布至幽门括约肌及幽门窦和十二指肠球部。胃前支沿小弯走行，其外观像是前干的延续，称胃前 Latarjet 神经，并分出 3~5 支至胃底、体部，随血管穿入胃小弯壁。末端一般为 3 小支称"鸦爪"（crowfoot），在近小弯角切迹处分布至胃窦前壁。后干较前干粗，在胃左动脉进入胃壁处的平面分出腹腔支至腹腔丛，其胃后支即胃后 Latarjet 神经，在胃后的分支与胃前 Latarjet 神经相似。此外，后干在食管裂孔稍下或少数在食管裂孔稍上，发出 1~2 细支斜向外下分布至胃底后壁，走行隐蔽，迷走神经切断时，即使是熟练的外科医师有时也易漏切，以致术后溃疡复发，因而被称为"罪恶神经"（criminal nerve）。

2. 迷走神经切断术后的病理生理改变　具体如下。

（1）对胃酸分泌的影响：胃壁细胞具有乙酰胆碱、促胃液素及组胺受体，三种迷走神经切断均可有效地消除乙酰胆碱受体的功能，对一个受体功能的阻断将抑制另两个受体的功能，明显抑制胃酸的分泌。

（2）对胃蛋白酶分泌的影响：高选择性迷走神经切除作用于胃黏膜的主细胞，抑制胃蛋白酶的释放，从而与降酸作用共同减轻对胃十二指肠黏膜的不良作用，使溃疡得以愈合。

（3）对促胃液素分泌的影响：迷走神经兴奋和食物刺激均能刺激胃窦和十二指肠黏膜释放促胃液素，促胃液素能刺激胃酸分泌，而胃酸分泌增高反过来抑制促胃液素分泌，这一负反馈系统起到调节循环中促胃液素水平的作用。低胃酸、胃窦黏膜碱化、胃膨胀等因素均使促胃液素分泌增加。所以，迷走神经切断术后，均同样有血清促胃液素水平升高。

（4）对胃碳酸氢盐分泌的影响：迷走神经兴奋时可刺激胃窦产生 HCO_3^- 分泌，高选择性迷走神经切断术保留胃窦迷走神经支配，因此，术后对胃分泌碳酸氢盐没有影响。

（5）对胃运动功能的影响：迷走神经干切断，选择性迷走神经切断和高选择性迷走神经切除术均破坏了胃体、胃底部胃壁的张力，并加速流体食物的排出，因此有些患者可能出现进食后饱胀感，并且可在进流体食物后出现倾倒综合征。对固体食物的排空，在高选择性迷走神经切断术后仍正常，反映该手术保留了胃窦和幽门对固体食物的研磨和控制胃排空的作用。

3. 迷走神经切断术的类型　根据迷走神经兴奋刺激胃酸分泌的原理以及没有胃酸就没有溃疡的理论，20 世纪 40 年代以后，迷走神经切断术治疗溃疡病在临床上得到应用和推广。目前迷走神经切断术有三种类型：迷走神经干切断术（truncal vagotomy，TV）；选择性迷走神经切断术（selective vagotomy，SV）；高选择性迷走神经切断术（highly selective vagotomy，HSV）又称壁细胞迷走神经切断术（parietal cell vagotomy，PCV）。迷走神经切断术主要是通过切断迷走神经，去除神经性胃酸分泌，消除了十二指肠溃疡发生的主要原因，同时也去除迷走神经对促胃液素分泌的刺激作用，减少了体液性胃酸分泌，达到使溃疡愈合的目的。迷走神经切断术还通过去除壁细胞群的神经支配，降低壁细胞膜上的乙酰胆碱受体浓度，从而减少胃酸的分泌；同时也影响促胃液素的浓度，使基础胃酸分泌量可减少 80%~90%。

（1）迷走神经干切断术（truncal vagotomy，TV）：是在膈下切断迷走神经前、后干，去除了全部脏器的迷走神经支配，也称全腹迷走神经切断术。该术式不但切断了胃全部迷走神经支配，使基础胃酸量和胃蛋白酶下降 78% 和 60%。但同时也切断了支配腹部其他脏器的迷走神经，从而使这些脏器功能发生紊乱。由于胃迷走神经被切断，使胃张力与蠕动减退，胃排空延迟，胃内容物滞留，可以刺激胃窦部黏膜释放促胃液素，促进体液性胃酸分泌，容易导致溃疡复发。此外，因支配肠道的迷走神经被切断，可引起小肠功能紊乱，导致顽固性腹泻。由于迷走神经干切断后，胃壁张力减弱，导致排空延迟，因此必须加做引流术。一般多选择幽门成形术或胃空肠吻合术。

（2）选择性胃迷走神经切断术（selective vagotomy，SV）：在 TV 基础上进行了改进，即保留迷走神经肝支和腹腔支，切断供应胃壁和腹腔食管段的所有迷走神经分支，避免了其他内脏功能紊乱的可能性。由于上述两种迷走神经切断术，均造成胃窦部迷走神经支配缺失，导致胃潴留。为了解决胃潴留问题，必须附加胃引流手术。常用的引流术有：①幽门成形术：往幽门处做一纵切口，然后横行缝合。或在幽门处沿胃大弯到十二指肠作一倒"U"字形，切除后行胃十二指肠吻合。②胃空肠吻合术：吻合口应在靠近幽门的胃窦最低点，以利排空。③胃窦或半胃切除术：胃十二指肠或胃空肠吻合术。近年来的资料表明，选择性迷走神经切断术总的临床效果并不比迷走神经干切断术好。选择性迷走神经切断术加各种引流术在我国许多地方广泛应用。在有些地方已经作为十二指肠溃疡治疗的首选方法。此方法也有一些问题，如迷走神经解剖变异，切断神经纤维常不够完整，神经也可能有再生，且有复发可能。此外，还有幽门括约肌丧失导致胆汁反流，部分患者还有倾倒综合征和腹泻等并发症。具体方法是找到迷走神经前干肝支和后干腹腔支，再往远侧分别找到前、后干的胃支，分别于肝支、腹腔支远侧切断前、后胃支。并注意切断前、后干分布至胃底的各小分支及后干的"罪恶神经"。此手术需加做幽门成形术或胃 – 空肠吻合等引流手术。

（3）高选择性迷走神经切断术：随着对十二指肠溃疡发生机制的进一步认识，近年来 PCV 越来越受到重视。该术式仅切断胃前、后 Latarjet 神经分支，保留了迷走神经肝支、腹腔支和"鸦爪"支神经，降低了胃肠功能的紊乱，尤其是倾倒综合征、腹泻和胆汁反流等。术后胃肠道并发症少，死亡率仅为 0.3%，但其不消除 Hp 主要的滋生场所。由于保留了胃窦幽门部的神经支配和功能，故术后不需要加做驯流手术。但应注意切断可能存在的罪恶神经，以防止术后溃疡复发。

由于 PCV 有效地降低了胃酸和胃蛋白酶的分泌；保留了胃窦幽门部以及肠道的生理功能，手术安全、恢复快、术后并发症少，适用于腹腔镜手术，因此被认为是治疗十二指肠溃疡的首选方法，适用于：①内科治疗无效的十二指肠溃疡；②十二指肠溃疡急性穿孔在 8~12h，腹腔内无严重污染，患者全身情况允许，可采用高选择性迷走神经切断术加穿孔修补术；③十二指肠溃疡出血，可采用 PCV 加出血溃疡缝扎术。随着内镜微创外科（microlnvasive surgery）的发展，一些应用腹腔镜和胸腔镜切断迷走神经的手术也有报道。

4. 迷走神经切除术后并发症　具体如下。

（1）胃潴留：主要是迷走神经切断后胃张力减退、胃窦幽门部功能失调所致。常发生在术后 5~7天。表现为上腹部饱胀不适，呕吐食物和胆汁。X 线钡餐和核素扫描均提示有胃排空延迟和潴留。多数患者在 2 周内症状可自行或通过禁食、持续胃肠减压、应用胃肠动力促进剂等治疗而缓解。对该类患者应注意排除机械性梗阻，慎用手术治疗。

（2）胃小弯坏死穿孔：在行 PCV 时，分离胃小弯时过于贴近胃壁或过多地损伤血管，造成胃小弯缺血、坏死和穿孔。避免手术时分离小弯血管过深过广，以及神经切断后行胃小弯侧浆膜层完整而严密的缝合，是预防胃小弯坏死穿孔的主要方法。

（3）吞咽困难：通常迷走神经前干在贲门上 2~3cm 处发出支配食管下段和贲门的分支，若手术切断，则可引起食管下段和贲门的持续性痉挛。对长期痉挛、狭窄者，可通过食管气囊扩张而缓解。

（4）腹泻：发生率为 5%~20%，原因不明，可能与迷走神经干切除后小肠神经调节功能紊乱、食糜转运加快所致。临床上可表现为轻型、发作型和暴发型。通常经调节饮食、应用止泻收敛剂等可缓解症状。若经上述处理无效，症状严重，病程持续达 18 个月者，可考虑行 Henle 手术（间置逆蠕动空肠）。

（三）治疗结果及评价

胃迷走神经切断术疗效的判断：如果基础胃酸分泌量较术前减少 80% 以上；增量组胺试验最大胃酸分

泌量较术前减少60%~70%，夜间高胃酸现象消失，基础胃酸中无游离酸，提示疗效良好。胰岛素试验也可判断迷走神经是否完全切断，方法是皮下注射胰岛素0.2U/kg，使血糖减至2.8mmol/L以下，刺激迷走神经引发胃酸分泌。如刺激胃酸分泌的反应消失，基础胃酸分泌小于2mmol/h，注射后胃酸分泌量上升小于1mmol/h，表示迷走神经切断完全；如胃酸分泌量上升为1~5mmol/h，表示切断不全，但仍足够；如胃酸分泌量上升超过5mmol/h，表示迷走神经切断不够。

各种胃切除术与迷走神经切断术的疗效评定，可参照Visick标准，从优到差分为四级。Ⅰ级：术后恢复良好，无明显症状；Ⅱ级：偶有不适及上腹饱胀、腹泻等轻微症状，饮食调整即可控制，不影响日常生活；Ⅲ级：有轻到中度倾倒综合征，反流性胃炎症状，需要药物治疗，可坚持工作，能正常生活；Ⅳ级：中、重度症状，有明显并发症或溃疡复发，无法正常工作与生活。

（赵胜利）

第三节　胃、十二指肠损伤

腹部外伤，无论是闭合伤还是开放伤，均可能伤及胃、十二指肠。由于解剖因素，胃受到肋弓保护且有一定的活动度，十二指肠位置深在，故临床上胃、十二指肠单纯性损伤较为少见，约占腹部脏器损伤的5%。常合并其他脏器的损伤或腹腔内大出血。若诊治不及时，可酿成严重后果，甚至危及患者生命。因此，掌握胃、十二指肠损伤的诊治特点，对减少误诊和漏诊，降低死亡率都是极为重要的。

一、胃损伤

1. 损伤原因及类型　具体如下。

（1）闭合性损伤：上腹部在遭受外界突然暴力打击、撞击或挤压时，胃可发生不同程度的损伤，在饱食状态下更易发生。常见于工伤、钝器伤、交通事故等。由于致伤原因不同，胃损伤可仅表现为较轻微的损伤如浆膜挫裂伤、胃壁血肿，也可导致严重的胃全层破裂，引起腹腔广泛污染。

（2）开放性损伤：平时多见于刀刺伤，战时以火器、枪弹伤为主。损伤类型以胃破裂穿孔为主，胃前壁损伤最多见，但后壁亦可同时受累，表现为前后壁贯穿伤。有时可在胃的多个部位同时发生穿孔破裂。由于胃血供极为丰富，穿孔破裂后常伴有大量失血，甚至引起失血性休克。无论是开放性还是闭合性胃损伤，都常伴有腹腔内邻近或远隔脏器的损伤（如胸腹联合伤）。

（3）医源性损伤：在手术、洗胃等过程中，因操作不当、疾病因素、经验不足等可导致医源性胃损伤，如再次胆道手术中胃前壁可与肝门紧密粘连，在分离时易发生胃壁浆膜大片撕脱，甚至胃全层破裂。

（4）其他原因引起的胃损伤：如误服强酸、强碱可引起胃黏膜广泛烧灼伤，胃黏膜充血、水肿、糜烂、溃疡形成，严重者可引起胃大出血或穿孔。吞食金属异物等也可引起不同程度的胃损伤。

2. 临床表现　胃损伤后的临床表现取决于多种因素，如致伤原因、损伤的严重程度、就诊早晚、是否复合性损伤等。轻微的胃壁挫伤可无明显的症状和体征或仅表现为上腹饱胀，餐后隐痛不适。胃破裂穿孔则可引起明显的临床症状。由于大量的、具有强烈化学刺激性的胃内容物进入腹腔，患者表现为急性腹膜炎：起病急、剧烈腹痛、明显的腹膜刺激征、伴或不伴有发热。呕吐物可呈血性。若安置胃管，从胃管内可引出血性胃液。体检时全腹压痛、反跳痛，以中上腹为主。腹肌紧张呈"板状腹"，肝浊音界缩小或消失，肠鸣音减弱或消失。立位X片可提示存在膈下游离气体。若就诊过晚，患者从最初的化学性腹膜炎演变为细菌性腹膜炎，伴不同程度的发热，严重者发生感染性休克。如果为复合型损伤，除上述症状、体征外，还有相应器官受损的临床表现。

3. 诊断　开放性胃损伤根据伤道的部位、方向和深度、创口流出物的性质等，一般容易做出诊断，但要警惕有时远离上腹部的刺伤也可能伤及胃部。闭合性胃损伤当出现典型的上腹痛、腹膜刺激征时，结合腹部X片发现膈下游离气体，则不难考虑诊断。对症状和体征不典型或合并有其他严重复合伤（如颅脑损伤、胸部损伤等）的患者，可因伴发伤症状更为突出而掩盖了胃损伤的诊断。有时因腹腔内其他脏器损伤而行剖腹探查时在术中才得以意外诊断。对高度怀疑诊断者，应密切观察伤情变化，特别要注意腹部体征的转变，必要时结合腹部穿刺、安放胃管、反复腹部摄片、胃镜检查等做出诊断。

4. 治疗　根据受伤的原因和程度，分别给予不同的处理。

（1）轻微的胃损伤：若无明显的腹痛、腹膜刺激征，也无其他需行手术的合并伤时，可暂行保守治疗，密切观察病情变化。一旦病情加重恶化，立即转为手术治疗。

（2）严重的胃损伤：胃破裂穿孔一经确诊应立即手术探查。手术时遵循先止血、后控制胃内容物外溢和修补的治疗原则。在对胃损伤程度进行检查和评估时，除检查胃前壁外，必须切断胃结肠韧带，进入网膜囊，检查胃后壁、胃底及贲门部，防止漏诊胃多发性损伤。在术中还应对腹腔内其他脏器作一全面的探查，以免遗漏伴发损伤而造成严重后果。对开放性胃损伤者，必须解剖显露出整个伤道的走行过程，以防遗漏远离伤道入口部位的损伤。

（3）手术方式：因损伤程度而异。①胃浆膜的撕裂伤，可用 1 号丝线间断缝合修补。②胃壁血肿应切开血肿表面的浆膜，清除血肿，结扎出血点，修补胃壁。③如胃壁已破裂、穿孔，应先彻底修剪、清除创缘失活的组织，对出血点予以缝扎止血，然后行两层内翻间断缝合。对损伤部位在幽门部，估计缝合修补后会造成幽门狭窄者，应作幽门成形术。④对胃壁广泛挫裂伤、缺血坏死或位于幽门部比较大的裂伤，估计单纯修补无法达到治疗目的者，可行胃部分切除术。⑤合并有其他腹腔脏器损伤者，应根据实际情况同期或二期处理。

（4）并发症的防治：做好围手术期处理是减少或预防并发症的关键。术前应尽量改善患者全身情况，纠正休克，维持血流动力学稳定，纠正水、电解质及酸碱平衡紊乱，使用广谱抗生素。术中探查应仔细、彻底，吸尽漏至腹腔内的胃内容物，尤其要注意膈下、小肠间、盆腔等处，避免积液，导致术后感染、脓肿形成。胃修补完成后用大量温生理盐水冲洗腹腔，并置放乳胶引流管。术后积极改善患者营养状况，防止切口感染及腹腔内残余感染。

二、十二指肠损伤

十二指肠分为球部、降部、水平部和升部。除球部近侧有腹膜包裹外，其余各部均位于腹膜后，解剖位置深在，前有右侧肋弓，后有腰背部肌肉保护，因此，十二指肠损伤的机会较其他脏器为少，约占腹腔内脏损伤的 2.5%～5%。第二军医大学长海医院华积德等报道 468 例腹部内脏损伤中十二指肠损伤仅占 2.56%。十二指肠损伤虽然较少见，但因其位置特殊，常合并邻近器官损伤，诊断和治疗均较棘手。有资料显示术前诊断率仅为 6%～10%，术中漏诊率可达 5%～30%，术后并发症发生率和病死率亦可高达 15%～20%。十二指肠损伤的诊治至今仍是临床外科医生面临的难题之一。

1. 损伤类型和机制　具体如下。

（1）闭合性损伤：最常见，国内一组资料表明闭合性损伤约占 88%。多见于交通事故、工作生产意外、上腹钝器伤、挤压伤等。当腹壁受到突然而强烈的暴力冲击时，腹内压急剧升高，十二指肠可直接被压向坚硬的脊柱，造成十二指肠血肿、破裂或横断。暴力亦可将胰头和十二指肠第 2、3 段推向脊柱右侧而十二指肠 1、4 段被推向脊柱左侧，形成一种剪切力，同时幽门痉挛、十二指肠空肠曲关闭，使十二指肠肠腔内压力明显升高，导致十二指肠破裂。

（2）开放性损伤：国外多见。平时以刀刺伤为主，战时多见于枪弹伤，常合并周围邻近脏器和组织的损伤。

（3）医源性损伤：指患者在接受诊疗过程中发生的损伤，常因术者操作粗暴、缺乏经验或责任心不强而引起。一般为单纯十二指肠损伤，损伤部位多为一处，损伤程度不重，但若未能及时发现和治疗，可酿成严重后果。

由于损伤原因不同，十二指肠损伤程度轻重不一。轻者可仅有十二指肠壁挫伤、血肿，重者可引起十二指肠横断。按 Lucas 分类法可将十二指肠损伤分为四级：Ⅰ级：十二指肠壁挫伤或壁内血肿，多为肌层断裂而黏膜、浆膜并无破裂。Ⅱ级：十二指肠破裂穿孔或断裂，但无胰腺损伤。Ⅲ级：十二指肠损伤伴有胰腺轻微损伤，胰管未断裂。Ⅳ级：十二指肠损伤伴有重度胰腺损伤，常有胰头、颈部碎裂，主胰管断裂，病情严重，多伴有腹膜炎及休克。

在十二指肠各段中，仅在起始处和屈氏韧带处有较大活动度，其余部分位于腹膜后，较为固定。因此，十二指肠闭合性损伤中以降段损伤最多见，约占35%，第3、4段占30%，第1段占10%，其余为多发伤。

2. 临床表现　十二指肠大部分位于腹膜后，位置深在隐蔽，与肝、胆、胰腺等重要器官关系密切。一旦损伤，常为合并伤。临床表现根据十二指肠损伤的部位、程度以及有无合并伤而异。

若仅为十二指肠壁挫伤或小血肿，患者无急性腹膜炎的表现，无腹膜刺激征，可能仅表现为上腹隐痛不适。但当十二指肠壁内血肿增大后，可引起十二指肠不全或完全性梗阻。在十二指肠乳头附近者还可同时引起胆道梗阻。患者出现腹痛、频繁恶心、呕吐、胃扩张、胃内容物潴留等高位肠梗阻症状，有时伴有不同程度的黄疸。

若为十二指肠前壁破裂（腹膜内），大量含酶消化液流入腹腔，具有强烈的刺激性。临床表现为急性上腹痛，很快扩散至全腹，呈弥漫性腹膜炎症状。查体时腹式呼吸减弱或消失，全腹均有压痛、反跳痛，腹肌紧张，可呈板状腹，肝浊音界缩小或消失，肠鸣音减弱或消失。腹部X线平片可见膈下游离气体。腹穿可抽出消化液、胆汁或肠内容物。

十二指肠腹膜后破裂更为常见。由于破口位于腹膜后，十二指肠内容物在腹膜后弥漫扩散，患者表现为上腹疼痛，但腹膜刺激征不明显。随着时间推移，可出现右侧腰背部疼痛和压痛，并向肩部及会阴部放射。也可由于气体在腹膜后疏松间隙内弥散，出现全身多处皮下气肿，少数患者在直肠指检时可因气体弥散至盆腔腹膜后而有捻发感。患者可有不同程度的发热、恶心呕吐，呕吐物也可呈血性。X片、B超等可提示腹膜后积气、积液。如果诊治不及时，可出现腹膜后严重感染、水、电解质酸碱平衡紊乱、重度营养不良等，甚至休克、多器官功能衰竭。

3. 诊断　开放性十二指肠损伤根据损伤原因、伤道、流出液的性状（含十二指肠液、胆汁）等诊断相对容易。闭合性十二指肠损伤若为腹腔内破裂，表现类似消化性溃疡急性穿孔，有明显的腹膜刺激征，一般也不致延误诊断。然而，闭合性十二指肠损伤大多为腹膜后破裂，缺乏典型的症状和体征，术前确诊率很低。Cog-bill等报道术前确诊率仅为10%，即使是剖腹探查时，漏诊率也可高达5%~30%。常见的误漏诊原因包括：①解剖学因素：十二指肠破口位于腹膜后，肠道内容物进入腹膜后疏松结缔组织，症状、体征不典型。②常合并胰腺、肝脏、肾、结肠等脏器损伤，易掩盖或与十二指肠损伤的症状、体征相混淆。③临床医生经验不足、缺乏警惕性，满足于已发现的其他损伤部位，忽视了对十二指肠各段的详细探查。

术前出现以下情况时应考虑有十二指肠损伤可能：①上腹部、下胸部或腰背部的严重钝性损伤、冲击伤后出现腹膜刺激征者。②上腹部钝性损伤后数小时有腹痛加重，呕吐血性液体，右腰大肌部位有疼痛及压痛，并向会阴、睾丸和肩部放射。③右腰背部皮下气肿的患者。④上腹外伤后不明原因的、逐渐加重的高位消化道梗阻。⑤直肠指检时骶骨前有触痛或捻发感。⑥腹穿液中含有胆汁或肠内容物。⑦腹部X线平片、CT、MRI等发现膈下游离气体、右腰大肌阴影模糊或右肾周积气、积液。⑧B超提示十二指肠周围血肿、积气或积液。⑨口服泛影葡胺见十二指肠处有造影剂外溢。

十二指肠损伤的严重程度和预后与穿孔部位、大小、病程长短、就诊早晚等有关，早期诊断能显著降低并发症的发生率和患者死亡率。对术前高度怀疑十二指肠损伤者，应积极行剖腹探查术。剖腹探查既是治疗手段，也是最可靠的诊断方法。全面、细致、有序的探查可大大减少十二指肠损伤漏诊的机会。在术中若发现以下情况时应仔细探查十二指肠有无损伤：①十二指肠周围后腹膜有胆汁染色者。②经胃管注入空气或亚甲蓝稀释液100mL，腹膜后有气体积聚或亚甲蓝染色者。③后腹膜肿胀、积气、积液，有捻发感或后腹膜血肿。④腹膜后穿刺抽出肠内容物、胆汁等。⑤后腹膜右侧结肠系膜水肿、瘀血、脂肪坏死或后腹膜蜂窝织炎。⑥腹腔内有胆汁积聚。⑦十二指肠壁严重肿胀、瘀斑或坏死。

部分十二指肠Ⅰ级损伤的患者可暂行保守治疗，但要密切观察腹部体征的变化，警惕发生十二指肠迟发性破裂。

4. 治疗　十二指肠损伤的治疗较为复杂和棘手。治疗时应根据受伤的原因、部位、时间、程度分级和患者的全身情况等综合评估，因人而异，遵循个体化的治疗原则，选择最合适的手术治疗方式。由于十二指肠损伤的术前确诊率很低，不少患者就诊时已发生严重的腹膜后感染、内环境紊乱、血流动力学不稳定，甚至出现休克。术前处理应加强抗感染治疗，纠正水、电解质及酸碱平衡紊乱，纠正休克，维持血流动力学稳定，改善营养状况，以提高患者的手术耐受性。

术中探查时应充分显露全部十二指肠，避免遗漏十二指肠的多发性损伤。刀刺伤可引起十二指肠贯通伤，应注意对十二指肠后壁的检查，特别是比较细小的破口，术中极易漏诊。为防止漏诊，术中按照一定的顺序探查十二指肠各段是很重要的。可先作 Kocher 切口，切开十二指肠降段外侧的侧腹膜，将降段后方充分游离至下腔静脉处并翻向内侧，检查十二指肠第 1、2 段后壁；游离横结肠及肝曲，切断胃结肠韧带以显露十二指肠下曲和第 3 段；提起横结肠及其系膜，沿根部切开后腹膜，切断屈氏韧带，显露十二指肠第 4 段。

十二指肠损伤的治疗原则是彻底清创、妥善修补和通畅引流。在此原则指导下，具体术式多种多样。国内秦新裕等提出根据损伤部位、Lucas 分型和就诊时间决定手术方式，颇为合理。其具体手术方式选择见表 8 – 1。

表 8 – 1　十二指肠损伤的手术方式

损伤部位	Lucas 分型	病情	术式
D1 ~ 4	I	单纯肠壁挫伤、大血肿	肠壁血肿清除加修补术
D1 ~ 4	II、III	肠破口 <1/3 肠径，伤后至手术时间 <12h	清创加单纯缝合加胃、十二指肠减压
D2 ~ 4	II、III	肠破口 <1/3 肠径，伤后至手术时间 <12h	扩创加缝合、修补术加三造瘘术
D2 ~ 4	II、III	肠壁缺损大，伤后至手术时间 <12h	扩创加吻合加胃、肠带蒂肌瓣修补加三造瘘术或 Roux – Y 吻合术或 Grabam 手术
D2、D3	II、III	肠破、断裂、缺损，伤后至手术时间 >12h，或伤后肠水肿严重，或首次术后发生十二指肠	清创术加修补加 Roux – Y 术或 Berne 手术或三造瘘术
D2	III	十二指肠毁损，但后壁乳头部周围良好	95% 十二指肠切除术或 Berne 手术
D2	IV	十二指肠毁损、胰头断裂或乳头部毁损严重	胰十二指肠切除术（保留幽门）

注：D1 ~ 4：十二指肠各段；Beme 手术：十二指肠憩室化。

Grabam 手术：暂时性十二指肠憩室化手术在治疗过程中应注意以下几点：

（1）在行局部缺损缝合修补时，必须做到无张力对拢缝合。修补处肠壁应保证有良好的血供，否则术后极易发生十二指肠漏。

（2）必须做到充分的十二指肠减压，降低肠腔内压力，并在破口修补处和吻合口附近放置有效的腹腔引流，防止腹腔内积液、感染，促进修补处和吻合口愈合，减少十二指肠漏的发生。十二指肠漏是极其严重的并发症，一旦发生，处理上相当困难，死亡率极高。

（3）术后应加强抗感染药物治疗、肠内外营养支持治疗。有报道联合应用生长抑素和生长激素可抑制胆汁、胰液、肠液的分泌，促进蛋白质合成，明显提高十二指肠损伤的治愈率，降低死亡率。

（4）十二指肠损伤后的最佳手术时间是在伤后 6 ~ 8h 内，随着时间延长，并发症发生率和病死率均明显上升。因此，改善十二指肠损伤预后的关键在于早诊断、早治疗。外科医师应强化对此病的认识，提高警惕性，尽量减少误诊、漏诊率。

（赵胜利）

第四节　胃扭转

各种原因引起的胃沿其纵轴（贲门与幽门的连线）或横轴（胃大弯和小弯中点的连线）扭转，称胃扭转。胃扭转不常见，其急性型发展迅速，诊断不易，常延误治疗，而其慢性型的症状不典型，也不易及时发现。

一、病因

新生儿胃扭转是一种先天性畸形，可能与小肠旋转不良有关，使胃脾韧带或胃结肠韧带松弛而致胃固定不良。多数可随婴儿生长发育而自行矫正。

成人胃扭转多数存在解剖学因素，在不同的诱因激发下而致病。胃的正常位置主要依靠食管下端和幽门部的固定，肝胃韧带、胃结肠韧带和胃脾韧带也对胃大、小弯起到一定的固定作用。较大的食管裂孔疝、膈疝、膈膨出以及十二指肠降段外侧腹膜过度松弛，使食管裂孔处的食管下端和幽门部不易固定。此外，胃下垂和胃大、小弯侧的韧带松弛或过长等，均是胃扭转发病的解剖学因素。

急性胃扩张、急性结肠胀气、暴饮暴食、剧烈呕吐和胃的逆蠕动等可以成为胃的位置突然改变的动力，故常是促发急性型胃扭转的诱因。胃周围的炎症和粘连可牵扯胃壁而使其固定于不正常位置而出现扭转，这些病变常是促发慢性型胃扭转的诱因。

二、分型

1. 按起病的缓慢及其临床表现 可分为急性和慢性两型。急性胃扭转具有急腹症的临床表现，而慢性胃扭转的病程较长，症状反复发作。

2. 根据扭转的范围 可分为胃全部扭转和部分扭转。前者是指除与横膈相贴的胃底部分外整个胃向前向上的扭转。由于胃贲门部具有相对的固定性，胃全部扭转很少超过180°。部分胃扭转是指胃的一个部分发生扭转，通常是胃幽门部，偶可扭转360°。

3. 按扭转的轴心 胃扭转可分为下列两型。

（1）系膜轴扭转型：是最常见的类型，胃随着胃大、小弯中点连线的轴心（横轴）发生旋转。多数是幽门沿顺时针方向向上向前向左旋转（图8-1Ⅰ），有时幽门可达贲门水平。胃的前壁自行折起而后壁则被扭向前。幽门管可因此发生阻塞，贲门也可以有梗阻。右侧结肠常被拉起扭转到左上腹，形成一个急性扭曲而发生梗阻。在少数情况下，胃底部沿逆时针方向向下向右旋转。但较多的胃系膜轴扭转是慢性和部分型的。

（2）器官轴扭转：是少见的类型。胃体沿着贲门幽门连线的轴心（纵轴）发生旋转。多数是向前扭转（图8-1Ⅱ），即胃大弯向上向前扭转，使胃的后壁由下向上翻转到前面，但偶尔也有相反方向的向后扭转。贲门和胃底部的位置基本上无变化。

三、临床表现

急性胃扭转起病较突然，发展迅速，其临床表现与溃疡病急性穿孔、急性胰腺炎、急性肠梗阻等急腹症颇为相似，与急性胃扩张有时不易鉴别。起病时均有骤发的上腹部疼痛，程度剧烈，并牵涉至背部。常伴频繁呕吐和嗳气，呕吐物中不含胆汁。如为胃近端梗阻，则为干呕。此时拟

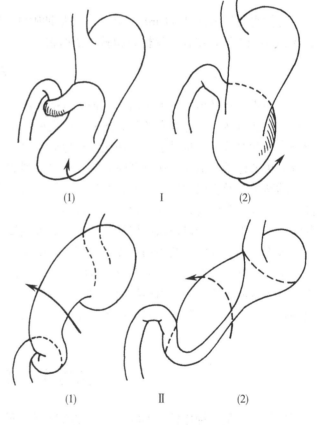

图8-1 胃扭转的类型

Ⅰ. 系膜轴扭转：（1）向前扭转；（2）向后扭转

Ⅱ. 器官轴扭转：（1）向前扭转；（2）向后扭转

放置胃肠减压管，常不能插入胃内。体检见上腹膨胀而下腹平坦，腹壁柔软，肠鸣音正常。如扭转程度完全，梗阻部位在胃近端，则有上述上腹局限性膨胀、干呕和胃管不能插入的典型表现。如扭转程度较

轻，临床表现很不典型。在一组 25 例急性胃扩张的研究中提示下列三种 X 线表现有重要诊断意义：①胃位于胸腔而腹部体征轻微。②胸片发现在下胸部或上腹部有充满气体的内脏，尤其是伴有大的食管裂孔疝时。③上消化道稀钡或碘水造影可见扭转处发生梗阻。

慢性胃扭转多系不完全性质，若无梗阻，可无明显症状，或其症状较为轻微，类似溃疡病或慢性胆囊炎等慢性病变。腹胀、恶心、呕吐，进食后加重，服制酸药物疼痛不能缓解，以间断发作为特征。部分因贲门扭转而狭窄，患者可出现吞咽困难，或因扭转部位黏膜损伤而出现呕血及黑便等。部分患者可无任何症状，偶在胃镜、胃肠钡餐检查或腹部手术而被发现。

四、辅助检查

1. 放置胃管受阻　完全性胃扭转时，放置胃管受阻或无法置入胃内。

2. 上消化道内镜检查　纤维或电子胃镜进镜受阻，胃内解剖关系异常，胃体进镜途径扭曲，有时胃镜下充气可使胃扭转复位。

3. 腹部 X 线检查　完全性胃扭转时，腹部透视或腹部 X 线平片可见左上腹有充满气体和液体的胃泡影，左侧膈肌抬高。胃肠钡餐检查是重要的诊断方法。系膜轴扭转型的 X 线表现为双峰形胃腔，即胃腔有两个液平面，幽门和贲门处在相近平面。器官轴扭转型的 X 线表现有胃大小弯倒置、胃底液平面不与胃体相连、胃体扭曲变形、大小弯方向倒置、大弯在小弯之上、幽门和十二指肠球部向下、胃黏膜纹理呈扭曲走行等。

五、诊断

急性胃扭转依据 Brochardt 三联症（即早期呕吐，随后干呕；上腹膨隆，下腹平坦；不能置入胃管）和 X 线钡剂造影可确诊。慢性胃扭转可依据临床表现、胃镜和 X 线钡剂造影确诊。

六、治疗

急性胃扭转必须施行手术治疗，否则胃壁血液循环可受到障碍而发生坏死。急性胃扭转患者一般病情重，多伴有休克、电解质紊乱或酸碱平衡失调，应及时进行全身支持治疗，纠正上述病理生理改变，待全身症状改善后，尽早手术；如能成功地插入胃管，吸出胃内气体和液体，待急性症状缓解和进一步检查后再考虑手术治疗。在剖开腹腔时，首先看到的大都是横结肠系膜及后面绷紧的胃后壁。由于解剖关系的紊乱以及膨胀的胃壁，外科医师常不易认清其病变情况。此时宜通过胃壁的穿刺将胃内积气和积液抽尽，缝合穿刺处，再进行探查。在胃体复位以后，根据所发现的病理变化，如膈疝、食管裂孔疝、肿瘤、粘连带等，予以切除或修补等处理。如未能找到有关的病因和病理机制者，可行胃固定术，即将脾下极至胃幽门处的胃结肠韧带和胃脾韧带致密地缝到前腹壁腹膜上，以防扭转再度复发。

部分胃扭转伴有溃疡或葫芦形胃等病变者，可行胃部分切除术，病因处理极为重要。近年有报道对不适宜手术的患者行经皮内镜导引下置入胃造瘘管，甚至置入两根胃造瘘管以增加固定点，待胃与腹前壁粘连完全后再予拔除。也可应用腹腔镜手术纠正由食管裂孔疝引起的器官轴扭转。

（赵胜利）

第五节　胃泌素瘤

胃泌素瘤是一种比较少见的疾病，在胰腺内分泌肿瘤中其发生率仅次于胰岛素瘤。1955 年 Zollinger 和 Ellison 两人首先报道了两例表现为高胃酸分泌、顽固消化性溃疡和胰腺内非 β 细胞瘤的患者，以后人们把具有这种三联症特点的疾病称为卓 - 艾综合征（Zollinger - Ellison syndrome）。卓 - 艾综合征患者的症状多是由于胰岛 G 细胞肿瘤组织分泌大量的促胃液素引起，因此卓 - 艾综合征也称为胃泌素瘤（gastrinoma）。但胃窦的 G 细胞增生临床表现与胃泌素瘤相同，却无胃泌素瘤的存在，因此将胃窦的 G 细胞增生称为卓 - 艾综合征 I 型，而将胃泌素瘤称为卓 - 艾综合征 II 型。

胃泌素瘤除可发生在胰腺内，也可见于胰外部位，如十二指肠、胃、空肠、肝、脾门等。据统计有90%左右的胃泌素瘤发生在胃泌素瘤三角区（gastrinoma tri - angle）。该三角区是指上起自胆囊管和胆总管，下至十二指肠第三部，内至胰腺颈体交界处。胰内的胃泌素瘤往往是单发的，直径一般为0.6~2cm，但亦有较大肿瘤，且多数为恶性肿瘤。十二指肠及胃的胃泌素瘤有50%左右是多发性的，直径为2~6mm，散在于黏膜之下，呈小结节样，因而内镜检查难以发现，甚至有时剖腹探查亦难发现。

一、临床表现

1. 消化性溃疡　胃泌素瘤患者的主要症状是消化性溃疡，其发生率在90%以上。与普通的溃疡病相比，其症状较重，腹痛持续时间长，对抗溃疡药物治疗的反应差，易于复发，易于发生出血、穿孔等并发症。溃疡可以是单发的、中等大小，亦可以是多发的，有时为大于2cm直径的大溃疡。

2. 腹泻　近20%的病例以腹泻为首发症状，有少数患者只有腹泻而无溃疡病症状。引起腹泻的主要原因是大量胃液进入肠道超过小肠吸收的能力，肠黏膜受到盐酸的直接侵蚀，同时在酸性的环境中胃蛋白酶活性增强，这些都能使黏膜受损并影响小肠的吸收功能，导致水泻。高酸状态下还可导致脂肪酶失活，发生脂肪泻。

3. 贫血　由于长期脂肪消化和吸收不良，影响到各种脂溶性维生素的摄入，且内因子在强酸的作用下失活而干扰了其与维生素 B_{12} 的结合，从而妨碍肠道对维生素 B_{12} 的吸收，使患者出现贫血。

4. 合并MEN Ⅰ型的临床表现　20%左右的胃泌素瘤患者可能是多发性内分泌腺瘤（multiple endocrlneneoplasm，MEN）Ⅰ型的组成部分，所以除了有消化性溃疡的症状外，尚会伴有其他内分泌肿瘤的相应症状。最常见的为甲状旁腺腺瘤或增生，伴有甲状旁腺功能亢进的症状，如骨骼疼痛、病理骨折等。

二、诊断

临床上有下列表现的患者应考虑胃泌素瘤可能：①上消化道巨大、多发而难治的溃疡。②溃疡位于十二指肠球后或空肠上段。③外科治疗后溃疡很快复发或出现并发症。④伴不明原因的水样泻或脂肪泻。⑤有甲状旁腺瘤或垂体瘤。⑥有明确的内分泌肿瘤或溃疡病家族史。下列检查有助于明确诊断。

1. 胃液分泌测定　70%~90%的胃泌素瘤患者的基础胃酸（BAO）超过15mmol/h，有的患者可高达150mmol/h，但也有12%的普通溃疡病患者的BAO可超过150mmol/h的。胃泌素瘤患者的最大胃酸排出量（MAO）一般大于60mmol/h，但增高的幅度不如正常人或普通的溃疡患者大，正常人或普通消化性溃疡患者的BAO/MAO之比值常小于0.6，而胃泌素瘤患者的比值常大于0.6。

2. 血清促胃液素测定　测定血清促胃液素的水平是诊断胃泌素瘤的直接依据。正常人或普通溃疡患者空腹促胃液素一般在100pg/mL以下，而胃泌素瘤患者促胃液素水平升高至100~1 000pg/mL，但需多次测定。

对有些疑为胃泌素瘤而血清促胃液素水平升高不显著，临床上又难以确定诊断的患者，除了重复促胃液素水平测定外，还应进行激发试验，如促胰液素激发试验、钙刺激试验等。

胃泌素瘤诊断明确后，还应对肿瘤进行明确定位。由于肿瘤定位与外科治疗密切相关，该项内容将在外科治疗部分阐明。

三、治疗

胃泌素瘤的治疗观点和治疗方法上都在不断地进展，治疗效果逐渐提高。全胃切除术在以往被认为是一个有效的方法而得到广泛的应用，患者可带瘤生存多年而无任何症状，但最后仍因肿瘤转移而死亡。随着 H_2 受体拮抗剂、质子泵抑制剂等制酸药物的出现，已有逐渐取代了全胃切除而作为首选的趋势。

1. 外科治疗　手术切除肿瘤是唯一能彻底治疗患者的方法，因此为了使患者能获得根治的机会，必须对每例胃泌素瘤患者进行仔细的肿瘤定位检查。术前B超、CT、选择性血管造影等影像学检查对直径

1cm 以上的肿瘤定位意义较大。经皮肝穿门静脉置管（PTPC）分段取门脾静脉血测定促胃液素含量对胃泌素瘤的定位有较大的帮助。静脉插管动脉刺激试验（ASVS）是选择性地动脉插管到胃十二指肠动脉、脾动脉、肠系膜上动脉、肝动脉等，分别注射促胰液素后，由肝静脉取血测定促胃液素含量，当该分支动脉供血区有肿瘤存在时，静脉血中促胃液素含量就明显增高，根据此峰值可以推断出肿瘤的位置。鉴于后两者为有创性检查，其最终效果尚难定论，需积累更多的临床资料。对于诊断明确但不能清楚术前定位的患者，在无手术禁忌的情况下，可作剖腹探查，结合术中定位以期发现肿瘤而给予根治。

手术时无论术前肿瘤是否已定位都需仔细探查全腹腔，自胰腺、胃、十二指肠、系膜根部及后腹膜、肝脏、小肠、盆腔、卵巢等，特别应注意胃泌素瘤三角区。对大于 2cm 直径的胰腺内肿瘤不难发现，而对胰腺组织内的小肿瘤需反复仔细扪诊，对可疑的在胰腺表面小结节可切除做病理检查，对深在的可采用细针穿刺做细胞学检查。如配合术中 B 超可提高胰腺内肿瘤发现率。要注意的是不满足于发现一个肿瘤，需反复探查，特别是在 PTPC 或 ASVS 检查有峰值的部位。对胰腺外胃泌素瘤有的学者主张切开十二指肠，将黏膜外翻后仔细检查，也有主张常规地应用内镜透照胃及十二指肠壁以仔细寻找肿瘤。

位于胰头钩部或胰体部的 2cm 直径左右的胃泌素瘤，往往有完整的包膜，可将肿瘤完整摘除。位于十二指肠、胃或空肠黏膜下的单个肿瘤，也宜施行摘除术，但应将肿瘤周围的全层肠壁、胃壁切除。如肿瘤位于胰体尾部，小的可摘除，较大的可行胰尾切除，位于胰体部大于 2cm 直径的肿瘤，摘除术易于伤及大的胰管，以胰体尾切除为好。位于胰头的较大、深在而无包膜的胃泌素瘤，往往是恶性的多，如未发现有明确的远处转移，或转移灶可以较彻底地切除，应考虑行 Whipple 手术。

对已有广泛转移的恶性胃泌素瘤进行姑息手术治疗。原则上应尽可能地切除病灶，包括原发肿瘤和转移瘤，肝转移者若条件允许，可作肝不规则切除或肝叶切除。切除大部分肿瘤对提高以后的化疗效果有利。

全胃切除以往被认为是有效的方法而得到广泛应用，在已有强有力的制酸药物的今天，全胃切除的适应证已明显减少，只有在无法找到肿瘤或已广泛转移手术无法切除的恶性胃泌素瘤，并对质子泵抑制剂治疗反应不佳的患者才适合选用。

选择性迷走神经切断术可使胃酸分量减少，并使患者制酸药物的用量降低，适用于在肿瘤不能定位、无法切除而患者术前需要大剂量的制酸药物时，为了减少用药量而选用的一种辅助性手术。

2. 内科治疗　胃泌素瘤的临床症状和并发症皆由于高胃酸分泌引起，药物治疗的目的是抑制胃酸分泌，从而控制和改善临床症状。H_2 受体拮抗剂治疗胃泌素瘤有很好的临床效果，使溃疡迅速愈合，但需长期服药，而其剂量往往因人而异。质子泵抑制剂作用于壁细胞泌酸过程中的最终环节所必需的 $H^+ - K^+ - ATP$ 酶，是最强效和长效的抗酸药物，多数学者认为其是治疗胃泌素瘤患者的首选药物。生长抑素衍生物能降低患者的胃酸和使血清促胃液素水平下降，增添了治疗胃泌素瘤的手段。

3. 伴 MEN I 型胃泌素瘤的治疗　多数 MEN I 型胃泌素瘤患者伴有甲状旁腺功能亢进症，应先行甲状旁腺切除。术后血钙正常者多数的 BAO、MAO 和血清促胃液素均下降，H_2 受体拮抗剂用量可减少。如果仅切除胃泌素瘤而不纠正甲状旁腺功能亢进，胃酸分泌不见减少。

4. 恶性胃泌素瘤的化疗　对已失去了手术切除机会的晚期恶性胰岛素瘤患者除了应用抗酸类药物抑制高酸分泌所引起的各种症状，改善患者的生活质量外，还可应用化疗药物，常用的药物是链佐星、多柔比星和氟尿嘧啶联用。但对化疗的治疗效果各家报道差异较大。

（赵胜利）

第六节　胃癌

胃癌是源自胃黏膜上皮的恶性肿瘤，占胃恶性肿瘤的 95%，是威胁人类健康的常见疾病之一。

一、流行病学

胃癌目前仍是全球最常见的恶性肿瘤之一。据 2002 年资料统计，全球新发胃癌 934 000 例，在所有恶性肿瘤中位列第四，仅次于肺癌、乳腺癌和大肠癌。其中 56% 发生在东亚地区，中国占 41%，日本占 11%。2000 年统计数据显示，亚太地区胃癌发病例数占所有恶性肿瘤总数的 16.4%，发病率居恶性肿瘤的首位，其中我国男女两性的胃癌发病率分别居各种恶性肿瘤的第二和第三位。

胃癌的发病呈现明显的地区分布差异。高发地区包括日本、中国、韩国、中南美洲和东欧的部分地区，而北美洲、大洋洲、北欧和印度的发病率较低。我国的胃癌高发区主要集中在沿太行山脉和河西走廊的中西部地区、辽东半岛、山东半岛以及长江三角洲地区，而云南、贵州、四川等省为低发区。胃癌的发病年龄符合恶性肿瘤的一般规律，多见于 40~60 岁。以性别而论，胃癌在男性较女性常见，非贲门癌男女发病比例约为 2：1，贲门癌男女发病比例高达 6：1，但有报道显示，在小于 40 岁的青年人群中，女性胃癌发病率超过男性。

近年来，胃癌的发病率在世界范围内呈下降趋势，这与经济的发展、人民生活水平的提高和饮食结构的改善有密切关系。最新的统计数据显示，2005 年我国男女两性的胃癌发病率分别为 37.1/10 万和 17.4/10 万，较前一统计周期略有下降。以上海市为例，1991 年胃癌标化发病率男性为 45.4/10 万，女性为 18.9/10 万，1999 年男性下降为 35.8/10 万，女性为 17.5/10 万，到 2004 年分别下降至 26.96/10 万和 14.16/10 万。研究发现，胃癌发病率下降主要是由远端胃癌的发病率下降所造成的，与之相反，近端胃癌特别是贲门食管结合部癌的发病率自 20 世纪 70 年代起持续上升。尽管胃癌发病率呈下降趋势，考虑到人口数量的增长和人口结构老龄化的问题，预计我国胃癌的绝对发病人数仍将继续增加。

随着发病率下降以及早期胃癌比例的增加，过去几十年来世界上绝大多数地区胃癌死亡率均有一定程度下降，但其总体死亡率仍较高，仍旧是世界范围内恶性肿瘤中最常见的死亡原因之一。2002 年世界范围内胃癌死亡数居恶性肿瘤第二位，仅次于肺癌。2000 年亚太地区胃癌死亡数仅次于肺癌和肝癌，位列恶性肿瘤第三位。

二、病因

胃癌的病因迄今尚未完全阐明。

1. 环境因素　迁居美国的日本移民流行病学研究显示，夏威夷的日本移民第一代胃癌发病率与日本本土居民相似，第二代即有明显下降，而至第三代则接近当地的胃癌发病率，提示环境因素与胃癌发病有关，其中包括地理环境与社会经济环境等。研究发现，胃癌分布与地质形成及土壤构成的分布有某种巧合。有学者认为，荷兰、北威尔士、英格兰等地的胃癌发病可能与泥炭土壤有关，而日本、智利、哥斯达黎加与冰岛这 4 个国家胃癌高发的原因可能与火山有机物土壤有关。此外，胃癌发病与社会经济环境也有一定关系，通常经济收入低的阶层胃癌发病率高，可能与高 Hp 感染率和饮食结构中缺少新鲜蔬菜水果有关。

2. 饮食结构与生活习惯　国内外大量流行病学调查资料显示，饮食结构是胃癌发病的重要因素。来自 WHO 的权威观点认为，高盐、熏制、腌制食物均是胃癌发病的危险因素。高盐食物可破坏胃黏膜的完整性，表现为黏膜变性坏死及糜烂灶形成，长期高盐饮食可使胃黏膜上皮呈现不同程度的异型增生乃至癌变。腌制食物中含有的硝酸盐在胃液中硝酸盐还原酶阳性菌的作用下，易被还原成致癌化合物亚硝酸盐。烟熏食物中含有与烟草中相同的致癌物 3,4-苯并芘，具有很强的致癌作用。

吸烟是胃癌发生的危险因素之一。存在于烟草中的 3,4-苯并芘属多环芳烃类化合物，吸烟者将烟雾吞入胃中，3,4-苯并芘可直接与胃黏膜接触，具有强烈的致癌作用。2003 年，一项来自欧洲的研究（EPIC）发现，吸烟与胃癌发生密切相关，曾经吸烟者、男性目前吸烟者和女性目前吸烟者的胃癌发病危险度分别为 1.45,1.7 和 1.8，且危险度随着吸烟量的增加和持续时间的延长而增加。

调查统计还显示，新鲜蔬菜进食量与胃癌的发生呈负相关。蔬菜、水果富含维生素 C 和 β-胡萝卜素，且是维生素 E 和微量元素硒的主要来源。这些维生素及微量元素均参与了抗氧化过程，其中维生素 C 还可直接通过阻断亚硝基化合物作用而抑制其致癌能力。此外，有研究认为，绿茶因富含具有抗氧化活性的茶多酚，能有效抑制亚硝基化合物产生，具有消炎、抗肿瘤效用。常饮绿茶有可能降低胃癌发病危险。

3. 基因遗传因素　胃癌的发病存在家族聚集倾向，有资料报道胃癌患者的亲属人群中胃癌的发病率要比对照组高 2 ~3 倍，提示胃癌发病可能与遗传因素有关。随着现代细胞分子生物学、分子遗传学等理论和技术的发展，虽然尚未能真正寻及胃癌发病的源头，研究人员已经发现并克隆了许多胃癌相关的癌基因与抑癌基因。研究认为，肿瘤的发生是机体细胞内基因结构改变和表达异常累积的结果，包括癌基因的激活与过度表达、抑癌基因的突变或丢失、DNA 修复相关基因的功能缺失以及信号转导调控机制紊乱等，与此相关的细胞间黏附减弱、新生血管形成以及微卫星不稳定现象等贯穿胃癌发生发展全过程。与胃癌相关的原癌基因主要包括 c‐met、ras、c‐erbB‐2、c‐myc、Zc‐sarn 等，抑癌基因主要包括 p53、DCC、APC、MCC 等。6cl‐2、Cyclin D1、survivin、E2F‐1、SC‐1 等参与胃癌细胞增殖与凋亡的调节，VEGF、HIF‐alpha、ECM1 等是肿瘤新生血管生成的重要因子，胃癌侵袭转移相关基因则包括 TIMP3、DAPK、nm23、CD44、E‐钙黏蛋白等。

4. 胃幽门螺杆菌　研究表明，胃幽门螺杆菌（Hp）感染与胃癌的发生呈正相关。WHO 早在 1994 年就已将 Hp 列为胃癌的第一类致病原。1998 年，日本学者 Watanabe 等报道了单独用 Hp 感染蒙古沙土鼠能成功诱发出胃腺癌的动物模型，取得了 Hp 致癌的直接证据。一项来自 EUROGAST 的包含 13 个国家 17 个人群的前瞻性研究发现，Hp 感染与胃癌发生及死亡的相关系数分别为 2.68 和 1.79，血清 Hp 阳性的人群患胃癌的危险增加 6 倍。荟萃分析结果显示，Hp 感染人群胃癌发病的相对危险度为 1.92。

目前认为，幽门螺杆菌并非胃癌直接致癌物，其确切的致癌机制尚不清楚，可能与下述有关：①Hp 感染损伤胃黏膜保护屏障，促进胃黏膜上皮炎症和上皮细胞再生，通过炎症‐修复通路致癌；②Hp 释放多种细胞毒素和炎症因子，改变局部免疫状态；③Hp 感染能导致胃酸分泌能力下降，胃中硝酸盐还原酶阳性菌增多，促进胃内致癌化合物亚硝酸盐含量增加。

5. 癌前状态和癌前病变　胃癌的癌前状态是一个临床概念，指胃癌前期疾病，包括慢性萎缩性胃炎、慢性胃溃疡、胃息肉、残胃状态等；癌前病变则是一个病理学概念，指一类容易发生癌变的胃黏膜组织病理学变化，包括胃黏膜上皮异型增生和肠化生等，这些病变常见于癌前状态的胃黏膜组织中。肿瘤发病多阶段理论认为 Hp 可能是胃癌发生的始动因子，在一系列致癌因子的作用下历经胃炎、萎缩性胃炎、肠化生、不典型增生最终发展成肠型胃癌。

（1）癌前状态

1）慢性萎缩性胃炎：慢性萎缩性胃炎是公认的胃癌癌前状态，病理表现为黏膜慢性炎症和腺体萎缩，若同时伴有胃黏膜肠上皮化生和不典型增生，癌变的概率更大。90% 的慢性萎缩性胃炎患者伴有幽门螺杆菌感染，后者可能在慢性萎缩性胃炎的发生中起决定性作用。有资料显示，在胃癌高发区，慢性萎缩性胃炎发病率明显高于其他地区；且 50% ~90% 的胃癌患者伴有萎缩性胃炎。病例对照研究显示，萎缩性胃炎患者患胃窦癌的危险性高于正常对照组 18 倍，患胃体癌的危险性高于正常对照组 4.5 倍。

2）胃溃疡：国内报道，胃溃疡的癌变率为 5% ~10%，尤其是病史较长，溃疡长期不愈的患者并发癌变的机会较大。长期随访和动物实验研究的结果证实了慢性胃溃疡会发生癌变的观点。溃疡癌变可能与溃疡边缘黏膜上皮或腺体遭受胃液侵蚀和致癌因素刺激，反复发生炎症和再生修复有关。

3）胃息肉：胃息肉包括增生性息肉、炎症性息肉和腺瘤性息肉。其中增生性息肉和腺瘤性息肉都有癌变的可能。在胃息肉切除标本中，14% 的多发性息肉和 9% 的单发息肉可见有恶变。直径大于 2cm 的腺瘤性息肉癌变率可达 40% ~50%，增生性息肉的癌变率为 1.5% ~3%。

4）残胃状态：胃大部切除术后，残胃发生胃癌的危险性明显增加，文献报道残胃癌的发病率为 1% ~5%。可能的原因包括：胃大部切除术后幽门功能丧失，十二指肠液极易反流入胃引起碱性反流性胃炎，反流液中含有的多种胆、胰液成分可溶解胃黏膜上皮表面的脂蛋白层，破坏胃黏膜保护屏障；切除胃窦后，促胃液素分泌显著减少，削弱了促胃液素对胃黏膜的营养作用，易发生萎缩性胃炎；胃酸分泌减少，有利于残胃内硝酸盐还原酶阳性菌的生长繁殖，促进亚硝基类致癌化合物的合成，使缺乏保护的胃黏膜更易受致癌物质的刺激。

（2）癌前病变

1）胃黏膜肠上皮化生：胃黏膜肠上皮化生简称肠化生，是指胃黏膜上皮转化为肠黏膜上皮的现象，好发于胃窦部。大量流行病学资料显示，肠化生与胃癌的发病呈正相关。文献报道肠上皮化生随访1~10年的癌变率为1.9%。

肠化生大致可分为完全型肠化生和不完全型肠化生两种类型。前者肠化的类型与小肠的形态相似，称为"小肠型"或"Ⅰ型"肠化，分泌中性黏液和唾液酸黏液。后者呈结肠上皮特征，又称为"结肠型"或"Ⅱ、Ⅲ型"肠化，分泌硫酸和唾液酸混合性黏液。目前普遍认为Ⅲ型肠上皮化生与肠型胃癌关系密切，视为胃癌癌前病变。

2）胃黏膜上皮异型增生：胃黏膜上皮异型增生是指胃黏膜腺管及上皮的生长偏离正常的组织结构和细胞分化，组织病理学特点为细胞的不典型性、异常分化和腺体结构紊乱。前瞻性研究发现，异型增生，特别是中至重度异型增生，经过一段时间后可以确定发展为癌。

目前认为异型增生可大致分为5种组织类型，即腺瘤型、隐窝型、再生型、球样及囊性异型增生等。球样异型增生可能是弥漫型胃癌尤其是印戒细胞癌的癌前病变，而其余各型均属肠型胃癌的癌前病变。胃黏膜上皮异型增生的组织学分型尚未完全统一。以往国内大多数医疗单位多采用1978年我国胃癌协作组根据WHO分类原则制定的3级分级标准（包括轻、中、重度异型增生），1998年Podova会议建议采用2级分级系统，分为低度异型增生和高度异型增生。

三、病理

1. 大体分型　具体如下。

（1）早期胃癌：指癌组织局限于黏膜层或黏膜下层的胃癌，不论其范围大小、是否有淋巴结转移。其大体类型可分为三型（图8-2）。

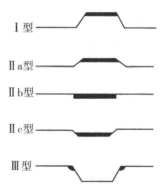

图8-2　早期胃癌的大体分型

1）隆起型（Ⅰ型）：病变呈结节状不规则隆起，超过5mm，边界清楚，该型约占早期胃癌的10%。

2）平坦型（Ⅱ型）：病变平坦，可稍隆起或凹陷，有时可能只表现为黏膜粗糙或糜烂，边界常不清楚，此型最为常见，约占70%。该型胃癌又分为三个亚型，即Ⅱa浅表隆起型（胃黏膜表面隆起不超过5mm）、Ⅱb浅表平坦型和Ⅱc浅表凹陷型（胃黏膜表面凹陷不超过5mm）。

3）凹陷型（Ⅲ型）：病变边缘不规则，有明显的浅凹陷，深度超过5mm，但仍未突破黏膜下层。此型约占20%。

以上类型可以复合存在，在描述时面积最大的一种写在最前面，其他依次后排，如Ⅱc+Ⅲ型。

日本学者于1978年正式规定直径0.5cm以下的胃癌为微胃癌，直径0.5~1.0cm的胃癌称小胃癌，两者统称为微小胃癌。微小胃癌是早期胃癌的一种特殊类型，其手术预后极佳，10年生存率可达100%。临床上偶尔胃黏膜活检病理诊断为胃癌，而手术切除标本经病理组织学检查未能再发现癌组织，临床上推断为一点癌。一点癌是微小胃癌的特殊类型，其原因可能为经钳取活检后残留癌组织被胃液消化脱落，或者受技术因素影响，残留癌组织被漏检所致。

（2）进展期胃癌：是指病变深度已超越黏膜下层的胃癌，又称为中晚期胃癌。

进展期胃癌的大体分型，主要根据癌瘤在黏膜面的形态特征以及在胃壁内的浸润方式来确定。目前国际上广泛采用 Borrmann 分型法，将进展期胃癌分为 4 型（图 8 - 3）。Ⅰ型（结节型）肿瘤向胃腔内生长，隆起明显，基底较宽，境界清楚。在进展期胃癌中，该类型最少，占 3% ~ 5%。Ⅱ型（局限溃疡型）溃疡较深，边缘隆起明显，肿瘤较局限，周围浸润不明显。该型占 30% ~ 40%。Ⅲ型（浸润溃疡型）溃疡基底较大，边缘呈坡状，境界不清，向周围浸润明显。该类型最为常见，约占 50%。Ⅳ型（弥漫浸润型）癌组织在胃壁内呈弥漫浸润性生长，病变胃壁广泛增厚变硬呈皮革状，难以确定肿瘤边界，若累及全胃则形成所谓"皮革胃"。该型占 10% 左右。

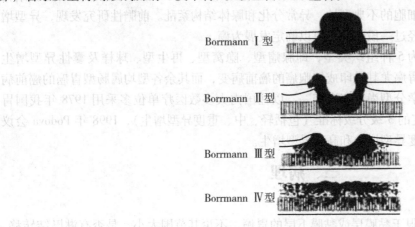

图 8 - 3　进展期胃癌的 Borrmann 分型

2. 组织学类型　具体如下。

（1）WHO 分型：WHO（2000 年）将胃癌分为以下几种类型。

·腺癌

肠型

弥漫型

·乳头状腺癌

·管状腺癌

·黏液腺癌

·印戒细胞癌

·且鳞癌

·鳞状细胞癌

·小细胞癌

·未分化癌

·其他

1）管状腺癌：癌组织呈腺管样或腺泡状结构。根据其细胞分化程度可分为高、中分化两种。

2）乳头状腺癌：癌细胞一般分化较好，呈立方形或高柱状，排列在纤细的树枝状间质周围组成粗细不等的乳头状结构。

3）黏液腺癌：其特点为癌细胞形成管腔，分泌大量黏液，由于大量黏液物质积聚，使许多腺腔扩展或破裂，黏液物质浸润间质，即形成"黏液湖"。

4）印戒细胞癌：为癌细胞分泌大量黏液，且黏液位于细胞内，将核推于细胞一侧周边，整个细胞呈印戒状，其恶性程度较细胞外黏液者更高。此癌倾向于弥漫浸润，累及全胃形成所谓"皮革胃"。

5）腺鳞癌：又称腺棘细胞癌，是一种腺癌与鳞癌并存的肿瘤。腺癌部分细胞分化较好，而鳞癌部分细胞分化较差。

6）鳞状细胞癌：为典型的鳞癌结构，癌巢内可有细胞间桥和角化珠。大多数胃鳞状细胞癌中都能找到小灶性腺癌。

7）未分化癌：癌细胞弥散成片状或团块状，不形成管状结构或其他组织结构。细胞体积小，异型性明显，在组织形态和功能上均缺乏分化特征。

8）小细胞癌：属于神经内分泌癌，许多癌细胞胞质中含有 Grimelius 染色阳性的嗜银颗粒。此型肿瘤间质血管丰富，易发生血行转移。

（2）Lauren 分型：该分型不仅反映胃癌的生物学行为，而且体现其病因、发病机制和流行特征，同时对预后判断有指导价值。

1）肠型：约占53%，被认为来源于肠化生的上皮。肠型胃癌一般具有明显的腺管结构，癌细胞呈柱状或立方形，可见刷状缘、炎症细胞浸润和肠上皮化生。肠型胃癌的发生与 Hp 感染有关，多见于老年男性，分化较好，恶性程度较低，预后较好。

2）弥漫型：约占33%，印戒细胞癌即属于其中的一种。癌细胞呈弥漫性生长，缺乏细胞连接，一般不形成腺管，炎症浸润较轻。弥漫型胃癌发生通常与遗传性因素有关，多见于妇女和年轻患者，分化较差，易出现淋巴结转移和远处转移，预后较差。

3）混合型：另有10%～20%的病例，兼有肠型和弥漫型的特征，难以归入其中任何一种，而称为混合型。

（3）Ming 分型：1977年，Ming 根据生长方式的不同把胃癌分成膨胀型和浸润型。膨胀型肿瘤呈膨胀性生长，癌细胞集聚成大的团块状，挤压周围组织，边界清楚。浸润型肿瘤呈浸润性生长，瘤细胞分散成条索状，不形成大的团块，与周围组织无明显的界限，多为低分化腺癌或印戒细胞癌。

3. 胃癌的扩散和转移　具体如下。

（1）直接浸润：胃黏膜上皮癌变后首先在黏膜内蔓延扩散，肿瘤突破黏膜肌层的屏障作用后，渐向纵深浸润发展，穿破浆膜后，可直接侵犯大小网膜、横结肠、胰腺、肝脏和脾脏等邻近脏器。胃癌在胃壁内的浸润范围与其生长方式有关，一般弥漫浸润性生长的肿瘤胃壁内的浸润范围较广泛，并可向贲门侧或幽门侧浸润累及食管或十二指肠。贲门癌易沿黏膜下层蔓延向上浸润食管，浸润范围有时可距肿瘤边缘6cm以上，胃窦癌浸润十二指肠多不超过3cm。

（2）淋巴转移：是胃癌重要的转移途径。多按淋巴引流顺序，由近及远地发生淋巴结转移，但亦有极少部分病例存在"跳跃式"转移现象。胃癌淋巴结转移率与病期、肿瘤的大体分型以及组织学分型相关。复旦大学附属中山医院近5年手术切除胃癌2 000例，其中早期胃癌400例，淋巴结转移率15.2%，黏膜内癌淋巴结转移率8.7%，进展期胃癌淋巴结转移率高达70%。通常进展期胃癌淋巴结转移率较高，Borrmann Ⅲ、Ⅳ型胃癌，组织类型为低分化腺癌、黏液腺癌以及印戒细胞癌的患者较易发生淋巴结转移。

根据日本胃癌处理规约第13版的规定，胃淋巴结可以分为3站20组（图8-4）。

根据胃癌不同部位及淋巴结转移的先后顺序，可将所引流的淋巴结分成3站，即第一站（N_1），第二站（N_2）和第三站（N_3），超出此三站区域之淋巴结转移即视为有远处转移。

（3）血行转移：胃癌晚期常发生血行转移。隆起型早期胃癌，尤其是高分化乳头状腺癌和管状腺癌倾向于早期发生血行转移。血行转移以肝转移最为多见，其他常见的转移部位包括肺、骨、肾、肾上腺、脑等。

（4）腹腔种植：胃癌穿透浆膜后癌细胞可脱落并种植与腹膜、大小网膜或其他脏器表面，形成种植结节。由于重力的作用癌细胞易下沉到盆腔内，于直肠膀胱或直肠子宫陷窝内形成种植结节，可经直肠指检触及。女性卵巢转移性癌，也称 Krukenberg 瘤，多来自胃癌。其发生原因多认为与腹膜种植相关，也有人认为是淋巴引流或血行转移所致。

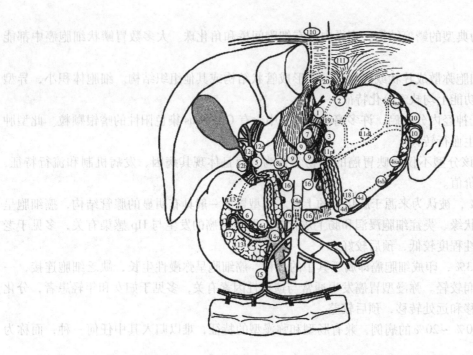

图 8 - 4　胃淋巴结分组

1. 贲门右；2. 贲门左；3. 胃小弯；4sa. 胃短血管；4sb. 胃网膜左血管；4d. 胃网膜右血管
5. 幽门上；6. 幽门下；7. 胃左动脉旁；8a. 肝总动脉前上；8p. 肝总动脉后；9. 腹腔动脉
旁；10. 脾门；11p. 近端脾动脉旁；11d. 远端脾动脉旁；12a. 肝固有动脉旁；12p. 门静脉
后；12b. 胆总管旁；13. 胰头后；14v. 肠系膜上静脉旁；14a. 肠系膜上动脉旁；15. 结肠中
血管旁；16. 腹主动脉旁；17. 胰头前；18. 胰腺下缘；19. 膈下；20. 食管裂孔；110. 胸下
部食管旁；111. 膈上；112. 后纵隔

4. 胃癌的临床病理分期　胃癌目前存在着两大分期系统，即国际抗癌联盟（UICC）和美国肿瘤联合会（AJCC）制定的 TNM 分期系统和日本胃癌研究会（JRSGC）的胃癌处理规约分期系统（1999 年版）。两种分期方法在肿瘤浸润深度（T 分期）和远处转移（M 分期）的定义上基本一致，而在淋巴结（N 分期）方面则有所不同。前者以受累淋巴结数目作为 N 分期的标准；而后者则强调根据不同部位肿瘤受累区域淋巴结归属的站别来确定 N 分期。

（1）2002 年 UICC/AJCC 胃癌 TNM 分期（第 6 版）要点如下

1）T：原发肿瘤浸润深度

T_x：原发灶无法评价

T_0：无肿瘤发生

T_{is}：原发肿瘤局限于黏膜上皮层而未累及黏膜固有层

T_1：浸润至黏膜或黏膜下层

T_2：浸润至肌层或浆膜下层

T_{2a}：浸润至肌层

T_{2b}：浸润至浆膜下

T_3：穿透浆膜层

T_4：侵及邻近器官或腔内扩展至食管、十二指肠

2）N：区域淋巴结转移情况

N_x：无法评价

N_0：无淋巴结转移

N_1：1 ~ 6 个淋巴结转移

N_2：7~15 个淋巴结转移

N_3：15 个以上淋巴结转移

3）M：远处转移状况

M_x：无法评价

M_0：无远处转移

M_1：有远处转移

4）临床分期：根据原发肿瘤浸润深度、淋巴结转移和远处转移情况，除去任何 T 任何 N 的 M_1 均为Ⅳ期，$T_{is}N_0M_0$ 为 0 期外，其余胃癌临床病理分期见表 8-2。

表 8-2　胃癌 TNM 分期

	N_0	N_1	N_2	N_3
T_1	I$_A$	I$_B$	Ⅱ	Ⅳ
T_2	I$_B$	Ⅱ	Ⅲ$_A$	Ⅳ
T_3	Ⅱ	Ⅲ$_A$	Ⅲ$_B$	Ⅳ
T_4	Ⅲ$_A$	Ⅳ	Ⅳ	Ⅳ

（2）日本胃癌研究会（JRSGC）分期（1999 年版）：日本胃癌研究会制定的胃分区法是其 TMN 分期的基础，目前临床上已广泛采用。该分区法将胃大小弯各分为三等分，连接其对应点，可将胃分为上 1/3（U）区，中 1/3（M）区，下 1/3（L）区，食管以 E 表示，十二指肠以 D 表示。如癌浸润范围仅限于一区者分别以 U、M、L 表示之，如果一个以上的分区受累，所有的受累分区都要按受累的程度记录，肿瘤主体所在的部位列在最前面，如 UmL、LM 等。其分期要点如下。

1）T：原发肿瘤浸润胃壁深度

T_x：肿瘤侵犯深度不详

T_1：浸润至黏膜和（或）黏膜肌（M）或黏膜下层（SM）

T_2：浸润至肌层（MP）或浆膜下层（SS）

T_3：穿透浆膜层（SE）

T_4：侵及邻近器官（SI）

2）N：区域淋巴结转移情况：根据肿瘤的不同部位，将区域淋巴结分为 3 站（N_1~N_3），具体见表 8-3。

表 8-3　日本胃癌分期中的淋巴结分站

肿瘤部位	N_1	N_2	N_3
L/LD	3, 4d, 5, 6	1, 7, 8a, 9, 11p, 12a, 14v	4sb, 8p, 12b/p, 13, 16a$_2$/b$_1$
LM/M/mL	1, 3, 4sb, 4d, 5, 6	7, 8a, 9, 11p, 12a	2, 4sa, 8p, 10, 11d, 12b/p, 13, 14v, 16a$_2$/b$_1$
MU/UM	1, 2, 3, 4sa, 4sb, 4d, 5, 6	7, 8a, 9, 10, 11p, 11d, 12a	8p, 12b/p, 14v, 16a$_2$/b$_1$, 19, 20
U	1, 2, 3, 4sa, 4sb	4d, 7, 8a, 9, 10, 11p, 11d	5, 6, 8p, 12a, 12b/p, 16a$_2$/b$_1$, 19, 20
LMU/MUL/mLU/UmL	1, 2, 3, 4sa, 4sb, 4d, 5, 6	7, 8a, 9, 10, 11p, 11d, 12a, 14v	8p, 12b/p, 13, 16a$_2$/b$_1$, 19, 20

3）H：肝转移

H_0：无肝转移

H_1：有肝转移

H_x：肝转移情况不详

4）P：腹膜转移

P₀：无腹膜转移

P₁：有腹膜转移

Pₓ：腹膜转移情况不详

5）CY：腹腔脱落细胞

CY₀：腹腔脱落癌细胞阴性

CY₁：腹腔脱落癌细胞阳性

CYₓ：未行腹腔脱落细胞检查

6）M：其他远处转移

M₀：无其他远处转移（除外腹膜转移、肝转移、脱落细胞阳性）

M₁：除腹膜转移、肝转移、脱落细胞阳性外有其他远处转移

Mₓ：远处转移未知

7）临床分期：见表8-4。

表8-4　日本胃癌学会的胃癌临床分期

	N_0	N_1	N_2	N_3
T_1	I_A	I_B	II	IV
T_2	I_B	II	III_A	IV
T_3	II	III_A	III_B	IV
T_4	III_A	III_B	IV	IV
H_1, P_1, CY_1, M_1	IV	IV	IV	IV

四、临床表现

1. 症状　早期胃癌多无明显症状。部分患者可出现非特异性的上消化道症状，包括上腹部饱胀不适或隐痛、泛酸、嗳气、恶心、食欲减退、呕吐，偶有呕血、黑粪等，其中上腹部不适最为常见，给予对症治疗后，常能缓解。这些症状往往不被患者重视，误作胃炎或溃疡病进行处理而导致诊治延误者屡见不鲜。故对于40岁以上患者出现下列情况时，应给予针对性检查，以免延误病情：①既往无胃病史，但近期出现非特异性的上消化道症状，经治疗无效者；②既往有胃病史，近期上腹部疼痛加重或规律有改变者；③出现不明原因的消瘦、贫血、黑便者。

进展期胃癌除上述症状比较明显外尚可出现梗阻、出血及穿孔等并发症。肿瘤累及贲门可引起进行性吞咽困难；胃窦癌累及幽门可出现幽门梗阻症状，表现为进食后上腹部饱胀和呕吐宿食。上消化道出血发生率约为30%，出血量小仅有大便隐血阳性，出血量大时，则为呕血或黑粪。胃癌穿孔可出现剧烈腹痛。多数患者伴有食欲减退、消瘦、乏力等全身症状，晚期常伴有发热、贫血、下肢水肿、恶病质。

2. 体征　早期胃癌多无明显体征，部分患者可有贫血或上腹部深压痛。贫血、上腹部压痛和腹块是进展期胃癌最常见的体征。胃癌伴幽门梗阻者上腹部可见胃型，并可闻及振水声。胃癌急性穿孔可导致弥散性腹膜炎而出现相应的体征。转移淋巴结或原发灶直接浸润压迫胆总管时，可发生梗阻性黄疸。腹腔内广泛种植转移，可导致部分或完全性肠梗阻而出现相应的体征。腹水、脐部肿块、左锁骨上淋巴结肿大、膀胱（子宫）直肠陷窝触及肿块、女性患者出现 Krukenberg 瘤均是晚期胃癌表现。

五、诊断

上消化道 X 线钡餐检查是诊断胃癌的重要检查方法，可以获得90%的诊断准确率。X 线钡餐检查包括单重对比造影和双重对比造影。低张双重对比造影能够清楚地显示胃黏膜的细微结构即胃小区的情况。近年来发展的数字胃肠技术又显著地增加了图像的分辨率，能检出绝大部分早期胃癌病灶，使其成

为早期胃癌检测的首选方法之一。

早期胃癌的 X 线表现因病变的类型和浸润深度而异。其特征性表现包括龛影口部和表面的结节状改变，周围不规则的黏膜纠集，黏膜细节的破坏和粗糙、小的充盈缺损。黏膜内癌主要表现为病变区域胃黏膜小区和小沟破坏，代之以大小不等的颗粒状隆起，黏膜皱襞向病灶区集中，病灶界限不明显，蠕动波可通过。若龛影周围黏膜全部或部分纠集，终端呈杵状增粗、突然变细或中断但蠕动波仍可通过，说明癌组织已浸润黏膜下层。进展期胃癌主要表现为龛影、充盈缺损、黏膜纹理的改变、蠕动异常及梗阻性改变。

胃镜检查是确诊胃癌的最重要手段，目前胃镜观察胃腔内部已无盲区，诊断进展期胃癌并无困难。早期胃癌的镜下表现并不具有明显的特征，容易漏诊，下列轻度异常可能提示早期胃癌的存在，如胃黏膜局部色泽的轻度变化：变红或变白；黏膜下血管网的消失；胃小凹和小沟消失；黏膜颗粒样变厚或凹陷等。遇有上述情况应及时作黏膜活检排除早期胃癌。胃镜联合活检诊断胃癌的准确率可达 97.4%。通常在病灶的边缘和中心区都应进行活检，活检的准确率与活检标本数有关，一般取材数目以 4~6 块为宜。

近年来，在检测早期胃癌敏感度方面，胃镜技术有了显著的发展。放大胃镜装备了可变焦镜头，有助于在微血管水平评估胃部病变。色素胃镜常使用靛胭脂和亚甲蓝染料，通过直接喷洒于胃黏膜，能有效地发现早期胃癌并较准确地确定其范围，可提高诊断符合率 5%~10%。荧光胃镜是激光诱发自体荧光与内镜技术结合的产物，可以清晰地显示早期胃癌的病变范围。有文献报道，其诊断早期胃癌的敏感性和特异性分别高达 94% 和 86%。

超声内镜（EUS）检查是胃癌术前分期的重要手段。EUS 可以清晰地显示胃壁各层结构，胃癌的浸润深度可由胃壁正常层次结构破坏的程度来判定。目前 EUS 是判断肿瘤浸润深度最准确的方法，对胃癌 T 分期的准确率约为 80%，诊断早期胃癌的准确率可达 88%~99%。EUS 判断胃癌淋巴结转移的准确率在 70% 以上。EUS 的缺点在于判断早期凹陷型胃癌浸润深度的准确率较低。

经腹超声检查可显示胃癌原发灶和胃周围转移肿大的淋巴结，并可用于初步了解有无腹水、肝脏、卵巢等腹腔脏器转移。作为胃癌术前常规检查方法对 TNM 分期判断的价值相对有限。

近年来螺旋 CT 和多重螺旋 CT 在胃癌诊断中的价值已得到广泛认可。高质量的 CT 片不仅能显示大部分胃癌病灶，而且能比较准确地判断肿瘤浸润的深度和范围，有无淋巴结和远处脏器转移以及腹腔种植，已成为胃癌术前分期的首选检查手段。胃癌常见 CT 表现包括：①胃壁局限性或弥漫性增厚。正常胃壁在充分扩张的情况下，一般厚度 <6mm。②胃壁多层结构的破坏。正常胃壁在 CT 上多呈现 2~3 层结构，内层明显强化，相当于黏膜层和黏膜肌层，中层呈现相对低密度，相当于黏膜下层，外层轻度强化，相当于肌层和浆膜层。③局部胃壁的异常强化。如不伴胃壁异常增厚者常为早期胃癌。④胃壁软组织肿块，向腔内或腔外突出，可伴溃疡形成。⑤肿瘤向外侵犯，可突出正常胃轮廓外，其边缘多不规则，胃周脂肪层模糊或消失提示肿瘤已突破胃壁或侵及邻近结肠。⑥腹腔或腹膜后淋巴结肿大，伴有显著强化多提示淋巴结转移，通常淋巴结越大转移可能性越大。⑦肝、肺等远隔脏器的转移表现。

文献报道 CT 对进展期胃癌的检出率达 98%~100%。胃癌 T 分期的准确率为 75.7%，CT 对腹腔内实质脏器转移的准确率较高，而对淋巴结转移诊断准确率相对较低，且通常会降低 N 分期。CT 对腹膜转移的敏感性更低。

MRI 在检测胃癌原发灶、淋巴结转移、远处转移等方面的价值与 CT 相仿。对于不适合行 CT 检查的患者，MRI 可作为一种有效的替代检查方法。PET 由于其在诊断远处转移灶中高灵敏度和特异性，目前主要用于排除远处转移和随访术后复发。但检查费用昂贵限制了其在临床上的应用。

目前所有的非侵袭性影像学检查对诊断腹膜种植转移的敏感性均较低。而诊断性腹腔镜检查结合腹腔镜超声往往能够发现常规影像学检查无法显示的转移灶，为准确地进行术前分期特别是 M 分期提供有价值的信息，预测肿瘤可根治切除的准确率较高。能使部分 T_3 期以上或有明显淋巴结转移的病例避免不必要的剖腹探查手术，并为制订包括新辅助化疗在内的胃癌综合治疗决策提供重要依据，临床上值得推广应用。

六、治疗

1. 手术治疗　迄今，外科手术仍是治疗胃癌的最主要手段。凡胃癌诊断明确，术前检查无明显转移征象，患者全身情况尚可，估计能耐受手术者均应积极争取手术治疗。充分的术前评估，详细了解患者的全身情况、肿瘤分期和生物学特性，按照"因期施治"的原则，制订合理的个体化手术方案，并遵循肿瘤外科的手术原则进行规范化手术操作，是胃癌外科治疗的基本要求。

传统上胃癌手术可分为根治性切除术、姑息性切除术和胃肠内引流术。前者又按照胃切除范围的不同分为全胃切除、远端胃大部切除和近端胃大部切除术，按照淋巴结清扫范围的不同分为 D0、D1、D2 和 D3 根治术。临床上按照根治程度将胃癌根治术分为 A、B、C 三级。A 级根治是指：①D > N，即手术清扫的淋巴结站别超越已有转移的淋巴结站别；②切缘无癌残留，要求切除标本 1cm 内无癌细胞浸润。有关 D > N 的问题根据病理解剖学的要求，D2 根治性远端胃切除术清扫的淋巴结数应不少于 25 个。切缘 1cm 内有癌浸润或清扫淋巴结与转移淋巴结的站别相等（D = N），只能作为 B 级手术，其疗效较 A 级手术为差。C 级手术是指术中有明显癌残留者，本质上是姑息性手术。

目前，将切除 2/3 以上胃的 D2 根治术作为胃癌根治切除的标准术式已为大多数学者所认同，并据此进一步将胃切除和（或）淋巴结清扫范围小于标准根治术的手术定义为缩小手术，反之则定义为扩大手术。前者包括内镜下黏膜切除术（EMR）、内镜黏膜下剥离术（ESD）、经腹腔镜胃局部切除术、腹腔镜辅助胃部分切除术以及剖腹局限性手术。后者则包括淋巴结清扫范围超过第二站的 D2 + ~ D3 根治术，以及各种类型的联合脏器切除术。

（1）早期胃癌的手术治疗：传统根治手术治疗早期胃癌的疗效令人满意，5 年生存率在 90% 以上，局部复发率为 2% ~ 3%。但早期胃癌的淋巴结转移率低，黏膜内癌淋巴结转移率为 0% ~ 3%，黏膜下癌淋巴结转移率为 11% ~ 20%，且黏膜内癌淋巴结转移几乎均限于第 1 站。这就意味着以往大多数接受 D2 手术的患者进行了不必要的淋巴结清扫，同时手术也大大降低了患者的生活质量。目前早期胃癌的手术治疗正日益趋向缩小手术和微创手术，传统根治术的适应证范围正逐渐缩小。临床上应根据患者的年龄、全身情况、肿瘤大小、病理类型、浸润深度、淋巴结转移状态、术者的经验和技术条件确定早期胃癌的手术方式。对于黏膜内癌有条件的单位应首选内镜治疗，无条件或不宜施行内镜治疗的早期胃癌，可根据具体情况选择剖腹局限性手术或传统的胃癌根治手术（D1 或 D2 术）。

1）内镜黏膜切除术（EMR）和内镜黏膜下剥离术（ESD）：EMR 和 ESD 是早期胃癌内镜治疗最常用的两种手术方式。理论上讲适用于病灶较小便于内镜下切除且无淋巴结转移的早期胃癌。EMR 的主要原理是通过黏膜下注射生理盐水使黏膜病变抬高，然后用高频电圈套法切除病变黏膜，达到根除黏膜层早期癌的目的。目前 EMR 治疗的适应证为：①病灶局限于黏膜内；②肿瘤细胞分化中等或良好；③隆起型病灶直径≤20mm；④平坦或凹陷型病灶直径≤10mm，肉眼观察应无溃疡或溃疡性瘢痕存在；⑤无静脉或淋巴管侵犯。术后应对 EMR 切除标本进行严格的病理学检查，若病理提示水平断端有肿瘤残留时，可再次施行 EMR、烧灼术或追加胃切除术。若术后病理证实肿瘤浸润黏膜下 < 0.5mm，但无血管、淋巴管侵袭时可追加胃切除或严密随访；若有血管、淋巴管侵犯或黏膜下浸润 > 0.5mm 则应加行 D2 根治术。出血和穿孔是 EMR 手术的主要并发症，其中出血的发生率为 7% 左右。术后的局部复发率为 2% ~ 35%，局部复发后根据情况可再次施行 EMR、烧灼术或追加胃切除术等。与传统根治手术相比，EMR 治疗的 5 年生存率无明显差异。因此 EMR 目前已经成为日本早期胃癌的标准治疗方式之一。

ESD 则是采用特制的针状高频电刀于黏膜下将病灶直接剥离后整块切除。ESD 的适应证与 EMR 基本相同，其技术特点在于：①距离病灶 5mm 标记切除范围，可以保证有足够的切缘；②沿黏膜下平面解剖，便于术后病理判断是否累及黏膜下层；③病灶整块切除。与 EMR 相比 ESD 的优点在于即使在较大的病灶也能够获得完整的标本供病理检查，便于准确判断肿瘤浸润深度及治疗是否充分，且术后局部复发率较低。

2）腹腔镜胃局部切除术：包括腹腔镜胃内黏膜切除术和腹腔镜胃楔形切除术。前者指利用腹腔镜器械经皮经胃壁插入胃内进行早期胃癌的局部切除，后者指在腹腔镜下提起和固定胃壁后距离病灶边缘

1cm 作胃楔形切除。腹腔镜胃局部切除的主要适应证包括：①直径小于 2.5cm 的隆起型早期胃癌；②直径小于 1.5cm 的凹陷型早期胃癌；③符合内镜治疗适应证的早期胃癌由于所处位置特别而无法行 EMR 或 ESD 治疗者。此术式的优点在于手术创伤较小，可以较广范围地切除病灶，同时术中可对胃周围淋巴结进行活检。

3）剖腹局限性手术：主要适用于黏膜内癌和部分病灶较小无明显淋巴结转移的黏膜下癌。常用术式包括胃部分切除术、胃节段切除术、保留幽门的胃切除术和保留迷走神经功能的胃手术。保留幽门的胃切除术要求保留幽门管 1.5cm，同时保留迷走神经的肝支和幽门支，胃右血管及幽门上淋巴结。与传统胃切除术相比，该手术不仅可以降低术后倾倒综合征和胆囊结石的发生率，而且可以避免十二指肠液反流。保留迷走神经功能的手术要求保留迷走神经的肝支和腹腔支，如此能降低胆囊结石、术后腹泻和消化吸收障碍的发生率。采用该术式会影响第 1 和第 7 组淋巴结的彻底清扫，故应严格掌握其适应证。

4）D2 根治术：国内早期胃癌缩小手术开展较晚，相关经验仍在积累之中。对病灶较小生物学行为良好的早期胃癌有条件的单位应争取行内镜治疗或缩小手术。无条件的单位，或病灶较大生物学行为恶劣，疑有淋巴结转移者，原则上仍应行标准的 D2 根治术以确保疗效。

（2）进展期胃癌的手术治疗：迄今，手术治疗仍是治愈进展期胃癌的唯一有效方法。一般认为，ⅢA 期之前的进展期胃癌经手术为主的综合治疗后可获得治愈效果，而ⅢB 期和Ⅳ期患者多数只能施行姑息性手术。临床上应根据患者的全身情况、肿瘤分期和生物学特性选择合理的手术方式，对有可能治愈的进展期胃癌应力争做到 A 级根治切除。作为进展期胃癌根治切除的标准术式，D2 根治术治疗进展期胃癌的疗效安全性已被大量临床实践所证实，因此对ⅢA 期之前患者应常规施行此类手术。为了提高进展期胃癌的疗效，以往曾有人提倡对Ⅲ期和Ⅳ期胃癌施行扩大淋巴结清扫术，在 D2 手术基础上加行包括肝十二指肠韧带、肠系膜上动脉、腹主动脉旁甚至包括纵隔淋巴结在内的 D3 清扫术。但过去十多年的大量临床实践表明，D3 手术不仅创伤较大，并发症发生率高，且疗效并不确切。新近来自日本的多中心 RCT 研究业已证实，与标准 D2 手术相比，包括腹主动脉旁淋巴结清扫的 D3 手术并不能提高进展期胃癌的生存率，从而基本否定了其在进展期胃癌治疗中的价值。

1）D2 根治术：要求彻底切除胃癌原发灶和所有第一、二站淋巴结，若肿瘤浸润邻近脏器，则应同时将受累脏器与原发灶一起作整块切除。术中应根据病灶的部位、大小、浸润深度、病理类型和大体分型确定胃切除范围。原则上，远端胃大部切除术主要适用于胃窦癌和部分早期局限性胃体癌，近端胃大部切除术适用于贲门、胃底和胃体上部的早期局限型癌肿。对于不符合上述胃大部切除适应证的 U 区、M 区、UM 区、LM 区进展期癌、全胃癌、弥漫浸润性癌、多中心癌、残胃癌以及胃窦癌伴贲门区淋巴结转移者宜选择全胃切除术。为保证切缘无肿瘤残余，Borrmann Ⅰ、Ⅱ型癌通常上切缘距肿瘤边缘 4～5cm 即可，而 Borrmann Ⅲ、Ⅳ型癌、印戒细胞癌、未分化癌上切缘距肿瘤边缘应在 6cm 以上。近端胃癌若未累及食管，通常距贲门 4～5cm 切断食管即可；伴食管浸润者食管切缘应距肿瘤边缘 6～8cm 以上。胃窦癌作远端胃切除时，应在幽门下 3cm 切断十二指肠，幽门管癌伴有明显浆膜面浸润者应切除更多的十二指肠，通常切除 4cm 是安全的，若切除 5cm 以上则有导致术后胰瘘等并发症的危险。

通常胃癌根治术宜采用经腹手术径路，而以上腹正中切口为佳。切口自剑突至脐下 3cm，切除剑突可显著改善显露。贲门癌浸润食管者应选择胸腹联合切口，虽然创伤较大，但能提供更好的暴露，有利于食管下段的充分切除，减少上切缘癌残留的危险。为彻底清扫胃周淋巴结，作远端胃切除时应在根部切断胃绝大部分供应血管，仅保留最上方 1～2 支胃短血管和左膈下动脉食管贲门支；全胃切除时则应根部切断胃的所有供应血管。近端胃癌尤其是位于胃大弯侧者脾门淋巴结转移率较高，常需同时切除脾脏以清除脾门淋巴结。为了保留脾脏的免疫功能，保留脾脏的脾门淋巴结清扫值得提倡，但操作技术要求高不易推广。

远端胃切除术后首选 Billroth Ⅰ式吻合重建消化道，Billroth Ⅰ式吻合有张力，或肿瘤下缘十分接近幽门十二指肠时宜选择 Billroth Ⅱ式吻合。近端胃切除术后直接将食管和残胃进行吻合易导致永久性胃食管反流和反流性食管炎，在食管与残胃之间间置一段长约 25cm 的顺蠕动空肠可有效防止胃食管反流发生。全胃切除术后消化道重建方式种类繁多，目前以经典的 Roux－en－y 食管空肠吻合最为常用。该术式的优点是手术简便，术后反流性食管炎发生率低。与经典的 Roux – en – y 吻合相比，Roux – en – y 加袋术不仅可以增加患者饮食量，而且术后倾倒综合征和反流性食管炎发生率较低，临床上值得推荐。全胃切除食管空肠袢式吻合术后易发严重的反流性食管炎，原则上不宜采用。

2）联合脏器切除术：联合脏器切除的目的有二：①整块切除病胃及受浸润之邻近脏器；②彻底清扫转移淋巴结。当肿瘤浸润食管下端、横结肠、肝左叶、胰腺、脾脏等邻近脏器，但无远处转移征象，患者全身情况允许时，一般均主张联合切除受累脏器。局部晚期癌肿根治性联合脏器切除不仅能切除肿瘤原发灶，消除出血梗阻等并发症，而且能够延长患者生存期，提高治愈率。为保证根治性手术的彻底性和疗效，术中应遵循整块切除的原则，并严格按照 D2 根治手术的要求彻底清扫第一站和第二站淋巴结，同时避免上下切缘癌残留。鉴于联合脏器切除常伴有较高的术后并发症率和死亡率，姑息性联合脏器切除应慎重施行。

近端胃癌脾门淋巴结的转移率约为 15%，在近端胃癌根治术中，为了彻底清扫脾门、脾动脉旁淋巴结，过去常规联合施行脾脏切除或脾胰体尾切除术。近年来有关脾脏在抗肿瘤免疫方面的重要作用日益受到重视。研究表明，联合脾切除不仅有较高的并发症发生率而且通常并不能改善患者的预后。因此，对无明确脾门淋巴结转移者合并脾脏切除应慎重施行。同样对脾动脉干淋巴结转移数目较少，转移淋巴结未浸润胰腺实质者，目前多主张施行保留脾胰清除脾动脉干和脾门淋巴结的胃癌根治术，或者施行保留胰腺切除脾动脉和脾脏的扩大切除术。联合脾胰体尾切除原则上仅适用于原发癌肿或转移淋巴结直接浸润胰腺实质者。局部晚期胃窦癌浸润胰头或十二指肠球部时，若患者全身情况良好，淋巴结转移限于第 2 站以内，估计能够根治切除者可考虑行胰十二指肠切除术。胃癌行胰十二指肠切除的并发症率和手术死亡率均较高，手术指征应从严掌握。

3）姑息性手术：姑息性手术包括姑息性胃切除术、胃空肠吻合术、胃造瘘术、空肠造瘘术等。胃癌伴有出血、穿孔或幽门梗阻等并发症时若患者全身情况允许，估计病灶能安全切除时应争取行姑息性胃部分切除或全胃切除术。如此不仅能消除并发症的困扰提高生活质量，而且能够减轻机体的肿瘤负荷，有利于提高术后综合治疗的疗效，延长生存期。姑息性胃切除虽能延长生存期，也有一定的 5 年生存率，但术后平均生存时间仅为 8~12 个月，且往往伴随着较高的并发症率和手术死亡率。因此，对晚期胃癌的剖腹探查和姑息性胃切除手术均应持慎重态度。须综合分析患者全身情况、转移的类型和范围以及并发症情况，权衡利弊，合理把握手术指征。对胃癌伴广泛腹膜种植、远处淋巴结转移或多发血行转移而无上述并发症时姑息性胃切除的价值尚不明确，此类患者目前倾向于选择以化疗为主的综合治疗。

姑息性转流手术很少能真正缓解症状。胃空肠吻合虽能缓解部分患者的幽门梗阻症状，但不能延长生存期，仅适合于身体状况允许的幽门梗阻患者。理论上胃造瘘能使流出道梗阻需要持续引流胃液的患者受益，空肠造瘘可以通过肠内途径补充水、电解质和营养物质。但是由于胃造瘘和空肠造瘘术有相当高的手术并发症率，既不能很好地缓解症状，也不能延长生存，临床上较少采用。

2. 化学治疗 早期胃癌可以通过手术治疗治愈。遗憾的是，胃癌确诊时大部分病例已属进展期，单纯手术疗效甚差，作为综合治疗重要组成部分，化疗是当今胃癌治疗的重要手段之一，其临床应用日益广泛。新型化疗药物和新方案的不断推出，在一定程度上提高了胃癌化疗的疗效。胃癌的化疗包括术前化疗、术中化疗、术后辅助化疗以及姑息化疗。

（1）术前化疗：也称为新辅助化疗，主要适用于ⅢB 期和Ⅳ期胃癌患者。有研究显示，术前化疗能起到降低肿瘤分期，提高根治性切除率，延长生存期的目的。1994—2002 年，欧洲开展了一项大宗病例的前瞻性随机 MAGIC 试验，结果证实经新辅助化疗后肿瘤明显缩小且降期，提高了根治性切除率。平均随访超过 3 年，治疗组 5 年生存率为 36%，对照组为 23%。这项大型研究进一步奠定了除手术以外术前 3 个疗程 ECF 方案全身化疗在胃癌治疗中的意义。除 ECF 方案外也可采用其他方案化疗，目前大多新辅助化疗采用术前 3 个疗程化疗方案。

（2）术中腹腔温热灌注化疗：腹膜切除联合术中腹腔温热灌注化疗是目前治疗胃癌腹膜种植的重要手段，并有了一些长期生存的经验。对于无远处转移和腹膜后广泛淋巴结转移的病例，手术切除肉眼可见的肿瘤后辅以腹腔温热灌注化疗清除残余的微小癌灶，理论上可达到根治肿瘤的目的。进行广泛的减瘤手术，尽可能地切除肿瘤，最好能清除整个腹腔内所有肉眼可见的肿瘤病灶是治疗成功的保证。腹腔脏器脏腹膜种植时可尽量切除受累脏器，壁腹膜受累时则广泛切除。日本一组研究报道 83 例腹膜转移或术后腹膜种植的胃癌病例，施行积极的减瘤手术后辅以含 MMC、DDP 和 VP16 的腹腔温热灌注化疗，术后中位生存期为 14 个月，完全切除肉眼可见肿瘤者术后 1 年和 5 年生存率分别为 88% 和 47%。腹腔温热化疗的效果与种植病灶的大小有关，腹膜转移灶小于 5mm 的病例，治疗后的 3 年生存率可达 41%。腹腔温热灌注化疗的适应证包括：①年龄 < 70 岁，无心、肺、肾功能障碍；②腹膜转移灶能切净或残余肿瘤直径不超过 5mm。禁忌证包括：①肝脏、胰腺包膜转移者；②并存腹腔外转移或广泛腹膜后淋巴结转移者。

（3）术后辅助化疗：荟萃分析提示胃癌根治术后全身辅助化疗对患者生存的改善有积极的作用，但作用较为有限，有淋巴结转移或 T_3 以上的肿瘤可能更能从中受益。目前有关胃癌术后辅助化疗的方案以及辅助化疗持续的时间尚无规范或共识。临床上化疗通常在术后 3 ~ 4 周进行，多采用联合方案，常用方案包括 ECF、FOLFOX 和 CF 方案，以静脉全身化疗为主。也可采用单药口服化疗。

常用化疗方案分为单药化疗及联合化疗两种。

单药化疗可选择：

1）S1：50 ~ 80mg/（$m^2 \cdot d$），连续 14 ~ 21 天，每 3 ~ 4 周重复。

2）卡培他滨（capecitabine）：1 650 ~ 2 500mg/（$m^2 \cdot d$），连续 14 天，每 3 ~ 4 周重复。

联合化疗有下列几种方案：

1）CF 方案

甲酰四氢叶酸（folinic acid）200m/m^2，i.v.，连续 1 ~ 5 天

氟尿嘧啶（5 - fluorouracil）425mg/m^2，i.v.，连续 1 ~ 5 天，

每 3 周重复 2）FOLFOX 方案

FOLFOX4

奥沙利铂（oxaliplatin）85mg/m^2，i.v.（2h），1 天

甲酰四氢叶酸 200mg/m^2，i.v.（2h），连续 1 ~ 2 天

氟尿嘧啶 400mg/m^2，i.v.（bolus），连续 1 ~ 2 天

氟尿嘧啶 600mg/m^2，i.v.（22h inf），连续 1 ~ 2 天

FOLFOX6

奥沙利铂 100mg/m^2，i.v.（2h），1 天

甲酰四氢叶酸 400mg/m^2，i.v.（2h），连续 1 ~ 2 天

氟尿嘧啶 400mg/m^2，i.v.（bolus），1 天

氟尿嘧啶 2 400 ~ 3 000mg/m^2，i.v.（46h）

2）FOLFOX 方案 每 2 周重复

3）ECF 方案

表柔比星（epirubicin）50mg/m^2，i.v.，1 天

顺铂（cisplatin）60mg/m^2，i.v.，1 天

氟尿嘧啶 200mg/m^2，cont inf，连用 21 天

每 4 周重复

4）EOX 方案

表柔比星 50mg/m^2，i.v.，1 天

卡奥沙利铂 130mg/m^2，i.v.（2h），1 天

培他滨 825mg/m^2，po.，连续 1 ~ 14 天

每 3 周重复

5) DCF 方案：

多西他赛（docetaxel）75mg/m², i. v., 1 天

顺铂 60mg/m², i. v., 1 天

氟尿嘧啶 750mg/m², i. v., 1~5 天

每 4 周重复

3. 放射治疗　胃癌根治术后局部复发或区域淋巴结转移是导致治疗失败的常见原因之一。作为手术的局部补充治疗，术中或术后放疗有可能控制或消除术中残留的癌灶，降低局部复发率，并有可能改善患者的预后。不同组织类型的胃癌对放疗的敏感性差异较大，通常未分化癌、低分化腺癌、管状腺癌、乳头状腺癌对放疗均有一定敏感性；而黏液腺癌和印戒细胞癌对放疗不敏感，一般不宜作放射治疗。通常胃癌放疗的照射野应包括瘤体或瘤床及相应的淋巴引流区域。鉴于传统的 AP-PA 照射技术对正常组织损害较大，目前多采用多野三维适形放疗或 IMRT 技术进行照射，以期在杀灭肿瘤的同时最大限度地保护正常组织。胃癌的放疗通常与化疗相结合，在放疗的同时采用氟尿嘧啶类药物进行化疗，以增进疗效。

术中放疗主要适用于胃癌原发灶已切除，肿瘤浸润浆膜面或伴有周围组织浸润，以及伴有胃周围淋巴结转移者。伴有腹膜种植、广泛淋巴结转移或远处转移者禁忌作术中放疗。照射通常在完成切除手术进行消化道重建之前进行，照射剂量通常以 10~35Gy 为宜。然而，由于术中放疗技术和设备要求均较高，操作复杂，临床上较难推广应用。

术后辅助性放疗主要适用于伴有浆膜面浸润和（或）区域淋巴结转移的患者。常与化疗同步进行，放射剂量在 20~60Gy，常规分割照射。现有 RCT 研究显示，术后放化疗可降低局部复发率，部分研究还显示出生存的益处。胃癌放疗常见并发症包括放射性胃肠炎、造血系统功能抑制、肝肾功能损害和一过性胰腺炎等。并发症轻者可在停止放化疗后数周内自愈，严重时可导致消化道出血、穿孔、吻合口漏和重要脏器系统功能衰竭。

（赵胜利）

第七节　胃炎

一、急性弥漫性胃炎

许多刺激性物质可引起本病，尤其是阿司匹林和酒精。本病可发生出血，甚至大出血。去除刺激因素加止酸剂治疗有利于愈合。

二、应激性溃疡

（一）定义

应激性溃疡（stress ulcer，SU）又称急性胃黏膜病变（AGmL）、急性糜烂性胃炎或急性出血性胃炎。SU 是指机体在各类严重创伤（包括手术）、烧伤、休克、危重疾病等严重应激状态下，发生以胃为主的上消化道黏膜急性炎症、糜烂或溃疡，严重时可发生大出血或穿孔。此病可发生于 MODS，也可单独发生。因而预防 SU 是抢救重症患者的一个不可忽视的环节。

（二）病因

多种疾病均可导致 SU 的发生，其中最常见的应激源有：①重型颅脑外伤（又称 Cushing 溃疡）；②严重烧伤（又称 Curling 溃疡）；③严重创伤及各种困难、复杂的大手术术后；④全身严重感染；⑤多脏器功能障碍综合征（MODS）和（或）多脏器功能衰竭（MOF）；⑥休克、心、肺、脑复苏术后；⑦心脏血管意外；⑧严重心理应激，如精神创伤、过度紧张等。

（三）发病机制

胃黏膜防御功能削弱与胃黏膜损伤因子作用相对增强，是 SU 发病的主要机制。

1. 胃黏膜防御功能减低 在应激状态下黏膜局部发生的微循环障碍，黏膜屏障（碳酸氢盐）及上皮屏障功能降低。

2. 胃酸分泌增加 在各种损伤因素中，胃酸在发病早期起到了重要作用，其他损伤因子尚有胃蛋白酶原分泌增多，以及在缺血情况下产生的各类炎性介质等。

3. 神经内分泌失调 下丘脑、室旁核和边缘系统是对应激的整合中枢；甲状腺素释放激素（TRH）、5 - 羟色胺（5 - HT）、儿茶酚胺等中枢介质可能参与并介导了 SU 的发生。

（四）临床表现

1. 临床特征 ①原发病越重，SU 的发生率越高，病情越加风险，死亡率越高。②无明显的前驱症状（如胃痛、反酸等），主要临床表现为上消化道出血（呕血或黑粪）与失血性休克症状。对无显性出血的患者，胃液或粪便隐血试验阳性、不明原因血红蛋白浓度降低≥20g/L，应考虑有应激性溃疡伴出血的可能。③SU 发生穿孔时，可出现急腹症症状与体征。④SU 的发生大多集中在原发疾病产生的 3 ~ 5d 内，少数可延至 2 周。

2. 内镜特点 ①病变以胃体部最多，也可见于食管、十二指肠及空肠。②病变形态以多发性糜烂、浅溃疡为主，前者表现为多发性出血点或出血斑，溃疡深度可至黏膜下、固有肌层及浆膜层。

（五）诊断

有应激病史、在原发病后 2 周内发生上消化道出血、穿孔等症状，病情允许时应立即做内镜检查，若有糜烂、溃疡等病变存在，SU 诊断即可成立。

（六）预防

应激性溃疡重在预防，对高危患者应作为预防的重点，并做胃肠监护。

1. SU 高危人群 ①高龄（年龄≥65 岁）；②严重创伤（颅脑外伤、烧伤及胸、腹部复杂、困难大手术等）；③合并休克或持续低血压；④严重全身感染；⑤并发 MODS、机械通气 >3d；⑥重度黄疸；⑦合并凝血机制障碍；⑧脏器移植术后；⑨长期应用免疫抑制剂与胃肠道外营养；⑩1 年内有溃疡病史。

2. 积极处理原发病，消除应激原 抗感染、抗休克，防治颅内高压，保护心、脑、肾等重要器官功能。

3. 监测 胃肠道监护，插入胃管，可定期定时检测胃液 pH 或做 24h 胃内 pH 检测，并定期检测粪便隐血。

4. 对原溃疡史者 在重大手术的围手术期前可做胃镜检查，以明确有否合并溃疡。

5. 有效地抑制和中和胃酸对高危患者，可预防性地运用药物预防 具体如下。

（1）抑酸药：①术前预防。对拟做重大手术的患者，估计术后有并发 SU 可能者，可在手术前一周内应用口服抑酸药或抗酸药，以提高胃内 pH。②对严重创伤、高危人群的预防。

常用药物：①质子泵阻滞剂（PPI），奥美拉唑 40 mg，每日 1 ~ 2 次；②组胺受体阻滞剂，法莫替丁 20mg，每日 2 次；雷尼替丁 150mg，每日 2 次，西咪替丁 400mg，每日 2 次。

（2）抗酸药：氢氧化铝、铝碳酸镁、5% 碳酸氢钠溶液等，可从胃管内注入，使胃内 pH≥4。

（3）黏膜保护剂：硫糖铝、前列腺素 E 等，用药时间不少于 2 周。

6. 支持疗法

（1）若病情许可，鼓励早期进食，以中和胃酸，增强胃肠黏膜屏障功能。

（2）若有低蛋白血症、电解质和酸碱平衡紊乱时，应及时补充与调整。

（七）治疗

一旦发现呕血或黑粪等消化道出血症状，提示 SU 已发生，此时除继续治疗原发病外，还必须立即采取各种止血措施及治疗应激性溃疡。

1. 积极抗休克 立即输血补液，维持正常的血液循环。

2. 迅速提高胃内 pH 要求胃液 pH≥6，以促进血小板聚集和防止血栓溶解，创造胃内止血必要的条件。

（1）推荐用 PPI 针剂：奥美拉唑，首剂 80mg，以后 40mg，每 8h 1 次维持。

（2）H_2 阻滞剂针剂：法莫替丁（40mg），西咪替丁（800mg）静脉滴注，每日 2 次。

（3）胃内灌注碱性药物（如氢氧化铝等），使胃液 pH ≥ 6。

（4）条件许可，也可考虑使用生长抑素类药物。奥曲肽 0.1mg 皮下注射，每日 3 次。

3. 控制感染　对存在烧伤等合并有细菌感染者，为防止菌群移位，应加强黏膜保护剂和抗生素的应用。

4. 纠正凝血机制缺陷　对合并有凝血机制障碍的患者，可输注血小板悬液、凝血酶原复合物等，以及其他促进凝血的药物。

5. 内镜和介入止血　药物治疗后，仍不能控制病情者，若病情许可，应立即做紧急胃镜检查，以明确诊断，并可在内镜下做止血治疗。

6. 手术止血　经药物和内镜介入治疗，仍不能有效止血者，为抢救患者的生命，在情况许可下，也可考虑外科手术治疗，常用术式是选择性迷走神经切断加胃窦切除或次全胃切除，并行局部止血。溃疡穿孔者也需手术，可行次全胃切除或加十二指肠穿孔处缝合，同时充分引流腹腔内感染性液体。

7. 后继处理　在出血停止后，应继续应用抗溃疡药物，直至溃疡愈合。推荐使用的药物有 PPI、H_2 阻滞剂等，疗程为 4~6 周。

三、慢性胃炎（萎缩性胃炎）

病理表现是腺管萎缩和固有层炎细胞浸润，并可有肠上皮化生。慢性胃炎有两种类型，这两种胃炎的胃癌发生率都较高。

1. A 型胃炎　又称慢性胃体炎，为自身免疫病。病变在胃体和胃底部，呈弥漫性，不累及胃窦。血清胃泌素高，血清中有壁细胞抗体。胃酸分泌明显低下或缺乏，维生素 B_{12} 的吸收发生障碍，最终导致恶性贫血。20% 的患者伴甲状腺炎、Addison 病或白斑病。

2. B 型胃炎　又称慢性胃窦炎，比较常见，可与 DU 或 GU 伴发。本病 90% 由 *H. pylori* 感染引起，少数与胆汁反流、NSAID 药物、吸烟或酒癖有关。其发病率随年龄增高，血中无壁细胞抗体，胃酸分泌稍降低。

（赵胜利）

第八节　胃平滑肌瘤

胃平滑肌瘤在过去的大部分时间内均被认为是最常见的胃间叶性肿瘤。随着胃肠间质瘤（GISTs）的发现，绝大多数既往诊断的胃平滑肌瘤均被归入 GISTs 的范畴。尽管如此，胃平滑肌瘤仍是一类确实存在的疾病，但由于经病理证实的例数不多而缺乏人口统计学、临床特点或大体特点方面有意义的大宗资料。

组织病理学方面，胃平滑肌瘤由少量或中等量的温和梭形细胞构成，可能存在灶状的核异型性，核分裂象较少。细胞质嗜酸，呈纤维状及丛状。胃平滑肌瘤患者通常一般情况良好，无特殊不适主诉，或可因并存的上消化道其他疾病而产生相应的非特异性症状。

内镜下胃平滑肌瘤一般多为 2~3mm，大者可达 20mm，多见于胃底及胃体上部，大多为单发，少数可为多发。表面黏膜几乎总是非常光滑地隆起，呈半球形改变。体积较大、黏膜表面出现明显溃疡应疑及恶性 GISTs 或平滑肌肉瘤。内镜检查的重要点在于从多个方向观察肿瘤、注意毛细血管透见的程度、用靛胭脂染色观察黏膜表面以排除上皮来源病变、用活检钳试探肿物的软硬程度及有无活动性，并与胃壁外压迫相鉴别。

超声内镜因可用于明确肿瘤的组织学起源而占有重要地位。超声内镜下肿瘤来源于胃壁 5 层结构中的第 4 层，呈现均匀的低回声团块，其余层次均完整连续。近年来开展的超声内镜引导下细针抽吸活检术（EUS - FNA）和切割针活检术（EUS - TCB）可提供细胞学和组织病理学诊断。肿瘤大小超过 1cm 时易被增强 CT 发现。增强 CT 或 MRI 可用于评价恶性平滑肌瘤（平滑肌肉瘤）的侵犯和转移情况。

胃平滑肌瘤的鉴别诊断主要包括：①与胃肠间质瘤（GISTs）及其他间叶性肿瘤相鉴别。GISTs 是最常见的胃肠道间叶性肿瘤，其特征为免疫组化 KIT 酪氨酸激酶受体（干细胞因子受体）阳性（CD117 阳性），在 70% ~ 80% 的病例中可见 CD34 阳性。而平滑肌瘤仅有结蛋白（desmin）和平滑肌肌动蛋白（smooth muscle action）阳性，CD117 和 CD34 均阴性。其他间叶性肿瘤亦可表现为局限性的隆起病变，超声内镜检查可提供有价值的诊断线索，确诊依赖细胞学或组织病理学。②与平滑肌肉瘤相鉴别。平滑肌肉瘤多发于老年人，为典型的高度恶性肿瘤，其免疫组化指标同平滑肌瘤，但体积通常大于 2cm，镜下核分裂象 >10 个/10HPF，可伴周围组织侵犯、转移等恶性生物学特征。③与胃息肉相鉴别。表面光滑、外形半球状的胃息肉时可表现为形似黏膜下肿瘤，鉴别特征详见表 8 - 5。超声内镜是鉴别此两种疾病最准确的方法。④与胃腔外压迫相鉴别。胃腔外压迫多见于胃底，亦见于胃的其他部位。大多为脾压迫所致，此外胆囊、肝等亦可造成。鉴别要点见表 8 - 5。

表 8 - 5　内镜下胃腔外压迫与黏膜下肿瘤的鉴别

	胃腔外压迫	胃黏膜下肿瘤
隆起形态	坡度相当缓	缓坡
表面黏膜	正常，一般表面可见正常皱襞	平滑，有时可见充血、毛细血管扩张、增生改变
活检钳探试	实性，可动	实性，硬，有时可动
边界	不清	某种程度上可以辨认
桥形皱襞	一般无	常见

胃平滑肌瘤为良性肿瘤，恶变率低。对单发、瘤体直径 <2cm 者一般无须特殊治疗，临床观察随访大多病情稳定。或可行内镜下挖除治疗，但需注意出血或穿孔风险。对于多发、直径 >2cm、肿瘤表面溃疡出血或伴有消化道梗阻症状、细胞病理学疑有恶变者，应予手术切除。手术方式可根据具体情况而定，选择肿瘤局部切除术、胃楔形切除术、胃大部切除术等，术中宜行冷冻切片排除恶性肿瘤。近年来开展的腹腔镜下胃部分切除术，创伤较小，疗效不逊于传统开腹手术。

（赵胜利）

第九节　胃肠间质瘤

1983 年 Mazur 和 Clark 首次提出胃肠道间质瘤（gastrointestinal stromal tumors，GIST）概念，它是起源于胃肠道壁内包绕肌丛的间质细胞（intestitial cell of cajal，ICC）的缺乏分化或未定向分化的非上皮性肿瘤，具有多分化潜能的消化道独立的一类间质性肿瘤，亦可发生于肠系膜以及腹膜后组织，以梭形肿瘤细胞 CD117 免疫组化阳性为特征。GIST 不是既往所指的平滑肌肿瘤和神经鞘瘤。

一、流行病学

90% GIST 好发于 40 ~ 79 岁，中位发病年龄 60 岁，发病率男性较女性稍高，也有报道认为性别上无差异。由于既往对该病认识不足，故难有准确的发病率统计，在欧洲 1 ~ 2/10 万人，据估计美国每年新发病例为 5 000 ~ 6 000 例。多数 GIST 为散发型，其中 95% 的患者为孤立性病灶。偶见家族性 GIST 报道中，其病灶为多发性，且伴有胃肠黏膜及皮肤色素的沉着。GIST 多发生于胃（70%），其次为小肠（20% ~ 25%），较少见于结肠、食管及直肠，偶可见于网膜、肠系膜和腹膜。

二、病因和分子生物学

对 GIST 的较早研究表明，60% ~ 70% 的 GIST 高表达 CD34。CD34 是细胞分化抗原，编码基因位于人染色体 1q32，编码产物蛋白分子量为 105 ~ 115kD。虽然 CD34 表达谱广，特异性较低，但真正的平滑肌瘤和神经鞘瘤不表达 CD34，以此首先可将消化道平滑肌瘤、神经鞘瘤和 GIST 相鉴别。

1998 年 Hirota 等首次报道 GIST 中存在 c – kit 变异，c – kit 基因位于人染色体 4q11 ~ 21，编码产物为 CD117，分子量为 145kD，是跨膜酪氨酸激酶受体，其配体为造血干细胞生长因子（SCF），CD117 与配体结合后激活酪氨酸激酶，通过信号转导活化细胞内转录因子从而调节细胞生长、分化、增生。c – kit 基因突变导致酪氨酸激酶非配体激活，使细胞异常生长。目前研究发现 CD117 的功能获得性突变在 GIST 中可达到 90%，最常见的是在 c – kit 基因外显子 11 的突变（57% ~ 71%）。在 4% ~ 17% 的 GIST 患者中发现外显子 13 和 9 的突变。亦有报道发现外显子 17 的突变。可见 CD117 信号转导异常是 GIST 发病机制的核心环节。c – kit 基因突变预示肿瘤的恶性程度高，预后不佳。最近发现有部分患者存在 PDGFRα 基因的第 18 和 12 外显子突变。此外，不少研究还发现恶性 GIST 的 DNA 拷贝数和高水平扩增大于良性 GIST，14、15、22 号染色体长臂频繁丢失，提示 GIST 涉及多基因病变。

PDGFRα 基因突变的发现是 GIST 病因和发病机制研究上继 c – kit 基因之后的又一重要研究进展。PDGFRa 基因定位于人染色体 4q11 –21，与 C – kit 基因紧密连锁、结构相似、功能相近。PDGFRα 基因突变常见于外显子 12 和 9，突变率可达 7.1% ~ 72%。PDGFRα 基因突变可见于野生型无 c – kit 基因突变的 GIST，对 c – kit 野生型 GIST 的发生和发展起着重要作用。因此，GIST 从分子水平上可分三型：c – kit 基因突变型、PDGFRα 基因突变型和 c – kit/PDGFRα 野生型。

三、病理学

（一）大体标本

大部分肿瘤源于胃肠道壁，表现为膨胀性生长，多显孤立的圆形或椭圆形肿块，境界清楚。其生长方式表现为：①腔内型：肿瘤向消化道腔内突出，显息肉状，表面可有溃疡；②壁内型：在胃肠道壁内显膨胀性生长；③腔外型：肿瘤向消化道腔外突出；④腔内 – 腔外哑铃型：肿瘤既向消化道腔内突出，又向腔外膨胀性生长；⑤胃肠道外肿块型：肿瘤源于肠系膜或大网膜。

（二）组织学

1. 光镜 GIST 有两种基本的组织学结构，梭型（60% ~ 70%）和上皮样（30% ~ 40%）细胞型，两种细胞常出现在一个肿瘤中。上皮细胞型瘤细胞圆形或多边形，嗜酸性，部分细胞体积较大，核深染，形态多样，可见糖原沉积或核周空泡样改变。梭型细胞呈梭形或短梭形，胞质红染，核为杆状，两端稍钝圆，漩涡状，呈束状和栅栏状分布。间质可见以淋巴细胞和浆细胞为主的炎性细胞浸润，可见间质黏液变性、透明变性、坏死、出血及钙化。不同部位的 GIST 所含的细胞型不同。胃间质瘤有 70% ~ 80% 为梭形细胞型，20% ~ 30% 为上皮样细胞型，即以往诊断的上皮样平滑肌瘤或平滑肌母细胞瘤或肉瘤。小肠间质瘤通常为梭形细胞型。食管和直肠的间质瘤多为梭形细胞型，瘤细胞排列结构多样。肝脏是恶性 GIST 最常见的远处转移部位，肿瘤较少转移至区域淋巴结、骨和肺。

2. 超微结构特征 电镜下，GIST 显示出不同的分化特点：有的呈现平滑肌分化的特点，如灶状胞质密度增加伴有致密小体的胞质内微丝、胞饮小泡、扩张的粗面内质网、丰富的高尔基复合体和细胞外基底膜物质灶状沉积，此类肿瘤占绝大部分。有的呈现神经样分化特点，如复杂的细胞质延伸和神经样突起、微管、神经轴突样结构以及致密核心的神经内分泌颗粒等。还有小部分为无特异性分化特点的间叶细胞。

3. 免疫组织化学特征 作为酪氨酸激酶的跨膜型受体，CD117 存在于造血干细胞、肥大细胞、黑色素细胞、Cajal 细胞（interstitial cells of cajal, ICC 是分布在消化道，自主神经末梢与平滑肌细胞之间一类特殊细胞，目前认为 ICC 是胃肠道运动的起搏细胞），被认为是诊断 GIST 的主要标记物之一，几乎所有的 GIST 均阳性表达 CD117，CD117 阴性需要进行 kit 和 PDGFRα（血小板源生长因子）基因突变的检测。另一主要标记物 CD34 是骨髓造血干细胞抗原，功能不明，但特异性较 CD117 差，恶性 GIST 患者 CD34 表达率略低于良性 GIST。故 CD34 常与 CD117 联合使用。另 SMA（α – 平滑肌肌动蛋白）、结蛋白、S100 和 NSE（神经元特异性烯醇化酶）、神经巢蛋白、波形蛋白等在 GIST 中均有较高阳性率，其中 S – 100 和 NSE 有助于神经源性肿瘤的辅助鉴别，SMA 和结蛋白有助于肌源性肿瘤的辅助鉴别，波形蛋白可用于肿瘤良恶性程度的判断。随着免疫组化和电镜技术的发展，可将 GIST 分为 4 种类型：①向平滑肌方向分化；②向神经方向分化；③向平滑肌和神经双向分化；④缺乏分化特征。

四、临床表现

GIST 可发生于消化道自食管至直肠的任何部位，胃 GIST 最多见（60% ~ 70%），其次为小肠（20% ~30%），较少见于结肠、食管及直肠，偶可见于网膜、肠系膜和腹膜。

GIST 的临床表现与肿瘤大小、部位、生长方式有关。一般症状隐匿，多在体检或腹腔手术中被发现。常见的临床表现为消化道出血、腹痛和腹部肿块。

（一）消化道出血

由于肿瘤表面黏膜缺血和溃疡形成，血管破裂所致；其次为肿瘤中心坏死或囊性变向胃或肠腔内破溃的结果。肿瘤多生长在腔内，临床为间歇性出血，出血量不等，可有导致出血性休克者。

（二）腹痛

出现不同部位的腹痛，为胀痛、隐痛或钝痛性质。由于肿瘤向腔内生长形成溃疡，或腔向外生长并向周围组织浸润，可引起穿孔或破溃而形成急腹症的临床表现，如急性腹膜炎、肠梗阻等，这些并发症的出现往往可为本病的首发症状。

（三）腹部肿块

以肿瘤向腔外生长多见。

（四）发生于不同部位的相应临床表现

原发于食管约半数无症状，主要表现有不同程度的胸骨后钝痛，压迫感和间歇性吞咽困难，而吞咽困难的程度与瘤体大小无明显关系。少数可有恶心、呕吐、呃逆和瘤体表面黏膜糜烂、坏死，形成溃疡出血。

胃 GIST 以消化道出血最为常见，表现为黑粪、呕血。其次为疼痛，腹部包块、消瘦、乏力、恶心、呕吐等，腹痛性质与消化性溃疡相似，如肿瘤位于胃窦、幽门部可出现梗阻症状，不少患者无症状。

小肠 GIST 多数为恶性肿瘤，向腔外生长，无症状者多见。以消化道出血为主要症状，表现为呕血、便血或仅隐血试验阳性，尤其是十二指肠肿瘤易形成溃疡，可发生大出血。也可因肿瘤膨胀性生长或肠套叠导致小肠梗阻。少数患者因肿瘤中心坏死，可引起肠穿孔。

结肠、直肠和肛门 GIST 腹痛、腹部包块为主要症状，可有出血、消瘦、便秘等。直肠和肛门处，以排便习惯改变、扪及包块为主要表现，出血也常见。个别直肠 GIST 患者可见尿频、尿少。

胃肠道外 GIST 多因肿瘤发生于网膜、肠系膜或腹膜，主要表现为腹部肿块，可有消瘦、乏力、腹胀等不适。

（五）其他

可伴有食欲缺乏、发热和体重减轻。有报道称个别病例以肿瘤自发性破裂合并弥漫性腹膜炎为首发表现。

五、辅助检查

（一）内镜检查

随着消化内镜的普及，内镜检查已成为发现和诊断 GIST 的主要方法，特别是对于腔内生长型GIST。内镜下可见胃肠壁黏膜下肿块呈球形或半球形隆起，边界清晰，表面光滑，表面黏膜色泽正常，可有顶部中心呈溃疡样凹陷，覆白苔及血痂，触之易出血，基底宽，部分可形成桥形皱襞。用活检钳推碰提示肿块质硬，可见肿块在黏膜下移动。肿块表面有正常黏膜覆盖时，普通活检常难以获得肿瘤组织，此时需借助穿刺活检。对于肿块表面顶部中心有溃疡样凹陷的肿瘤，在溃疡边缘取活检则 GIST 检其中 S-100 和 NSE 可用于神经源性肿瘤的判断；SMA 阳性且红细胞分布服明显提示……

对于小肠 GIST，目前主要可运用推进式小肠镜、双气囊小肠镜、胶囊内镜做出诊断，超声内镜（EUS）可较准确地判断其性质，并可鉴别黏膜下病变，肠外压迫，血管病变及实质肿瘤。GIST 镜下表现为胃肠壁固有肌层的低回声团块，肌层完整。直径 >4cm 的肿瘤，边界不规则，肿瘤内部囊性间隙，引流区见淋巴结肿大等则是恶性和交界性 GIST 的特点；而良性 GIST 的特点为直径 <3cm、边界规则、回声均匀。EUS 对 GIST 敏感，可检测出直径 <2cm 的肿瘤。由于 GIST 为黏膜下肿块，内镜下活检取材不易取到。目前除了通过手术获得标本以外，还可通过超声内镜指导下的细针抽吸活检（EUS - FNA）取得足够的标本，诊断准确。

（二）钡剂或钡灌肠双重造影

内生长表现为球形或卵圆形、轮廓光滑的局限性充盈缺损，周围黏膜正常，如肿瘤表面有溃疡，可见龛影；向腔外生长的 GIST 表现为外压性病变或肿瘤的顶端可见溃疡并有窦道与肿瘤相通。胃间质瘤表现为局部黏膜皱襞变平或消失，小肠间质瘤有不同程度的肠黏膜局限性消失、破坏，仅累及一侧肠壁，并沿肠腔长轴发展，造成肠腔偏侧性狭窄。

（三）CT 和 MRI 检查

影像学技术可发现无症状 GIST，但通常用于对肿瘤的定位、特征、分期和术后监测。无论是原发性还是转移性肿瘤，CT 在检测和描述肿瘤方面较传统的 X 线和钡剂检测更有用。影像学技术通常能在鉴别肿瘤是来自淋巴的间叶细胞组织还是来自胃肠道上皮间叶细胞组织方面提供有价值的信息，但不能用于判断肿瘤的恶性程度。随着针对 GIST 靶向药物治疗的进展，CT 和 MRI 越来越多地用于观察肿瘤对药物的反应和是否复发。PET 也被引进用于检测肿瘤早期肉眼未见改变时的功能性改变。

CT 可直接观察肿瘤的大小、形态、密度、内部结构、边界，对邻近脏器的侵犯也能清楚显示，同时还可以观察其他部位的转移灶。CT 检查可以弥补胃肠造影及内镜对部分小肠肿瘤及向腔外生长的肿瘤诊断的不确定性，无论良恶性均表现为黏膜下、浆膜下或腔内的境界清楚的团块。良性或低度恶性 GIST 主要表现为压迫和推移，偶见钙化，增强扫描为均匀中度或明显强化；恶性或高度恶性 GIST 可表现为浸润和远处转移，可见坏死、囊变形成的多灶性低密度区，与管腔相通后可出现碘水和（或）气体充填影，增强扫描常表现为肿瘤周边实体部分强化明显。肝脏是恶性 GIST 最常见的远处转移部位，肿瘤较少转移至区域淋巴结、骨和肺。

MRI 检查中，GIST 信号表现复杂，良性实体瘤 T_1 加权像的信号与肌肉相似，T_2 加权像呈均匀等信号或稍高信号，这与周围组织分界清晰。恶性者，无论 T_1WI 或 T_2WI 信号表现均不一致，这主要是因瘤体内坏死、囊变和出血。近年来开展的小肠 CT 检查对于 GIST 的诊断具有一定的价值。

PET 检测是运用一种近似葡萄糖的造影剂 PDF，可观测到肿瘤的功能活动，从而可分辨良性肿瘤还是恶性肿瘤；活动性肿瘤组织还是坏死组织；复发肿瘤还是瘢痕组织。其对小肠肿瘤的敏感性较高，多用于观测药物治疗的效果。PET 可提高对治疗反应的判断率，并为这种新药的临床随访和治疗措施提供了依据。

（四）超声

腹部超声可描述出原发和转移肿瘤的内部特征，通常显示与胃肠道紧密相连的均匀低回声团块。在大型肿块中不同程度的不均匀密度可能预示着肿块的坏死、囊状改变和出血。良性间质瘤超声表现为黏膜下、肌壁间或浆膜下低回声肿物，多呈球形，也可呈分叶状不规则形，黏膜面、浆膜面较光滑，伴有不同程度的向腔内或壁外突起。但由于 GIST 肿瘤往往较大，超声视野中不能观其全貌，无法获知肿瘤与周围组织的关系。

（五）选择性血管造影

多数 GIST 具有较丰富的血管，因此，GIST 的血管造影主要表现为血管异常区小血管增粗、纡曲、紊乱，毛细血管相呈结节状、圆形血管团、血管纤细较均匀，中心可见造影剂外溢的出血灶，周围为充盈缺损。瘤内造影剂池明显者常提示恶性。采用肠系膜上动脉造影有助于确定出血部位和早期诊断，故对原因不明消化道出血的患者，X线钡剂和内镜检查均为阴性者，是腹腔血管造影的适应证。

（六）免疫组织化学检测

绝大多数 GIST 显示弥漫强表达 CD117，CD117 阳性率为 85% ~100%，因此，GIST 最终仍有赖于 CD117 染色的确诊。GIST 的 CD117 阳性特点是普遍的高表达，一般为胞质染色为主，可显示斑点样的"高尔基体"形式，上皮型 GIST 有膜染色，其他许多 GIST 则有核旁染色，梭形细胞肿瘤则胞质全染色。但是，不是所有的 GIST 均 CD117 阳性，而 CD117 阳性的肿瘤并非都是 GIST。目前多用 CD117 与 GIST 的另一种抗原 CD34 联合检测。CD34 在 GIST 中的阳性率为 60% ~70%，平滑肌瘤和神经鞘瘤不表达 CD34。

六、诊断

1. 症状　一般症状隐匿，多在体检或腹腔手术中被发现。最常见的症状是腹部隐痛不适，浸润到消化道内表现为溃疡或出血。其他症状有：食欲和体重下降、肠梗阻等。

2. 辅助检查　内镜检查是目前发现和诊断 GIST 的主要方法，肿瘤位于黏膜下、肌壁间或浆膜下，内镜下活检如取材表浅，则难以确诊，超声内镜指导下的肿块细针穿刺不失为一种术前提高确诊率的手段，但穿刺的技术水平、组织的多少均影响病理检查结果，同时也存在肿瘤播散的问题。光镜下细胞形态多样，以梭形细胞多见，异型性可大可小。可分为梭形细胞为主型、上皮样细胞为主型以及混合细胞型。电镜下超微结构与 ICC 相似。免疫组化对 GIST 诊断具有重要作用，免疫组化阳性率 CD117（85% ~100%）、CD34（50% ~80%）、Vim（100%）、S-100（-/灶性+）。免疫组化 CD117 的意义为大部分 GIST 的 CD117 阳性。但是，不是所有的 GIST 均 CD117 阳性，而 CD117 阳性的肿瘤并非都是 GIST；CD117 阳性的肿瘤适合用酪氨酸激酶抑制药甲磺酸伊马替尼治疗。无论如何，GIST 的确诊仍需组织学与免疫组化检测。

3. 良、恶性判断　主要依据病理学标准：肿瘤的大小、核分裂象数目、肿瘤细胞密集程度、有无邻近器官的侵犯及远处转移、有无出血坏死或黏膜侵犯等。现认为：没有 GIST 是真正良性的，"良性的"和"恶性的"分类应该被描述为"低度恶性"和"高度恶性"更加确切。DNA 复制量的变化是新的基因参数，它也可能提示 GIST 的预后。

GIST 的恶性程度在许多情况下很难评估，目前国际上缺乏共识，众多指标中较经典的是肿瘤大小和有丝分裂指数（MI）。根据这两个指标可将 GIST 恶性度分为四级。①良性：肿瘤直径 <2cm，MI <5/50 高倍镜视野（HPF）；②低度恶性：肿瘤直径 >2~5cm，MI <5/50HPF；③中度恶性：肿瘤直径 <5cm，MI（6~10）/50HPF 或者肿瘤直径 5~10cm，MI <5/50HPF；④高度恶性：肿瘤直径 >5cm，MI >5/50HPF。

Jewi 等将 GIST 的恶性指标分为肯定恶性和潜在恶性，进而将 GIST 分为良性、潜在恶性和恶性。肯定恶性指标：①远处转移（需组织学证实）；②浸润邻近器官（大肠间质瘤侵犯肠壁肌层）。潜在恶性指标：①胃间质瘤 >5.5cm，肠间质瘤 >4cm；②胃间质瘤核分裂象 >5/50HPF，肠间质瘤见核分裂象；③肿瘤坏死明显；④核异型大；⑤细胞密度大；⑥镜下可见黏膜固有层或血管浸润；⑦上皮样间质瘤中出现腺泡状结构或细胞球结构。良性为无恶性指标，潜在恶性为仅具备一项潜在恶性指标，恶性为具备一项肯定恶性指标或 2 项以上潜在恶性指标。

Saul suster 提出 GIST 形态学恶性指标：①肿瘤 >5cm 浸润邻近器官；②瘤体内出现坏死；③核浆比增高；④核分裂象 >1/10HPF；⑤肿瘤浸润被覆盖的黏膜。具有两项以上者为恶性，具有一项者为潜在恶性。

估计 GIST 的复发和转移的危险性高低来代替良恶性，肿瘤 >5cm，核分裂象 >2/10HPF，表明有复发和转移的高危险性；而肿瘤 <5cm，核分裂象 <2/10HPF，表明其复发和转移的低危险性；大多数致命的 GIST 常常显示核分裂象 >5/10HPF。总的来说，恶性 GIST 表现为肿瘤大、分裂象易见、细胞密度高、侵犯黏膜及邻近组织和结构、肿瘤内坏死、局部复发和远处转移等。GIST 的预后好坏与肿瘤的大小、有丝分裂指数和完全切除率直接相关。

七、鉴别诊断

1. 平滑肌瘤与平滑肌肉瘤　平滑肌肿瘤又分普通型平滑肌瘤、上皮样型、多形性、血管型、黏液型及伴破骨样巨细胞型等多亚型。平滑肌瘤多见于食管、贲门、胃、小肠，结直肠少见。过去诊断为平滑肌肿瘤的，实质上大多数是 GIST。平滑肌瘤组织学形态：瘤细胞稀疏，呈长梭形，胞质明显嗜酸性。平滑肌肉瘤肿瘤细胞形态变化很大，从类似平滑肌细胞的高分化肉瘤到多形性恶性纤维组织细胞瘤的多种形态均可见到。平滑肌瘤及平滑肌肉瘤免疫组化绝大多数都为 CD117、CD34 阴性，SMA、actin、MSA 强阳性，表现为胞质阳性。Desmin 部分阳性。

2. 神经鞘瘤、神经纤维瘤、恶性周围神经鞘瘤　消化道神经源性肿瘤极少见。神经鞘瘤镜下见瘤细胞呈梭形或上皮样，瘤细胞排列成栅栏状，核常有轻度异型，瘤组织内可见一些淋巴细胞、肥大细胞和吞噬脂质细胞，较多的淋巴细胞浸润肿瘤边缘，有时伴生发中心形成。免疫组化 S-100 蛋白、Leu-7 弥漫强阳性，而 CD117、CD34、desmin、SMA 及 actin 均为阴性。

3. 胃肠道自主神经瘤（gastrointestinal autonomic nerve tumor，GANT）　少见。瘤细胞为梭形或上皮样，免疫表型 CD117、CD34、SMA、desmin 和 S-100 均为阴性。

4. 腹腔内纤维瘤病 IAF　该瘤通常发生在肠系膜和腹膜后，偶尔可以从肠壁发生。虽可表现为局部侵袭性，但不发生转移。瘤细胞形态较单一梭形束状排列，不见出血、坏死和黏液样变。免疫表型尽管 CD117 可为阳性，但表现为胞质阳性、膜阴性。CD34 为阴性。

5. 立性纤维瘤 SFT　起源于表达 CD34 抗原的树突状间质细胞肿瘤，间质细胞具有纤维母/肌成纤维细胞性分化。肿瘤由梭形细胞和不等量的胶原纤维组成，细胞异型不明显。可以有黏液变。很少有出血、坏死、钙化。尽管 CD34、BCl-2 阳性，但 CD117 为阴性或灶状阳性。

6. 其他　与良性肿瘤、胃肠道癌、淋巴瘤、异位胰腺和消化道外肿瘤压迫管腔相鉴别。

总之，在诊断与鉴别诊断时，应重点观察瘤细胞的形态及丰富程度、胞质的染色和细胞的排列方式等方面，特别是当细胞团巢形成时，应首先考虑 GIST，并使用免疫组化试剂证明。CD117、CD34 联合使用效果好。

八、治疗

处理原则：争取手术彻底切除，或姑息切除原发灶。复发转移不能切除采取甲磺酸伊马替尼（imatinib mesylate，glivec，格列卫）治疗，放化疗几乎无效。

（一）手术治疗

目前，手术切除仍是 GIST 的首选治疗方法。过去的放化疗方案对 GIST 肿瘤无效果。对肿块体积较小的倾向为良性的 GIST，可考虑行内镜下或腹腔镜下切除，但须考虑到所有 GIST 均具有恶性潜能，切除不充分有复发和转移的危险。

首次完整彻底地切除肿瘤是提高疗效的关键。GIST 的手术切除方案中整体切除比部分切除的治疗效果好，5 年存活率高。De Matte 等报道 200 例 GIST，完全切除的 80 例中，5 年生存率为 54%，中位生存期 66 个月，而不完全切除者术后中位生存期仅 22 个月。因 GIST 极少有淋巴结转移，故手术一般不进行淋巴结的清扫。对倾向为良性的 GIST，通常的手术切缘距肿瘤边缘 2cm 已足够；但对倾向为高度恶性的 GIST，应行根治性切除术，为避免术中肿瘤破裂和术中播散，应强调术中无瘤操作的重要性。

（二）药物治疗

完整彻底地切除肿瘤并不能彻底治愈倾向为高度恶性的 GIST，因为其复发和转移相当常见。GIST 对常规放、化疗不敏感。近年来甲磺酸伊马替尼，已成为治疗不可切除或转移的 GIST 患者最佳选择。格列卫是一种小分子复合物，具水溶性，可用于口服，口服后吸收迅速，生物利用度高，血液中半衰期 13~16h，每日口服 1 次。格列卫可作为酪氨酸激酶的选择性抑制药，能明显抑制 c-kit 酪氨酸激酶的活性，阻断 c-kit 向下信号传导，从而抑制 GIST 细胞增生和促进细胞凋亡和（或）细胞死亡。有报道治疗 147 例进展期 GIST，有效率 53.7%，疾病稳定占 27.9%。2003 年 5 月 ASCO 会议报道，格列卫现在不仅用于治疗晚期 GIST，而且还用于 GIST 的术前和术后辅助治疗。2002 年 2 月美国 FDA 批准可用于治疗非手术和（或）转移的 C - kit 突变阳性的 GIST，其最佳剂量为 400~800mg/d。尽管它能够有效地治疗 GIST，但仍有部分患者对其耐药或者部分患者不能耐受该药的不良反应（包括水肿、体液潴留、恶心、呕吐、腹泻、肌痛、皮疹、骨髓抑制、肝功能异常等），很少有转移性的晚期患者获得完全缓解。而且，部分患者对该药会在服药 6 个月内发生原发性耐药或 6 个月后继发性耐药。

对格列卫产生原发性耐药或继发性耐药的 GIST 患者，可采用二线小分子多靶点作用药物靶向治疗，如舒尼替尼（Sunitinib）、尼罗替尼（Nilotinib）、索拉非尼（Sorafenib）、达沙替尼（Dasatinib）等。

九、预后

GIST 生物学行为难以预测。现已知的与预后有关的因素有：①年龄及性别：年轻患者预后差，男性 GIST 患者预后差；②部位：食管 GIST 预后最好，其次是胃 GIST、肠道 GIST、网膜 GIST、肠系膜 GIST 预后最差；③肿瘤大小与核分裂象：肿瘤越大，核分裂象越多，预后越差；④基因突变：有 c - kit 基因突变的 GIST 比无突变者预后差；⑤免疫组化表达：波形蛋白阳性表达的 GIST 预后较差，血管内皮生长因子、增殖标记 PCNA、IG - 67 表达率高者预后差；⑥恶性度：低度恶性的 GIST 有 50% 复发，60% 转移，高度恶性 GIST 有 83% 复发，全部发生转移；⑦DNA 含量与核异型性密切相关并与预后相关：MF 在 1~5 个/10HP 的 5 年生存率在非整倍体 DNA 者为 40%，二倍体 DNA 者达 88%；MF > 5 个/10HP 时 5 年生存率在非整倍体 DNA 者为 17%，二倍体 DNA 者达 33%。

（赵胜利）

第十节　原发性胃淋巴瘤

一、概述

（一）定义
原发性胃淋巴瘤是原发于胃、起源于黏膜下层淋巴组织的恶性肿瘤。

（二）发病情况
原发性胃淋巴瘤是除胃癌以外胃内发病率最高的恶性肿瘤，占所有胃恶性肿瘤的 30%~11%、胃肠恶性淋巴瘤的 48%~63%。可发生于任何年龄，但好发于青壮年，国外报道为 55~60 岁，国内报道为 43 岁，男性比女性多见。发病有地理性特征，中东等国较常见，我国以中部、西部及海南省较多见。

胃淋巴瘤在胃内的分布和胃癌相似，主要见于胃窦部及幽门前区，胃的其他部分也可发生。原发性胃淋巴瘤绝大部分为 B 细胞非霍奇金淋巴瘤，T 细胞少见，霍奇金病非常罕见。胃淋巴瘤病理组织学上主要有两种类型：一种称为低度恶性黏膜相关淋巴组织淋巴瘤，另一种称为高度恶性弥漫性大 B 细胞淋巴瘤。

（三）病因
由于正常胃黏膜不含淋巴组织，有人推测 Hp 到胃淋巴瘤分为 3 个步骤：Hp 感染引起慢性胃炎，导致淋巴细胞增生形成 MALT；在部分病例 Hp 感染产物激活黏膜内 T 细胞进而诱导 3 号染色体变异，致使 MALT 的 B 细胞产生克隆性增生；在已形成肿瘤基因变化的基础上，细胞增殖基因表达产物增加，出现染色体易位 t [1；14]，致使对 T 细胞依赖性的解除，促使低度恶性 MALToma 向高度恶性转化。高度恶性大 B 细胞胃淋巴瘤其表型和形态与结内淋巴瘤没有明显差异，有时可见低度恶性 MALToma 背景中出现成片的大淋巴细胞的瘤细胞，不论数量多少，也属于高度恶性淋巴瘤。

（四）病理
低度恶性胃淋巴瘤起源于中心细胞样细胞，其组织学特点与一般结性淋巴瘤不一样，肿瘤中可见散在转化的母细胞和浆细胞分化，淋巴上皮病变是胃MALToma的重要特征。胃MALToma和Hp感染有关；Hp感染可导致胃淋巴组织增生，并可导致胃淋巴瘤细胞增生；抗Hp治疗引起了胃MALLToma的消退。

二、临床表现

（一）症状

本病的临床症状缺乏特异性。早期症状不明显，晚期症状可与胃癌相似，如上腹部隐痛、食欲减退、恶心、嗳气和消瘦等。发热、呕血、黑便也不少见，有时为本病的首发症状。

（二）体征

上腹部触痛、腹块和贫血是本病的主要体征。半数病例胃酸缺乏，粪便隐血试验阳性。少数病例可发生胃穿孔，晚期可出现全身浸润及恶病质。

（三）检查

（1）X射线钡餐检查确定胃部病变者达93%~100%，但诊断为胃淋巴瘤者仅18%，多误诊为胃癌、胃溃疡和胃炎。X射线表现为黏膜粗大、排列紊乱，广泛浸润可使胃腔缩小，胃轮廓呈锯齿状，形如皮革胃，也可表现为腔内多发不规则龛影或菜花样充盈缺损。

（2）胃淋巴瘤的CT表现有一定特征性：胃壁广泛性明显增厚（>2cm），并有一定柔软度；增强早期可见受累胃壁的胃黏膜呈线样强化；病灶一般边界清晰光整，累及周围脏器较少。

（3）胃镜检查和病理活检的阳性率可达76%以上，表现为：胃内多发结节状隆起伴糜烂或溃疡；单发或多发不规则形溃疡呈地图状或放射状，底较浅而平，边缘呈结节状或堤样隆起，胃壁无明显僵硬感；异常粗大的黏膜皱襞。如内镜下考虑为胃淋巴瘤时，应于一个部位连续活检取材多块，可提高阳性率。

（4）超声内镜不仅能观察胃淋巴瘤患者胃壁表面改变，同时能发现胃壁内的改变，能提供大多数胃淋巴瘤的诊断及准确分期。

三、诊断与鉴别诊断

（一）诊断

临床上凡遇到上腹痛伴发热、消瘦明显者，尤其是中老年男性，应疑有胃淋巴瘤可能，均应行X射线钡餐造影及胃镜检查，并对病变部位进行多部位适当深度的活检以明确诊断。原发性胃恶性淋巴瘤的诊断仍采用Dawson提出的5条标准：①无表浅淋巴结肿大；②白细胞总数及分类均正常；③X射线胸片中未见纵隔有肿大的淋巴结；④手术中除胃及周围区域淋巴结累及外，无其他肉眼可见的侵犯；⑤肝脾正常。

（二）鉴别诊断

胃MALToma诊断较为困难，主要应与慢性胃炎的淋巴组织反应性增生相鉴别，因为二者的基本组织学形态相似，应检测细胞单克隆基因重排。目前免疫组化、原位杂交及PCR方法检测轻链限制已经作为一个诊断标准来诊断B细胞淋巴瘤。

四、治疗

（一）手术治疗

本病以手术治疗为主，即使病变已有淋巴结转移，切除病灶及受侵犯的淋巴结，亦可延长生存期。

（二）综合治疗

术后应辅以放疗和（或）化疗，有助于加强和巩固疗效。选用单一疗法，疗效较差。手术多主张胃次全切除术，若病变广泛或已波及全身者，应采取化疗。大量研究表明，抗Hp治疗可致部分MAL-

Toma 完全缓解，病变局限于黏膜和（或）黏膜下者，抗 Hp 治疗效果好，而病变超过黏膜下层抗 Hp 治疗缓解率低。本病预后较胃癌好，胃 MALToma 局限于胃部者多数可长期存活。

五、预后

早期孤立性病变，术后 5 年生存率达 90%，一般病例术后 5 年生存率＞60%。

（赵胜利）

第十一节 十二指肠腺癌

一、概述

（一）定义

十二指肠腺癌（adenocarcinoma of duodenum）是指起源于十二指肠黏膜的腺癌，多为单发，可由腺瘤恶变而来。组织学上可见腺瘤—腺癌转化及腺癌中的残存腺瘤组织。

（二）发病情况

40% 好发于 60 ~ 70 岁，男女之比约为 1.2 : 1。按癌瘤发生的部位可分为乳头上部癌、乳头周围癌和乳头下部癌，其中以乳头周围癌最多见，约占 65%，乳头上部癌占 20%，下部癌占 15%。

（三）病因

发病高危因素：长期 Crohn 病、十二指肠腺癌发生率为 3% ~ 6%，比正常人高出 300 ~ 1 000 倍；乳糜泻；大肠癌切除术后；家族性结肠息肉病、Gordner 综合征。其临床表现与肿瘤的类型及发生部位有关。

（四）病理

按肿瘤的大体形态可分为息肉型、浸润溃疡型、缩窄型和弥漫型 4 型。组织形态：镜下见十二指肠腺癌多属乳头状腺癌或管状腺癌，位于十二指肠乳头附近以息肉型乳头状腺癌居多，其他部位多为管状腺癌，呈溃疡型或环状溃疡型，溃疡病灶横向扩展可致十二指肠环形狭窄。

二、临床表现

（一）症状

（1）腹痛：上腹部隐痛、烧灼样痛或钝痛，酷似十二指肠溃疡，但进食及服抑酸药均不能缓解疼痛。如肿瘤侵及胰腺或后腹壁时疼痛常放射至腰背部。

（2）黄疸：乳头周围癌 75% ~ 80% 可发生黄疸，初期黄疸可有波动，随病程进展而加重。患者常有皮肤瘙痒、陶土便和红茶样尿等典型梗阻性黄疸表现。尿中胆红素增高，尿胆原缺如。

（3）肠梗阻：息肉型或缩窄型癌易致肠腔狭窄或堵塞，导致部分或完全性十二指肠梗阻。表现为进食后上腹部饱胀不适、嗳气、恶心、呕吐等，但临床上并无腹胀肠型等体征。乳头上部癌导致的完全性梗阻，呕吐物内不含胆汁，易被误诊为幽门梗阻。

（4）出血：十二指肠癌患者的大便隐血试验阳性者占 60% ~ 80%。出血明显者可有黑便；大出血时可发生呕血，其发生率约为 6%。

（5）全身乏力、食欲缺乏、体重减轻、贫血、发热等。

（二）体征

腹部包块：右上腹出现肿块者占 10% ~ 25%。

（三）检查

十二指肠气钡造影结合十二指肠内镜检查。

三、诊断与鉴别诊断

该病无特异性临床表现，早期可无症状或很轻微，中后期根据肿瘤的性质和位置有所不同。腺癌表现为呕吐、出血、黑便、贫血和黄疸等；平滑肌肉瘤多表现为黑便、贫血和上腹部包块。十二指肠气钡造影结合十二指肠内窥镜检查是该病的主要诊断手段。

四、治疗

（一）手术治疗

（1）治疗以外科手术为主，依据肿瘤部位选用不同的手术方式。位于降部的腺癌或水平部的肿瘤已侵及胰腺时，应尽量争取做根治性的胰十二指肠切除术。

（2）十二指肠腺癌除个别病灶较小的乳头下部癌外，常需行胰头十二指肠切除术（Whipple术），手术范围大，需切除全部十二指肠、胰头、胆总管下端，部分胃及空肠，并清除胰十二指肠后，肠系膜上动脉旁，肝总动脉旁，肝十二指肠韧带的淋巴结，消化道重建需做空肠→胰腺，空肠→胆总管，空肠→胃及空肠→空肠吻合术。由于手术创伤大，术后并发症多，主要有胰瘘、胆瘘，手术死亡率为2%～5%。

（二）放射治疗

十二指肠腺癌对放疗不敏感，且小肠对放射线的耐受性差，放疗常可导致腹部不适、恶心、呕吐、放射性肠炎等不良反应、对根治性切除术后不适于再行放疗。

（三）化学治疗

十二指肠腺癌对化疗药物不敏感，对不能切除的肠腺癌患者应用化疗后，个别患者可呈现肿瘤缩小、症状改善。联合化疗的疗效优于单剂化疗。

五、预后

影响十二指肠腺癌预后的主要因素是肿瘤的大小和淋巴结转移情况。十二指肠腺癌切除后，5年生存率为10%～30%，根治性切除术后，5年生存率为30%～40%。

（赵胜利）

第十二节　十二指肠类癌

一、概述

（一）定义

来源于肠壁腺泡的Kultschitzky细胞。当用硝酸银的氨化合物染色时呈现嗜银颗粒，故又称嗜银细胞癌。能产生多种胺类激素肽，属神经内分泌肿瘤范畴。

（二）发病情况

十二指肠类癌占小肠类癌的6.4%，多数报道仅次于腺癌而居第2位，其中约30%的病例为多发性类癌，病灶可多达数十个。

（三）病因

类癌细胞内含有较大而多形的颗粒。银染色反应阳性。十二指肠类癌的类型通常是腺状、实质性、岛状及少见的小梁状结构的混合型。位于第2段的类癌多数含有大量的沙粒体，且主要为腺样结构。免疫组织化学染色常显示肿瘤含有生长抑素、胃泌素等激素，临床上可伴有Zollinger‑Ellison综合征或von Recklinghausen病。

（四）病理

十二指肠类癌大体形态：为微黄色硬结状肿瘤，位于黏膜下，肿瘤直径一般不超过 2cm。组织形态：显微镜下见类癌细胞呈方形、柱形、多边形或圆形，细胞质内含有嗜酸性颗粒。细胞核小而均匀一致，核分裂象少见。

二、临床表现

（一）症状

7% 的患者毫无症状，随肿瘤缓慢增大可出现腹痛、腹泻、恶心、食欲减退、消瘦，亦可引起肠套叠、肠梗阻，出血及穿孔少见。类癌可分泌某些血管活性物质，如 5 - 羟色胺、缓激肽、组胺及儿茶酚胺等，5 - 羟吲哚乙酸由尿中排出。如肿瘤释放出大量 - 羟色胺未能全部被破坏时，患者即可发生类癌综合征，表现为间歇性发作性面部潮红、腹痛、腹泻、恶心、心悸、气促、哮喘、肢体发麻等，严重者出现休克，呈发绀、四肢厥冷、血压下降或呼吸停止。症状持续数分钟至数日不等，晚期可导致心瓣膜纤维化而造成右心功能衰竭。类癌综合征发生率为 8% 左右，多见于晚期患者，特别是伴有肝转移者。

（二）体征

早期体征不明显。

（三）检查

（1）实验室检查：伴有出血者可出现红细胞及血红蛋白降低，大便隐血试验阳性。肿瘤标记如癌胚抗原（CEA）、甲胎蛋白（AFP）在十二指肠肿瘤患者中均无增高，即使有肝转移的患者亦少有增高。十二指肠乳头周围癌堵塞 Vater 壶腹引起梗阻性黄疸时，血中胆红素及碱性磷酸酶增高，尿中胆红素增高，尿胆原缺如。十二指肠类癌可发生类癌综合征，可使 24h 尿中 5 - 羟吲哚乙酸含量升高。尿液 5 - HIAA 测定。

（2）影像学检查

1）X 射线检查：X 射线片仅对有梗阻的患者显示出肠腔扩张和液平面，对有巨大肿瘤如平滑肌肉瘤患者有时可见软组织块影；钡餐双重对比造影对十二指肠癌诊断的准确率达 42% ~75%，X 射线主要征象有持久的十二指肠黏膜皱襞变形破坏或消失，肠壁僵硬，充盈缺损，龛影或环状狭窄；十二指肠低张气钡造影更有利于观察黏膜皱襞的微细改变，使其诊断准确率提高到 93% 左右；血管造影有利于显示血供丰富的肿瘤。选择性肠系膜上动脉造影是诊断小肠类癌的最成功的方法。X 射线表现：肿瘤浸润到肠系膜，造成肠系膜收缩，出现动脉星状表现。肠系膜动脉边缘分支狭窄，少量到中等量对比剂潴留；肿瘤的引流静脉不充盈。对有出血的肿瘤其出血速率 >1mL/s 时，血管造影有定位意义。胸部 X 射线片检查确定是否肺转移是术前必不可少的。

2）腹部 CT 检查及彩超检查：可能显示肠壁增厚、肠腔内肿物、肠壁内肿物、向肠外生长的肿物、腹腔淋巴结转移、肝转移、腹水等。必要时在 CT 检查或彩超引导下做肿物针吸活检。

3）内腔镜检查：十二指纤维内镜对十二指肠肿瘤可直接观察病灶大小、部位，并进而作涂片或活检以获病理确诊。对带蒂的腺瘤可通过电灼摘除而达治疗目的。对梗阻性黄疸患者可通过逆行胰胆管造影明确梗阻部位，以鉴别乳头周围癌、胆管下段癌或是胰头癌。

三、诊断与鉴别诊断

（一）诊断

本病的诊断多数比较困难，因为该病误诊率达 65% ~80%。主要依据临床表现、X 射线检查、尿液 5 - HIAA 测定和组织病理检查等综合分析明确诊断。

（二）鉴别诊断

小肠增殖性结核常可扪及腹部肿块，且常伴有乏力、食欲缺乏、恶心、呕吐、贫血、发热等，临床上症状酷似十二指肠恶性肿瘤。手术探查时常见多个小肠襻黏着于肿块之上，常伴有少量腹水，且腹腔内有弥漫性粟粒样播散。临床上很难与晚期癌鉴别。腹膜结节活检病理切片后才可明确诊断。

十二指肠良性肿瘤与恶性肿瘤之间的鉴别更困难。特别对瘤体较大的交界性病变，如平滑肌瘤与绒毛状腺瘤是否已有恶变，临床上无法作出判断，有时需反复详细病理检查后方可鉴别。

四、治疗

（一）手术治疗

包括根治性切除术，姑息性切除术，旁路手术。

（1）根治性切除术：适用于病变局限，无远处转移，全身情况良好的患者。

1）手术原则：距癌灶两端各 10cm 处肠段及其相应的肠系膜和所属区域淋巴结的整块切除。

2）术前准备：改善全身情况，急症手术时应积极抗感染、纠正水电平衡紊乱及贫血，术前 1d 进流食；并发黄疸时应按梗阻性黄疸病例进行术前准备；术前置留胃管。

3）术后处理：禁食 3~4d，持续胃肠减压至肠蠕动恢复；禁食期间静脉输液；术后第 3~4 天开始流食；应用抗生素；注意腹部情况，有无腹腔感染、切口感染、吻合口瘘、肠梗阻等并发症。

（2）姑息性切除术：适用于已有远位转移，但局部解剖情况尚能切除的患者。

（3）旁路手术：适用于有梗阻，但肿瘤已不能切除的患者。

十二指肠类癌直径 <1cm 者可将癌灶连同周围部分肠壁作局部切除，若 >1cm，应做肠段切除及系膜淋巴结清除。乳头周围的十二指肠类癌，应做胰头十二指肠切除术。由于类癌发展缓慢，对晚期患者行姑息性切除后有时仍可获得很好疗效。

（二）放射治疗

十二指肠类癌对放疗不敏感，但对肝内多发性转移的病例，放疗有缓解症状的作用。

（三）化学治疗

十二指肠类癌对链佐霉素有一定敏感性，特别应用肝动脉插管治疗肝转移灶疗效更明显。对于有类癌综合征患者，应用抗 5 - 羟色胺及抗激肽类药物可缓解症状。

五、预后

影响十二指肠恶性肿瘤预后的主要因素是肿瘤的大小和淋巴结转移情况。

（赵胜利）

第九章

小肠外科

第一节　小肠吸收不良综合征

吸收不良综合征（malabsorption syndrome）是指一种由各种原因所致的小肠营养物质消化和/或吸收功能障碍所引起的临床综合征。包括对脂肪、蛋白质、碳水化合物、维生素、矿物质及其他微量元素的吸收不足，以脂肪吸收障碍表现明显，各种营养物质缺乏可单一或合并存在。临床表现为腹泻、腹胀、体重减轻、贫血、皮肤色素沉着、关节痛等。

一、Whipple 病

Whipple 病又称肠源性脂肪代谢障碍综合征（intestinal lipodystrophy），是一种由 Whipple 杆菌引起的少见的吸收不良综合征。该病特点为在小肠黏膜和肠系膜淋巴结内有含糖蛋白的巨噬细胞浸润，临床表现为腹痛、腹泻、咳嗽、贫血、体重减轻等消化吸收不良综合征。病变可累及全身各脏器。若无有效治疗，患者可死于继发的严重的营养不良。

（一）流行病学

Whipple 于 1907 年首次报道本病，本病极其少见，至今全世界报告仅有 2 000 余例，我国自 1990 年首例报道以来，到目前为止仅报道了 2 例。多见于 30~60 岁男子，多为农民或与农产品贸易有关的商人。尚无人与人之间传播的证据。

（二）病因和发病机制

发病机制尚不清楚。现已明确本病与感染有关，病原体为 Whipple 杆菌，约 2.0μm 宽，1.5~2.5μm 长，具有革兰阳性细菌的特征。病原体经口侵入，通过淋巴系统进入小肠固有层内繁殖，进而侵犯小肠绒毛及毛细血管，并可侵犯全身各个脏器。经长期抗生素治疗后，患者可得以恢复，细菌亦逐渐消失。

Whipple 杆菌侵入人体组织后可导致大量的巨噬细胞集聚，产生临床症状。Whipple 病患者存在持续或暂时性的免疫缺陷，提示可能与免疫反应有关。

（三）临床表现

本病症状无特异性，诊断较困难。多数患者表现为胃肠道症状，以普遍性吸收不良为突出表现，典型症状为腹泻，每日 5~10 次，水样便、量多、色浅，逐渐出现脂肪泻，伴腹痛、腹胀、食欲下降，可引起体重减轻。少数患者出现消化道出血。肠道外症状最常见的是长期的多发的反复发作的关节炎和发热，可先于典型胃肠症状数年发生。还可表现为慢性咳嗽、胸痛、充血性心力衰竭、淋巴结肿大、皮肤色素沉着等，累及中枢神经系统，可出现神经精神症状。

体征主要取决于受累及的器官，腹部可有轻度压痛，可有消瘦、皮肤色素沉着、舌炎、口角炎、杵状指、肢体感觉异常、共济失调、淋巴结肿大等。

（四）实验室检查及特殊检查

（1）实验室检查：主要与严重的小肠吸收不良有关，如贫血、血沉增快、电解质紊乱、凝血酶原时间延长等。木糖吸收试验提示小肠吸收功能减损，脂肪平衡试验提示脂肪吸收不良。

（2）影像学检查：超声、CT、MRI 及小肠气钡对比造影可见肠黏膜皱襞增厚。中枢神经系统受累时，CT 及 MRI 可见占位性稀疏区。肺部受累时，胸片可显示肺纤维化、纵隔及肺门淋巴结肿大及胸水等。关节检查多无明显异常。

（3）活组织检查：小肠活组织检查是 Whipple 病确诊的最可靠依据。小肠黏膜或其他受侵犯部位活组织检查出现 PAS 染色阳性的巨噬细胞浸润，电镜证实有由 Whipple 杆菌组成的镰状颗粒的存在即可确诊。

（五）诊断和鉴别诊断

本病症状缺乏特异性。活检发现含有糖蛋白的泡沫状巨噬细胞，PAS 染色阳性，便可确立诊断。

Whipple 病与肠道淋巴瘤、麦胶等引起的肠道疾病鉴别不难。临床上主要与下列疾病相鉴别：

（1）风湿系统疾病：Whipple 病在胃肠道症状出现之前即可有关节症状存在，但多无关节变形，血清学检查阴性，抗生素治疗可能有效，有助于鉴别。

（2）获得性免疫缺陷综合征（AIDS）：伴发鸟型分枝杆菌感染的 AIDS 临床表现与本病相似，Whipple 杆菌抗酸染色阴性是最基本的鉴别方法。

（3）其他疾病：如不明原因的发热、巨球蛋白血症和播散性组织胞质菌病等。

（六）治疗

（1）一般治疗：加强营养，增强体质，注意营养物质、维生素及矿物质的补充，纠正营养不良和电解质紊乱，必要时可施行全胃肠外营养。

（2）药物治疗：有效的抗生素治疗可挽救患者生命并迅速改善症状。多种抗革兰阳性细菌的抗生素都有疗效，如氯霉素、四环素、青霉素、氨苄西林、柳氮磺氨吡啶等。

目前尚无研究表明什么治疗方案及治疗疗程最好。有一推荐的治疗方案：肌内注射普鲁卡因青霉素 G120 万 U 及链霉素 1.0g，每日 1 次，共 10 ~ 14d；继之口服四环素 0.25g，每日 4 次，共 10 ~ 12 个月。可显著改善临床症状，降低复发率。

中枢神经系统病变首次治疗宜选用可通过血脑屏障的药物，且疗程应达到 1 年。有研究发现，脑脊液缺乏溶菌素和调理素活性，可应用抗菌活性高的第 3 代头孢菌素及喹诺酮类药物清除脑组织中的残存活菌。利福平也可取得满意疗效。

抗生素长期应用不良反应较多，合理的疗程设计非常重要。一般来说，临床症状完全消失，病原菌被彻底清除，即可停药。

（七）其他治疗

伴严重腹泻时，可适当给予止泻药，但减少肠蠕动的止泻药慎用。肾上腺皮质激素仅用于伴发肾上腺皮质功能减退和重症患者。

二、麦胶肠病

麦胶肠病（gluten – induced enteropathy），是由于肠道对麸质不能耐受所致的慢性吸收不良性疾病。又称乳糜泻、非热带脂肪泻。通常以多种营养物质的吸收减损、小肠绒毛萎缩及在食物中除去麸质即有临床和组织学上的改善为特征。

（一）流行病学

麦胶肠病在国外人群发病率为 0.03%，主要集中在北美、欧洲、澳大利亚等地，各地发病率存在差异。男女比为 1 :（1.3 ~ 2），任何年龄皆可发病，儿童与青少年多见。在我国本病少见。

（二）病因和发病机制

本病与进食面食有关，目前已有大量研究表明麦胶（俗称面筋）可能是本病的致病因素。麦胶可被乙醇分解为麦胶蛋白，后者在致病过程中起主要作用。麦胶蛋白的发病机制尚不清楚，目前存在以下几种学说。

（1）遗传学说：本病有遗传倾向，在亲属中发病率远远高于一般人群，孪生兄弟的发病率为16%，一卵双生达75%，提示可能与遗传有关。

（2）酶缺乏学说：正常小肠黏膜细胞中有一种多肽水解酶，可将麦胶蛋白分解成更小分子而失去毒性。而在活动性麦胶肠病患者的小肠黏膜细胞，因此酶数量减少或活性不足，不能完全分解麦胶蛋白而致病，但经治疗病情稳定后此酶即恢复正常，故两者之间的因果关系尚有待进一步研究。

（3）免疫学说：本病的免疫病理研究发现，患者小肠黏膜层上皮淋巴细胞增多，主要是CD8淋巴细胞，这些细胞可分泌细胞毒素损伤黏膜，使绒毛丧失和隐窝细胞增生。此外，在患者的肠腔分泌物、血浆及粪便中可查出抗麦胶蛋白的IgA、IgG抗体增多，近来又有人检出抗网状纤维、抗肌肉膜的IgA抗体。研究发现，患者在禁食麦胶食物一段时间后，再进食麦胶时，血中溶血补体及C_3明显下降，并可测出免疫复合物。

（三）临床表现

本病的临床表现差异很大，常见的症状和体征如下。

（1）腹泻、腹痛：大多数患者表现为腹泻，典型者为脂肪泻，粪便呈油脂状或泡沫样、色淡，常有恶臭。每日从数次到10余次不等。腹泻可引起生长迟缓、身材矮小、疱疹样皮炎或复发性溃疡性口炎。很多成人患者是以贫血、骨质疏松、浮肿、感觉异常等症状出现，并没有典型的消化道表现，常被漏诊。

（2）乏力、消瘦：几乎所有的患者都存在不同程度的体重减轻、乏力、倦怠，严重者可发生恶病质。主要与脂肪、蛋白质等营养物质吸收障碍及电解质紊乱有关。

（3）电解质紊乱与维生素缺乏：其症候群主要表现为舌炎、口角炎、脚气病、角膜干燥、夜盲症、出血倾向、感觉异常、骨质疏松、骨痛、贫血等。

（4）浮肿、发热及夜尿：浮肿主要由严重低蛋白血症发展而来。发热多因继发感染所致。活动期可有夜尿量增多。还可有抑郁、周围神经炎、不育症、自发流产等征象。

（四）体征

腹部可有轻度压痛。还可出现面色苍白、体重下降、杵状指、水肿、皮肤色素沉着、口角炎、湿疹、贫血及毛发稀少、颜色改变等。

（五）实验室检查及特殊检查

（1）实验室检查：可有贫血、低蛋白血症、低钙血症及维生素缺乏。粪便中可见大量脂肪滴。血清中补体C_3、C_4降低，IgA可正常、升高或减少。抗麦胶蛋白抗体、抗肌肉膜抗体可阳性，麦胶白细胞移动抑制试验阳性。

（2）D木糖吸收试验：本试验可测定小肠的吸收功能，阳性者反映小肠吸收不良。

（3）胃肠钡餐检查：肠腔弥漫性扩张；皱襞肿胀或消失，呈"腊管征"；肠曲分节呈雪花样分布现象；钡剂通过小肠时间延缓等可提示诊断。此检查尚有助于除外其他胃肠道器质性病变引起的继发性吸收不良。

（4）小肠黏膜活组织检查：典型改变为小肠绒毛变短、增粗、倒伏或消失，腺窝增生，上皮内可见淋巴细胞增多及固有层内浆细胞、淋巴细胞浸润。

（六）诊断和鉴别诊断

根据长期腹泻、体重下降、贫血等营养不良表现，结合实验室检查、胃肠钡餐检查、小肠黏膜活检可做出初步诊断，而后再经治疗性试验说明与麦胶有关，排除其他吸收不良性疾病，方可做出明确诊断。

（七）鉴别诊断

（1）弥漫性小肠淋巴瘤：本病可有腹泻、腹痛、体重减轻等表现，是由于淋巴回流受阻引起的吸收障碍。如同时伴淋巴组织病，应怀疑本病可能，进一步行胃肠钡餐检查及小肠活检，必要时剖腹探查可明确诊断。

（2）Whipple 病：由 Whipple 杆菌引起的吸收不良综合征，抗生素治疗有效，小肠活组织检查有助于鉴别。

（3）小肠细菌过度生长：多发生于老年人，慢性胰腺炎及有腹部手术史的患者，抗生素治疗可改善症状，小肠 X 线摄片及小肠活检可资鉴别。

（八）治疗

（1）一般治疗：去除病因是关键，避免各种含麦胶的饮食，如大麦、小麦、黑麦、燕麦等。多在 3~6 周症状可改善，维持半年到 1 年。

（2）药物治疗：对于危重患者或对饮食疗法反应欠佳及不能耐受无麦胶饮食者可应用肾上腺皮质激素治疗，改善小肠吸收功能，缓解临床症状。

（3）其他治疗：给予高营养、高热量、富含维生素及易消化饮食。纠正水电解质紊乱，必要时可输注人体白蛋白或输血。

（九）预后

本病经严格饮食治疗后，症状改善明显，预后良好。

三、热带脂肪泻

热带脂肪泻（tropical sprue），又称热带口炎性腹泻，好发于热带地区，以小肠黏膜的结构和功能改变为特征，是小肠的炎症性病变。临床上表现为腹泻及维生素 B_{12} 等多种营养物质缺乏。

（一）流行病学

本病主要好发于热带居民及热带旅游者，南美、印度及东南亚各国尤多。任何年龄均可患病，无明显性别差异，成人多见。

（二）病因和发病机制

病因尚未完全明确，本病具有地区性、流行性、季节性，抗生素治疗有效的特点。现多认为与细菌、病毒或寄生虫感染有关，但粪便、小肠内容物及肠黏膜中均未发现病原体。尚有人认为是大肠杆菌易位所致。

（三）临床表现

本病常见症状为腹泻、舌痛、体重减轻三联征。可出现吸收不良综合征的所有表现，经过 3 个临床演变期：初期为腹泻吸收不良期，出现腹泻、乏力、腹痛及体重下降，脂肪泻常见；中期为营养缺乏期，表现为舌炎、口角炎、唇裂等；晚期为贫血期，巨幼红细胞贫血多见，其他期临床表现加重。以上三期演变需 2~4 年。

（四）实验室检查及特殊检查

右旋木糖吸收试验尿排出量减少可见于 90% 以上的病例。24h 粪脂测定异常，维生素 B_{12}、维生素 A 吸收试验亦不正常，经抗生素治疗后，可恢复正常。白蛋白、葡萄糖、氨基酸、钙、铁、叶酸吸收均减低。

胃肠钡餐透视早期可出现空肠结构异常，渐累及整个小肠，表现为吸收不良的非特异性改变。小肠黏膜活检及组织学可见腺窝伸长、绒毛变宽、缩短，腺窝细胞核肥大，上皮细胞呈方形或扁平状，固有层可见淋巴细胞、浆细胞等慢性炎细胞浸润。

（五）诊断和鉴别诊断

依据热带地区居住史、临床表现，结合实验室检查及小肠活组织检查异常，可做出热带脂肪泻诊断。需与下列疾病鉴别：

（1）麦胶肠病：二者临床表现相似，但麦胶饮食、地区历史及对广谱抗生素的治疗反应不同，麦胶肠病最关键的是饮食治疗，有助于鉴别。

（2）炎症性肠病：溃疡性结肠炎及克罗恩病亦可有营养物质吸收障碍，但其各有特征性 X 线表现。

（3）肠道寄生虫病：如肠阿米巴病、贾第虫病等，大便虫卵检查及相关寄生虫检查可以鉴别，另外，也可给予米帕林阿的平或甲硝唑进行试验性治疗，或叶酸、维生素 B_{12} 及四环素口服，可资鉴别。

（4）维生素 B_{12} 缺乏：此病也可引起空肠黏膜异常，贫血纠正后吸收功能可恢复。

（六）治疗

（1）一般治疗：症治疗为主，给予富含营养的饮食，辅以补液，纠正水电解质平衡失调，必要时可行胃肠外营养。腹泻次数过多，可应用止泻药。

（2）药物治疗：维生素 B_{12} 及叶酸治疗需达 1 年，同时服用广谱抗生素疗效较好，可使病情明显缓解。如四环素 250~500mg，4 次/日，持续 1 个月，维持量为 250~500mg，3 次/日，持续 5 个月。磺胺药同样有效。

慢性病例对治疗反应很慢，症状改善不明显，治疗应维持半年或更长时间，热带居民在 5 年内可复发，而旅居热带者经治疗离开后一般将不再发生。

（七）预后

本病经积极治疗后预后较好，贫血及舌炎可很快恢复，食欲增强，体重增加。肠道黏膜病变减轻，肠黏膜酶活性增加。持续居住在热带的患者仍可复发。

（任　柯）

第二节　小肠动力障碍性疾病

小肠动力障碍性疾病系指由于小肠动力低下或失调所致的一种综合征。主要表现为类似机械性肠梗阻的症状和体征，如腹痛、腹胀、腹泻和便秘等，但肠腔通畅而无机械性肠梗阻的证据存在，故又称小肠假性梗阻（intestinal pseudo - obstruction，IPO）。IPO 按病程可分为急性和慢性两类；按病因可分为原发性和继发性。原发性又分为家族性和非家族性，病因主要是肠道肌肉神经病变。继发性的病因较多，如血管胶原病、内分泌失调、肌肉浸润性病变、神经系统病变、电解质紊乱等，涉及全身各个系统。

一、急性小肠假性梗阻

急性小肠假性梗阻（acute intestinal pseudo - obstruction，AIP）由小肠动力异常引起的急性广泛的小肠扩张、缺血、坏死和穿孔，出现肠梗阻的临床表现和影像学特征，而缺乏机械性肠梗阻的证据，如存在肠内或肠外病变，或有肠腔狭窄或闭塞等。本病病死率较高。

常见的急性小肠假性梗阻相关性疾病见表 9-1。

表 9-1　常见的急性小肠假性梗阻相关性疾病

感染	全身脓毒血症、带状疱疹、腹腔或盆腔脓肿
创伤	大面积烧伤、挤压伤、盆腔创伤、腰椎骨折、股骨骨折
手术后	心脏搭桥术、房室隔缺损修补术、肾移植、剖宫产术、颅骨切开术
药物	阿片类或麻醉药、抗抑郁药、抗帕金森病药、滥用泻药
心血管系统	心肌梗死、充血性心衰、恶性高血压、心脏骤停复苏后
神经系统	脑膜炎、脑膜瘤、脑血管意外、帕金森病、阿尔茨海默病、急性脊髓炎
消化系统	急性胰腺炎、急性胆囊炎、自发性细菌性腹膜炎、消化道出血
呼吸系统	慢性阻塞性肺疾患、发作性睡眠呼吸暂停综合征、急性呼吸窘迫综合征
泌尿系统	急、慢性肾功能衰竭

（一）流行病学

多见于 50 岁以上人群，男多于女。目前尚无详细流行病学资料可查。

（二）病因和发病机制

本病为麻痹性肠梗阻，是一种暂时性或可逆性的综合征。严重的腹腔内感染、手术、创伤，消化系统、呼吸系统、循环系统、泌尿系统、神经系统疾病及药理学、代谢紊乱等均可诱发。本病的发病机制目前尚不清楚。

（三）临床表现

1. 症状　小肠假性梗阻患者多在住院期间发病，起病急，常继发于手术、外伤、应用抗抑郁药或其他系统疾病后。全腹痛常见，呈持续性阵发性加剧，部位不固定，伴进行性腹胀，持续 3～5d。多数患者可有肛门排便、排气减少或消失。其他症状如恶心、呕吐、腹泻及发热等，多轻于机械性肠梗阻的患者。

2. 体征　多有明显的腹部膨隆，全腹膨隆常见。腹部压痛可见于 64% 无缺血的患者，而有缺血和穿孔的患者上升至 87%，气体及肠内容物进入腹腔，出现腹膜刺激征。肠鸣音多可闻及，变化不定，但金属样高调肠鸣音少见。

（四）实验室检查及特殊检查

（1）实验室检查：可有低钾、低钠、低镁血症、高磷酸盐血症等。血常规一般无明显改变，出现中性粒细胞升高，常提示有穿孔或腹膜炎发生。肌酐、尿素氮亦可有异常。

（2）腹部 X 线平片：小肠假性梗阻显示小肠内有大量气体，十二指肠尤为明显，远端小肠气体较少。可有或无气液平面。

结肠假性梗阻患者可见回盲部明显扩张及节段性升结肠、横结肠、降结肠扩张，但结肠袋存在，在结肠脾曲、直肠和乙状结肠连接处及肝曲等处，可见肠腔内充盈的气体突然中断，出现特征性的"刀切征"，气液平面少见。测量盲肠的直径具有重要的临床意义。当盲肠直径小于 12cm 时，一般不会发生穿孔；盲肠直径大于 14cm 时，穿孔的危险性极大。

出现肠穿孔时，可见膈下游离气体。若穿孔较小，可迅速闭合，则平片上难以显示。

（3）其他检查：结肠镜检查和泛影葡胺灌肠有助于排除机械性肠梗阻，但在穿孔或腹膜炎已经明确的情况下，这两种检查则不宜进行。当与机械性肠梗阻区分困难时，可考虑剖腹探查。

（五）鉴别诊断

依据典型的病史、症状、体征，结合腹部 X 线检查，排除机械性肠梗阻可以做出诊断。本病主要需与下列疾病相鉴别：

（1）急性机械性肠梗阻：急性机械性肠梗阻与小肠假性梗阻的症状和体征非常相似，但二者的治疗原则不同，故其鉴别诊断十分重要。机械性肠梗阻存在器质性病变，常能找到梗阻的证据，如肠内或肠外病变压迫致肠腔狭窄或闭塞等；起病急，临床表现为腹部剧烈绞痛，呈阵发性，其他症状还有呕吐、腹胀、恶心及肛门排气、排便停止等；腹部膨隆，可见胃肠型及蠕动波，腹部有压痛、反跳痛及肌紧张，可闻及肠鸣音亢进，呈高调金属音；腹部平片可见较多气液平面；保守治疗无效，宜早期手术。

（2）急性血运性肠梗阻：常是由于肠系膜血管栓塞或血栓形成所致的肠壁血运循环障碍，引发肠麻痹而使肠内容物不能正常运行。本病发病急，呈渐进性发展，初期腹部绞痛明显，腹胀、腹泻少见，腹部平片可见肠管明显扩张。选择性动脉造影可以明确栓塞部位，有助于诊断。

（3）急性麻痹性肠梗阻：常由于急性弥漫性腹膜炎、腹膜后血肿或感染、腹部大手术、脓毒血症或全身性代谢紊乱等引起，为肠道运动障碍性疾病。主要表现为高度的肠胀气，腹部绞痛少见。腹部平片可见肠管扩张，肠壁变薄。该病若能去除病因，可较快恢复，预后较好。

（六）治疗

急性小肠假性梗阻的治疗原则是解除梗阻病因，恢复肠道动力，使肠内容物正常运行；积极补液，纠正水电解质失衡；应用抗生素防治各种感染。应根据病情选择具体的治疗方案。

1. 一般治疗　对于诊断明确而无严重并发症者通常采用内科保守治疗，包括胃肠减压、禁饮食、补充有效循环血量、纠正水电解质平衡紊乱、营养支持及治疗原发病。停用能引起或加重本病的药物，如麻醉剂、泻药、三环类抗抑郁药、抗胆碱类药等。可指导患者不断更换体位，定期采取俯卧位，以利于肠内气体排出。

2. 药物治疗　目前应用的治疗小肠假性梗阻的药物疗效尚缺乏循证医学证实。主要的几种药物包括胆碱酯酶抑制剂、5－羟色胺受体激动剂、胃动素受体激动剂、毒蕈碱受体激动剂、亲神经物质、一氧化氮合成酶抑制剂和生长抑素类似物。急性小肠假性梗阻的患者，因长期低营养状态，致机体抵抗力较低，肠内的细菌繁殖过度，发生细菌移位，引起菌群失调。可应用抗生素防治感染。

3. 其他治疗　具体如下。

（1）结肠镜减压治疗：结肠镜减压是一种安全而有效的治疗方法。但应首先排除炎症性肠病所致的中毒性巨结肠，并由有经验的医师进行。治疗前可先用生理盐水谨慎灌肠，以便于肠腔的观察和吸引减压。治疗后应立即行腹部立位和侧卧位平片检查，了解有无肠穿孔发生。

（2）手术治疗：剖腹探查的指征包括：①内科保守及结肠镜减压治疗无效；②临床体征提示即将或已经发生肠穿孔（出现腹膜炎体征或盲肠直径 > 12cm 或腹腔内出现游离气体）。若术中确诊有肠管坏死或穿孔，可行肠切除术。

（3）硬膜外麻醉：如已有肠穿孔征象，则不宜再使用此法。

（七）预后

本病死亡率为 25% ~ 30%，若发生肠穿孔，则死亡率更高。

二、慢性小肠假性梗阻

慢性小肠假性梗阻（chronic intestinal pseudo - obstruction，CIP）系指一组以慢性肠梗阻为主要表现，但无机械性肠梗阻的证据的临床综合征，它是由于胃肠道缺乏有效的推动力所致，属胃肠道神经肌肉病。

（一）流行病学

CIP 可出现在任何年龄，女性多于男性。内脏异常可发生于任何年龄，与病因有关。如同时侵犯泌尿系统，出现泌尿道的症状；发育异常多见于婴儿或儿童；而退行性病变则出现较晚。

（二）病因和发病机制

Weiss 于 1939 年首先报告在一个家族内发现了本病。CIP 病变可累及整个胃肠道和其他脏器肌肉，如膀胱，但主要是小肠。CIP 的病变基础在于肠道平滑肌发育不全或衰退和/或自主神经功能障碍，使小肠动力低下或紊乱，引起慢性肠管扩张而无内分泌系统异常。CIP 可分为原发性和继发性两组。

1. 慢性原发性小肠假性梗阻　通常无明显诱因，起病突然，病因尚不明确，常有内脏肌病和内脏神经病变。原发性 CIP 具有明显的遗传倾向，分为家族性和非家族性两类。前者约占 3%，多为常染色体隐性或显性遗传。后者多为散发。

2. 慢性继发性小肠假性梗阻　继发性 CIP 多见，其病因达数十种，常继发于其他疾患。

（1）内脏平滑肌病：进行性系统性硬化、系统性红斑狼疮、皮肌炎、进行性肌萎缩、肌营养不良、线粒体肌病、淀粉样变、弥漫性淋巴滤泡样浸润、放射性损伤、Ehlers - Danlos 综合征等可引发继发性小肠平滑肌病变。其组织学特征为小肠固有层肌肉的退行性变和纤维化，而空泡样变性少见。

（2）神经系统疾病：帕金森病、脊髓横断、脑干肿瘤、神经元核内包涵体病、多发性硬化症等可致肠道及肠外神经系统中的胆碱能神经功能紊乱，引起 CIP。

（3）小肠憩室病：小肠多发、弥漫性憩室常伴有肠道肌肉和神经病变，引起慢性小肠假性梗阻。

（4）其他疾病：内分泌病（甲亢或甲减、糖尿病、嗜铬细胞瘤）、结缔组织病（进行性系统性硬化症早期、淀粉样变性）、药物（抗帕金森病药、酚噻嗪、三环类抗抑郁药、麻醉药、长春新碱等）、恶性肿瘤、手术后等。

（三）临床表现

（1）症状：慢性小肠假性梗阻主要表现为腹痛、腹泻、呕吐、便秘和腹泻等肠梗阻症状，有的表现为腹泻与便秘交替发生，多为反复发作性或持续发作性。腹部疼痛可能与肠腔胀气及平滑肌痉挛或内脏高敏性有关，程度轻重不等。腹胀程度差异很大，主要取决于病变的性质、部位和程度，重度腹胀者常难以忍受，腹部明显膨隆。

CIP 主要在小肠者多发生细菌过度生长及停滞襻综合征，引起脂肪痢和腹泻。侵犯结肠时，则结肠明显扩张，发生顽固性便秘。十二指肠、胃及食管亦可累及，产生胃轻瘫、吞咽困难、胸痛等症状。

由于病程较长，且常反复发作，长期腹胀、便秘等可致水电解质及酸碱平衡紊乱、营养吸收障碍，出现食欲下降、体重减轻、营养不良等。

（2）体征：体检常见有恶病质和腹胀。腹部膨隆，小肠受侵为主者，通常在中腹有振水音，胃受累者则多在左上腹部。叩诊呈高度鼓音。听诊肠鸣音低下或消失，偶有肠鸣音亢进，但无气过水声及金属样高调肠鸣音。

（四）实验室检查及特殊检查

（1）实验室检查：实验室检查异常多反映吸收不良和营养不良的严重程度。腹泻患者可发生脂肪泻，继发小肠细菌过度增殖。有的患者存在维生素 B_{12} 吸收不良，可做小肠活检，明确有无黏膜损害。

（2）影像学检查：本病影像学表现类似麻痹性或机械性肠梗阻。当疑及肠梗阻时，可行全消化道钡餐透视，检查胃肠道有无机械性肠梗阻的证据，如能确认多个部位异常，更有利于本病的诊断。对于便秘的患者，应在清肠后，根据情况选择适当的检查方法，以免导致粪便嵌塞。CIP 的影像学表现与病变受累的部位相关，且可能对病变的性质有提示作用。内脏肌病主要特征是结肠增宽增长，缺少结肠袋；内脏神经病的特点是平滑肌收缩不协调，转运迟缓。

（3）肠道动力学检查：小肠动力学检查显示小肠动力低下或紊乱。

（4）其他检查：内镜检查、病理学检查有助于诊断。

（五）诊断和鉴别诊断

CIP 诊断较困难。对于有肠梗阻的临床表现、辅助检查，并排除机械性肠梗阻者方能诊断。

CIP 主要与机械性肠梗阻相鉴别：

（1）机械性肠梗阻：因 CIP 与机械性肠梗阻两者临床表现及腹部 X 线检查相似，但二者的治疗方法完全不同，故必须排除机械性肠梗阻。机械性肠梗阻多能找到梗阻的病因，如肿瘤、寄生虫、外压等。

（2）麻痹性肠梗阻：根据临床症状、体征、辅助检查及病情变化可以鉴别。

（3）血运性肠梗阻：多是由肠系膜上动脉血栓形成或来自心脏的栓子所致。起病急，发展快，初期腹部绞痛明显，腹部平片及选择性动脉造影有助于诊断。

（六）治疗

CIP 的诊断确定后，应区分原发性和继发性，对于继发性 CIP 应明确病因，治疗原发病。一般以对症支持治疗为主，辅以促胃肠动力药，恢复肠动力。

1. 一般治疗　急性发作期，应禁饮食、静脉输液支持，纠正水电解质失衡；非急性期，可进低糖、低脂、低纤维饮食，此外还需补充维生素、微量元素。对于重症患者，可行胃肠造瘘饲管或全胃肠外营养。

2. 药物治疗　具体如下。

（1）促胃肠动力药：在排除机械性肠梗阻的情况下，可应用促胃肠动力药，改善肠道动力。

西沙必利：其作用机制在于选择性地作用于胃肠道 5 - HT 受体，使肌间神经末梢释放乙酰胆碱，加强肠壁收缩力，提高传输速度。近年发现西沙必利存在心脏不良反应，其广泛应用受到限制。

莫沙必利：是新一代 5 - HT 受体激动剂，克服了西沙必利在心血管系统的不良反应，且不受进食的影响，目前临床上应用较多。

替加色罗：是 5 - HT 受体部分激动剂，与西沙必利类似，具有促进胃排空和增加消化道动力作用，但没有心脏毒性。对于肠易激综合征亦有效。

红霉素：最新的研究表明，低于抗感染剂量的红霉素具有胃动素样作用，直接作用于胃肠道平滑肌，从而产生收缩效应，促进胃肠蠕动。

（2）抗生素：CIP 多伴有肠道内细菌过度生长，可适当给予抗生素抑制细菌生长，减轻腹胀、腹泻，如环丙沙星，甲硝唑等。但对有严重梗阻症状或便秘的患者抗生素应禁用。调节肠道菌群的制剂亦可应用，如思连康、整肠生等。

（3）生长抑素：大剂量生长抑素类似物可减轻腹泻，而小剂量则能引发 MMC，促进肠蠕动，同时抑制细菌生长。因其抑制胆囊排空，故不宜长期应用。

3. 其他治疗　食管受累患者如症状似贲门失弛缓症，可行球囊扩张治疗；腹胀明显者，可予结肠镜减压治疗，减压后应行腹部立位平位片，防止发生肠穿孔。其他方法还有硬膜外麻醉等。必要时采用手术治疗。

（七）预后

原发性 CIP 因目前缺乏有效的治疗方法，预后差，死亡率较高。继发性 CIP 明确病因后，通过病因治疗及支持对症治疗后，症状可明显减轻或消失，预后较好。儿童 CIP 死亡率高，预后极差。

（任　柯）

第三节　小肠菌群紊乱

一、小肠菌群过度生长综合征

小肠菌群过度生长综合征（enteric bacterial over - growth syndrome，EBOS）系指由于近端小肠内细菌数目增加而引起消化吸收障碍的一种疾病。因本病多发生于空肠憩室、狭窄及外科所致的盲袢，过去亦称盲袢综合征、小肠淤滞综合征或淤积袢综合征。临床主要表现为慢性腹泻和小肠吸收不良。

（一）流行病学

目前本病尚缺乏完整的流行病学资料。

（二）病因和发病机制

正常人的小肠近端常是无菌的，这是因为胃及小肠内存在调控正常菌群分布的机制，如胃酸、胆汁和胰液的杀菌作用、胃肠黏膜的正常保护机制、肠内细菌之间的生存竞争机制及回盲瓣的解剖学作用等均可抑制细菌过度生长。如果上述因素发生改变，则可导致小肠内细菌过度生长。小肠憩室、小肠远端狭窄及小肠结肠瘘等小肠结构异常亦是小肠菌群过度生长的原因之一。某些引起小肠动力障碍的疾病也可引起小肠细菌过度生长，如假性肠梗阻、糖尿病、系统性硬化症、淀粉样变性等。

（三）临床表现

临床上多以腹泻、吸收不良、低蛋白血症为首发症状。腹泻可为脂肪泻或水样泻，多伴腹胀、腹痛。其他症状还有消瘦、水肿、贫血、毛发脱落、夜盲、黏膜出血及低钙血症等。

（四）实验室检查及特殊检查

（1）实验室检查：血常规可有贫血，多为巨细胞性贫血。人血白蛋白、胆固醇、三酰甘油、微量元素及矿物质等均可降低。口服柳氮磺胺吡啶或多巴胺，经肠内细菌分解为磺胺吡啶或间羟苯乙酸，尿中可查见这两种物质增多。

（2）呼气试验：患者口服某种药物后，该物质可在肠道内由细菌分解，其产物由口中呼出。通过测定分解产物的含量可间接判断肠内细菌的数量。

（3）小肠液检查：该检查是小肠菌群过度生长综合征的最直接最可靠的一种诊断方法，可明确细胞内感染的情况，通过小肠插管从肠管中吸出小肠液进行细菌学检查，并可测定间接胆汁酸和挥发性脂肪酸，有助于小肠菌群过度生长的判断。

（4）其他检查：消化道钡餐透视及小肠活组织检查亦有助于诊断。

（五）诊断和鉴别诊断

对于有胃肠手术史、胃酸缺乏、糖尿病、硬皮病等病史的患者，如出现脂肪泻、吸收不良、贫血、低蛋白血症、体重减轻等症状时即应怀疑本病。进一步行相关辅助检查，可做出初步诊断。本病需与菌群失调、小肠吸收不良综合征、短肠综合征等相鉴别。

（六）治疗

小肠细菌过度生长综合征的治疗原则：①积极消除病因，纠正可能存在的结构或生理异常；②纠正营养缺乏；③应用抗生素抑制细菌过度生长。

1. 一般治疗　存在小肠结构异常者，如肠瘘、小肠憩室可行手术治疗，恢复小肠正常功能。饮食上以高蛋白、高热量、低脂肪食物为宜，少量多餐，同时注意维生素、微量元素及矿物质的补充。必要时可行全胃肠外营养（TPN）。

2. 药物治疗　具体如下。

（1）抗菌药物：对小肠内过度生长的细菌，原则上选用敏感性高、不良反应小、抗菌谱广、对需氧菌和厌氧菌都有效的抗生素，如头孢菌素、青霉素、甲硝唑、左氧氟沙星等。疗程为 7 ~ 10d。

（2）促胃肠动力药：促胃肠动力药可有助于肠道细菌的清除，如甲氧氯普胺、莫沙必利等。对于常规的促胃肠动力药物效果不明显时，可应用奥曲肽及其类似物，50μg，睡前注射，每天 1 次。

（3）微生态制剂：微生态制剂是一类活的细菌制剂，对肠道菌群失调引起的腹泻有较好疗效，如金双歧、培菲康、整肠生、米雅 BM 等。一般不宜与抗生素同时服用。

（七）预后

本病经有效抗生素治疗后，预后较好。

二、抗生素相关性小肠炎

抗生素相关性小肠炎，亦称假膜性肠炎（pseudomembranous colonitis 或 enteronitis）是一种主要发生于结肠、小肠，也可累及的急性肠黏膜纤维素渗出性炎症，黏膜表面有假膜形成。临床上常发生于应用抗生素治疗之后。现已有证据表明，抗生素相关性小肠炎的病原体是艰难梭菌。

（一）流行病学

本病尚无详细流行病学资料可查。

（二）病因和发病机制

本病的致病菌是艰难梭菌，该菌为革兰阳性菌，其产生的肠毒素是主要的致病因子，引起局部肠黏膜血管通透性增加，炎性细胞浸润、出血和坏死，黏液分泌增加。

随着近年来抗生素应用越来越广泛，抗生素相关性肠炎的发生也相应增加，其机制可能为：①对肠道黏膜的直接刺激和损害，引起肠黏膜充血、水肿、糜烂、出血和坏死，发生的部位主要在十二指肠；②抗生素，如林可霉素、阿莫西林、第 3 代头孢菌素等的不合理应用，使肠道正常微生物的生长受到抑制，而使另一些微生物，特别是艰难梭菌过度增殖，最终导致肠道菌群失调。艰难梭菌产生肠毒素，引起一系列的病理生理改变而致病；③抗生素尚可引起血管和凝血功能的改变，继而造成肠道黏膜异常。

（三）临床表现

一般发生于 50 岁以上人群，女性多于男性。发病急，患者多有胃肠手术或其他严重疾患病史，并有长期或近期应用抗生素史。

本病最主要的症状是腹泻，90% ~ 95% 为水样便，程度和次数不等，多者 10 ~ 20 次/日，少者可 1 ~ 2 次/日。轻者可于停用抗生素后自愈，重者粪便中可见斑片状或管状假膜排出。多有下腹部疼痛，可为顿痛、绞痛或胀痛，伴腹胀、恶心等。腹部可有压痛、反跳痛和腹肌紧张，易误诊为急腹症。部分患者可出现毒血症症状，如发热、谵妄、低血压、休克，年老体弱者常常发生脱水、电解质酸碱平衡紊乱等。

（四）实验室检查及特殊检查

（1）实验室检查：血常规显示周围血白细胞升高，多在 20×10^9 以中性粒细胞为主。大便常规可见脓细胞和白细胞，潜血实验呈阳性，但肉眼血便少见。疑诊病例应至少送两份大便标本，进行艰难梭菌的培养，毒素鉴定为致病菌可确诊。

（2）内镜检查：内镜检查能直接明确病变的性质、范围和程度。急性期内镜检查应注意预防肠黏膜出血和穿孔，动作应轻柔、谨慎小心。抗生素相关性肠炎内镜下表现为肠壁充血水肿、糜烂，黏膜表面坏死、斑点状或地图状假膜形成，不易脱落，部分假膜脱落后可形成浅表溃疡。

（3）活组织检查：可见肠黏膜上黏液附着，炎症区有炎性细胞浸润、出血和坏死。伪膜由纤维素样物质、坏死细胞、多核白细胞及细菌菌落组成。血管腔内可见血栓形成。

（4）影像学检查：腹部平片可见无特殊发现，部分可见肠扩张、积气，由于结肠增厚水肿，可出现广泛而显著的指印征。气钡灌肠双重对比造影有助于诊断，但可加重病情，有发生肠穿孔的危险，故一般不主张施行。

（五）诊断和鉴别诊断

根据胃肠手术及抗生素应用的病史，临床上出现腹泻、腹痛、发热等症状，结合实验室和辅助检查，可做出初步诊断。本病需与溃疡性结肠炎、克罗恩病、艾滋病性肠炎及真菌性肠炎等相鉴别。

（六）治疗

抗生素相关性肠炎的治疗包括停用相关抗生素，给予支持对症治疗，促进肠道正常菌群生长，应用抗艰难梭菌药物治疗。

1. 一般治疗　立即停用相关抗菌药物，同时避免应用抑制肠蠕动的药物，减少毒素的吸收。加强支持对症治疗，给予静脉营养支持，纠正水电解质失衡。

2. 药物治疗　对于中、重度病例，应给予抗艰难梭菌抗生素治疗。本病首选万古霉素或甲硝唑。万古霉素或去甲万古霉素，$1.0 \sim 2.0 g/d$，口服。甲硝唑每次 $0.25 \sim 0.5 g$，每日 $3 \sim 4$ 次，口服，疗程均为 $7 \sim 10 d$，大多数患者治疗反应良好。杆菌肽，亦可用于本病，25 000U，4 次/d，口服 $7 \sim 10 d$。应用微生态制剂可恢复肠道正常菌群，如金双歧、乳酸杆菌片、培菲康等。

3. 其他治疗　对于内科保守治疗无效或出现严重并发症，如肠梗阻、中毒性巨结肠、肠穿孔时，应考虑行手术治疗。

（七）预后

大多数病例经治疗后可获痊愈，轻症病例在停用相关抗生素后，有的可自愈，个别患者经治疗后仍可再度发生腹泻。重症病例，如出现严重并发症如肠梗阻、肠穿孔时，病死率可达 16% ~ 22%。

（任　柯）

第四节　小肠肿瘤

一、小肠肿瘤

（一）概述

小肠肿瘤（small intestine tumor，SIT）是指发生于小肠的肿物，可发生于小肠各种组织，种类繁多，临床表现缺乏特异性，复杂多样，缺乏有效诊断方法，漏诊或误诊率高，而小肠肿瘤手术切除较容易，早期治愈率较高。因此，早期诊断是提高小肠肿瘤诊治水平的关键。临床医师必须熟悉小肠肿瘤的流行病学及临床表现，对有反复腹痛、腹部包块、不全性肠梗阻及不明原因发热或消化道出血等临床表现的患者应将小肠肿瘤作为主要鉴别诊断之一，对于小肠疾病的各种检查手段宜合理选择、联合应用、互为补充，对于检查阴性而症状反复者须注意定期随访。

（二）流行病学

小肠占胃肠道全长的70%～80%，其黏膜面积逾消化道总面积的90%，但小肠肿瘤少见。目前缺乏详细的流行病学资料，但依据现有的临床资料，认为小肠肿瘤约占全胃肠道肿瘤的1%～5%，小肠原发性恶性肿瘤约占全胃肠道恶性肿瘤的1%～3.6%。好发部位依次为回肠、空肠、十二指肠，以恶性肿瘤居多，约占75%，良性者约占25%。发病年龄多在40岁以上，男性多见，男：女=1.64：1。

（三）病因和发病机制

小肠肿瘤的发病与遗传因素、环境因素、免疫因素、胆盐衍生物及病毒感染等因素有关。

（1）遗传因素：研究表明，某些遗传性综合征的患者患小肠癌的发病率明显高于一般人群，约占1%～5%，家族性腺瘤性息肉病危险性最高。遗传性非息肉病性结肠癌综合征的患者可发生多源发性癌，常见于结肠、胃、子宫及卵巢。发生于小肠的Peutz－Jeghers综合征常引起肠梗阻。

（2）环境因素：临床研究发现，回肠造瘘术的患者发生造瘘术内腺癌的发生率高，可能由于术后回肠造瘘部的菌群与结肠相似，接触的致癌物多于正常回肠。另外，克罗恩病发生癌变的部位多位于炎症活动的病变区，故考虑与慢性炎症刺激及黏膜的内分泌细胞异常增殖有关。

（3）免疫因素：各种原因引起的免疫功能低下者的小肠肿瘤发病率高于一般人群。艾滋病者以Kaposi肉瘤和淋巴瘤较常见。

（4）胆盐及其衍生物：研究发现胆盐在细菌的作用下可转变成致癌物质，后者在小肠肿瘤的形成过程中起一定的作用。脂肪摄入与小肠肿瘤的发生明显相关。

二、小肠良性肿瘤

小肠良性肿瘤（benign tumor of the small intestine）发病年龄以40～60岁多见，男女发病率相近。肿瘤通常根据组织来源分类，其中腺瘤、平滑肌瘤、脂肪瘤、血管瘤相对常见，而纤维瘤、神经纤维瘤、淋巴管瘤较罕见。

（一）临床病理

（1）腺瘤：好发于十二指肠，可以是单个或多个，也可成串累及整个小肠段。由增生的黏膜腺上皮构成，常呈息肉状。根据其组织学结构可分为4种类型，其中管状腺瘤是十二指肠内最常见的良性肿瘤，绒毛状腺瘤和管状绒毛状腺瘤容易发生癌变，Brunner腺瘤罕见、极少恶变。

（2）平滑肌瘤：好发于空肠和回肠，多单发，由梭形平滑肌细胞组成，边界清楚，但无包膜，外观灰色，呈分叶状。肿瘤大小不一，生长方式多种，以腔内生长多见。约15%～20%的平滑肌瘤可发生恶性变。

（3）脂肪瘤：为起源于黏膜下层、界限明显的脂肪组织肿块，好发于回肠末端，多见于老年男性。

（4）血管瘤：多见于空肠，分为毛细血管瘤、海绵状血管瘤、混合型血管瘤3种类型，无被膜，界限不清。

（5）纤维瘤及神经纤维瘤：均少见。纤维瘤由致密的胶原囊及多少不等的成纤维细胞组成，可累及黏膜下、肌层或浆膜层。神经纤维瘤由增生的神经膜细胞和成纤维细胞构成，多发生在终末回肠、盲肠部和升结肠及其相关的肠系膜，常为多发性而称为神经纤维瘤病。

（6）错构瘤样病变：最常见的是Peutz－Jeghers综合征，有家族史。错构瘤不属于癌前病变，是肠道息肉而不是真性肿瘤。典型的临床表现是界限清晰的黑色素斑，直径1～2mm，分布在面部、唇颊黏膜、前臂、手掌、足底、指（趾）和肛周区。息肉数目很多，大小不等，多在空肠和回肠。

（二）临床表现

小肠良性肿瘤多无症状，而在手术、体检或尸检时发现，少数患者以急腹症或腹部肿块就诊。其临床表现与肿瘤类型、瘤体大小、部位、生长方式等有关，一般认为腹痛、消化道出血、腹部肿块、肠梗阻为主要表现，但对确定肿瘤性质无鉴定意义。如腺瘤、平滑肌瘤、脂肪瘤均可使表面黏膜糜烂、溃疡而发生肠道出血，亦都能引起肠套叠、肠腔狭窄、肠扭转导致肠梗阻。血管瘤和错构瘤样病变均主要表现为反复消化道出血。

（三）实验室检查及特殊检查

（1）实验室检查：血常规可有血红蛋白减少，白细胞升高。

（2）X线钡餐检查：应作为常规和首选，主要的X线表现包括充盈缺损、肠袢推移、龛影及肠套叠或梗阻。

（3）内镜检查：胃镜及结肠镜检查可发现十二指肠和回肠末端的肿瘤，对怀疑小肠肿瘤者具有重要的鉴别意义。小肠镜对本病的诊断有重要作用，但因这种方法费时长、技术高，临床尚未普及。胶囊内镜的应用可提高小肠肿瘤的检出率，其缺点是不能取活检。超声内镜对小肠肿瘤的诊断亦有重要价值。

（4）其他：腹部CT、B超、放射性核素扫描及选择性肠系膜上动脉造影有助于小肠肿瘤的诊断。对于疑诊者，必要时可行腹腔镜检或剖腹探查。

（四）诊断和鉴别诊断

小肠肿瘤的诊断较为困难，近年来，随着影像、腹腔镜、小肠镜以及胶囊内镜等诊疗技术的提高和应用，其检出率明显提高。对有以下临床表现者需警惕小肠肿瘤可能性：①原因不明的小肠梗阻，或反复发作的不完全性小肠梗阻，并可以除外术后肠粘连及腹壁疝的患者。②原因不明的多次消化道出血，或伴有贫血表现而无胃及结肠病变的患者。③原因不明的下腹部或脐周肿块患者。宜进一步做X线或内镜检查等方法加以明确，必要时可考虑剖腹探查。

（五）治疗

手术是首选方法，由于小肠良性肿瘤可引起严重并发症，并有恶变可能，因此一旦诊断明确即应积极切除。近年来，由于内镜和腹腔镜技术发展，一些病例可采用内镜、腹腔镜治疗。

（六）预后

一般经手术切除或内镜下治疗者预后良好，少数可发生癌变。

三、原发性小肠恶性肿瘤

原发性小肠恶性肿瘤（primary malignant tumorof the small instestine）占全消化道恶性肿瘤的1%～3%，60～70岁较多，男性多于女性。小肠恶性肿瘤以腺癌、恶性淋巴瘤多见，平滑肌肉瘤及类癌较少见，其他少见的尚有脂肪肉瘤、纤维肉瘤、血管肉瘤和恶性神经鞘瘤等。

（一）临床病理

（1）腺癌：好发于十二指肠和空肠上段，尤以十二指肠降部最多见。组织学分为腺癌、黏液腺癌及未分化癌，以分化较好的腺癌多见。腺癌呈息肉样肿块或浸润型增生，容易转移至区域淋巴结，晚期穿透浆膜侵犯邻近脏器，并可转移到肝、肺、肾和肾上腺等处。小肠腺癌有时可同时有两个原发病灶，另一个癌灶可位于结肠、乳房、胰腺、肾脏等器官。

（2）平滑肌肉瘤：占各型小肠肉瘤的90%以上，可发生于小肠各段，以空肠最多，十二指肠最少。小肠平滑肌肉瘤与平滑肌瘤往往较难区别，肿瘤细胞异型性、凝固性坏死和核分裂象多少对平滑肌肉瘤诊断及其恶性程度判断很重要，一般认为10个高倍镜视野下>5个核分裂象是诊断平滑肌肉瘤的依据。肉瘤可直接浸润周围组织或通过血道转移，常见的是肝、肺和骨转移，也可通过腹膜种植转移。

（3）类癌：是一组源于嗜铬细胞，能产生小分子多肽或肽类激素的肿瘤，即APUD细胞瘤。90%以上的类癌发生于胃肠道，主要见于阑尾、小肠和直肠。小肠类癌发病年龄平均60岁左右，男性较多。多见于末端回肠，常为黏膜下多发性小肿瘤，发生转移者远多于阑尾和直肠类癌，转移主要和肿瘤大小有关。

（4）恶性淋巴瘤。

（二）临床表现

早期常无典型临床表现，甚至无症状，中晚期出现症状亦表现多样复杂且无规律。主要临床表现有：

（1）腹痛：最常见，轻重不一，隐匿无规律，呈慢性过程，也有急性起病呈急腹症。腹痛可因肠梗阻、肿瘤牵拉、肠管蠕动失调及继发肠管炎症、溃疡、穿孔所致。

（2）消化道出血：以腺癌最常见，平滑肌肉瘤和淋巴瘤次之。可表现为间歇性，反复小量出血，亦可表现为急性消化道大出血。

（3）肠梗阻：多为不完全性梗阻，如肿瘤带动肠扭转，可导致绞窄性肠梗阻。

（4）腹块：恶性肿瘤腹部肿块多于良性肿瘤，肉瘤多于腺癌。

（5）肠穿孔：恶性肿瘤穿孔发生率明显高于良性肿瘤，常由于肠壁发生溃疡、坏死、感染引起，可导致腹膜炎，死亡率高。

（6）其他：常可出现腹泻、发热、腹胀、乏力、贫血、消瘦等症状，位于十二指肠的肿瘤，特别是十二指肠乳头及其附近可出现黄疸。肿瘤广泛浸润可压迫淋巴管引起乳糜泻、小肠吸收不良、低蛋白血症、浮肿、恶病质、腹水及远处转移等症状。此外，类癌由于能分泌 5 - 羟色胺、缓激肽、组胺等生物活性因子，可引起血管运动障碍、胃肠症状、心肺病变等，称为类癌综合征。

（三）实验室检查及特殊检查

各种检查手段运用应遵循合理顺序。腹部平片可显示小肠梗阻的典型征象。怀疑患者小肠肿瘤，常先行胃、十二指肠镜和结肠镜检查，能发现十二指肠和回肠末端病变。如无病变，可通过导管插入将稀钡注入小肠行低张气钡双重对比 X 线检查。如已有梗阻，则禁用稀钡灌肠造影，可先插管吸引减压，梗阻缓解后再用30%泛影葡胺溶液经管缓注造影，也有助于小肠肿瘤诊断。X 线主要表现为病变部肠管僵硬、黏膜破坏、充盈缺损、龛影或不规则狭窄，伴有近侧的扩张张及组织阴影等。若上述 X 线造影检查阴性，并不能排除肿瘤存在可能性，应进一步采用选择性肠系膜上动脉造影，对血管瘤和血管丰富的平滑肌肿瘤、腺癌等具有较高诊断率。放射性核素扫描能显示胃肠道出血部位，与血管造影联合应用可提高诊断率，并可作为血管造影的预先检查方法。近年来，内镜技术发展，可望提高小肠肿瘤早期检出率：双气囊小肠镜能观察全部小肠的病变并能进行组织活检，超声内镜对十二指肠肿瘤的诊断和鉴别诊断具有重要的价值，胶囊内镜亦应用于临床，患者耐受良好。至于 B 超、CT 及 MRI，对肿瘤早期诊断价值不大，但对中晚期肿瘤性质鉴别、生长和浸润转移情况、指导肿瘤分期、穿刺活检以及治疗方案有意义。总的来说，虽然小肠肿瘤的检查方法很多，但各有其局限性，应注意联合应用。如经各种检查仍不能确诊，应考虑行腹腔镜检查或剖腹探查术。

（四）诊断和鉴别诊断

小肠恶性肿瘤早期症状多缺乏或不典型，极易漏诊误诊，而且从症状出现到明确诊断往往经历较长时间，一经确诊，多属于晚期。因此对出现下列情况应做进一步检查，及早确诊：①近期食欲减退、消瘦、腹痛、不明原因的反复消化道出血或持续大便隐血阳性，而经食管、胃、结肠等部位各种检查未发现病变者；②无痛性黄疸、慢性腹泻或不完全性肠梗阻，成人反复肠套叠或腹部有肿块者；③不明原因的贫血，伴有粪便隐血反复阳性或有慢性小肠穿孔及腹部包块伴压痛者。

（五）治疗

手术仍为首选的治疗方法，应尽可能行根治手术。多数小肠恶性肿瘤对化、放疗不敏感，化疗需根据病理分类选用药物，以联合用药较好，肝转移者还可行供瘤动脉栓塞化疗。但小肠淋巴瘤术后应辅以化疗和/或放疗，能明显减少术后复发和提高治愈率。化疗也可提高腺癌术后疗效，但类癌一般对化疗不敏感，类癌患者还应注意防治类癌综合征。

（六）预后

在小肠恶性肿瘤中，5 年生存率腺癌最低，20% ~ 28%，预后最差。

四、小肠恶性淋巴瘤

小肠恶性淋巴瘤（malignant lymphoma of the small intestine）起源于肠道黏膜下淋巴组织，在小肠恶性肿瘤中占较大比例，发病年龄多在 40 ~ 50 岁，男多于女，发病部位以回肠最多，其次为空肠。

（一）临床病理

根据组织病理学，淋巴瘤可分为霍奇金淋巴瘤（Hodgkin lymphoma，HL）和非霍奇金淋巴瘤（non Hodgkin lymphoma，NHL）两大类。2001 年 WHO 的分型方案将淋巴组织肿瘤分为三大类：B 细胞肿瘤、T 和 NK 细胞肿瘤和 HL。NHL 大部分为 B 细胞性，常有侵袭性，发展迅速，早期即易远处扩散。小肠恶性淋巴瘤多为成熟 B 细胞肿瘤，T 细胞淋巴瘤和 HL 很少见。常见的淋巴瘤亚型有：

（1）弥漫性大 B 细胞淋巴瘤：最常见的侵袭性 NHL，呈弥漫生长，常有 BCl - 2 或 BCl¯6 基因过表达。

（2）伯基特淋巴瘤（Burkitt lymphoma，BL）：多见于感染 EB 病毒的儿童和青少年，多累及末端回肠，是严重的侵袭性 NHL。BL 由形态一致的小无裂细胞组成，表达表面 IgM 和泛 B 细胞标志，伴 t（8；14），与 MYC 基因表达有关。

（3）结外边缘区 B 细胞淋巴瘤：是发生在结外淋巴组织淋巴滤泡及滤泡外套之间区域的淋巴瘤，亦称为黏膜相关性淋巴样组织（MAlJT）淋巴瘤。细胞表达分泌型免疫球蛋白，B 细胞相关抗原，常出现 3 号染色体三体，cylin D_1（ - ）。临床预后较好，但也可能向高度恶性转化。

（4）套细胞淋巴瘤：由淋巴小结外套区的 B 淋巴细胞发生，常在肠黏膜下形成多个结节，肉眼观察似息肉，称淋巴瘤息肉病。细胞常同时表达 sIgM、IgD、泛 B 细胞抗原 CD_{19}、CD_{20}、CD_{22} 和 T 细胞相关抗原 CD_5，常有 t（11；14），表达 cylin D_1。本病多见于老年男性，发展迅速，化疗完全缓解率低。

（5）滤泡淋巴瘤：发生于生发中心的淋巴瘤，细胞表达泛 B 细胞标志和 BCl - 2 蛋白，伴 t（14；18）。肿瘤属低度恶性 B 细胞淋巴瘤，但不易治愈，病程长，反复复发或转成侵袭性。

（6）T 细胞淋巴瘤：原发性于肠道者少见，包括肠病型 T 细胞淋巴瘤和无肠病表现的 T 细胞淋巴瘤，以前者常见，来源于肠道黏膜 T 淋巴细胞群。细胞表达全 T 细胞抗原（CD_3^+、CD_7^+），也表达 CD_8 和黏膜淋巴抗原 CD_{103}，常存在 TCRβ 基因的克隆性重排。本病多见于有麸质过敏性肠病病史的成年男性，病变常见于空肠，呈单个或多发的黏膜溃疡，为穿孔性，伴或不伴相关性包块。病情进展快，预后差。

（二）临床表现

小肠恶性淋巴瘤病程较短，症状较明显。主要表现为腹痛，呈隐痛、钝痛或胀痛，当有梗阻时，出现阵发性绞痛。其次为恶心、呕吐、食欲减退、体重下降、乏力、腹泻、便秘、间歇性黑便、吸收不良综合征等。常有发热，易并发肠穿孔，也可发生肠套叠。体检时可扪及腹部包块，质地较硬，呈结节状，有时尚可触及肿大淋巴结。

（三）诊断和鉴别诊断

诊断要排除继发性小肠恶性肿瘤，可参考 Dawson 原发性胃肠淋巴瘤诊断标准：①无浅表淋巴结肿大；②无肝脾肿大；③胸片无纵隔淋巴结肿大；④周围血白细胞总数及分类正常；⑤手术证实病变局限于小肠及引流区域淋巴结。

怀疑小肠恶性淋巴瘤，应进一步做影像、内镜等检查。X 线钡剂造影可显示小肠呈现不规则边缘，多发性结节状隆起或溃疡形成。B 超、CT 可显示肠壁局限或不规则增厚，腹腔淋巴结肿大等，超声内镜有助于判断病变深度和分期，对疑难病例应尽早手术，内镜下活检及术后组织病理学检查是最可靠的确诊方法。在组织学诊断基础上，应尽量采用单克隆抗体、细胞遗传学和分子生物学技术，按 WHO 的淋巴组织肿瘤分型标准进行分类分型诊断。

明确淋巴瘤的诊断后，还需根据其分布范围进行临床分期，可参考表9-2。

表9-2 原发性小肠 NHL 分期

分期	分布
Ⅰ期	累及小肠局部肠段，无淋巴结转移
Ⅱ期	累及小肠局部肠段，伴局部淋巴结转移
Ⅲ期	累及小肠和膈上、下淋巴结，脾脏
Ⅳ期	广泛累及器官和组织，无论其有无淋巴结受累

（四）治疗

应采取手术，放、化疗等相结合的综合治疗。手术可以切除病灶，解除肿瘤所致的肠梗阻，还可预防出血和穿孔。对肿瘤局限于某一肠段，无或仅有区域淋巴结转移或肠道梗阻有明显外科体征者，首选手术治疗。但除局限于黏膜层的孤立病灶外，其余术后需辅加放疗或化疗，对有残存病变者可先给予放疗。

如病变广泛则根据肿瘤范围和恶性程度，进行以化疗为主的放、化疗结合的综合治疗。滤泡淋巴瘤、边缘区淋巴瘤等低度恶性 NHL，放、化疗有效，但不易缓解。单药可给予苯丁酸氮芥或环磷酰胺，联合化疗可用 COP 方案（环磷酰胺、长春新碱、泼尼松）。临床资料表明无论单药或联合化疗，强烈化疗效果差，不能改善生存。新药氟达拉宾、2-氯去氧腺苷等有报道能提高缓解率。高度恶性 NHL，如大 B 细胞淋巴瘤、套细胞淋巴瘤、周围性 T 细胞淋巴瘤等，不论分期均应以化疗为主，常用的化疗方案为 CHOP（环磷酰胺、阿霉素、长春新碱、泼尼松），BACOP（博莱霉素、阿霉素、环磷酰胺、长春新碱、泼尼松）等，伯基特淋巴瘤等增生极快，应采用强烈的化疗方案予以治疗。小肠 HL 非常少见，其化疗方案同其他部位的 HL，一般首选 ABVD 方案（阿霉素、博莱霉素、长春碱、达卡巴嗪）。

近年来，生物辅助治疗淋巴瘤取得可喜进展：①单克隆抗体。凡 CD_{20} 阳性的 B 细胞淋巴瘤，均可用 CD_{20} 单抗治疗，与化疗合用疗效更好。②干扰素 α 用作低度恶性淋巴瘤化疗后的维持治疗，可延长患者的无病生存期。③BCl-2 的反义寡核苷酸可减少 BCl-2 基因的表达，促使表达 BCl-2 的淋巴瘤细胞凋亡，靶向治疗淋巴瘤。

中、高度恶性 NHL 患者，如常规治疗只取得部分缓解或复发，应及时做自体骨髓移植治疗。对某些高危型如伯基特淋巴瘤，如不为化疗和放疗所缓解，宜考虑行异基因骨髓移植。

（五）预后

恶性淋巴瘤预后较差，仅次于腺癌，5 年生存率约35%，与年龄、性别、组织病理类型及原发肿瘤大小等因素有关。

（任 柯）

第五节 肠梗阻

一、总述

肠梗阻是由于多种原因引起的肠内容物不能正常运行的一组临床综合征，分急性和慢性两种，这里主要介绍急性肠梗阻，其病情进展快，常伴发水和电解质的丢失，如不及时处理，患者常因水电解质的紊乱、酸碱平衡失调、肠穿孔、肠坏死、腹膜炎和休克等死亡。

由于急性肠梗阻可由很多不同原因引起，处理方法也不尽相同，故诊断时不能笼统称为肠梗阻，必须弄清病因和分型，给予针对性处理。

（一）分类

1. 根据发病的缓急　可分为急性和慢性肠梗阻。急性肠梗阻常合并较严重的水电解质紊乱、酸碱平衡失调等全身病理生理变化，慢性肠梗阻全身的变化则主要是营养不良。

2. 根据梗阻部位　可分为小肠和结肠梗阻；小肠梗阻尚可分为高位和低位梗阻。如一段肠管的两端均阻塞，肠内容物既不能向远侧运行也不能向近侧反流减压，称为闭袢性肠梗阻。结肠梗阻时回盲瓣阻挡住逆流时，也形成闭袢性梗阻。闭袢段肠管内压力可逐步增高，当肠壁过度扩张时可坏死穿孔，所以应及早手术治疗。

3. 根据梗阻肠管血供有无损害　如无损害为单纯性肠梗阻，如系膜血管血供受阻则为绞窄性肠梗阻。单纯性和绞窄性的鉴别在临床上有重要意义，因为绞窄性肠梗阻若不及时解除，可很快导致肠壁坏死和穿孔，引起严重后果。

4. 根据梗阻程度　可分为部分性和完全性梗阻。

5. 病因分类　肠梗阻可由不同的病因引起，按病因可分为以下三类。

（1）机械性肠梗阻：因不同的器质性病变使肠腔变小、肠内容物通过受阻而产生梗阻。这是临床上最常见的一类肠梗阻。包括：①肠腔内病变：如胆结石、粪便、异物或蛔虫团等引起的肠腔阻塞；以及一段肠管进入另一段肠管的肠腔内而形成的肠套叠等。②肠壁病变：如新生儿先天性肠管闭锁或狭窄；局限性肠炎或肠结核因充血、水肿、肉芽肿或瘢痕收缩等引起肠管狭窄、梗阻；巨大肠肿瘤、胃肠道吻合术后吻合口或肠造瘘术后造瘘口狭窄也可导致肠梗阻。③肠管外病变：如肠粘连、肠扭转及腹外疝嵌顿等。

（2）动力性肠梗阻：肠道本身无器质性病变，但受全身或局部影响致肠管麻痹或痉挛，肠内容物通过受阻，称动力性肠梗阻。包括：①麻痹性肠梗阻：神经、体液或代谢因素可使肠道动力受到干扰而麻痹引起肠梗阻，这种梗阻称为麻痹性肠梗阻。常见的有低钾血症、腹膜或腹腔脓肿等。②痉挛性肠梗阻：是由肠壁肌肉过度收缩而致，较少见。急性肠炎、肠道功能紊乱或铅中毒时可造成痉挛性肠梗阻。

（3）血运性肠梗阻：当肠系膜动脉或静脉因栓塞或血栓形成时引起肠管血运障碍，可迅速地抑制肠管活动而导致肠内容物运行受阻，较少见，但病情凶险。

腹部手术后早期（1~2周）内，由于肠壁水肿和渗出可导致一种机械性和动力性因素同时存在的粘连性肠梗阻，称之为术后早期炎症性肠梗阻，其病理过程及处理原则均有特殊性，我们将在以后的章节中详细讨论。

需要指出的是不能机械地看待肠梗阻的分类，因为上述分类只是相对的，在一定条件下各种类型的肠梗阻可以相互转变，如单纯性肠梗阻可转化成绞窄性肠梗阻，部分性肠梗阻可转化成完全性肠梗阻。

（二）病理生理

肠梗阻发生后，肠管局部和全身将出现一系列复杂的病理生理变化。不同类型的肠梗阻的病理生理变化各不相同。慢性肠梗阻多为不全性，导致梗阻以上的肠腔扩张以及肠壁代偿性增厚，全身的变化主要是营养不良。痉挛性肠梗阻多为暂时性，肠管局部多无明显变化。一般来说，急性肠梗阻可引起以下局部和全身的病理生理变化。

1. 局部病理生理变化　具体如下。

（1）肠动力紊乱：梗阻近侧肠管为克服肠内容物的通过受阻，肠蠕动的频率和强度均有增加。高位肠梗阻频率可达到每3~5min一次，低位肠梗阻间隔时间较长，可达到每10~15min一次。但随着病程延长和病情进展，肠扩张逐渐加剧，最后导致肠平滑肌收缩力逐渐减弱到完全麻痹。而远侧肠管在梗阻初期仍保持正常的动力，所以在肠梗阻病程中排出少量气体或干粪便并不说明梗阻解除。只有当排出大量稀便并伴有临床症状的全面好转才是真正的梗阻缓解。远侧肠管在排尽残留的肠内容物后就因肠腔空虚而进入静止状态。

（2）肠腔胀气、积液：肠梗阻时肠内气体中68%系从吞咽而来，32%乃从血液中弥散入肠以及从肠内容物分解所产生。所以如能予以持续胃肠减压，保持胃空虚，就可能使肠胀气不再加剧。

正常情况下，肠腔内液体和体内液体不断交换。肠梗阻时梗阻近侧肠管不再自肠腔内回吸收液体，而仍有液体自血液流向肠腔，可造成大量液体积聚在近侧肠管。

（3）肠壁水肿、通透性增加：肠腔内压力增高导致肠壁静脉回流障碍，肠壁充血水肿，液体外渗，同时由于缺氧，细胞能量代谢障碍，肠壁通透性增加，液体可自肠腔内外渗至腹腔。如肠腔内压力进一步增高，影响肠壁动脉血流，可引起坏死和穿孔。

2. 全身病理生理变化　具体如下。

（1）水和电解质的丢失：体液的丧失及因此引起的水和电解质代谢紊乱与酸碱平衡失调，是急性肠梗阻的重要病理生理变化。胃肠道每日分泌的消化液约为 8 000mL，其内含有大量的电解质（表 9 - 3）。正常情况下，绝大部分的消化液被再吸收从而维持水、电解质代谢与酸碱平衡。急性肠梗阻患者由于频繁的呕吐造成大量水和电解质的丢失，尤其是高位肠梗阻。

另一个造成水、电解质丢失的重要原因是梗阻近侧肠管的扩张，大量的消化液潴留在近侧肠管，不能被重吸收，这点在低位梗阻时更为明显。正常的肠黏膜可将肠腔内液体吸收入血液，亦可有液体从血液中分泌入肠腔。回肠梗阻时，近侧肠管在12h内停止吸收液体，但分泌液体却继续，且在48h内明显增快，钠和钾随之同样变化。与此同时肠壁水肿，部分液体尚可逸入腹腔。这种失液量随水肿肠管的范围、程度和梗阻时间而加剧。绞窄性肠梗阻时可以丢失大量血液。上述几方面水和电解质丢失的后果是低血容量和血液浓缩，除此之外，尚有电解质代谢和酸碱失调等。不同部位的肠梗阻引起的尚有所不同，如高位肠梗阻由于频繁的呕吐，丢失大量的氯离子和酸性胃液而导致代谢性碱中毒。一般小肠梗阻丢失多为碱性肠液，加以体内酸性代谢产物增加，多导致代谢性酸中毒。

表 9 - 3　各种消化液的电解质浓度（mmol/L）

消化液	H$^+$	Na$^+$	K$^+$	Cl$^-$	HCO$_3^-$	每天分泌量（mL）
唾液		9	25	10	12 ~ 18	1 000 ~ 1 500
胃液	60（0 ~ 90）	60（10 ~ 115）	10（1 ~ 35）	85（8 ~ 150）	0 ~ 15	1 500 ~ 2 500
胆汁		148（130 ~ 160）	5	101（90 ~ 118）	35 ~ 40	500 ~ 800
胰液		141（115 ~ 150）	5（2.5 ~ 7.5）	77（55 ~ 95）	90 ~ 121	700
小肠液		105 ~ 135	5 ~ 20	110（100 ~ 120）	20 ~ 30	4 200

（2）感染和中毒：肠梗阻时，肠内容物淤积，细菌大量繁殖，并产生大量毒素。由于此时肠壁水肿，通透性增加，细菌和毒素可渗透入腹腔引起腹膜炎和中毒。

（3）休克：消化液的大量丢失使机体血液浓缩，有效血容量不足，导致休克。电解质代谢紊乱和酸碱失调加剧休克的发展。另一个造成休克的重要原因是细菌和毒素的大量吸收引起严重的感染和中毒。

（4）呼吸、循环和肾功能障碍：肠管扩张使腹压增高，膈肌上升，腹式呼吸减弱，影响肺内气体交换。同时下腔静脉回流受阻，加以有效血容量减少，心输出量可明显降低，并可导致肾灌注量不足，引起循环和肾功能障碍。多器官功能障碍可致使肠梗阻患者迅速死亡。

（三）临床表现

不同类型的肠梗阻因为发病的部位、原因、发病缓急等的不同可有不同的临床表现，但其具有共同的病理基础，即肠内容物不能正常向肛门方向运行，因此具有共同的临床表现为腹痛、呕吐、停止排便排气和腹胀。

1. 四大特征　具体如下。

（1）腹痛：单纯性机械性肠梗阻呈阵发性绞痛，有腹痛缓解间歇期，其时间长短随梗阻部位而异，高位梗阻间歇 3 ~ 5min，低位梗阻间歇 10 ~ 20min。腹痛部位可弥漫全腹，也可偏于梗阻部位，如高位小肠梗阻时一般痛在上腹部，低位小肠梗阻时常位于脐周，结肠梗阻位下腹部，乙状结肠直肠梗阻位于会阴部。

绞窄性肠梗阻时腹痛发作急骤，程度剧烈，呈持续性可伴阵发性加重。如果单纯性肠梗阻腹痛间歇期不断缩短，程度不断加剧，表现为剧烈的持续性腹痛，应警惕提示有肠绞窄可能。

麻痹性肠梗阻时呈持续性全腹胀痛，少有阵发性绞痛。

（2）呕吐：肠梗阻早期为反射性呕吐，呕出物为染有胆汁的胃内容物，量相对较少。此后，呕吐随梗阻部位的高低而有所不同。高位肠梗阻静止期短，呕吐频繁，呕吐物量多，一般不臭。低位肠梗阻由于梗阻近侧有较长一段肠管可以扩张接纳滞留的肠内容物，呕吐出现迟而少，呕出物常有粪臭。结肠梗阻到晚期才出现呕吐。当呕出物为棕褐色或血色时，应警惕有肠绞窄可能。

（3）停止排便排气：完全性肠梗阻时，近侧肠内粪便和气体就不能排出，是一个具有诊断价值的症状。但梗阻早期梗阻远侧肠内残留内容物仍可自行或灌肠后排出，量少，不能据此排除肠梗阻。部分性梗阻也可排出少量气体和粪便。某些绞窄性肠梗阻，如肠套叠或肠系膜血管栓塞，在腹部绞痛后可排出少量血性液状便。

（4）腹胀：腹胀程度随梗阻部位的高低而有所不同。小肠梗阻腹胀多不明显。结肠梗阻腹胀较显著，可伴有肠型。麻痹性肠梗阻表现为全腹明显腹胀，不伴肠型。

2. 腹部体征　腹部视诊可见到腹胀、肠型和肠蠕动波。小肠梗阻所致蠕动波多见于脐部。严重梗阻时，胀大的肠袢呈管状隆起，横行排列于腹中部，组成多层梯形肠型。当发生肠麻痹时，肠蠕动波消失。结肠梗阻的肠型多宽大，位于腹壁周边，不对称，同时盲肠多胀大成球形，随每次蠕动波来临而更加突起。

腹部触诊时，单纯性肠梗阻腹壁柔软，按压扩张肠曲时有轻度压痛。绞窄性肠梗阻有较明显的局限性压痛，可伴有反跳痛及肌肉紧张，有时还可扪及孤立胀大的绞窄肠袢。麻痹性肠梗阻腹部可无明显压痛。

腹部叩诊呈鼓音，绞窄性肠梗阻腹腔渗液多于 1 000mL 时，出现移动性浊音。

腹部听诊可听到肠鸣音亢进，有气过水声或金属声。绞窄性肠梗阻出现肠坏死和腹膜炎时不能闻及肠鸣音。麻痹性肠梗阻仅偶可听到孤立的肠鸣音。

直肠指检有时可摸到直肠内或直肠外腹腔内肿瘤。如指套染血，应考虑结肠肿瘤，肠绞窄或肠系膜血管栓塞等可能。

3. 全身表现　早期单纯性梗阻一般无显著全身症状，血白细胞可仅轻度增高。随着病情进展渐出现脱水，患者出现口唇干燥、眼窝深陷、皮肤无弹性、心跳加快、尿量减少等脱水症状，可因血液浓缩导致血红蛋白和血细胞比容升高，尿比重也增加，严重时出现休克。绞窄性肠梗阻全身症状较严重，血白细胞和中性粒细胞明显增多，原发性系膜血管栓塞时白细胞更可高达 $60 \times 10^9/L$，患者往往很快就出现烦躁不安、发热、脉率加快、血压下降、休克等症状。

（四）放射学检查

放射学检查有助于肠梗阻的明确诊断及梗阻部位的确定。腹部卧位片上可显示肠曲扩张的程度。扩张的小肠影一般位于腹部中央，呈横向排列。空肠黏膜的皱襞呈鱼骨刺状，回肠影则无特征。扩张的结肠影多位于腹部四周或盆腔，可具有袋影，资与小肠影相区别。立位时扩张的肠腔内可见到多个液平。小肠梗阻时结肠在腹部 X 线平片上无或仅有少量气体。结肠梗阻时结肠内经常伴有大量气体使结肠明显扩张。如回盲瓣功能良好，小肠内气体极少；但如瓣膜功能不全，小肠亦有扩张、液平等小肠梗阻的 X 线表现。小肠梗阻时多个液平呈阶梯状排列，在立位或侧卧位上可表现为倒 U 形扩张肠曲影。有时小肠与结肠梗阻难以鉴别，可以作钡剂灌肠以迅速安全地区别小肠和结肠梗阻。

在多数情况下腹部 X 线平片也可以鉴别机械性和动力性肠梗阻。机械性肠梗阻时肠扩张一般仅涉及小肠或结肠，只在少数情况下才两者均有。在麻痹性肠梗阻时，所有肠曲，包括小肠和结肠均扩张，甚至在个别情况下可以包括直肠。

水溶性造影剂（常用40% ~50%的泛影葡胺）的胃肠道造影能安全地确定梗阻部位，并可根据造影剂的运行速度有效区分机械性和动力性肠梗阻。泛影葡胺对粘连性肠梗阻也有治疗作用。

绞窄性肠梗阻的腹部 X 线平片表现有不因时间推移而改变的孤立胀大的肠袢，或肠间隙增宽提示有腹腔积液，或有假肿瘤阴影，或门静脉内有气体等，但这些征象仅见于少数绞窄性肠梗阻患者，因此临床症状的观察非常重要，据此才可以早期发现绞窄性肠梗阻。

如果肠梗阻的诊断仍无法明确，腹部 CT 和 B 超有助于肠梗阻的明确诊断及肠梗阻病因的判定。肠梗阻的 CT 表现包括肠管扩张、肠管直径的突然变化、肠壁增厚、肠系膜血管走向改变和弥漫性充血，以及肠腔外改变，如大量腹水等；B超表现包括肠管持续性扩张、肠腔内积气积液、肠壁水肿增厚以及肠管蠕动增强等。

（五）诊断

根据腹痛、呕吐、腹胀、停止排便排气四大症状和腹部可见肠型或蠕动波，肠鸣音亢进等，结合腹部X线平片，一般可对肠梗阻做出正确诊断。但是一个完整的肠梗阻诊断必须包括：①是否肠梗阻；②肠梗阻部位在哪里；③肠梗阻病因是什么；④是单纯性抑或是绞窄性肠梗阻；⑤患者的全身情况如何（包括水电解质代谢和酸碱平衡情况、是否合并其他系统疾病等）。临床医师必须对患者的病史、体格检查以及各项辅助检查进行认真详尽的分析，才能做出一个准确完整的肠梗阻诊断。不能忽视病史和全面的体格检查而完全依赖放射学检查，对于放射学检查结果也需动态观察，切忌匆忙定论。

面对任何肠梗阻患者，必须检查腹股沟部、脐部等有无腹外疝嵌顿，以免延误诊断。

（六）治疗

肠梗阻治疗方法的选择取决于肠梗阻的部位、原因、类型以及有无水、电解质紊乱、低血容量和重要脏器功能障碍等全身情况，主要有非手术治疗和手术治疗两大类。动力性肠梗阻以处理原发病为主；绞窄性肠梗阻则要紧急手术；完全性肠梗阻应及时手术；部分性肠梗阻可先试行非手术治疗，2~3天内无效或恶化改为手术治疗。

1. 非手术治疗　非手术治疗主要适用于早期单纯性粘连性肠梗阻、早期肠套叠、麻痹性或痉挛性肠梗阻、蛔虫或粪块引起的肠堵塞、Crohn病和结核等炎性肠病引起的不完全性肠梗阻等。同时非手术治疗可以纠正机体水、电解质紊乱和酸碱失衡，改善患者的全身情况，为手术治疗创造条件。

（1）禁食。

（2）胃肠减压：目的是改善梗阻近侧肠管的扩张或防止其进一步进展，是肠梗阻治疗的重要方法。临床上使用较多的是短的胃管，有单腔和双腔之分。单腔管如Levin管，插到胃内可以抽吸胃内液体和气体；双腔胃管如Salem Sump管，通过增加的一腔使空气通入，有利于另一腔的减压效果。短的胃管虽然对低位肠梗阻不能有明显效果，但持续吸除吞吸的空气，基本上可防止肠扩张的进一步发展。有人主张应用长的肠管，如Miller-Abot T形管（M-A管，米-阿管），为约3m长的双腔长管，一腔通向邻近管端的气囊，管端有金属头，以便X线下走位。当此管通过幽门后把气囊充气，由肠蠕动波逐渐推动气囊前进，可抵达阻塞处而起到了减压的效果。然而米-阿管通过幽门较困难，比较费时费力，除少数使用M-A管有经验者外，未获广泛应用。

（3）纠正水、电解质紊乱和酸碱失衡：水、电解质紊乱和酸碱失衡是肠梗阻一个严重问题，应及时纠正。可根据血清钠、钾、氯化物等的测定结果决定补充量，必要时在监测中心静脉压的条件下进行快速补液，宜保持中心静脉压在 $0.49~0.98kPa$ （$5~10cmH_2O$）。同时监测尿量，要求每小时尿量达到 $30~40mL$。绞窄性肠梗阻和单纯性肠梗阻晚期血浆成分丧失较多，还需补充胶体（血浆、人体人血白蛋白）。

（4）抗生素：除早期单纯性肠梗阻外，多数患者扩张肠管的毛细血管通透性改变，有细菌和毒素渗入腹腔的可能，均宜应用抗生素治疗。可用一种广谱抗生素如氨苄西林加一种针对厌氧菌的药物如甲硝唑。

（5）对症治疗：经胃管注入液状石蜡或黄油100mL或通便泻下的中药煎剂如加减大承气汤，对粘连性和麻痹性肠梗阻有较好疗效。手法复位、灌肠、经内镜复位等可用于肠套叠或肠扭转。对蛔虫性肠堵塞可采用氧气或药物驱虫。

（6）内镜介入支架治疗：许多消化道肿瘤晚期均可引起肠梗阻，经内镜介入放置支架治疗胃肠道癌性梗阻的应用日益增多。结直肠支架治疗可作为一种过渡型治疗措施，替代结肠造瘘术，解除梗阻，改善患者的一般状况，同时进行充分彻底的肠道准备，择期手术。对于不能切除的结直肠恶性肿瘤、盆腔恶性肿瘤浸润直肠致梗阻者，或已有广泛转移、严重并发症而不能耐受手术，但估计还有一定生存期者，可作为姑息性治疗的一种措施，替代结肠造瘘术，解除梗阻，提高生活质量。

非手术治疗的患者应严密观察病情改变，包括全身情况、腹部体征和临床症状等，每24h可重复腹部X线检查。如有肠绞窄现象，必须转用手术治疗。另外，如非手术疗法无效者亦应改作手术治疗。

2. 手术治疗　多数情况下，只有通过手术治疗才能解除肠道梗阻，恢复肠道功能。只是有些情况需紧急手术，有些必先经过一段时间准备后才手术，另一些可先试用非手术治疗，如无效再手术。关键在于手术时机的把握，这取决于肠梗阻的严重程度、患者全身情况及发生肠绞窄坏死的可能性。一般地说，在没有发热、心动过速、白细胞上升及腹膜炎体征情况下非手术治疗是安全的；而出现以上任一情况则是手术治疗指征。

（1）术前准备：尽量纠正水、电解质紊乱和酸碱失衡，改善全身营养状况；留置胃肠减压以利于术野暴露及防止麻醉时误吸。

（2）手术方式：一般采用硬脊膜外阻滞麻醉，如患者一般情况较差，可采用气管内麻醉或静脉复合麻醉。多采用经腹直肌或正中切口。剖腹后检查有无腹水及其性质和数量。血性腹水提示有绞窄，混浊腹水提示有肠穿破、腹膜炎，淡黄腹水为单纯性梗阻。接着寻找梗阻部位，可先检查盲肠。如盲肠不扩张，说明为小肠梗阻，可循回肠自回盲部往上找到病变部。如盲肠扩张则顺扩张结肠往远侧找病变。根据发现的不同病因予以相应的手术处理。如为粘连索带压迫肠管就剪除此带；如为肠粘连成角或扭曲，作松解粘连将肠曲复位；如为肠套叠就予以整复；如为腹内外疝也予以纳回原处；如为肠腔内胆石、蛔虫或异物等可切开肠壁取出之。肠肿瘤或肠炎性狭窄应尽可能予以切除。有时造成梗阻的病因难以解除，如腹腔内广泛肿瘤复发或腹腔结核，可施行捷径手术，将梗阻近远两侧肠作吻合或近端肠腹壁造口术以解除梗阻。肠造口术主要适应于远段结肠梗阻，如乙状结肠或直肠肿瘤不能切除时，可作乙状结肠腹壁造口术。

当梗阻近侧肠管重度扩张使探查发生困难或妨碍手术的操作，可行扩张肠段的减压术。减压可通过肠壁戳口插管减压。如作肠切除，可在拟切除的肠段上戳口插管，也可将拟切除的肠段在切断前拉到远离手术野处切开减压后再切除。减压时需特别注意保护手术野，防止污染。

对于绞窄性肠梗阻，解除梗阻后要检查绞窄肠段有无活力。如切除很长一段可能存活的肠管，就可能使患者遭受短肠综合征之苦；反之，存留一段无活力的肠管可造成一场灾难。以下表现提示肠管已坏死：①肠色暗黑、无光泽并塌陷；②肠管无张力，刺激不能激发蠕动；③肠系膜终末小动脉无搏动。如有疑问，可用等渗盐水纱布热敷，或用0.5%普鲁卡因封闭肠系膜根部，甚可用纱条标记有疑问的肠段后放入腹腔，再观察10~30min，倘若没有好转，说明肠管已坏死，应予切除。若患者一般情况极差，可行坏死肠段外置术。

近年来，腹腔镜手术治疗肠梗阻的报道越来越多，如腹腔镜粘连松解术、肠扭转复位术及腹腔镜结直肠癌根治术等，具有创伤小、术后恢复快等优点。但肠梗阻患者伴有腹胀及肠管扩张，腹腔镜手术时易出现肠管损伤和影响操作，因此需对接受腹腔镜手术的肠梗阻患者进行选择。

（3）术后处理：肠梗阻患者术前多有水、电解质紊乱和酸碱失衡，术后仍需积极纠正。手术后胃肠道动力功能的恢复较一般腹部手术后慢，约在第5天左右，禁食时间较长，需加强肠外营养。保持胃肠减压及其他减压措施通畅有效，降低肠管压力，加速肠壁循环的恢复，并减少毒素的吸收。术中如有切开肠管者，术后均应继续应用抗生素，至无感染征象。

二、粘连性肠梗阻

近年来腹腔内粘连而形成的粘连性肠梗阻已成为肠梗阻最常见的病因，占32.0%~44.0%。粘连性肠梗阻多表现为单纯性肠梗阻，少数也可转化成绞窄性肠梗阻，甚至以后者为首要表现。

（一）病因和发病机制

粘连性肠梗阻除极少数为腹腔内先天性因素，如先天发育异常或胎粪性腹膜炎所致外，大多为获得性。常见的原因为腹腔炎症、损伤、出血和腹腔内异物，如腹部手术、腹膜炎或腹腔内滑石粉或遗留纱布等。腹部放疗和腹腔内化疗也可导致粘连性肠梗阻。

腹腔内粘连的发生机制尚未明确，但粘连是腹膜自身生理功能的正常反应已被公认。腹膜除有润滑、吸收和渗出作用外，其防御和修复功能是形成粘连的内在因素。腹膜在受到上述创伤、炎症或异物刺激时，发生急性炎症反应而渗出含有大量含纤维蛋白原的液体。渗出物集中在受到刺激脏器的表面和附近，在几小时内即可凝固成纤维素性疏松的粘连，将相邻脏器的浆膜面粘在一起。这种纤维素性粘连如未被吸收，24h后就有血管和成纤维细胞长入，最后形成牢固的纤维性粘连。

应该说创伤、炎症或异物刺激等必然引起肠粘连，但大部分不出现临床表现，小部分可有轻度阵发性腹痛。只有当肠曲粘连成团，影响蠕动波将内容物向前推进；或当粘连造成牵拉使肠曲折叠成锐角；或粘连形成支点，肠曲环绕而扭转；或粘连索带压迫肠曲；或肠曲在索带下形成内外疝，才产生肠梗阻。

（二）诊断

机械性肠梗阻，尤其是小肠的机械性肠梗阻均应考虑到有粘连性肠梗阻的可能。如果患者既往有腹部手术、创伤或腹膜炎病史，此种可能性更大。既往已有多次梗阻反复发作，考虑为广泛粘连形成的肠梗阻；既往无梗阻反复发作史，突然出现腹痛较剧伴有腹膜炎体征的急性梗阻，考虑为粘连索带引起的绞窄性肠梗阻。但最后诊断只能在剖腹探查术时才能做出。

（三）治疗

粘连性肠梗阻多数为单纯性梗阻，并且术后必然会形成新粘连，故首先应用非手术治疗。同一般的肠梗阻一样，有效的胃肠减压是一项非常重要的治疗措施。对于较低位的梗阻，还可应用 M - A 管。胃管内注入液状石蜡及中药（加减大承气汤等）往往可以奏效。非手术治疗同时做好术前准备。如果经48h正规非手术治疗无效，应及时手术，过长时间的非手术治疗可能会导致肠管水肿、缺血，需行肠切除，并且术后容易发生肠瘘、腹膜炎、腹腔内脓肿等并发症；疑有肠绞窄，也应及时手术；对反复频繁发作的粘连性肠梗阻也应考虑手术治疗。

手术治疗的目的是解除梗阻并防止复发。对小范围粘连或索带可用锐性分离，梗阻即可解除，并可将粗糙面内翻缝合以减少再粘连的机会。如肠曲粘连成团，难以分离且累及肠段不多时，可将该粘连团切除后作肠吻合。如难以分离且累及肠段较多时，可行短路手术。手术时应尽量保护肠管免受损伤，避免不必要的肠切除，短路手术时被旷置的肠段应尽量短，以免产生盲襻综合征。对于粘连较重、反复梗阻、曾多次行粘连松解术者，分离粘连后为防止再次粘连梗阻，有必要附加一种小肠排列固定术。1937年 Noble 采用小肠平行排列，缝合固定，此手术操作费时，术后肠功能恢复较慢，现已很少应用。1959年 Backer 在术中用导管作支架，经鼻插入小肠内，将小肠排列使其重新粘连成钝角，术后这一内支架一般保留 10～15 天或更久，也可作减压用。1960 年 Child 提出一种改良的手术方法，在分离粘连并排列好肠曲后用一长针和丝线在距肠壁约 3cm 处穿过各层肠系膜，然后在旁开 3cm 处穿回各层系膜，松松结扎，不可扎紧肠系膜血管。Child 手术操作相对简单，并发症少，效果优于 Noble 术。以上手术虽可使肠梗阻复发率降低，但易出现胃肠麻痹、长期慢性腹痛，有时出现导管拔除困难及肠瘘等。

（四）预防

预防粘连是解决粘连性肠梗阻的关键。彻底治疗腹腔内炎症将减少粘连性肠梗阻的发生。腹部手术是引起粘连性肠梗阻的最主要原因，所以外科操作时应尽量注意避免可诱发粘连的一些因素。手术操作轻柔、勿损伤肠管和其他腹内脏器的浆膜面；尽可能修复腹膜缺损，面积较大可用大网膜覆盖；尽可能保留大网膜，覆盖在小肠或吻合口表面防止与前腹壁粘连；避免腹腔内进入滑石粉或遗留纱布；尽可能应用刺激性较小的缝线，线头应剪短；注意无菌，防止胃肠内容物外溢入腹腔，对于已外溢者，需彻底清洗腹腔；避免组织缺血，因缺血组织易产生粘连；闭腹前尽可能将腹内脏器放回原位。此外手术后宜早期起床活动和进食以促进肠蠕动恢复。如术后肠蠕动差可根据情况应用新斯的明等促胃肠蠕动药。

此外人们在预防粘连性肠梗阻上还作了很多实验研究。为防止术后腹腔渗出液中纤维蛋白沉淀凝固，人们曾试验肝素、双香豆素等抗凝剂。尚有人应用透明质酸酶、链激酶等以去除已形成的纤维蛋白。最近报道较多是将肠管和腹膜用化学生物可吸收膜隔离，如透明质酸钠或透明质酸磷酸钠缓冲液、右旋糖酐和羟甲基纤维素等。尽管以上报道很多，但至今仍无公认的有效可靠方法。

三、肠堵塞

肠腔可因蛔虫团、胆结石、粪块、柿石或其他异物等内容物堵塞而形成梗阻，这类梗阻大多为单纯性和不完全性。

（一）病因

蛔虫梗阻一般见于13岁以下的儿童，乃因大量蛔虫聚积成团，同时分泌毒素和机械性刺激引起肠管痉挛而造成梗阻。引起胆石性梗阻的结石直径一般在2.5cm以上，此类患者大多合并有胆囊与十二指肠、结肠或空肠瘘，结石通过此瘘口进入肠腔。胆石梗阻多见于老年女性。老年人合并有慢性便秘者，因无力排便，粪块干结成团，也可引起肠堵塞。吞食含鞣酸较多的食物，如柿子、山楂、黑枣等，食物中鞣酸遇胃酸变成胶状物质，进而也可引起肠堵塞。

（二）诊断

蛔虫梗阻常在病儿服驱虫药后发病，主要症状为脐周阵发性腹痛，可伴呕吐蛔虫，体检时可触及可以变形的条索状质软肿块，腹部X线平片除扩张的小肠肠曲外，常可看到梗阻处成团的蛔虫影。胆石性肠梗阻患者往往有胆石症发作史，腹部X线平片除肠梗阻的表现外，尚可见到胆管内气体显影，或看到肠腔内有胆结石阴影。粪块性肠梗阻体检时沿左侧结肠可扪及粪块，直肠指检更可触及大量干结粪便。

（三）治疗

蛔虫性肠梗阻一般采用非手术治疗。可经胃管注入氧气，注入量儿童每周岁80～150mL，每次总量不超过1 500mL；成人每次2 000～3 000mL。次日可重复治疗1次。也可用氧气灌肠治疗，注氧量依病儿年龄而异：3～6岁在1 000mL以下；7～10岁1 200mL；11～14岁1 500mL；成人可灌入2 000mL。当上述非手术治疗无效或临床上出现绞窄征象时，应剖腹探查，切开肠壁取虫，必要时作坏死肠段切除。胆石性梗阻原则上应手术治疗。如结石能被捏碎可将结石捏碎并将碎屑送向远侧肠道而解除梗阻。如胆石不能捏碎就需切开肠壁取石。同时检查肠道内是否尚有其他胆石。合并肠坏死行坏死肠段切除术。如存在胆道肠道瘘，在患者情况许可下可一起予以治疗，如患者情况不许可，可手术恢复后再择期手术。粪块性肠梗阻也应首先试用非手术治疗，包括经胃管注入液状石蜡、肥皂水灌肠等，必要时用手指或器械将直肠下段干结粪便掏出。非手术治疗无效时采用手术治疗。

四、肠扭转

肠扭转指一段肠曲以其系膜的纵向为轴旋转180°以上甚至几转而造成肠梗阻，占肠梗阻的2.6%～13%。

（一）发病机制

腹腔内各游离的肠段均可发生扭转，但以小肠和乙状结肠为多，盲肠少见。肠扭转大多是按顺时针方向旋转。肠段扭转时造成肠系膜血管受压，是为绞窄性肠梗阻，当肠段扭转超过360°后静脉血流就停止，再进一步扭转，动脉血流也停止；肠段扭转还导致肠段两端均受压，形成闭袢性肠梗阻，因此肠扭转容易造成肠坏死穿孔。

肠扭转的发生首先须具有解剖因素，如肠系膜过长和根部较窄或盲肠过分游离。除此外，肠粘连也可使肠曲以此粘连点为轴心而扭转。肠扭转的发生还需要一定诱因。一段肠曲重量增加，如有些儿童肠道内大量蛔虫聚集成团或有些老年人患习惯性便秘甚或饱餐后，易使此段肠曲发生扭转。剧烈运动时由于体位突然改变，充盈的肠曲随体位变动的惯性作用而发生扭转。另有部分患者并无明显原因可见，扭转可能与肠动力改变有关。

（二）诊断

小肠扭转发病急骤，表现为中上腹或脐周持续性腹痛伴阵发性加重，多剧烈，可牵涉到腰背部，恶心呕吐早而频繁。体检可见全腹膨隆，伴压痛，肌紧张不明显，肠鸣音多减弱。小肠系膜根部扭转时，大量血浆成分丧失，在短时间内就可发生低血容量性休克。腹部 X 线平片上可见扩张的小肠肠袢呈小跨度并有位置和排列的紊乱，若为全小肠扭转，可仅为胃十二指肠扩张，而小肠本身充气不多。

乙状结肠与盲肠扭转均可分两型，急性型发病急，多见的是亚急性，发病较缓慢，可有类似发作史。乙状结肠扭转腹痛多位于左下腹部，恶心呕吐轻而腹胀明显，体检时可扪及一巨大肠曲从左下腹往上伸展到中腹部或全腹部，腹部 X 线平片上可见巨大的双腔肠袢，自盆腔可达膈肌，立位时可见两个液平面，小量钡剂灌肠可见钡剂受阻，尖端呈"鸟嘴状"或螺旋形；盲肠扭转腹痛位右下腹部，也多伴有明显腹胀，腹部 X 线平片上除扩大充气的盲肠外，有时可在其右侧或下方见到回盲瓣所形成的 V 形切迹，钡剂灌肠可见钡剂受阻于横结肠或肝区处。

（三）治疗

肠扭转可在短时间内发生肠绞窄坏死及休克等，死亡率高达 15% ~40%，因此除少数早期患者外，应及时予以手术治疗。

乙状结肠扭转如临床上无绞窄或腹膜炎表现，可经乙状结肠镜插管减压复位。如排出大量气体和粪水，腹痛等症状改善，表明复位成功，再留置肛管 2~3 天以利肠功能恢复。有报道应用纤维结肠镜复位，可治疗乙状结肠镜无法到达的高位扭转。如复位失败，插管后见血性粪水，有腹膜炎或肠坏死征象应急诊手术。

肠扭转的手术治疗包括扭转复位术和肠切除术。将扭转的肠袢反旋转复位，如肠袢血供良好，还须解决复发问题：小肠一般不予处理；对于移动性盲肠可将之与旁沟缝合固定；过长的乙状结肠可平行折叠后固定于横结肠内侧，也可切除过长的乙状结肠。如见肠坏死，须将坏死肠段切除，小肠一期吻合，乙状结肠除极少数情况极佳患者外，以一期造瘘二期吻合为妥。

五、肠套叠

一段肠管套入相连接的另一段肠管内称为肠套叠，是婴儿肠梗阻最常见原因，成人肠套叠少见。

（一）病因

肠套叠分原发性和继发性。原发性肠套叠多见于小儿肠套叠，一般无明确原因，考虑与饮食、气候变化等导致肠痉挛和肠蠕动异常有关。成年人肠套叠一般均有明确原因，多数肠管内壁长有息肉、乳头状腺瘤或有梅克尔憩室内翻入肠腔等，在蠕动波推动下，牵拉该段肠管一起套入远侧肠腔内而形成肠套叠。

肠套叠由鞘部和套入部组成，套入部又分顶部和颈部。一般为近侧肠管套入远侧肠管内，最多见的为回盲型，即回肠套入盲肠内。套入部系膜血管为鞘部挤压而使套入肠管充血、水肿以至坏死。肠套叠发生后，只要肠系膜够长且肠管可活动，套入部的顶部可继续向前推进到左侧结肠。

（二）诊断

小儿肠套叠典型临床表现为阵发性腹痛、血便和腹块。腹痛为突发性，表现为幼儿突然阵发性啼哭伴脸色苍白，持续几分钟后静止，间隔 15min 到半小时左右又反复发作。约 90% 病儿在发病 2h 内排果酱样黏液便，直肠指检可见指套染血；体检时在多数患者可扪及典型的腹块。应在发作间歇期检查，肿块质韧，常呈红肠样。部位随套叠类型而异，常见的回盲或回结型可在右上腹扪及肿块并伴有右下腹空虚感，此征象（Dance 征）被认为有诊断意义。肠套叠发作时还可有呕吐胆汁、腹胀、发热等肠梗阻症状。

只有 25% 左右的成人肠套叠患者同时具有以上的三大症状，绝大多数患者具有不同程度的腹痛，60% ~80% 的患者伴有腹块，便血较少见，约见于三分之一患者。成人肠套叠大多有慢性反复发作史。

放射学检查有重要诊断价值。钡剂灌肠时可发现钡剂在套叠顶部受阻，并在外鞘和套入部顶部处进入肠壁间，造成典型的杯口形影像。B 超可发现套叠肠段，并且无创，对钡剂无法到达的上段小肠套叠和危重患者有意义，但易受肠腔胀气影响。

（三）治疗

对早期的小儿肠套叠宜先应用钡剂（或盐水、空气）灌肠复位，疗效可达90%以上。在荧光透视监视下将钡剂盛器提高到距床1m处渐渐灌入，可看到套入的肠管逐渐逆行脱回，钡剂逆流入近段小肠，病儿排出染血的钡剂及大量粪便和气体，表明完全复位。也可用盐水代替钡剂灌肠，但不能监视套叠脱出的进展。空气灌肠复位压力平稳，复位迅速，初起用8.0kPa（60mmHg），可逐步加压到10.6kPa（80mmHg），至完全复位为止。

患者有腹膜炎或外周循环衰竭现象时不可作灌肠复位。灌肠复位失败者也应及时手术复位。对于成人肠套叠一般有诱发病变须处理，所以原则上均应手术。手术复位时用手指轻柔地在远端将套入部顶部向近侧挤压，至套入肠段全部复位为止，绝不可牵拉套入的肠段。有时挤压复位有困难，可试用Cope法，即用一小手指插入外鞘和返折肠段间轻轻分开粘连以助回复。如手法不能复位，或发现肠坏死，就需切除套叠肠段后作肠吻合。成人肠套叠手术复位后应仔细检查顶部肠壁有无息肉等病变，如有应予以处理。

六、腹内疝

腹腔内容物经腹腔内正常或异常的孔隙突入腹腔裂隙中称为腹内疝。按有无疝囊分为真疝和假疝两种。

（一）病因和病理

1. 先天性因素　胚胎发育过程中，中肠会发生旋转，如果旋转方向或角度出现偏差可使小肠系膜、回盲部不能固定于后腹膜的正确位置，造成十二指肠旁疝或结肠系膜疝。发育过程中留下的某些隐窝或孔道过宽过深也可形成腹内疝，如Winslow孔疝、膀胱上疝。肠系膜发育不全留有缺损或孔隙可发生小肠系膜疝。

（1）十二指肠旁疝：是最常见的先天性腹内疝（图9-1）。以左侧多见，约占该型腹内疝的75%，肠管或网膜组织疝入十二指肠升部的左侧隐窝（Landzert隐窝）；右侧十二指肠旁疝为疝内容物进入十二指肠水平部和十二指肠空肠曲下方的隐窝（Waldeyer隐窝）。

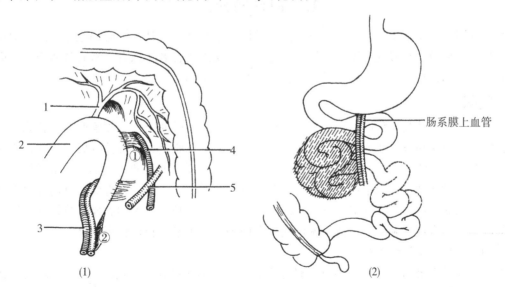

图9-1　十二指肠旁疝

（1）疝的入口：1. 结肠中动脉；2. 十二指肠；3. 肠系膜上动、静脉；4. 肠系膜下静脉；5. 左结肠动脉；①十二指肠升部左侧的Landzert隐窝；②十二指肠水平部下方的Waldeyer隐窝；
（2）右十二指肠旁疝从Waldeyer隐窝处疝入

（2）盲肠旁疝：盲肠周围有数个隐窝，包括升结肠内侧末端回肠上方的回结肠隐窝，回盲部下方的回盲肠隐窝和盲肠下后方的盲肠隐窝。疝内容物可从上述隐窝疝入，疝囊位于盲肠及回盲部的间隙。

（3）结肠系膜疝：横结肠系膜及乙状结肠系膜疝较少见，疝环为横结肠系膜或乙状结肠系膜根部与后腹膜之间的隐窝。

（4）其他内疝：Winslow 孔疝少见，腹腔内容物经 Winslow 孔疝入小网膜囊。另外还有较罕见的膀胱上疝和盆腔疝，后者包括阔韧带疝、直肠旁疝和 Douglas 窝疝。

2. 获得性因素　腹部手术、腹腔内感染、腹部外伤均可导致腹腔内容物与腹壁间、腹腔内容物之间形成粘连或粘连束带，肠管经这些粘连造成的非正常间隙疝入成为腹内疝。

（二）临床表现

腹内疝如果疝环的口径较大，疝内容物进出自由，可没有或只有较轻的不适症状。但腹内疝通常有腹胀、腹部隐痛、恶心等慢性肠梗阻的临床表现。如疝环口较小，肠管进入疝环后发生嵌顿，则会有急性肠梗阻的临床表现，严重者可发生绞窄性肠梗阻。胃肠造影和腹部 CT 扫描能较准确地诊断各种类型的腹内疝。多排螺旋 CT 因可在工作站中重建图像从而明确腹腔内容物间的解剖关系，故在诊断腹内疝时有重要的使用价值。

先天性腹内疝在未发生疝嵌顿、肠梗阻时无特征性临床表现，诊断较困难，常于急性肠梗阻手术时发现。腹腔手术后发生肠梗阻，应考虑获得性腹内疝的可能。

（三）治疗

一旦确诊为腹内疝一般均须手术治疗。先天性腹内疝的疝环缘多有重要血管或器官，在将疝内容物复位时不可强行扩张或任意剪切疝环以免误伤。这就要求术者熟悉各种先天性腹内疝的解剖毗邻关系，术中作相应处理。如：十二指肠旁疝只能在疝环下方剪开；Winslow 孔疝可作 Kocher 切口充分游离十二指肠以扩大疝环回纳疝内容物；行获得性腹内疝手术时应找到形成疝环的粘连部位或粘连索带，予以分离松解。无论先天性或获得性腹内疝在解除嵌顿后还应检查疝内容物的血供情况，如有肠绞窄应行坏死肠段切除再行肠吻合。在疝内容物复位后应缝闭造成腹内疝的孔隙以免复发。

七、假性肠梗阻

肠道假性梗阻是一类临床病症，具有肠梗阻的共同症状和体征。其范围可局限或广泛，但均无肠腔内外阻塞的过程。分急性和慢性二型，急性型多见于慢性疾患或者老年患者，常有致病因素；而慢性型常无明确的致病原因，甚至有的患者经手术而仍未能解除症状的。

（一）病因

假性肠梗阻多见于某些疾病的过程中，下列疾病可导致假性肠梗阻：①腹膜刺激：胰腺炎等；②中毒性巨结肠症；③小肠憩室；④血管结缔组织疾病：硬皮病、皮肌炎、系统性红斑狼疮等；⑤肌肉浸润性疾病：淀粉样变性、蜡样变性、非热带腹泻等；⑥精神病；⑦药物源性：神经节阻滞药、抗抑郁药、强安定药、泻药、利尿剂等；⑧电解质紊乱：低钾、低氯、低镁、高镁、尿毒症；⑨内分泌失调：甲状腺功能低下、糖尿病、甲状旁腺功能低下等；⑩血紫质症；⑪与肠道无关的肿瘤：嗜铬细胞瘤、分泌胰高血糖素的肿瘤、多发性骨髓瘤等；⑫手术创伤：空回肠旁路手术、脊柱骨折、椎间盘突出等；⑬神经系统疾病：帕金森病、家族性退行性病。

临床上与外科关系最为密切的是急性假性结肠梗阻，又称 Ogilvie 综合征。手术、创伤、感染、呼吸系统、心血管系统疾病以及代谢、神经系统紊乱均可诱发该疾病，病变多位于盲肠、升结肠和横结肠，其病理生理变化与远端结肠机械性梗阻相似，后期发生肠穿孔的概率为 3% ～15%，由此导致的死亡率为 50%。盲肠直径 >10～20cm，超过 6 天者肠穿孔概率大大增加。

原发性肠道假性梗阻综合征是指没有其他全身疾病的假性肠梗阻，原因不明，多为慢性，有遗传倾向。有人认为 P 物质和维生素 E 缺乏与本综合征的发生有关。P 物质使平滑肌收缩和使神经去极化，维生素 E 缺乏引起蜡质样色素沉着症，可能是造成肠蠕动减退和脂肪痢的一个因素。病理表现不一，可有肠道平滑肌变性、病理性肥大、施万细胞增殖、肠系膜嗜银神经细胞变性、神经节钙化等，也可无任何病理变化。

（二）诊断

假性肠梗阻的临床表现多样，无特征性，与机械性肠梗阻不易鉴别。有引发假性肠梗阻的疾病史或有肠梗阻手术探查阴性史者，应考虑有假性肠梗阻可能。X线摄片可见不同程度的十二指肠或近端小肠胀气。经胃管小肠低张造影有鉴别价值，机械性肠梗阻造影剂到达梗阻部位时间一般在一小时以内，假性肠梗阻造影剂到达结肠时间一般要超过4h。食管测压常显示食管下段括约肌压力降低和远端蠕动紊乱，十二指肠和结肠测压也见异常，有诊断价值。原发性肠道假性梗阻综合征者还可有体温调节受损、神经源性膀胱等自主性功能异常的表现，肾盂造影显示输尿管、膀胱扩张，平滑肌运动节律异常。

通常，空腔脏器动力障碍累及范围越广泛，假性肠梗阻可能性越大，对病变局限者要仔细分析，不要贸然下定论。

（三）治疗

原则上以非手术治疗为主，包括胃肠减压、抗生素、营养支持等，假性结肠梗阻还可经肛管排气。患者情况允许，每小时改换左侧和右侧卧位有助于患者恢复。病因明确者须对原发病进行处理。新斯的明是唯一有确切疗效的药物。西沙比利刺激肌间神经释放乙酰胆碱，对假性肠梗阻有一定疗效。胍乙啶、促胃液素、甲氧氯普胺、类固醇、酚苄明、缩胆囊素和α前列腺素F_2等药物也曾用于假性肠梗阻的治疗。以上治疗的长期疗效都不确切。

纤维结肠镜置入扩张肠段吸引有助于肠管减压，还可留置引流管持续减压。

手术治疗有三种情况：①急性发作与机械性肠梗阻无法鉴别者行探查手术，对病变肠管行全层切取活检，以明确病因。②药物治疗无效，行对症手术治疗。食管动力障碍为主，行食管气囊扩张术；胃十二指肠动力障碍为主，行迷走神经切断术、幽门成形术或胃空肠吻合术；小肠动力障碍为主，行胃空肠吻合术。对于反复发作者，有人主张行永久性胃造瘘术，平时封闭，急性发作时开放瘘口减压，可减少患者住院治疗时间。③已确诊为假性肠梗阻，但肠管极度扩张者，行减压手术。资料表明盲肠直径超过14cm时，穿孔发生率达23%，因此对盲肠直径超过12cm，症状不能缓解，应行盲肠置管减压或盲肠造瘘术。切忌行扩张肠段远端造瘘。

应该说，假性肠梗阻的诊断和治疗上还有很多问题没有解决，对待此类患者的处理还须慎重，不可贸然行事。

八、术后早期炎症性肠梗阻

术后早期炎症性肠梗阻是指发生在腹部手术后早期（1~2周），由于腹部手术创伤或腹腔内炎症等原因导致肠壁水肿和渗出，形成的一种机械性和动力性因素同时存在的粘连性肠梗阻，如处理不当，可导致肠瘘、短肠综合征甚至死亡等严重后果。

（一）病因

腹部手术后并发的肠梗阻有许多种类型，其发生原因也各不相同。术后早期炎症性肠梗阻的发生原因之一为腹部手术操作范围广、创伤重，对胃肠道功能的恢复影响较大，尤其是胃肠道手术、短期内反复手术、广泛分离肠粘连、腹膜炎、肠排列等。另一重要原因为腹腔内无菌性炎症，如腹腔内积血、积液、腹腔内异物或坏死组织等无菌性炎性物质残留。此时肠浆膜层有炎性渗出，肠管相互粘连，有时还可出现成角现象。术后早期炎症性肠梗阻不同于术后内外疝、肠扭转或吻合口狭窄等机械性肠梗阻和腹腔内或腹膜后感染、水电解质紊乱引起的肠麻痹。

（二）诊断

术后早期炎症性肠梗阻与其他类型的肠梗阻具有相同的临床表现，即腹痛、腹胀、呕吐、停止排便排气。绝大多数术后早期炎症性肠梗阻发生在腹部手术后1~2周。术后早期患者可有少量排便或排气，但进食后马上出现梗阻症状，具有特征性。腹痛不显著，如患者出现剧烈腹痛，应警惕机械性或绞窄性肠梗阻的可能。由于梗阻原因中有麻痹因素，故只表现为胃肠道不通畅，而腹胀不如机械性或麻痹性肠梗阻显著。腹部触诊在肠管粘连最严重的部位有明显的柔韧感，一般在脐周或切口下方，无明显包块；叩诊多为实音；听诊肠鸣音多减弱、稀少或消失，无金属音或气过水声，梗阻解除，肠鸣音恢复。腹部CT检查可发现肠壁水肿、肠管粘连、肠腔积液以及肠管均匀扩张等，有重要参考价值。

（三）治疗

术后早期炎症性肠梗阻的基本治疗原则与其他肠梗阻相同，包括禁食、胃肠减压和纠正水电解质紊乱等。术后早期炎症性肠梗阻病程较长，长时间的禁食造成患者营养状况恶化，应予以正规的肠外营养，必要时予以血浆、白蛋白等。大量的消化液积聚在肠腔内，加重肠壁水肿，不利于肠功能的恢复，应给予生长抑素以减少消化液的分泌量，缩短病程。肾上腺皮质激素能有效减轻炎症，通常予以地塞米松5mg静脉推注，每8h一次，一周后逐渐停药。当腹部变软，肠鸣音逐渐活跃，可逐渐停用生长抑素和肾上腺皮质激素。新斯的明、西沙必利等药物有助于胃肠道动力的恢复。

术后早期炎症性肠梗阻很少造成绞窄性肠梗阻，不应急于通过手术来解除梗阻。由于肠壁高度水肿并致密粘连，强行分离可导致病情进一步加重，并可导致机械性肠梗阻。更严重的是肠壁水肿，愈合能力差，手术极易造成肠瘘，并可因多次行肠切除术而导致短肠综合征。因此治疗术后早期炎症性肠梗阻应严密观察，耐心等待，多数患者治疗2~4周后症状可逐渐缓解，切忌贸然手术，造成不可收拾的后果。当然病程中肠梗阻的症状和体征加重，甚至出现绞窄性肠梗阻迹象，应立即调整治疗方案，直至手术治疗。也要提防将机械性肠梗阻诊断为术后早期炎症性肠梗阻，导致肠绞窄。

（任　柯）

第六节　小肠憩室病

小肠憩室是一种较常见的消化道疾病，是指由于肠腔内压力影响或先天性肠壁发育缺陷，薄弱肠壁向外膨出所形成的袋状突起，或者因胚胎期卵黄管回肠端未闭而形成的Meckel憩室。前者憩室壁因不含肌层，称为假性憩室，后者则为真性憩室。

小肠憩室按发生部位可分为十二指肠憩室，空肠、回肠憩室，以及Meckel憩室，其中以十二指肠憩室最多见，钡餐检查发现率为3%~7%，空肠、回肠憩室发现率次之，Meckel憩室最少见，发现率仅为1%~2%。本节主要讨论空回肠憩室和Meckel憩室。

一、空肠、回肠憩室

空肠、回肠憩室中以空肠憩室为多，且2/3为多发性憩室。回肠憩室则少见，同时累及空肠、回肠者更为罕见。男性发病率是女性的2倍，最常见于70岁以上的老年人。

1. 病因病理　发病原因尚不清楚。憩室壁主要由黏膜、黏膜下层和浆膜层组成，肌层极少或缺如。憩室一般位于小肠系膜缘，但亦可位于对系膜缘侧。肠系膜两叶附着处之间和穿入肠壁肌层的两支纵行血管之间的局部肠壁常较薄弱。进入肠壁的动脉在空肠上段较粗，往下逐渐变细，到回肠末端又变粗。进入肠壁的血管越粗，该处的肠壁也越薄弱，所以小肠憩室多位于空肠上段和回肠下段。由于黏膜通过肠壁薄弱部分向肠腔外突出，可发生不协调的肠蠕动亢进，即所谓的"空肠运动障碍"。

2. 临床表现　空肠、回肠憩室一般无任何自觉症状，少数患者有模糊的消化不良、餐后不适、腹鸣音等症状，但这些症状均缺乏特异性。患者有明显腹部症状而就诊时，往往提示伴有并发症出现：①憩室炎和憩室穿孔：憩室内异物容易积聚或肠石存留，反复刺激黏膜，可引起炎症。如果异物堵住狭窄的憩室口，细菌在内滋生感染，憩室内压力增高，最终可导致憩室穿孔，出现弥漫性腹膜炎、局限性脓肿，或形成肠内、外瘘。患者感觉明显腹痛，疼痛可扩散至全腹，并伴有明显的腹部压痛，肠鸣音消失等腹膜炎征象，以及体温升高，脉搏增快等全身反应。②出血：肠黏膜溃疡可导致大量和反复出血，与胃十二指肠溃疡出血相似，所以在为消化道大出血的患者施行手术时，如果未发现有消化性溃疡，应注意检查有无憩室。③梗阻：炎症引起的粘连，憩室所在部位肠襻扭转或巨大憩室压迫周围肠管可引起肠梗阻。④代谢方面紊乱：空回肠在正常空腹时是无菌的，发生憩室后可继发混合性大肠杆菌生长，导致消化紊乱和维生素 B_{12} 吸收障碍，患者出现脂肪痢和巨幼红细胞贫血。

3. 诊断　凡有消化不良和餐后不适等症状而常规检查不能确诊的患者，均应怀疑消化道憩室。腹部隐痛或反复发作的腹部绞痛，常提示有亚急性肠梗阻。腹部平片显示散在性含气囊袋阴影时提示憩室的存在。钡餐 X 线检查可以进一步帮助确诊，可见造影剂进入憩室内，肠道黏膜延续完整，表现为肠道一侧囊袋状龛影。也有人认为螺旋 CT 对小肠憩室诊断更有效。

4. 治疗　空肠、回肠憩室大部分可内科保守治疗，通过适当增加粗纤维饮食，解痉、抗生素抗炎以及补充维生素 B_{12} 等处理，症状一般会缓解。在内科治疗无效或有严重并发症时，考虑手术治疗。

手术采用右侧脐旁或经腹直肌切口。术中仔细寻找憩室，特别注意憩室多发情况。单个憩室只需行单纯憩室切除术，对于较集中的多发憩室，可切除该段肠袢并行端端吻合术。如多发憩室散在整个小肠，应限于切除最大憩室所在肠段。在大出血、憩室穿孔等紧急情况下只应切除有并发症的憩室所在肠段。

对于腹部其他手术时发现的无症状憩室，如憩室较大，可手术切除，对小的多发憩室一般不作处理。

二、Meckel 憩室

Meckel 憩室在小肠憩室中最为少见，为胚胎期卵黄管退化不全所致。男性发病多于女性，比例为 2：1。大多数人终生无症状，出现症状时多为发生了各种并发症。任何年龄可出现临床症状，但大多数见于 2~3 岁以内的婴幼儿期，成人后很少再出现症状。

1. 病因病理　具体如下。

（1）病因：胚胎在正常发育早期，卵黄囊与中肠通过卵黄管相通。胚胎第 7 周时卵黄管逐渐萎缩，管腔闭锁形成纤维索带，出生后很快从肠壁脱落消失。发育异常时，由于退化不完全，卵黄管可全部或部分残留形成各种类型的畸形：①脐肠瘘或脐窦，即卵黄管未闭，肠与脐相通，或肠端已闭合而脐端开放。②卵黄管囊肿，即卵黄管两端均已闭合，未闭合的中间部分由于分泌液的积聚而形成囊肿。③Meckel 憩室，为卵黄管靠近回肠侧未闭合而形成的指状或囊状结构，最多见。

（2）病理：Meckel 憩室多数位于距回盲瓣约 100cm 的回肠末段，一般长 4~5cm，偶可达 20cm。憩室腔较回肠腔窄，一般直径为 1~2cm。与空肠憩室开口肠系膜缘不同，95% Meckel 憩室开口于肠系膜对侧缘，仅 5% 开口靠近回肠系膜，盲端常游离于腹腔，顶部偶有纤维索条与脐部或腹壁相连。Meckel 憩室有自身的血供，组织结构与回肠基本相同，但憩室内常伴有异位组织，如胃黏膜（80%）、胰腺组织（5%）、十二指肠黏膜、结肠黏膜组织等。异位组织黏膜能分泌消化液，可引起溃疡、出血或穿孔。

2. 临床表现　临床症状与发生以下并发症有关。

（1）下消化道出血：出血多见于婴幼儿，占 Meckel 憩室并发症一半以上，为异位胃黏膜分泌胃酸导致回肠溃疡所致。急性出血时便血鲜红，短期内可发生失血性休克。慢性长期出血可引起严重贫血。出血常反复出现，检查腹部无阳性体征。

（2）肠梗阻：张于憩室顶端和腹壁的纤维索带可压迫肠管，或以索带为轴心发生的肠扭转，以及憩室带动回肠形成的回结型肠套叠，均可导致急性肠梗阻，常为绞窄性，起病比较急骤，病情严重，很快发生肠坏死及全腹膜炎。

（3）憩室炎及穿孔：憩室有异物存留或引流不畅时可发生炎性病变。慢性憩室炎患者可有反复右下腹隐痛，急性憩室炎除腹痛加重外，还可引起憩室坏疽性穿孔，此时腹痛突然加剧，呕吐和发热，腹部检查右下腹或脐下明显的腹膜炎体征。急、慢性憩室炎注意与急、慢性阑尾炎鉴别。

（4）憩室肿瘤：憩室偶然会发生良性肿瘤（平滑肌瘤、脂肪瘤、神经纤维瘤、腺瘤）、恶性肿瘤（平滑肌肉瘤、腺癌、类癌）以及囊肿。

（5）其他：憩室自身扭转也可发生坏死；憩室滑入腹股沟管疝囊内形成 Littre 疝，嵌顿后会引起不完全性肠梗阻症状。

3. 诊断　Meckel 憩室并发症与急慢阑尾炎、阑尾坏疽穿孔、其他原因引起的肠梗阻以及下消化道出血等疾病的临床表现相似，诊断比较困难，多数患者需要手术探查才能明确诊断，但在儿童期出现上述临床表现，尤其是 5 岁以下小儿有反复便血者，均应考虑本病的可能。腹部体检时发现有脐瘘或脐窦，有助于确诊。

钡餐 X 线检查偶可发现 Meckel 憩室，诊断率较低。由于异位胃黏膜对锝元素有摄取浓聚的特性，故利用 ^{99m}Tc 同位素扫描检查具有诊断意义，准确率可达 70%～80%。

4. 治疗　对于已出现并发症的 Meckel 憩室，均应行手术切除。较小憩室可楔行或 V 形切除 Meckel 憩室所在部分回肠壁，烧灼残端，横行缝合缺口两端肠壁，防止肠腔狭窄。对于巨大憩室或有溃疡出血、憩室穿孔、恶性肿瘤等严重并发症患者，主张将憩室及其所在一段回肠一并切除，行端端吻合术。术中发现有纤维索带压迫肠管、肠扭转、肠套叠等情况，解除梗阻后应仔细检查肠管活力，切勿将活力可疑肠段未经处理就送回腹腔。

对于其他疾病腹部手术时意外发现的无症状憩室，切除与否仍有争议。有学者认为，如果患者情况允许，尽量切除憩室以免后患。也有人认为 Meckel 憩室出现并发症的比例很低，成年后几乎很少发生症状，切除憩室不仅没有必要，还会增加术后并发症。一项研究显示，40 岁以下男性，憩室长于 2cm 者有较高危险性，应考虑行憩室切除。

（任　柯）

参考文献

[1] 吴详德，童守义. 乳腺疾病诊治. 北京：人民卫生出版社，2009.

[2] 方先业，刘牧林. 急腹症与腹部损伤诊疗学. 北京：人民军医出版社，2010.

[3] 雷鸣，周然. 外科疾病. 北京：科学出版社，2011.

[4] 翟瑜，苏力，脱红苏. 外科微创学. 北京：科学技术文献出版社，2010.

[5] 黄志强. 实用临床普通外科学. 北京：科学技术文献出版社，2009.

[6] 汤文浩. 普外科精要. 北京：科学出版社，2010.

[7] 赵华，皮执民. 胃肠外科学. 北京：军事医学科学出版社，2010.

[8] 王深明. 血管外科学. 北京：人民卫生出版社，2011.

[9] 姜洪池. 普通外科疾病临床诊疗思维. 北京：人民卫生出版社，2012.

[10] 那彦群，叶章群，等. 中国泌尿外科疾病诊断治疗指南（2014 版）. 北京：人民卫生出版社，2014.

[11] 周奇，匡铭，等. 肝胆胰脾外科并发症学. 广州：广东科技出版社，2012.

[12] 黎磊石，刘志红. 中国肾脏病学. 北京：人民军医出版社，2008：303 - 314.

[13] 关广聚. 新编肾脏病学. 济南：山东科学技术出版社，2009：109 - 115.

[14] 朱雄增，蒋国梁. 临床肿瘤学总论. 上海：复旦大学出版社，2009.

[15] 吴阶平，裘法祖，黄家驷，等. 外科学. 北京：人民卫生出版社，2003.

[16] 郭丽霞. 心理护理在普外科手术后患者的护理效果. 中国保健营养：下半月，2013 (8)：1628.

[17] 段忠祥. 普外科围术期抗菌药物应用探讨. 河南职工医学院学报，2011，23 (4)：425 - 426.

[18] 戴涵斌. 普外科手术患者腹部切口脂肪液化的相关因素分析. 中国医院统计，2015 (6)：457 - 458.

[19] 陈忠潮. 普外科临床中急性阑尾炎治疗临床研究. 医药，2016 (3)：249.

[20] 贾得军. 腹腔镜在普外科急腹症诊治中的临床应用分析. 中外医学研究，2013，11 (13)：115.

[21] 许勇. 甲状腺肿瘤普外科手术治疗的临床特点分析. 医学综述，2013，19 (24)：4599 - 4600.

[22] 杨玻，宋飞. 实用外科诊疗新进展. 北京：金盾出版社，2015.

[23] 赵定麟，陈德玉，赵杰. 现代骨科学. 北京：科学出版社，2014.

[24] 刘昌伟，王深明. 血管外科手术学. 北京：人民军医出版社，2013.

[25] 吴金术. 肝胆胰外科急症病案精选. 湖南：湖南科学技术出版社，2011.

[26] 倪世宇，苏晋捷，等. 实用临床外科学. 北京：科学技术文献出版社，2014.

[27] 王少文，蔡建辉，闻兆章. 肿瘤科微创学. 北京：科学技术文献出版社，2011.

[28] 李海燕，王淑云，等. 外科疾病健康教育指导. 北京：军事医学科学出版社，2010.

[29] 张书信，张燕生，等. 肛肠外科并发症防范与处理. 北京：人民卫生出版社，2012.

[30] 张有生，李春雨. 实用肛肠外科学. 北京：人民军医出版社，2009.